U0350277

复旦—哈佛当代人类学丛书
Harvard-Fudan Contemporary Anthropology

REIMAGINING GLOBAL HEALTH: An Introduction

重新想象全球健康：导论

〔美〕保罗·法默 金墉 凯博文 马修·巴西利科 编著 常姝 译

上海译文出版社

复旦—哈佛当代人类学丛书
Harvard-Fudan Contemporary Anthropology

主　编
张乐天　潘天舒　Arthur Kleinman（凯博文）
James Watson（华琛）
Rubie Watson（华如璧）Theodore Bestor（贝斯特）

目录

前　言

保罗·法默

　　本书历经几年而成，成书的源头要追溯到 2008 年哈佛大学首次开设的本科课程"全球健康：生物社会视角"。那时，在美国的大众出版物上曾有一些文章指出全球健康是学生们关注的热门议题①。美国数十所大学开设了有关全球健康的课程，并设置相关本科学位。这类项目中虽然有的构建匆忙，但反映了一门新学科的涌现。

　　全球健康相较于其前身"国际健康"有了明显的进步，但它目前仍然是一些问题的集合，而非一门学科。本书以及辅助的教程材料所探讨的问题集合——既包括流行病（艾滋病、小儿麻痹症、非传染性疾病），也包括预防和诊治方面的新兴技术开发，以及将这些科技手段有效提供给最需要的人——均指向对公平的诉求。

　　在全球健康领域，如何将苦难风险以及减缓或规避此风险的工具进行公平均衡的分配，常常是一个被忽略的问题。没有人刻意忽视公平问题，但我们对疾病的因果性及应对的表述方式却常常未能对公平问题予以充分考虑。与其说公平问题像英语俚语中所说的"房间里的大象"那

---

① 例见 David Brown，"For a Global Generation，Public Health Is a Hot Field，" *Washington Post*，September 19，2008，www. washingtonpost. com/wp-dyn/content/article/2008/09/18/AR2008091804145. html（accessed August 19，2012）；Deirdre Shesgreen，"Riding the Wave of Student Interest in Global Health，" *Science Speaks：HIV and TB News*，July 10，2009，http：//sciencespeaksblog. org/2009/07/10/riding-the-wave-of-student-interest-in-global-health/（accessed November 15，2012）。

样显而易见但被避而不谈，还不如说它就像一头在被屏风割裂出一系列限定区域的迷宫般的小房间里笨重行进的大象。我们囿于某些限定而不见全局。

这种缺乏整体和长远视角的近视观正在改变。我们开始抬起头来看看整个房间和里面的大象。如第 3 章所述，全球健康问题植根于殖民医学与国际健康，前者的实践过程中公平概念仅扮演微不足道的角色，而后者在 19 世纪各类控制国际传染病蔓延的努力中赢得了认可，并成为近十年来兴盛繁荣的全球健康事业的前身。20 世纪后半叶，关于平等和公正的讨论并不少见，但视角偏狭，带有很多固化的前提假定：世界被分为第一世界、第二世界、第三世界，或常被分为不同的民族国家，病原体在各个国界上自由穿越，医疗资源的使用却被限于一国之疆界内。

我们将人类学、社会学、历史学、政治经济学以及其他的"再社会化的学科"与流行病学、人口学、临床实践、分子生物学、经济学等联合起来，可建立一门统一的全新学科："全球健康公平"[1]。这种跨学科合作可以让我们恰当采取生物社会的视角来分析生物社会问题，这些问题交织在大规模地域与小地方共同体之间，交织在社会与分子之间。这是本书的核心论点，也是各章的基本取向。

如果全球健康仅仅是问题的集合，我们又何以称之为一门新学科？科学史的研究者们深知要建立现代化学、物理学、基因学、分子生物学需要很多投入，包括论证基本原则、投资实验室、重新组织既有机构等，这些努力往往要跨越几十载。那么如何建立一门生物社会角度的医疗保

---

[1] 例见 William Foege，"Disease Prevention in the 21st Century," *Global Health Chronicles*，July 12，2008，http：//globalhealthchronicles.org/smallpox/record/view/pid/emory：16nmw (accessed November 15，2012)；William H. Foege，*House on Fire：The Fight to Eliminate Smallpox* (Berkeley：University of California Press，2011)；Paul E. Farmer，Jennifer J. Furin，and Joel T. Katz，"Global Health Equity,"*Lancet* 363，no. 9423 (2004)：1832。

健递送科学呢？在传统上是由不同学科来处理生物或社会性的问题，现在我们一定要用跨学科的取向。阐释清楚医疗保健递送中的生物与社会因素不仅仅是理论理解的问题，它要求科研与培训做出重要的新型投入，而这正是大学的主要关注点①。

无论是出于伦理还是教学目标方面的考虑，研究与培训万万不能缺少把医疗保健向病人（或易患病者）递送到位这一环节的介入。这个现实原因促使医生护士将大部分时间用于在教学医院和诊所（而非实验室、教室、图书馆）里进行训练。我们由此也确信，要想建立一门医疗保健递送的学科，一定会面临很多复杂的挑战，这些挑战远远超出当前诸多研究型大学的校训或宣言中所涵盖的内容。

如何把研究、培训、服务整合起来，建立一门早为大家所知但还不成熟的"全球健康"学科，使它无论在贫困地区还是富裕地区都能发挥作用？这个问题被大多非政府组织或其他类别的公共或私营服务机构忽略了。大学里也很少提及，部分原因在于对这个问题的诚实解答需要调用大量的新投入，在最贫困之地更须如此。在富国里开展健康不平等的研究有不少困难，而在最穷的地方做这类研究更是艰难，除非我们能付之以清晰坚定的投入。许多有关全球健康的调研在富裕或中等收入的地域而非贫困地域中展开，比如选取南非而非布隆迪，巴西而非海地，法国而非摩尔多瓦。但这种研究习惯缺乏"全球健康"一词包含的使命。

我不是说在南非、巴西、中国、俄罗斯、法国、美国没有急需解答的重要问题。问题很多，而且在这类国家解答这些问题能帮助我们形成一个真正全球性的健康探讨。这一点我们已谈论多次②。财富的不平等

---

① Jim Yong Kim, Paul Farmer, and Michael Porter, "Redefining Global Health-Care Delivery," *Lancet*, 20 May 2013.

② 例见 Barbara Rylko-Bauer and Paul Farmer, "Managed Care or Managed Inequality? A Call for Critiques of Market-Based Medicine," *Medical Anthropology Quarterly* 16, no. 4 (December 2002): 476–502。

就像流行病那样会穿越国家和其他行政管理的边界，提示我们注意在富裕或短缺情境之间存在的联系而非断裂。我们的很多学生想循着经济阶序往下，去地球上最穷最混乱的地方，看看怎么能在最需要现代医学和公共健康的场所开展工作。新一代的学生和受训者们明显表达了对平等问题的重视，正如《柳叶刀》杂志主编理查德·霍尔顿所说："全球健康是一种态度，是看世界的方式。它探索了我们生而为人之困境的普遍本质。它陈述了我们把健康视为自由和平等的基本属性所做的衷心努力。"①

正是为了秉承此信念的新一代学生与受训者，我们写了这本书。这些学生遍布哈佛和美国的其他研究型大学，也遍布欧洲、印度、中国、巴西，以及我们进行诊疗服务的其他地方（海地、布隆迪、卢旺达、莱索托、纳瓦霍人保留地，等等）。他们在世界各地，虽然国籍、地域、宗教、临床专业、社会地位各有差异，但真正组成了全球性的新一代，为推动公平付出着霍尔顿观察到的衷心努力。

但全球健康不仅仅是个态度问题。我们一定要建立一门新学科来充盈和落实这种态度。本书作者相信全球健康"不能仅止步为一种喜好"。我为《哈佛深红报》写的评论文章里用了这个题目，以求让大学成员明确我们为全球健康投入的资源应当是为履行大学核心使命所做的投资。这一论点也适用于其他研究型院校②。

我写作这篇序言时，至少提到了六门相关的学科，相关的机构则包括公共卫生服务机构、非政府组织、教学医院、研究院校。我们真的有必要采用这么复杂的方式来探讨可能在有些人看起来非常简单直接的问

---

① 引自 Richard Horton 与作者的私人交流，2012 年 1 月 29 日。

② 参见 Paul Farmer，"More than Just a Hobby: What Harvard Can Do to Advance Global Health," *Harvard Crimson*, May 26, 2011, www. thecrimson. com/article/2011/5/26/health-global-training-medical (accessed November 25, 2012)。这些建议对于任何研究型大学或教学医院都适用。

题吗？全球健康的议题包罗万象，本书面向的读者也很多元，包括本科生、医学护理类的学生学者、公共卫生的学生学者、非政府组织成员或支持者，以及其他想了解全球健康平等问题的人们。我们相信这些写作也对想要提高社区、诊所、医院的医疗保健服务水平的机构管理者、政策制定者们有所帮助。本书与网上的辅助材料将为相关从业人员（包括专家人士）提供一个我们学生所称的"工具箱"。

有志于探索健康不平等问题的大学生们将体会路漫漫而修远。人们如果想当医生，就要走一条机构训练划定的传统路径：读完本科上医学院，而后经历实习、住院医师培训，有些要再进修培训；之后若有兴趣从事学术，就要转换成从业医生兼教师的角色，进入教学队伍。开设这门哈佛课程的老师们都经历了这一培训路径，这种训练机制培训了一代代心脏病学家、传染病学家、肿瘤学家、精神病学家等医学专家。

但要想从事全球健康事业，该走什么路？将近十年前，无路可走。现在才慢慢有了路。本书和其他材料的作者们就像要接生一个姗姗来迟的婴儿的助产士那样，光荣地参与其中。当所有问题的集合体逐渐转化成一门学科，社会将产生对各个层次的培训与资质认定的日益强烈的需求。

医生只是这个需求体中的一个部分。护士、实验室技术人员、管理人员也都很重要。这个队伍还包含那些出生于资源匮乏地域、天资聪颖，但却苦于没有机会攀登医学行业阶梯的人们。例如，海地和卢旺达的农村地区有很多癌症病人，但没有肿瘤医生，也没有肿瘤学培训。在尼泊尔农村山麓地带创伤频发，急缺整形医生。如果说全球健康"不能止步为仅是一门喜好"，它必须面对穷富国家这两端提出的培训挑战。哈佛应当更多接收来自发展中国家的学生并予以培训。任何可持续发展的全球健康模型必定不可忽略在截然不同的情境中（比如在马萨诸塞州的剑桥市和海地的米埃巴雷）提供医疗保健培训的挑战。然而大多数资源充裕的大学却在回避这个现实问题。他们即便认可全球健康的重要性以及提供双边培训项目的必要性，却往往不愿为之慷慨解囊、提供资金①。

只有我们采取综合性的视角，才会识别并认可全球性的人才库。我们的学生和受训人员，无论身处哪个层次和情境，都希望我们能建立这个学科领域。我们的教学人员和管理者以及世界各地的同行与病人也同享此目标。将服务与研究训练相结合，可将全球健康提升到拥有遗传学或系统生物学那样的学科所具备的学术声望的水平。

那么为何我们学界不能与所有这些人的抱负同步发展呢？历史学家将来在回顾当代史时，势必会看到本书生物社会分析视角下的 21 世纪医学的进步。他们会注意到以下事物：1977 年消除天花运动，阿拉木图会议宣言所宣称的"2000 年之前人人享有卫生保健"这一目标的雄心与落败；因"结构性调整"而出现的公共卫生体系资金来源的减少；新兴流行病特别是艾滋病和抗药物传染病的出现（其来源可分为细菌、病毒或寄生虫）；在 20 世纪末有关新兴流行病的争论中突显的困阻疾病防治的"资源匮乏共识"（socialization for scarcity）；21 世纪初对抗这些流行病的资金之激增；这些努力的成功之处（显示出治疗与预防的相通之处）；所有上述投入的协同增效以及运用得当的投资所带来的"增强医疗保健体系"之效果。

最后，我希望历史学家们也会注意到大学和非政府组织发挥的作用，它们对全球健康学科的发展功不可没，使得该学科逐渐囊括了诉诸推动全球健康平等的科研与培训项目。为哈佛大学及其附属医院的本科生、医学院学生、实习生、住院医师、年轻教员建立这一项目，历程艰难。美国政府为医疗职业培训投入了大量资金，但对于从真正全球意义上考

---

① 这类双边合作努力的图景最终可能会发生改变，变得更为平等化和更关注资源匮乏地区的培训需求。例如，卢旺达卫生部与克林顿基金会以及十几所美国高校合作开展了名为"健康人力资源"的项目，将把几十位医护领域的资深教授请到卢旺达开启培训项目，以求培育当地应对癌症、非传染性疾病、创伤，以及其他难以胜数的复杂疾病的能力。参见 Clinton Health Access Initiative, "Human Resources for Health," www. clintonfoundation. org/main/our-work/by-initiative/clinton-health-access-initiative/programs/health-systems/human-resources-for-health. html （accessed November 18, 2012）。

虑健康平等问题的人们却缺乏投入。我们国家自己的培训和科研设置并未赶上迄今最具雄心的全球健康项目（美国总统防治艾滋病紧急救援计划和攻克艾滋病、肺结核、疟疾的全球基金）的脚步。

这种跟进是必须的。我在 1984 年开始了在哈佛的医学训练，当时我们班上 150 人当中只有 3 人真正展现了对全球健康的兴趣。二十五年后，有 50 人感兴趣了。一个班里有三分之一的学生计划从事推进资源匮乏地区健康平等的事业，过半的人对本书说的全球健康平等问题感兴趣。培训项目与需求相比仍有一段距离。

但是建立培训和科研项目仅是重新想象全球健康的一个组成部分。更大的部分则是直接解决健康不平等问题，为从未享受过高质量服务的人们提供服务。服务和科研训练各有分工是必要且重要的。我们相信概念性的工作一定会为服务和科研培训提供有益信息，这也是一本好的教科书应能满足的需要。

我们开设的"社会医学导论"的本科课程是哈佛医学院的必修课，也与哈佛公共卫生学院合开全球健康递送课程。两门课的训练材料都借用了一些我们认为对于全球健康实践（包括政策制定者和从业人员的工作）至关重要的理论构建①。福柯的"生命权力"理论，伯格和卢克曼的"知识的社会建构"的学说，默顿的"有目标社会行动的未预料结局"的理论在全球公共卫生的文献里比较罕见。有人可能会质疑使用这些概念对达到全球健康平等有何用处，或认为它们过于抽象、哲学化，仅是纯理论。我们坚信要想在理解复杂情境中的复杂问题的基础上对有意义的行动进行正确的解读，生物社会的分析是必需的，而以上概念对此分

① 我们努力把各个层面的教学材料都设置为开放资源，以供我们和学生也能够在剑桥和波士顿之外的其他工作场中使用。有关这些课程和我们在哈佛医学院目前设立的全球健康递送医学硕士学位（MMSc-GHD）的信息，参见 http://ghsm.hms.harvard.edu/。我们也开发了一个在线项目管理指导，在其中总结了为全球资源匮乏地区提供医疗保健的各种各样的体验，参见 www.pih.org/pmg。

析有所助益。这些概念也会帮助我们更好地理解为改善健康不平等的事业提供正当理由的各类理念框架——诸如把健康视为人权，把公共卫生视为公共产品，把健康服务视为对经济发展的投资。

　　一个人有热忱和有能力从事医学工作，并且秉持提供公共产品的导向来工作，是件好事。但工作的实施会带来很多现实困境，我们有必要对问题进行深刻和概括性的解释。非政府组织与常被视为功效低下的公共卫生服务体系之间的互动就是一个例子。与全球健康的非政府组织合作的医疗服务提供者可能会觉得为大众提供最佳保健的最有效途径是以民间慈善服务来取代公共体系，后者也是本文集的作者们所熟悉的服务方式。但没有一个民间实体能满足建立保障人类健康生活体系的连锁需求，也没有一家非政府组织能将权利赋予需要帮助的人们。非政府组织至多是在唯有国家才能法律授权的框架内建立健康服务的供需联系。本书力求展示新自由主义的政策与公共卫生体系被有意或无意削弱之间的关联。

　　本书的课程是由兼具人类学家和从业医生身份的人设计的。原本的教程描述是：

　　　　这门新的本科课程将考察全球健康的一系列问题，这些问题植根于正在迅速变迁的超越国家和其他行政边界的社会结构。教员们将基于在亚洲、非洲、美国的田野经验，来探讨一些案例研究（艾滋病、肺结核、疟疾、精神疾病，等等）以及多种文献（流行病学、人类学、历史学、临床医学）。本课程将向学生介绍这个正在繁荣发展但却定义模糊的领域里的一些主题，并聚焦于宽广的生物社会分析何以能够提高健康服务水平，以减轻人们特别是穷人的疾病重负。

　　本课授自 2008 年，每年一次。在此过程中，我们与哈佛医学院及其附属医院的同事又共同设计了一门社会医学导论的课程，面向一年级的医学院新生①。这个志同道合的医学从业人员群体对课程做出了很大贡献，课程的讲授也高度依赖于大家在特定时空下工作的有限经历。我们也和哈佛商学院、布莱根女子医院、哈佛公共卫生学院的同仁们一道讲授"案例"（不同于人类学课程上的角度），为有志于从事改善医疗保健递送水平工作的学生提供指导。全球健康效力项目就是哈佛医学院和公共卫生学院（这两个学院位置相隔不足百米但却是不同实体）的老师首度共同开设的课程之一。我们设计了新的教学材料，批判性地探讨一些解决全球健康重要问题的工作，包括特定的流行病、新技术的开发以及这些工具的有效递送②。

2010 年 1 月，在海地首都太子港发生了摧毁性的大地震。当时我们正与数千名同行（其中多为海地人）一道在该国努力解决健康不平等问题，以推进全球健康平等事业。地震将这个海地仅有的大城市夷为平地，据统计夺去了 25 万人的生命③。当时我们刚给本科生和医学院学生们授

---

① 课程大纲是开放资源，参见 http：//ghsm. hms. harvard. edu/education/courses/♯ghsm。2011 年的课程描述是：

"社会、经济、政治力量有力影响了哪些人患病、受什么疾病困扰、可得到哪些治疗、治疗效果如何。人类早在 50 年前就找到了心脏病的预防措施，但为何心脏病依旧是世界上排名第一的致死病因？感染艾滋病的结果为何在不同国家差别如此之大，即便在美国境内也千差万别？

所有的医生都会在诊所工作中遇到这些问题，不管其工作地点是在波士顿、美国的别处，还是更远的其他地方。这些问题不能只靠学习分子生物学和病理生理学来回答。医学教育和实践必须植根于社会医学的理解之上，社会医学是用社会科学和人文科学的方法来分析疾病和医疗的学科。

本课程将向学生介绍社会医学的理论和实践，使其无论在何处工作，都能识别出上述力量，理解这些力量如何影响病人，并作出正确回应。授课与辅助课将探讨：(1) 不同人口、不同时期的疾病与健康不平等的决定因素；(2) 社会因素如何影响医学知识与医疗保健；(3) 应采取什么行动来抗争并防止地方、国家、全球情境中的健康不平等。我们将强调地方与全球的连续性，展示在某一情境中获得的启发如何能适用于其他情境。"

② 有关个案研究请参见 http：//globalhealthdelivery. org/library/publications/case-studies/。有关对这类努力及其背后的策略框架的回顾，参见本书第 7 章以及 Kim, Farmer, and Porter, "Redefining Global Health-Care Delivery"。

③ 有关对此次地震死亡人数不同统计的解释，参见 Paul Farmer, *Haiti after the Earthquake* (New York：PublicAffairs, 2011)。

完了第二轮课程，结课后不到一个月的时间里，我们仔细考虑海地被摧毁的医疗与培训的基础设施该怎么重建。这场突发的全球健康危机就这么活生生地发生在眼前。我们应该如何集结大学和其他同仁的资源，来减轻伤者的痛苦，并为没有受伤但也急需服务的人提供帮助？

一开始我们主要关注点都放在救命上。现在回头看看震后最初几个星期发生的事情（当时工作艰巨①），很难说学术性医疗中心发挥了合宜的作用。地震造成的最大问题是挤压损伤。世界各地的外科医生、麻醉师、外科手术护士赶赴海地进行救援，并在可能的条件下做截肢手术。学术医疗机构和非政府组织与海地政府以及未受伤的市民一起实施救援工作。支援来自四海八方，据估计曾有一半以上的美国家庭为抗震救灾捐款。

最初几周，外来的医疗团队救了数千人的生命。它们在基础设施良好的环境中可以高效运作。但很多人初到海地时发现难于开展工作。早在地震发生之前，海地的公共或私营医护体系就薄弱无力，组织失序，负荷过重。各级政府对非政府组织缺乏整合协调与监管，非政府组织之间也缺乏协作。抗震救灾工作初期遇到的混乱失序不仅仅是地震造成的。

有些人针对太子港学校和医疗设施的崩溃而提出"优化重建"。这样看来，地震为人们重新想象和设计城市及其公共用地（包括公园、学校、医疗中心）提供了机会。地震的震撼效果也促使大家审视乃至破除使20世纪后半叶的公共卫生事业难以取得较大进展的一些支配性观念。如果一种重新想象全球健康的视角能够带来理查德·霍尔顿所说的看世界的新方式，在灾后的海地需要付出怎样的推进健康平等的努力呢？

就像我们的学生那样，我们这些曾在海地有过比较丰富的工作经验的人发觉，自己常处于无望与希望、无力行动与大胆行动的张力之中。每当那颗想重建医疗保健服务体系的雄心胜出时，我们就制订不少建设

---

① 我们中的一些人在 *Haiti after the Earthquake*（New York：PublicAffairs，2011）一书中进行了回顾。

优质医院和服务体系的计划，并努力普及新培训项目。但计划、专家会议、重新想象的医疗中心是一回事，资金和实施是另一回事。在本书即将出版之际，在震后三年过后，仅有少数医院获得重建，一度被摧毁的大学中的相关机构还未恢复。前卫生部所在地仅是一片被修整好的空地。但我们设计的一所"重新想象"的护理服务机构已经建好并开办：米尔巴莱大学医院奉行了本书多篇文章所提到的取向，将科研培训与为穷人提供医疗保健相结合。它在非政府组织以及其他私营部门的活跃发展与公共部门的指令和需求之间建立关联。这是一所美丽的、现代化的、设施完善的医院。

遗憾的是，全球化的力量与萧条还在影响着海地。海地是西半球水源最不安全的国家。有些评论指出，早在地震之前海地就在为应对霍乱流行病爆发进行准备①。但仅仅停留在想象应对措施的阶段是轻松容易的，闭门讨论和会议室的磋商之余并无强健的应对机制。

灾后有超过 100 万人移居营地，他们对免费饮用水的使用也不断受到有些人的反对（理由是这样不可持续，成本效益上不划算，或是妨碍了用水供应商的生意）。有的公共卫生专家错误地预言说霍乱不可能在海地发生②。正如本书所示，流行病的因果机制难于完全阐明，但此处有一个较为可信的与政治经济相关的因素③。联合国维和部队营地的下水

---

① 例见 Wòch nan Soley：The Denial of the Right to Water in Haiti。这是由纽约大学法学院的人权与全球正义中心以及国际人权诊所、健康伙伴组织以及其在海地的姐妹组织 Zanmi Lasante、罗伯特·F. 肯尼迪人权纪念中心在 2008 年所写的报告。参见 www. pih. org/page/-/reports/Haiti _ Report _ FINAL. pdf（accessed November 12，2012）。

② Centers for Disease Control and Prevention，Acute Watery Diarrhea and Cholera：Haiti Pre-Decision Brief for Public Health Action，March 2，2010，http：// emergency. cdc. gov/disasters/earthquakes/haiti/waterydiarrhea ＿ pre-decision ＿ brief. asp（accessed November 19，2012）.

③ 对于这些因果论断的更深入解释，参见 Louise C. Ivers and David A. Walton，"The 'First' Case of Cholera in Haiti：Lessons for Global Health," *American Journal of Tropical Medicine and Hygiene* 86，no. 1（2012）：36 - 38；and Jonathan Weigel and Paul Farmer，"Cholera and the Road to Modernity：Lessons from One Latin American Epidemic for Another," *Americas Quarterly* 6，no. 3（Summer 2012），www. americasquarterly. org/cholera-and-the-road-to-modernity（accessed November 18，2012）。

道污水流入了海地最大河流的支流。这是一个未曾预料的结果，但不是完全不可避免。不管到底来自何方，霍乱病原体在河水流域中迅速传播（旱季时传播则较慢）直至蔓延整个国家，乃至多米尼加共和国和其他地方。

要想在海地重建良好的用水和卫生体系，即便在最便利的条件下也需要花费数年。数以万计的生命因疫情防御方案的迟缓而遭遇危险；人们急需更快捷速效的辅助性预防方式，包括洗手和打疫苗，每个发病案例也需要识别诊治①。针对这场 21 世纪最大的霍乱疫情，也促生了本书所及的 20 世纪流行病史上有关预防还是诊疗更重要的讨论。这些争论是由"资源匮乏共识"的观念引发的，这种观念在所有针对贫困地区或富裕地区的穷人们的健康投资议题上都留有印记②。

这篇序言我写得很个人化。原因有很多。首先是因为本书与大量的课程辅助材料是我们教学梯队中的很多人在过去几年里付出大量个人投入之所得。其次，我们和许多助教将自己的事业发展奉献于这项努力。最后，海地地震和余震对我的教学经验产生了深刻的影响，我无法在教室里用舒适清谈的方式来讨论问题。

即便面对地震及其后果，我也从未怀疑过重新想象全球健康所需付出的努力的重要性。如果说有什么不同的话，海地这段让我觉得愁苦的经历，反倒加倍敦促我把在类似海地场景中的直接经验和社会理论工具相结合，让理论帮助我们理解社会行为或不作为的意料之内与之外的结果。

如果说人类学、历史学以及其他的再社会化学科共享了什么分析目标的话，那就是将难于观测的整体再现出来。我们必须承认，人类对于病痛和苦难的经验以及个体或机构努力减少苦难的经历，都是难于划归

---

① Louise Ivers, Paul Farmer, and William J. Pape, "Oral Cholera Vaccine and Integrated Cholera Control in Haiti," *Lancet* 379 (2012): 2027-2028.

② Paul Farmer, et al., "Meeting Cholera's Challenge to Haiti and the World: A Joint Statement on Cholera Prevention and Care," *PLoS NTD* 5, no. 5 (2011): e1145.

为抽象的模型或理论的。每一种表述都只是局部的，没有人能希冀捕获到人类经验的复杂性①。本书的主要缺陷在于每一篇报告、案例、章节和评论都必然是局部性的。承认局部性有时能帮助我们审视肤浅的因果论断。许多这样的论断将会被发现是傲慢且完全错误的。医学与全球健康史无数次地教我们应将谦逊的态度贯穿于实践、教学以及所有的因果论断。但谦逊并不必然导致无力，我们希望读者不会陷于毫无反思的行动主义和掌握了大量信息却最终无力行动的怀疑主义之间的困局。

这两个极端都不是我们提倡的。长期的经验教会我们，就连这种二元划分也是错误的甚至是非常危险的。不作为并不是一个真实的选择，而仅仅是幻象，是一种在高高在上的象牙塔或幽闭的隐退之处需要费力维持的幻象。我们生活在一个世界里，而非三个，"重新想象全球健康"要求我们重新社会化我们对这个世界的理解。我们已做了一些努力和探索，也诚邀你的加盟。

---

① 这一观点在下列这部著作中随处可见：João Biehl and Adriana Petryna, *When People Come First: Critical Studies in Global Health* (Princeton, N. J.: Princeton University Press, 2013)。

第 1 章 导论： 全球健康的生物社会取向

保罗·法默，金墉，凯博文，马修·巴西利科

田野掠影

坲帕特索接连咳嗽了数月。久病让他精力耗散，食欲不佳，日渐消瘦。后来，形容憔悴的他听从了亲人的建议，经两个小时的行程去卫生中心看病。在那里他得知自己患了艾滋病和肺结核。这两种病在他的村庄（一个位于非洲南部的农业内陆国家马拉维的村庄）很流行，他的病情也很严重。与撒哈拉沙漠以南非洲众多国家的处境一样，马拉维也面临着贫困、疾病的重负、公共卫生服务的缺失所交织成的严峻挑战。但坲帕特索是个特例：他到达内诺地区医院（一所位于马拉维南部农村地区小镇、由非政府组织协助而建的公立医院）不久后，一组医生给他看了病，当天下午即实施诊治。治这两种病需要患者服用大量药物。有一名社区卫生工作者每天帮助他依据治疗方案服药。他的生命有可能再延续几十年。

就在坲帕特索治疗室楼下的一个房间里，一名女性正在助产士的帮助下分娩。隔壁房间是一个几平方米大小的、干净的、现代化的手术室，医护人员正指导 6 名女性分娩。内诺地区医院和这个地区乃至整个撒哈拉沙漠以南非洲的农业地区的医院相比有很多不同点。这是一家综合性的初级保健机构，每天为数百位病人提供流动看护。它有120 张住院床位和一个肺结核患者病房，药品丰富，并有电子化的医

疗记录体系。其职员是来自卫生部和健康伙伴组织（Partners in Health）的医护人员。在马拉维最穷困遥远的地区，这家医院为患者提供优质且免费的医疗服务，将医疗资源作为公共卫生的公共产品传递给众人。

这么有活力的地方性医疗保健机构，何以在一个缺乏有效保健服务的国度设立？如何在发展中国家（或称其为"多数国家"）建立综合性的医疗保健系统？姆帕特索和其他在莫桑比克边境上居住的人们是如何经历贫病交加的生活的？历史学与政治经济学如何帮助我们理解全球富裕与疾病的不均衡分布？这些问题驱动我们进入对全球健康平等的考察。

生物社会分析

如前言所述，目前全球健康尚未成为一门学科，而是多种问题的集合体。本文集的作者们坚信只有通过跨学科研究，才能对这些问题予以有力分析和解决，并将全球健康领域转化成一门条理清晰的学科。要想描述那些致使姆帕特索罹患肺结核的力量（这种可治愈的传染病在大多数富裕国家已成为历史书上的昨日梦魇，但在其他地方却每年吞噬约140万人的生命）就必须采取生物社会的分析视角。内诺农村地区是前英国殖民地，曾长久处于全球政治经济体的边缘。造成这一地区医疗保健设施匮乏的根源性力量兼具历史深度和地理广度。

多数公共卫生的教材由流行病学家撰写，我们从中获益良多，也从临床医学和诸如卫生经济学这样的公共卫生学科中学习了很多洞见。但是我们在哈佛教的本科课程（亦如我们长期在哈佛医学院和一些合作医院的授课）和公共卫生专家的取向有很大差异。我们这些授课者暨本文集的编写者受过临床医学、人类学、政治经济学的联合训练。我们用"再社会化的学科"（人类学、社会学、历史学、政治经济学）之视角对当前的全球健康话语予以批判①。此取向深植于第 2 章所述的社会理论，对全球健康文献中广为探讨的因果论进行质疑。

我们作为医疗从业者的经历也塑造了我们的取向。如第 6 章所述，我们充分运用跨学科视角来考察诸如埚帕特索的生病过程和原因这样的基本问题，并将这种质询方式贯穿到医疗从业实践中。我们将学术探察与医疗实践之间的亲密互动即一种"实践的活力"视为工作的重中之重，并坚信任何提炼有关全球健康知识的努力离不开反思与实务性介入之间的穿梭往来。任何团队关于特定领域的知识都是有局限的，本书主要基于我们特别熟悉的素材（第 6 章所着重讨论的健康伙伴组织的工作）而成。

健康不平等概览：疾病的重负

我们先来看看疾病的全球分布和结构性因素。如表 1.1 所示，在 2004 年，心脏病是全球第一位的致命疾病，脑血管疾病和慢性阻塞性肺病也排在前五位。但我们比较高低收入国，就会发现疾病分布的差异。低收入国家的五大致命疾病（腹泻、艾滋病、肺结核、新生儿传染病、疟疾）都是可治愈的传染性疾病，而且在高收入国家都不是致命主因。由于缺乏有效治疗与预防，肺结核、疟疾、霍乱在很多发展中国家每年会夺去数百万人的生命。尽管人类在 1996 年就已找到治疗艾滋病的有效方法，而且目前在发展中国家治疗一个病例的花费每年还不到 100 美金，但在很多低收入国家艾滋病仍是致使年轻成年人丧生的主要传染病。事实上，72％的艾滋病致死案例都集中在撒哈拉沙漠以南的非洲地区，那里也是世界上最穷困的地方。腹泻是一种用很便宜又简单的补液疗法就能治好的病，但它却是低收入国家排在第三位的致死性疾病。

---

① 参见 Paul Farmer，"An Anthropology of Structural Violence，"*Current Anthropology* 45，no. 3（2004）：305 – 326。

表 1.1 人员死亡的主要原因(国家按收入分组)，2004 年

疾病或伤害	死亡数(百万)	在总死亡数中占比(%)
世界		
1. 缺血性心脏病	7.2	12.2
2. 脑血管疾病	5.7	9.7
3. 下呼吸道感染	4.2	7.1
4. COPD[a]	3.0	5.1
5. 腹泻病	2.2	3.7
6. HIV/AIDS	2.0	3.5
7. 结核病	1.5	2.5
8. 气管,支气管,肺癌	1.3	2.2
9. 道路交通事故	1.3	2.2
10. 早产或低出生体重	1.2	2.0
中等收入国家		
1. 脑血管疾病	3.5	14.2
2. 缺血性心脏病	3.4	13.9
3. COPD	1.8	7.4
4. 下呼吸道感染	0.9	3.8
5. 气管,支气管,肺癌	0.7	2.9
6. 道路交通事故	0.7	2.8
7. 高血压性心脏病	0.6	2.5
8. 胃癌	0.5	2.2
9. 结核病	0.5	2.2
10. 糖尿病	0.5	2.1

疾病或伤害	死亡数(百万)	在总死亡数中占比(%)
低收入国家		
1. 下呼吸道感染	2.9	11.2
2. 缺血性心脏病	2.5	9.4
3. 腹泻	1.8	6.9
4. HIV/AIDS	1.5	5.7
5. 脑血管疾病	1.5	5.6
6. COPD	0.9	3.6
7. 结核病	0.9	3.5
8. 新生儿感染[b]	0.9	3.4
9. 疟疾	0.9	3.3
10. 早产或低出生体重	0.8	3.2
高收入国家		
1. 缺血性心脏病	1.3	16.3
2. 脑血管疾病	0.8	9.3
3. 气管,支气管,肺癌	0.5	5.9
4. 下呼吸道感染	0.3	3.8
5. COPD	0.3	3.5
6. 阿尔茨海默症与其他痴呆症	0.3	3.4
7. 结肠癌,直肠癌	0.3	3.3
8. 糖尿病	0.2	2.8
9. 乳腺癌	0.2	2.0
10. 胃癌	0.1	1.8

来源：World Health Organization, *The Global Burden of Disease, 2004 Update* (Geneva: World Health Organization, 2008), 12, table 2。

注：国家按照 2004 年度的人均国民总收入分为三组，低收入组(825 美元及以下)、高收入组(10066 美元及以上)，及中等收入组。每组涵盖的具体国家名单，参见 World Health Organization, *The Global Burden of Disease, 2004 Update*, annex C, table C_2。

[a] COPD=chronic obstructive pulmonary disease，慢性阻塞性肺病。

[b] 此条目也包含了其他在围产期出现的非传染性病因，这些病因导致了该条目约 20% 的死亡。

表 1.2 也展示了类似的数据。它对残疾与死亡兼做考量。伤残调整生命年（DALY）是一个量化不良健康状况、残疾、早逝的指数。我们会在第 8 章谈谈这个指数的一些问题。它展示了高低收入国家健康不平等的类似图景。同样明显的是，一些非传染性的疾病（诸如胎儿产时窒息和创伤）在低收入国家的分布不均衡。这些病和上文中所述的可治愈的传染病一样，其发病率和致死率是可以通过现代医疗手段降低的，因此在富裕的工业化国家比较罕见。地图 1.1 也展示了健康不平等：中低收入国家的平均期望寿命是 49.2 岁，它虽比二十年前有了很大提高，但比高收入国家的平均期望寿命还是整整少了 30.2 年。

国内生产总值和健康的关系是检视全球健康不平等的又一入手点。但国内生产总值和国民生产总值这样的测量国家财富的指数是有缺陷的。"国内"和"国民"数据通常（或始终）会模糊一个国家、州、地区、城市，或其他地方政体内部的各地域的不平等。图 1.1 取自世界卫生组织健康问题社会决定因素委员会的报告，显示了各国内部富裕和穷困的家庭在卫生经济学上的差异。来自于同一报告的图 1.2 则显示了在不同国家某项社会地位指数（母亲的教育水平）与婴儿死亡率这一健康后果之间的关系。除了其他社会、政治、经济因素，阶级因素对健康的影响是先决性的。本书将从第 2 章所讲的结构性暴力理论开始，梳理诸多层次的不平等。我们将深挖因果论的复杂性以及塑造了患病风险与现代保健服务之可及性的结构，并探讨有效与无效的全球健康干预。为什么住在马拉维农村的坶帕特索可以获得优良的健康护理，而许多和他处境类似的人却无法得救？

界定术语

在本研究领域中有些问题亟待回答："公共卫生""国际健康""全球健康"这些关键术语是什么意思？"全球健康递送"又是何意？更基本的问题是：如何界定"健康"？世界卫生组织将健康定义为生理、心理、社

表 1.2 疾病负担(DALY)的主要来源(国家按收入分组),2004 年

疾病或伤害	DALY(百万)	在总 DALYs 中占比(%)	疾病或伤害	DALY(百万)	在总 DALYs 中占比(%)
世界			**低收入国家**		
1. 下呼吸道感染	94.5	6.2	1. 下呼吸道感染	76.9	9.3
2. 腹泻	72.8	4.8	2. 腹泻	59.2	7.2
3. 单相抑郁障碍	65.5	4.3	3. HIV/AIDS	42.9	5.2
4. 缺血性心脏病	62.6	4.1	4. 疟疾	32.8	4.0
5. HIV/AIDS	58.5	3.8	5. 早产或低出生体重	32.1	3.9
6. 脑血管疾病	46.6	3.1	6. 新生儿感染	31.4	3.8
7. 早产或低出生体重	44.3	2.9	7. 出生窒息或出生创伤	29.8	3.6
8. 出生窒息或出生创伤	41.7	2.7	8. 单相抑郁障碍	26.5	3.2
9. 道路交通事故	41.2	2.7	9. 缺血性心脏病	26.0	3.1
10. 新生儿感染及其他ª	40.4	2.7	10. 结核病	22.4	2.7
中等收入国家			**高收入国家**		
1. 单相抑郁障碍	29.0	5.1	1. 单相抑郁障碍	10.0	8.2
2. 缺血性心脏病	28.9	5.0	2. 缺血性心脏病	7.7	6.3
3. 脑血管疾病	27.5	4.8	3. 脑血管疾病	4.8	3.9
4. 道路交通事故	21.4	3.7	4. 阿尔茨海默症与其他痴呆症	4.4	3.6
5. 下呼吸道感染	16.3	2.8	5. 酒精所致精神障碍	4.2	3.4
6. COPD	16.1	2.8	6. 成人型听力缺损	4.2	3.4
7. HIV/AIDS	15.0	2.6	7. COPD	3.7	3.0
8. 酒精所致精神障碍	14.9	2.6	8. 糖尿病	3.6	3.0
9. 眼屈光不正	13.7	2.4	9. 气管、支气管、肺癌	3.6	3.0
10. 糖尿病	13.1	2.3	10. 道路交通事故	3.1	2.6

来源:World Health Organization, *The Global Burden of Disease*, *2004 Update* (Geneva: World Health Organization, 2008), 44, table 12。

注:国家按照 2004 年度的人均国民总收入分为三组,低收入组(825 美元以下),高收入组(10 066 美元及以上),及中等收入组。每组涵盖的具体国家名单,参见 World Health Organization, *The Global Burden of Disease*, *2004 Update*, annex C, table C₂。
ª 此条目也包含了其他在图产期出现的除早产、低出生体重、出生创伤与出生窒息以外的非传染性病因,这些病因导致了该条目约 20% 的 DALY。

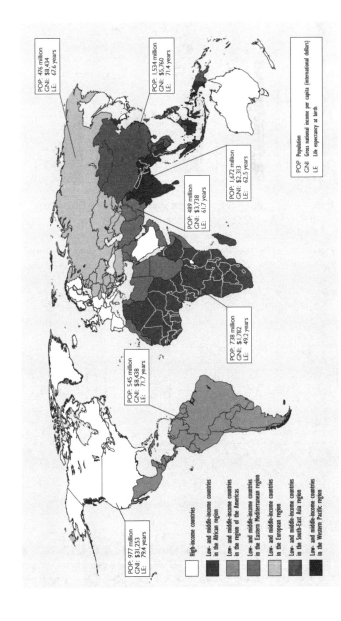

地图 1.1 世卫组织按区域和收入将不同国家分类后的平均预期寿命，2004。资料来源：World Health Organization，*The Global Burden of Disease，2004 Update* (Geneva: World Health Organization, 2008)，5，map 1。

POP: 476 million
GNI: $8,434
LE: 67.6 years

POP: 1,534 million
GNI: $5,760
LE: 71.4 years

POP: 1,672 million
GNI: $2,313
LE: 62.5 years

POP: 489 million
GNI: $3,738
LE: 61.7 years

POP: 738 million
GNI: $1,782
LE: 49.2 years

POP: 545 million
GNI: $8,438
LE: 71.7 years

POP: 977 million
GNI: $31,253
LE: 79.4 years

POP   Population
GNI   Gross national income per capita (international dollars)
LE   Life expectancy at birth

High-income countries

Low- and middle-income countries in the African region

Low- and middle-income countries in the region of the Americas

Low- and middle-income countries in the Eastern Mediterranean region

Low- and middle-income countries in the European region

Low- and middle-income countries in the South-East Asia region

Low- and middle-income countries in the Western Pacific region

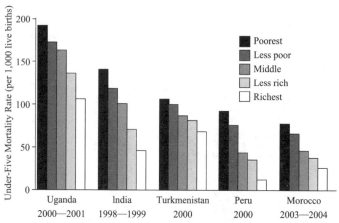

图 1.1 按家庭财富水平分类的五岁以下儿童死亡率。资料来源：*Closing the Gap in a Generation: Health Equity through Action on the Social Determinants of Health*，Final Report of the Commission on Social Determinants of Health（Geneva：World Health Organization，2008），30，fig. 2 - 2。

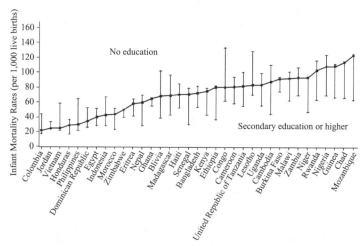

图 1.2 母亲教育水平与不同国家之间和国家内婴儿死亡率差异的相关性。连续黑线代表各国的平均婴儿死亡率；垂直线段的端点表示在每个国家内没有受过教育的母亲和受过中等或高等教育的母亲的婴儿死亡率。资料来源：*Closing the Gap in a Generation: Health Equity through Action on the Social Determinants of Health*，Final Report of the Commission on Social Determinants of Health（Geneva：World Health Organization，2008），29，fig. 2 - 1。

会性的良好状态。但埘帕特索是这么理解健康的吗？哪个健康的定义能够捕捉全球不同情境下患病者个体的主体体验[1]？在个体的切身体验之上，是使得患病风险在不同人群中不均衡分布的社会、政治、经济力量。有人称之为结构性暴力[2]。这些社会力量以健康或疾病的形式赋身于个体。

"公共卫生"与"医学"虽共同致力于提高人类的健康状况，但两者在多方面存有差异。公共卫生主要关注人口健康，医学关注个体健康。但我们也不能固化两者的差异，因为这样会无益地延续两者各自的盲区。诊所里的洞察可为全球健康实践提供知识，全球健康分析也导引着医疗资源的分布。但我们坚信这两种专业必须运用再社会化的学科视角来应对全球健康问题最基本的生物社会本质。如果我们不采取一种跨越分子与社会层面的分析方法，就无法准确地从分子、临床诊治、体验或人口等各个层面，理解艾滋病病毒和肺结核分枝杆菌之类的微生物。一位名叫乔纳森·曼恩的内科医生与公共卫生专家曾说："公共卫生学缺乏统一的概念框架和术语以及改变社会的共识，它需要集结并坚定地吸纳来自经济学、政治科学、社会与行为科学、保健体系分析家、医疗从业者等多种学科视角的知识。"[3] 所有学科都有盲点。每一学科的视野在有限的视域范围内都可照亮特定的全球健康问题。但只有我们用一种充分的生物社会取向把这些学科汇聚在一起，才能准确地建构全球健康这一领域。

"国际健康"是比"全球健康"更早的提法。前者强调把民族国家作

---

① Arthur Kleinman, Veena Das, and Margaret M. Lock, eds., *Social Suffering* (Berkeley: University of California Press, 1997); Arthur Kleinman, *The Illness Narratives: Suffering, Healing, and the Human Condition* (New York: Basic Books, 1988); João Biehl and Adriana Petryna, *When People Come First*.

② Paul Farmer, "On Suffering and Structural Violence: A View from Below," in *Social Suffering*, ed. Arthur Kleinman, Veena Das, and Margaret Lock (Berkeley: University of California Press, 1997), 261 - 283; 最初发表于 *Daedalus* 125, no. 1 (1997)。

③ Jonathan M. Mann, "Medicine and Public Health, Ethics and Human Rights," *Hastings Center Report* 27, no. 3 (1997): 8.

为比较的基本单位，主要关注国家间的关系；后者则更准确地包纳跨国非政府组织、慈善家、社区组织等非国家型机构的角色。病菌无法识别国家疆界，但社会性因素与微生物的混合体却有疆界之别①。另外，我们不仅要考察国家间的健康不平等，也要考察一国内部（包括美国）的健康不平等。在波士顿、开普敦、圣保罗、曼谷等地有全世界最好的医院，但也存在患病负担与诊疗可及性上的不平等。这种不平等是遍布全球的。

"全球健康递送"是指提供健康干预。它针对的不是通过实验室研究或临床试验创造或发展健康干预手段，而是源于对"如何能使一个保健体系为所有需求方提供有效服务"问题的追问。将现有的健康干预以更有效和平等的方式进行递送可以每年挽救数以千万计的生命。然而哪怕是最佳的全球健康递送模型都不足以凭一己之力提高全世界人民的健康护理水平。个体与群体的健康是由重重社会和结构力量影响的。要想应对疾病的根源（包括贫困、不平等、环境恶化），我们必须采取宏阔的社会变迁方案。

本书架构

本书各章由来自哈佛本科课程（包括"全球健康个案研究：生物社会视角"一课）的教员、客座教授、助教和学生撰写。我们在设计教程大纲和内容时发现，现有关于全球健康平等的丰富文献中鲜有这方面的导论性教材，而且前人也甚少采用生物社会的视角。学生们鼓励我们让课程材料惠及更多课堂之外的人。我们确立此书目标有二：一是将课程材料普之于众，二是填补全球健康教材的空白。

单以一本书不可能穷尽全球健康中的所有议题。我们主要是介绍全

---

① Paul Farmer, "Social Inequalities and Emerging Infectious Diseases," *Emerging Infectious Diseases* 2, no. 4 (1996): 259 - 269.

球健康平等的推动者们所面临的基本挑战和该领域的复杂性。我们会基于自己身为医生、教师、活动家的亲身经历，介绍这项事业所取得的一些成就。我们在诊所、教室、田野中的体验铭刻于特定的时空。本书无意于综述全球健康的庞杂文献，而意在基于我们在海地、卢旺达、马拉维、中国、秘鲁、美国和其他地方的田野经历提出本领域的重大议题，并把这些事例与一些学科的重要读物以及大量其他场景中的情况进行关联性解读。我们也将总结过往，并运用我们熟悉的概念，认真探讨未来的挑战。

本书分为 12 章。第 2 章铺陈了与全球健康相关的最重要议题的社会理论框架。这些理论于我们加深理解本书所涉及的素材和我们自身的田野体验都很有帮助。阅读本章不需要有社会理论的背景知识。我们选用了马克斯·韦伯（Max Weber）、米歇尔·福柯（Michel Foucault）等 20 世纪最伟大的几名理论家的作品和近来健康领域的作品，诸如凯博文（Arthur Kleinman）、微依那·达斯（Veena Das）、玛格丽特·洛克（Margaret Lock）提出的"社会苦难"的概念。对于有社会理论知识背景的读者，我们希望对健康的探讨能激发大家新的洞见，并考虑其他理论框架的适用性。

第 3、4、5 章考察了全球健康发展史上的三个关键历史阶段，并进一步建构本书的分析框架。第 3 章探讨殖民医学及其遗产。遗产之一是几大全球健康机构（包括世界卫生组织）的发展，遗产之二是针对发展中国家健康干预的场景优先性概念的提出。我们回顾了富国的政治经济优先性如何塑造了关于其他人群的预设及其干预模式。这些倾向直到已经告别殖民时代的今天还在影响着学术研究与健康干预设计的走向。我们也探讨了全球对于生物医学干预能力的痴迷，比如介绍了最早的抗体和杀虫剂 DDT 是怎样在冷战时代两大全球健康运动（成效有显著差异的灭绝天花和灭绝疟疾运动）中发展的。

第 4 章分析了 1970 年代中期和 1990 年代中期国际公共卫生波澜壮阔的关键性发展。这两个时期对发展中国家的保健体系产生了深远影响，并塑造了当代全球健康政策制定者的话语体系。该章先提及 1978 年在哈萨克斯坦阿拉木图举行的国际初级卫生保健会议。会上，来自全球各地的代表们提出了"2000 年人人享有卫生保健"的目标。之后我们追溯了新自由主义的影响，以及在 1980 年代形成的选择性初级卫生保健的转向。第 4 章也详细交代了此类地缘政治的转向如何导致世界银行在 1990 年代的崛起，并探讨了这一或许是全球健康中最有影响力的机构如何以自己的取向影响了全球贫民的健康。

第 5 章探讨的是全球健康史上最惊人的事件之一：艾滋病运动。富裕国家缘何在十多年里以财政紧缩和宿命论为由漠视全球健康的不平等鸿沟，却转为豪掷数十亿美金来开发治疗全球艾滋病的资源？通过描述美国总统防治艾滋病紧急救援计划和攻克艾滋病、肺结核、疟疾的全球基金的设立，我们展示了医疗从业者、病人、政策制定者、活动家、研究者的通力合作如何扩充了全球健康中的"可能性"概念。全球政策与资源流向之剧烈变化充分显示了诸如"有限的资源""适当的科技"这些预设是多么有弹性，而全球健康中社会运动的活力与力量也得以彰显。

第 6、7、8 章在前面各章所设立的历史与理论框架基础上，以姆帕特索的经历所凸显的问题为开端，探讨了全球健康中的某些关键问题。第 6 章将上述历史趋向情境化到健康护理的议题中，围绕健康伙伴组织的经历探讨了海地和卢旺达的公共卫生体系的复兴。上述经历让我们观察生物社会取向是如何落实到这个组织的行动策略原则，以及针对特定情境的健康干预中去的。

第 7 章提出了有效的全球健康递送的整体框架。我们界定了这一领域的几个原则，并分析了当今世界如何在资源匮乏地区加强保健体系建设。本章呼吁建立一门能够切实提升全球各贫困或富裕地区保健体系服务水平的真正的"全球健康递送学科"[1]。

第 8 章考察了精神病和多重抗药性肺结核（这两种对于全球健康从

---

[1] Kim, Farmer, and Porter, "Redefining Global Health-Care Delivery."

业者提出独特挑战的疾病）的疾病分类与健康指标的社会建构。对这类疾病的历史与政治经济分析凸显了本书的诸多主题，也展示了生物社会分析对于剖析全球健康中的复杂问题所扮演的重要角色。某些疾病不像艾滋病那样得到媒体的广泛宣传，对其普遍的误读以及应对上的失措让承受疾病煎熬的人付出了很大的代价。我们希望本章能对应对此类挑战有所教益。

第 9 章检视了全球健康工作的道德面向，其中包括人权传统。它追溯了从业者的几大伦理框架的谱系，分析了它们的核心假设以及在全球健康领域的实用价值。许多人投身全球健康事业，是被一种相信此乃善业的直觉所驱动。我们坚信通过对其中几大道德框架的批判性考察，可以促进富有创造性的反省，并扩展全球健康公共参与的话语范围。

第 10、11、12 章勾勒了今日全球健康的图景。第 10 章批判性地考察了促进健康和发展的外国援助的兴起。本章针对的问题是"外国援助如何有效"而非"外国援助为何有效"，并探讨过去数十年外国援助和全球健康的发展能为日后这方面的进步提供什么经验教训。

第 11 章列出了未来十年全球健康的重要事项。我们认为将第 7 章所介绍的保健递送与强化保健体系的模型进行扩展将为解决这些要务带来很大希望。通过这一平台，我们可以减少疾病的负担，应对健康的社会性决定因素，并建立长期性的可以适应任何新需求的保健递送能力。但这类模型的扩建与全球健康平等能力的提升离不开大规模社会变迁的启动。我们将在第 12 章讨论这个问题。本书的作者曾在全球健康领域从事了多年的研究与工作，希望我们的分享能让您感到开卷有益。我们也期望从其他的同道中人那里，学习如何实现人人享有保健这一艰难的目标。

第2章 解析全球健康：理论与批判

布里奇特·汉娜，凯博文

本章介绍了适用于全球健康工作的社会理论"工具箱"。我们相信社会理论可以帮助学者与从业者更好地理解和阐释医学与公共卫生干预的本质、效果与局限。本书的不少例子显示出立意很好的全球健康与发展项目会有未曾预料的结果，有时收效不佳。仔细评估产生这些结局的条件，可以帮助从业者优化项目设计，并养成批判性反省的习惯。这对于全球健康的学术研究与递送服务工作无疑是一笔财富。

多数全球健康从业者主要致力于行动：为提升个人与人群的健康水平提供服务。他们承接了之前公共卫生的领袖与卫生系统初创者的风格，很少有机会和耐心去接触社会理论并把它们运用到实践中解决问题。全球健康工作的评估集中于测量项目成效。社会理论经常被规置到学者在学术期刊上所做的事后诸葛亮式的分析中，而这些洞见比原本可以为之效力的医疗保健递送实践滞后了数年乃至数十年。

理论与实践的分隔是有多重根源的。有些学者指出马克思主义政治观的思想遗产所存在的问题，其中对马克思原作的有些解读为以激进甚至暴力手段重建社会秩序的实践奠定了基础。另外，社会科学家特别是人类学家曾为殖民主义暴力的施行与合法化，以及作为其意识形态支撑的科学化的种族主义效力（详见第3章），导致人们对社会科学在全球健康与人道主义工作中的角色进行了严肃的反省。这段历史有力地促成了过往三十年里人类学界的解构主义与自我批判的内在转向。

与此同时，医学人类学正在兴起，兼具医生与人类学家双重身份的人士也提出了新的视角。本书作者即属这一阵营，我们提出要运用医学人类学的工具来完善对健康平等与社会公正的理解。例如，健康伙伴组织这一非政府组织（详见第 6 章）运用社会理论来批判和改进自身的医疗保健递送方式。我们在医学人类学这一新生但是充满活力的传统中将社会理论落实到全球健康工作。全球健康的领导者们必须从多种角度来思考问题。他们需要向不同时空下的各类行动者评估干预的效果并解释其意义。

马克斯·韦伯是 20 世纪初期的德国社会学家、现代社会科学的奠基人之一。他将社会学界定为"旨在**解释社会行动的意义，并为此行动的进行方式与生成后果**提供因果解释的科学"①。他认为社会学的科学性在于识别不同社会形式之间的特定因果关系。但他是反实证主义的，认为这些关系不像自然科学家研究的因果规律那样具有"非历史、持续不变、普遍化"②的属性。相反，他寻求解释那些把人们与诸如国家官僚机构之类的结构联系起来的文化规范、象征符号、价值观的意义。

今天，人类学与其他类型的社会分析仍然寻求"解释社会行动的意义"。本章所谈的理论可被用于解释全球健康中一些主张的成败之道。这些理论厘清了健康的社会决定因素，揭示贫困与不平等的本质与原因。这里所列的理论绝非唯一有解释力的理论，但它们对于探索全球健康递送的复杂性确实非常有益。

生物社会分析与知识社会学

多数医药研究只关注疾病的生物学成因。生物社会取向指出这些生

---

① Max Weber, "The Nature of Social Action" (1922), in *Max Weber: Selections in Translation*, ed. W. G. Runciman, trans. Eric Matthews (Cambridge: Cambridge University Press, 1978), 7, 加黑部分由作者添加。当时的社会学作为一个影响了其他社会科学的领域，是对当今所称的社会学和社会人类学领域的统称。

② David Ashley and David Michael Orenstein, *Sociological Theory: Classical Statements*, 6th ed. (Boston: Pearson Education, 2005), 241.

物性的和临床医学的过程受到社会、政治经济、历史、文化的影响，应当从生物与社会性因素的互动角度来理解。全球健康的生物社会分析跨越了各学科边界，消除了学科壁垒。例如，资源优化的问题素来由经济学家讨论，但对此问题的深化理解离不开人类学家和健康从业者的洞察。患病风险与贫困之间的关系凸显了疾病的生物社会本质。我们将在本书中以不同的名称（结构性暴力和社会苦难等）针对不同的疾病（诸如疟疾、艾滋病、多重抗药性肺结核），来反复探讨这种关系。

这方面的典型案例还包括心理抑郁、经济萧条，以及随失业率上升而增高的残障率之间的关联。同样，经济地位、教育水平、文化传统、基础设施的可及性等因素都影响着人的饮食习惯，而饮食习惯是心脏病和肥胖症的重要决定因素。2型糖尿病的全球蔓延可部分归因于较高的糖摄取量。精神健康问题则使得文化与饮食这一议题更加复杂。例如，安妮·贝克尔及其同事在斐济做了饮食研究，发现随着旅游业的兴起和基础设施建设的发展，当地人饮食习惯转向西方化。随着电视的普及以及它取代了其他的文化活动和大型家宴，厌食症和贪食症的比率升高[1]。所有这些现象都需要通过生物社会分析才能得以正确理解。

生物社会取向需要融合以及偶尔打破多种知识架构。例如，医学院学生会学到脑型疟疾由恶性疟原虫引起，可用奎宁或以青蒿素为基础的合并疗法治愈；流行病学家或公共卫生策划人认为原因在于不流动的死水积水地为蚊虫繁衍提供了场所，因此提倡消除死水、提供蚊帐、播撒杀虫剂DDT；流行病区的居民以及访谈他们的人类学家则认为原因在于当地土地租赁体系中土地的不公平分配，并反对使用破坏环境的DDT。

全球健康的从业者应当如何应对这些不同类型的本体论主张？不同范畴的证据（此例中分为生物、环境、经济）背后的各种价值观将塑造

---

① Anne E. Becker, Rebecca A. Burwell, David B. Herzog, Paul Hamburg, and Stephen E. Gilman, "Eating Behaviours and Attitudes following Prolonged Exposure to Television among Ethnic Fijian Adolescent Girls," *British Journal of Psychiatry* 180 (June 2002): 509-514.

行动方案及其效果。疟疾案例清晰地展示了这一点。尽管生物学视角的疟疾成因说在1970年代远比地理学和社会学的观点获得更多认可，对于疟疾重负的一些历史学分析却揭示出土地开发和分配在消除疟疾方面所起的作用与技术性干预同等重要①。为了更好地阐明这些多元的解释框架，我们下面将介绍生物分析视角和知识社会学。

1966年，社会学家彼得·伯格和托马斯·卢克曼出版了《现实的社会构建》，其中将知识社会学定义为"关注社会中所有称为'知识'的不论什么样的事物——不论这样的'知识'是否具有通过不论什么样的标准判定的终极的正当性或不正当性"②。两位作者考察了人们如何形成对世界的共享认知：当一群人（无论是困于荒岛的水手、一年级的医学院新生，还是华尔街的期货交易商）聚为一体，他们便构建了治理他们关系的规范。当玩笑、习惯、实践被后代人传承时，它们饱含意义，成为群体与生俱来的内在规则。每当有新生儿或其他成员加入这个共同体，新人们会随着时间的流逝逐渐将这些历史化的惯习当成自然的规则来体验。两位作者称此过程为"制度化"，即"各类型行动者相互之间将惯习行动定型化"并导致惯习行动最终客观化为制度③。各种预设和偶然事件历史化为真理，知识也随之创建。

"想要理解任何特定时间的社会构建的共同体的状态，或是其随着时间发展发生的改变，必须理解使得界定者得以去做他们界定工作的社会组织。说得更简单点，就是将历史上可得的现实的概念化，从抽象的问题（'什么'）落实到具体的社会学层面（'谁说的？'）上很重要。"④

---

① Randall M. Packard, *The Making of a Tropical Disease: A Short History of Malaria* (Baltimore: Johns Hopkins University Press, 2007), 111–149. Peter J. Brown, "Microparasites and Macroparasites," *Cultural Anthropology* 2, no. 1 (February 1987): 155–171.

② Peter Berger and Thomas Luckmann, *The Social Construction of Reality: A Treatise in the Sociology of Knowledge* (New York: Irvington Publishers, 1966), 3.

③ 同上，50。伯格和卢克曼对制度的界定宽泛地指涉任何惯习化的事物，不仅仅包括大型建制化的组织。

④ 同上，116。

正是经由这个过程，人们有关世界的知识和信念（包括科学在内的一切人类知识，"无论是否具有终极的正当性或不正当性"）在社会上被合法化，世界也由此"被社会性地构建"。

合法化的上述机制对于任何领域来说都有启示，它对于全球健康分析的重要性在于解释了实践如何被制度化。当合法化的知识被有权威的组织转化为政策时，这些知识就对个体施以社会控制。一经合法化和制度化，所有的规则惯例就脱离了人为制定者而被赋予强制性权力，迫使人们在此压力下遵从。例如，个体会遵从公共卫生规范所提倡的行为锻炼身体并选择健康饮食；医生会拒绝给病人提供已被验证有效的疫苗，仅因为它还没通过世界卫生组织的资格审查（即全球卫生干预的核准）。"人能创造一个世界，随后他又感到它远非人类的产物"[1]。经年历久，社会建构物变得自然化了，好像它们天生如此并亘古不变。

即使是得到证明的甚至公认的科学准则，也是社会建构的。它们是特定问题和实验生成的历史产物，是人类心灵的产物。如果历史重写，那些心灵设置了不同的问题和实验，就会有不同产物。《美国精神疾病诊断标准》（DSM）就是医学知识之社会建构的一个很好例证。这个权威文本用于指导美国乃至全球精神医学实践与治疗规范。我们可能认为它不受文化差别的影响。但在 1973 年以前，它一直将同性恋认定为精神疾病[2]。可见社会偏见塑造了医疗诊断。该标准也重新定义和低估了人们在配偶子女去世后哀痛时段的"正常"时间。过去，一个人如果在发生这类悲剧的一年后还极为哀伤，就会被诊断为抑郁。但近年来，人们对抑郁症的耻感减弱了，开始大范围地接受和使用精神药物。根据今天的

---

[1] Peter Berger and Thomas Luckmann, *The Social Construction of Reality: A Treatise in the Sociology of Knowledge* (New York: Irvington Publishers, 1966), 61。

[2] American Psychiatric Association, *Diagnostic and Statistical Manual of Mental Disorders: DSM-II* (Washington, D. C.: American Psychiatric Association, 1968), 44; American Psychiatric Association, *Diagnostic and Statistical Manual of Mental Disorders: DSM-III* (Washington, D. C.: American Psychiatric Association, 1980), 281 - 282. Richard Pillard, "From Disorder to Dystonia: DSM-II and DSM-III," *Journal of Gay and Lesbian Mental Health* 13, no. 2 (2009): 82 - 86.

DSM 标准，如果一个人失去亲人两周后还难过就是得了抑郁症。这种非常武断的医疗化过程将人的主体体验定义为疾病（诸如把战争创伤再造为创伤后应激障碍，把一些严重的经前综合症再造为经前烦躁障碍），展示了知识的社会建构和医疗规范的制度化①。

为了更好地应对医学知识的社会建构，此处有必要引入医学社会学的一个技术分类。虽然在通常的用法中有三个和疾病相关的词是可以互换的，但医学人类学家提出了不同的用法："疾痛"（illness）指普通人及其共同体对病症的主观体验②，"疾病"（disease）指医疗人员将病症重新解释为客观的范畴，"疾患"（sickness）指人口学层面的病理③。对知识与政策的社会建构的清醒把握，有助于学者和从业者用批判性反思的方式看待全球健康递送④。

有目的行动的未预结局

但是，对知识的社会建构的警觉并不能阐明为何立意很好的主张却会带来生命和资源的损失。罗伯特·默顿有关"有目的的社会行动的未预结局"的理论为解释这一现象提供了很好的洞见。在他看来，有目的的行动牵涉到动机和相应的多元方案中的选择，它势必有目标和过程⑤。但这类行动未必能如愿以偿，相反可能带来意料之外的、不良的，甚至

① Allan Young, *The Harmony of Illusions: Inventing Post-Traumatic Stress Disorder* (Princeton, N. J.: Princeton University Press, 1995), 5 - 6, 89 - 118.

② Arthur Kleinman, Leon Eisenberg, and Byron Good, "Culture, Illness, and Care: Clinical Lessons from Anthropologic and Cross-Cultural Research," *Annals of Internal Medicine* 88, no. 2 (February 1978): 251.

③ Leon Eisenberg, "Disease and Illness: Distinctions between Professional and Popular Ideas of Sickness," *Culture, Medicine, and Psychiatry* 1, no. 1 (1977): 9 - 23.

④ Arthur Kleinman, Patients and Healers in the *Context of Culture: An Exploration of the Borderland between Anthropology, Medicine, and Psychiatry* (Berkeley: University of California Press, 1980), 25 - 44.

⑤ Robert K. Merton, "The Unanticipated Consequences of Purposive Social Action," *American Sociological Review* 1, no. 6 (December 1936): 894 - 896.

是与目标背道而驰的结局。未预结局及其起因多种多样。起因之一是知识的不对称。例如，医生可能会误解病人的语言和文化传统而导致误诊。即使一个人拥有所有相关信息，也总有可能在行动中出错而导致事与愿违。

默顿也将个人或机构"习惯的僵化"和"紧迫利益"视为未预结局的潜在成因[1]。例如，联合国为了帮助 1994 年卢旺达种族屠杀中的逃亡难民紧急避难，在其邻国刚果民主共和国设立难民营（见图 2.1）。但这些难民营却在日后成了种族屠杀的操作基地，直至今天这一灾难性的未预结局还在衍生着轮番的暴力侵袭[2]。

机构的价值观也会阻碍我们对可能后果的预测。例如第 6 章所述的海地佩利格尔大坝事例中，建坝者一意奉行国际发展组织的价值观，漠视工程带来的移民安置、贫困与流离失所者的激增等问题。水坝、高速公路、发电厂等多数大型基础设施建设都带来了预期之内与之外的结局。

最后，默顿解释了在某些情况下单是公开宣布行动意图都可能变更行动的境况，乃至使得最好的计划难以确定地取得良效。例如，有人在缺乏良好医疗保健的地方宣布要建立一家新医院或更新改造旧医院，会导致病人们在新设施还未建好之前便蜂拥而入。之前的陈旧设施每天大概只能承受几十名病人的诊疗量，可现在医护人员突然每天得多接待数百位病人。这类事例不胜枚举。已发生的和潜在的未预结局为数众多，它们对全球健康造成了巨大的影响。

---

① Robert K. Merton, "The Unanticipated Consequences of Purposive Social Action," *American Sociological Review* 1, no. 6 (December 1936): 901.

② Fiona Terry, *Condemned to Repeat? The Paradox of Humanitarian Action* (Ithaca, N. Y.: Cornell University Press, 2002), 164–166; Johan Pottier, *Re-Imagining Rwanda: Conflict, Survival, and Disinformation in the Late Twentieth Century* (New York: Cambridge University Press, 2002); Gérard Prunier, *Africa's World War: Congo, the Rwandan Genocide, and the Making of a Continental Catastrophe* (Oxford: Oxford University Press, 2009); Jason Stearns, *Dancing in the Glory of Monsters: The Collapse of the Congo and the Great War of Africa* (New York: PublicAffairs, 2011).

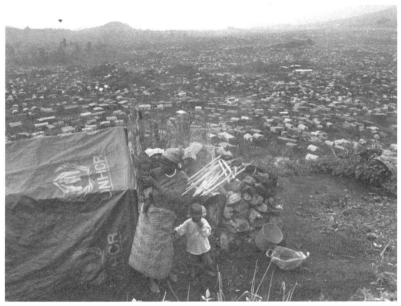

图 2.1　这位卢旺达母亲和她的两个孩子——卢旺达种族灭绝的难民，站在他们的帐篷前，俯瞰刚果民主共和国戈马东北 20 英里的 Kibumba 难民营。这样的难民营，由国际人道主义组织建立，位于卢旺达和刚果民主共和国之间的边界，无意中成了胡图民兵的运营基地，这些民兵继续有组织地在难民营及周边地区屠杀图西族。感谢美联社/Jean-Marc Bouju 提供。

世界的理性化

伯格和卢克曼展示了社会机构和合法化的知识对于个体能动性的塑造。默顿探讨了为何有目的的社会行动常常不能获得想要的结果。如今，个体很难充当某项干预唯一或主要的行动者。各类组织机构（政府、非政府组织、公司、世界银行之类的跨国组织、世界卫生组织之类的联合国机构）日益频繁地充当全球健康实践和政策的缔造者。

权力与权威嵌入机构和某些个体的行动中（本书描述的很多病人则

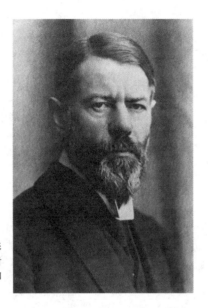

图 2.2 马克斯·韦伯是一位颇具影响力的社会理论家,他塑造了我们对官僚制度、魅力权威、理性化进程和其他社会现象的理解。

缺乏权力和权威)。马克斯·韦伯(见图 2.2)界定了三类权威①。第一类是"传统权威",包括家族长制、世袭制、封建领主制等世袭权力,以及习俗或伯格和卢克曼所说的制度化。这种权力由君主、贵族、村长、部落首领等世袭传承。

第二类是"超凡魅力型权威",是由能够动员大众为某个理想或目标而奋斗的杰出领袖们具备的权威。他们包括宗教领袖(诸如佛陀、耶稣、克利须那、穆罕默德、摩西)、政治领袖(诸如纳尔逊·曼德拉或反派人物阿道夫·希特勒)、道德运动的领袖(诸如圣雄甘地、特蕾莎修女、马丁·路德·金)。传统型与超凡魅力型这两类权威时常对立,但也有交叉。超凡魅力型领袖所激发的宗教传统会在领袖去世后具有约定俗成的传统权威;许多道德运动本身其实也是政治性运动。超凡魅力型权威难

---

① 韦伯在抽象意义上提出了这些"理想类型"。他并不认为这些类别的权力以"纯粹"的形式存在。他观察到了世上权力的混杂,但坚信可以通过创造出这些理想类型来更科学和更富于创造性地思考世界如何运作。

以量化，但它是成功推进全球健康事业不可或缺的要素。启动任何工程，都需要有一个活动家或领袖能够以强大的吸引力和效率进行团队动员并吸引内外部的支持。如韦伯所写，这种领导力"取决于人们愿意效忠具有超常神性、英雄主义与表率特质的个人，以及此人揭示或规定的规范模式与秩序"①。

表 2.1 马克斯·韦伯的权威模型

权威的类型	权力来源于
传统型	历史、风俗以及代代相传的习惯；因其"一直如此"而被接受
魅力型（超凡魅力型）	能够以一种理念或目标而将人们动员起来的超凡领袖
法理型	一系列长久起效的规则与法律；它们的贯彻依赖于一个官僚制系统，其特征为： ● 固定的、官方的管辖区域，由正式的规则进行管理 ● 上对下监督、下对上服从的等级森严的体制 ● 文件与档案的维护 ● 与私人生活相分离的办公活动（划分办公室与办公室人员） ● 技术上称职的工作人员进行满负荷工作 ● 职能的专业化与劳动的分工

第三类是与本文关系紧密的"法理型权威"，它囊括的范畴包括现代法律、国家与组织机构，统治者权威源于法律与规则。这类现代权威运作于韦伯所称的"官僚制"情境中（参见表 2.1）。他认为官僚制权力与源自传统型与超凡魅力型权威的权力有一个根本差别：前者基于机构权威，后者基于个体权威。行政僚属（官僚机构的成员）是组织的构成部分，可被组织替换，其生命期也可能短于组织的存活期。韦伯预测正是行政僚属的可替换性导致了为各种特定的日益专业化的职位授予资格证书和学位的项目越来越多。官僚制是规定了臣属关系的层级结构，其中

---

① Max Weber, *The Theory of Social and Economic Organization*, trans. A. M. Henderson and Talcott Parsons (New York: Free Press, 1947), 328.

的个体"犹如永动机上的齿轮，机器已经预先规定了个体必须遵循的前进路线"①。

韦伯预言机构因其可普及化和量化的特性，将变成比家庭或共同体更强大的、最有权力的社会结构。他认为这将导致日常生活的技术化与官僚化，即理性化。他解释了"世界的去魅"，即理性化将神秘神奇的事物转化为法律、规则、条例（类似于伯格和卢克曼说的制度化）。协议、术语、新词汇、简化、标准化、科学方法等都是理性化的组成部分。韦伯认为理性化将统治现代世界，并日益将官僚制权力合法化，使其地位高过传统型与超凡魅力型权力。例如，当前我们有关危险的常识和普遍理念被具体化为包括风险评估、范畴化、管控、预测、保险、预防等在内的特定风险观。

韦伯认为理性化具有积极潜能，但也可引致危险。理性化作为一种对大型和复杂体系的管理工具，其效能史无前例，因为它比其他类型的权力更能普及与量化，而且更少临时性。尽管官僚机构内永远可能存在腐败，但它们比基于传统或超凡魅力权威而建立的机构要更平等。世袭制君王或宗派领袖在授予个人旅行证件或教育机会时会考虑亲熟关系或宗教信仰的因素，而官僚机构则更看重法律（而非意识形态上的）授权②。

韦伯也预言了现代世界理性化的反乌托邦式的后果。官僚制时常像一个"铁笼"，笼中的规则碾压了人的常识、创造性和正直品性。这些机构中的个体甚少有改变或改善规则的主动性，因其职位需要他们有效执行而非质疑分配给他们的任务。官僚制一经创建便难以改造或摧毁：其存续和稳定关乎许多个体的生存。韦伯在对现代世界的多项洞察中指出，

---

① Max Weber, "On Bureaucracy," in *From Max Weber*: *Essays in Sociology*, by Max Weber, trans. and ed. H. H. Gerth and C. Wright Mills (London: Routledge and Kegan Paul, 1948), 228.

② 这些权威类型的混合曾导致史上某些最灾难性的种族灭绝。例如，若非有序组织的官僚机构可针对少数族裔采取行动，纳粹灭绝犹太人的大屠杀和卢旺达惨案就不会发生。

024   Reimagining Global Health: An Introduction

理性化的兴起将导致这个世界进入"冰冷难熬的极地寒夜"①。

　　理解官僚主义理性化的优缺点能够提升全球健康的学术研究与实践。当我们考察统帅全球健康事业的国际组织（诸如世界卫生组织、联合国儿童基金会、美国国际开发署）时，会发现这些组织的官僚制结构使其具备了很多战略优势，但同时规则重重约束下的行为也使得很多努力不能达到预期中的改进效果，反而造成了工作的低效或严重失误。例如，世界卫生组织采取成本效益分析法来推行针对艾滋病流行病的政策。1990 年代已发现治疗艾滋病的有效方法，但该组织直到 21 世纪初以前一直宣称艾滋病治疗费太高、不适用于穷人（见第 5 章）。全球健康的政策制定者们也对低收入群体中的其他慢性病治疗（包括多重抗药性肺结核、糖尿病、抑郁症）做了类似判断。第 8 章深入描述了过窄地关注每个延长生命年的治疗成本如何削弱了对多重抗药性肺结核的全球应对。韦伯的官僚制学说将贯穿本书对全球健康政策实践的讨论。另一理论线索是下节所述的米歇尔·福柯有关规训权力的作品。

规训与生命权力

　　常言道，历史由胜利者书写。这条警句和类似的话语展示了知识和权力的关系。法国哲学家和历史学家米歇尔·福柯使用"生命权力"的概念来解释现代世界的组织如何使用生物医疗的数据对人口进行界定、计算、划分，即规训人口。生命权力是我们思考全球健康问题的另一重要理论工具。

　　福柯分析了 17—18 世纪的文化政治机构（疯人院、监狱、诊所）的历史。他追溯了这些机构如何创造有关何为理智和疯癫、合法和非法、健康和疾病的规范，而后代传承了这些规范并随着日月流逝逐渐视之为

---

① Max Weber, "Politics as a Vocation," in *From Max Weber：Essays in Sociology*, 128.

自然。例如，对于判定一个人是否疯癫而应送医院或是否犯罪而应送监狱的标准经过了一个从一系列机构实践进化为规范的过程，这些规范有的变成了神圣不可侵犯的法律。

类似地，把监狱视为改造而非惩罚的场所的理念也经历了逐步演化的过程。福柯的著作《规训与惩罚》开篇即描写了一个令人印象深刻的发生在18世纪法国的折磨人的场景。一名叫达米安的囚徒被带到行刑台，那里将"用烧红的铁钳撕开他的胸膛和四肢上的肉，用硫磺烧焦他持着弑君凶器的右手，再将熔化的铅汁，沸滚的松香、蜡和硫磺浇入撕裂的伤口，然后四马分肢，最后焚尸扬灰"①。

福柯认为这种残暴的惩罚主要发挥象征功能。国王的"一国之身"被攻击了，因此须以牙还牙地攻击罪犯的身体，并以施此叛国行为的手作为攻击的首要对象。福柯把这种强制力的公开展示称为拥有"生杀予夺权"的君主权力②。韦伯或可称之为基于传统权威的权力，因其由传统强化或由宗教神圣化。

福柯把这种惩罚形式和数十年后出现的监狱体系做了比较。作为改造工具的监狱采取不同形式的规训权力。其规训机制包括观察、改造、转变信仰、分类。在18世纪晚期和19世纪，医院、疯人院、国家管理机构等其他机构也采取了这些技术。例如，在瘟疫爆发期，公共卫生机关建构了监测和隔离体系，对人口和个人身体进行观察与信息收集。疫情过后国家依然使用这体系跟踪公民的情况并施加强制性管理。福柯提出现代世界中的规训权力是政府或其他有强制力的机构控制人口的主要方式③。

---

① Michel Foucault, *Discipline and Punish: The Birth of the Prison*, trans. Alan Sheridan (London: Allen Lane, 1977), 1.
② Michel Foucault, *The History of Sexuality*, trans. Robert Hurley (New York: Pantheon Books, 1978), 136.
③ 有关对这类进程在治国之道与社会机构中如何扩展的讨论，参见 Ian Hacking, *The Taming of Chance: Ideas in Context* (Cambridge: Cambridge University Press, 1990)。

在 1785 年杰里米·边沁（Jeremy Bentham）构想的"全景敞视监狱"是规训权力的一个例证。在六边形的环形监狱里，每个囚室设窗，从监狱中心的瞭望塔可监测所有囚徒。囚徒虽不知何时在被观测，但永远处于可视和可随时被观测的状态，因此会主动地调整行为。这类监狱产生的约束力（持续的自我监测和更正）是一种规训权力。福柯认为现代社会机构运用了类似的权力，它们在规训个体，而非对其施加直接的强迫。

福柯的规训概念可以帮助我们理解生命权力。达米安想杀的君主拥有传统权威，但后者的权力在很多重要方面是有限的。他有没收权和一定的生命权——比如可以税收形式征用臣民的劳力或庄稼，也可以杀死叛国者或让人们参军、赴死疆场。但他并不知道（或者说无意了解）人民在家里、床上、狱中、身体上发生的情况。

然而到了 18 世纪，随着监狱改革的兴起，出现了量化和记录生命诸多方面情况的理性化革命（包括解剖、分类、收集人口普查数据、发展统计分析），其目的往往在于加强生命管理权。法国集权式的官僚机构通过计算和控制人口的健康与社会福利大大巩固了权力。其统治形式从君主权力过渡到福柯所说的治理术。直到今天，这些活动名目各异，目标也多种多样。例如，有的雇主记录雇员的饮食习惯，以求提升其健康生活水平和工作效率；国家要求儿童在上学前接种疫苗，以求提升人口健康水平与学生的学业表现。这些行动将国家权力和治理（即治理术的范围）延伸到人们的日常生活与身体之中。

生命权力可被当作一种对待生命的治理术形式。它植根于现代资本主义进程。不同于君主权力，它是漫散无边的，并不通过特定可见的行动者来运作。它是对生命而非死亡施加控制：它把"生命及其机制带入明确清晰的计算领域并使知识权力成为转变人类生命的能动力量"[1]。

福柯认为生命权力源于两端：一是人口层面的生物进程（繁殖、健

---

[1] Foucault, *History of Sexuality*, 143.

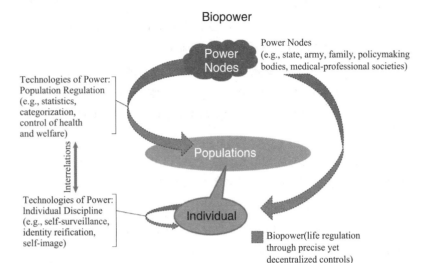

Biopower

Power Nodes

Power Nodes
(e.g., state, army, family, policymaking
bodies, medical-professional societies)

Technologies of Power:
Population Regulation
(e.g., statistics,
categorization,
control of health
and welfare)

Interrelations

Populations

Technologies of Power:
Individual Discipline
(e.g., self-surveillance,
identity reification,
self-image)

Individual

Biopower(life regulation
through precise yet
decentralized controls)

图 2.3　"生命权力"是米歇尔·福柯提出的一个概念，它帮助我们理解个体生物学的
量化如何对规训身体和管控现代生活起到作用。

康、寿命、死亡）的管控，二是个体层面的规训技术（诸如全景敞视监
狱，见图 2.3)[1]。它本质上是富含生产力的权力，因为它尽力管理、优
化、扩增有关人口的知识，对其施以精确的和全方位的管控（诸如测量
人口的规模与分布并根据性别、年龄、种族、职业、生育、死亡等指标
进行人口分类）。它运作于任何量化和类别化生命的工程中。

　　殖民时代与当代世界的很多例子都可以展示这种权力。人类学家就
一度运用对人类头颅的测量和种族学来建构一套不公正的进化论阶梯，
其中把非洲人和欧洲人分别置于阶梯的底端和顶端。直到今天，殖民者
对不同族群所做的刻板原型化的、制度化的区分还在成为暴力与冲突的
来源。卢旺达的比利时殖民者们把人口占少数的图西人标定为军人贵族
阶层，把人口占多数的胡图族分类为农民。这种区分激发了族群冲突。

----

① Foucault，*History of Sexuality*，139.

几十年后，胡图和图西这两个范畴成为 1994 年种族大屠杀的致命问题①。相似地，英国人在印度也将种姓差别规范化，这项遗产对直到今天印度还存在的种姓暴力与不平等负有责任②。历史进程不是直线式的，我们对类似上述发生种族暴力的复杂社会场域的因果认知一定要保持警惕。但如果忽略了殖民时期的政策、刻板原型、等级制对后殖民社会与政体的影响，那也是幼稚无知的。

生命权力不一定都是破坏性力量。20 世纪发生的两大工业灾难（1984 年的印度博帕尔毒气泄露和 1986 年的乌克兰切尔诺贝利核爆炸）展示了灾难所致疾病的分类如何创建新的主体性与国家政策。在博帕尔，国家行政机构不把毒气泄漏之长期效应造成的疾病类别纳入伤残补偿和医疗护理的范围，而且要求穷人必须出示他们很难获得或制造的证明才能得到补偿和诊疗③。相反，虽然有人估测只有 2000 人受到了切尔诺贝利灾难的影响，却有三分之一的乌克兰人口争取加入了该事故的补偿体系。在乌克兰脱离苏联而独立后，国家的多种残疾保障体系崩溃，缺乏相关服务。但针对切尔诺贝利事故幸存者所设计的补偿体系部分地弥补了这一缺陷。阿德里安娜·佩特里纳称之为"生命公民权"，即"人们对于一种基于医学、科学和法律标准认可生物性损伤并予以补偿的社会福利有广泛需求但获得途径有限"的现象④。因此，我们的一个重要的分析工具即是批判性考察生命权力如何在全球健康干预中运作，并塑造我

---

① Mahmood Mamdani, *When Victims Become Killers: Colonialism, Nativism, and the Genocide in Rwanda* (Princeton, N. J.: Princeton University Press, 2001), 87 - 102. Stephen Kinzer, *A Thousand Hills: Rwanda's Rebirth and the Man Who Dreamed* It (Hoboken, N. J.: Wiley, 2008), 24 - 29.

② Bernard S. Cohn, *Colonialism and Its Forms of Knowledge: The British in India* (Princeton, N. J.: Princeton University Press, 1996), 1 - 20.

③ Veena Das, "Suffering, Legitimacy, and Healing: The Bhopal Case," in *Critical Events: An Anthropological Perspective on Contemporary India*, by Veena Das (New Delhi: Oxford University Press, 1996), 136 - 174.

④ Adriana Petryna, *Life Exposed: Biological Citizens after Chernobyl* (Princeton, N. J.: Princeton University Press, 2002), 6.

们对这些干预的理解。

社会苦难与结构性暴力

全球健康研究不仅仅要考察特定的项目和干预方案。同样重要的是数百万人的生命及其家庭生计。尽管生命权力有助于澄清知识的边界和条件，但无法帮助我们理解苦难和回答谁最受苦受难，以及为何有人遭受苦难而他人可豁免的问题。

凯博文、微依那·达斯、玛格丽特·洛克发展出"社会苦难"的概念，来解释构成不平等的社会暴力形式。他们写道："社会苦难根源于**政治、经济和制度权力对民众的影响，以及这些形式的权力本身对于回应社会问题的影响。**"[①] 换言之，制度及其代理人以健康和福利的名义施行暴力。包括经济、政治、社会制度、社会关系、文化等要素在内的各种社会力量可引致个体的疼痛与苦难。

出生于贫寒之家、因肤色遭受歧视、遭受家庭暴力等都属于社会苦难的维度。这个术语也囊括了苦难的人际体验、慢性病的体验，以及社会及其制度无意中恶化了社会和健康问题的方式。社会苦难的概念讲出了医学与社会问题的交叉之处——例如，要想解决市中心暴力、药物滥用、抑郁症、自杀的集聚性问题，必须协调社会政策与健康政策之间的关系。

我们将以一项探讨全球健康不平等根源的理论来结束本节。保罗·法默观察了海地贫困与疾病之间的联系，并发展了"结构性暴力"（可被视为一种社会苦难形式）的概念。他指出："这种苦难是由一些历史上既定的（通常由经济驱动的）进程与力量'构建而成'。这些进程和力量遍及日常生活和仪式，或在更多情况下作用于生活的艰难面，协力促成对

---

① Arthur Kleinman, Veena Das, and Margaret M. Lock, eds., *Social Suffering* (Berkeley: University of California Press, 1997), ix，加黑部分由作者添加。

能动性的约束。对于很多人来说（包括我的大多数病人和信息提供者）大小事务的选择都被种族主义、性别主义、政治暴力、贫困的煎熬所限定。"①

法默描写了在海地乡村艾滋病女性患者的困境。如果我们不了解这一场景下运作的各种结构性暴力，或许可以假定这些年轻女性之所以染病，是因为她们选择了淫乱生活。这种表述话语将她们视为自由能动者。但这一结论有两个误区。首先，在法默调研期间，海地农村女性中感染艾滋病者和未感染者之间的主要区别在于她们的主要性伙伴的职业。由于女性很少有工作挣钱的机会，她们通常充当司机或士兵的性伴侣，这两类人因其较高的流动性和地位能给女性带来更多的收入。但这些男人也通常有多个女友或性伴侣，其中在城市中的女性往往和来自美国等国家的性旅游者有性关系。因此这些男人在农村的女性伴侣比起那些以当地农夫为伴侣的女性，感染艾滋病的风险更高。这两类女性都不能被分类为"淫乱者"。一旦忽略结构性暴力，就容易高估个体能动性并低估其约束。法默观察到："若对艾滋病女性的生命史精心关注，会发现她们的疾病只不过是一系列悲剧故事的最后一环。"②

结构性暴力的概念有助于解析一个现象：为什么对那么多遭受疾病和伤残折磨的人来说，类似艾滋病这样的疾病只不过是之前累积的层层苦痛上增添的又一个不幸。在宏观层面，这一理论突出显示了有哪些政治、经济、历史力量在塑造物质剥夺与疾病的模式以及两者间的关系。

结论

以上的理论工具箱无法包罗万象，但其基本的关注领域（知识、权

---

① Paul Farmer, *Pathologies of Power: Health, Human Rights, and the New War on the Poor* (Berkeley: University of California Press, 2003), 40.
② 有关对结构性暴力的更多讨论，参见 Paul Farmer, "An Anthropology of Structural Violence," *Current Anthropology* 45, no. 3 (2004): 305 - 326.

力、制度、不平等）都是全球健康研究与实践的核心。社会理论为全球健康提供了一个组织框架。这些理论虽不能直接用于治愈肺结核、安全接生婴儿、照顾老年人，但它们能阐明一些主导社会行动的关联要素，并帮助我们优化项目设计，指导各种应对健康问题挑战的实际举措，以及促成从业者形成批判性反省的习惯。

另外，我们在选取激发此书写作的生物社会框架时也有一个更具雄心的目标。我们期冀展示社会理论能够帮助我们理解全球健康问题以及相应干预方案之间的动态关系，从而有益于解决这些问题。这正是理论的价值所在。我们也希望能让读者们信服：我们可以对全球健康的各种问题进行这样的概念化表述，从而把全球健康发展成为一门多学科交叉合作的新学科。

推荐阅读

Berger, Peter, and Thomas Luckmann. *The Social Construction of Reality: A Treatise in the Sociology of Knowledge.* New York: Irvington Publishers, 1966.

Farmer, Paul. *Infections and Inequalities: The Modern Plagues.* Berkeley: University of California Press, 1999.

Farmer, Paul, Margaret Connors, and Janie Simmons, eds. *Women, Poverty, and AIDS: Sex, Drugs, and Structural Violence.* Monroe, Maine: Common Courage Press, 1996.

Farmer, Paul, Bruce Nizeye, Sara Stulac, and Salmaan Keshavjee. "Structural Violence and Clinical Medicine." *PLoS Medicine* 3, no. 10 (2006): e449.

Foucault, Michel. *Discipline and Punish: The Birth of the Prison.* Translated by Alan Sheridan. London: Allen Lane, 1977.

———. *The History of Sexuality.* Translated by Robert Hurley. New York: Pantheon Books, 1978.

Kleinman, Arthur. "Four Social Theories for Global Health." *Lancet* 375, no. 9725 (2010): 1518 – 1519.

Kleinman, Arthur, Veena Das, and Margaret M. Lock, eds. *Social Suffering.* Berkeley: University of California Press, 1997.

Lockhart, Chris. "The Life and Death of a Street Boy in East Africa: Everyday Violence in the Time of AIDS." *Medical Anthropology Quarterly* 22, no. 1 (March 2008): 94 – 115.

Merton, Robert K. "The Unanticipated Consequences of Purposive Social Action." *American Sociological Review* 1, no. 6 (December 1936): 894 – 904.

Morgan, D. , and I. Wilkinson. "The Problem of Social Suffering and the Sociological Task of Theodicy." *European Journal of Social Theory* 4, no. 2 (2001): 199 – 214.

Petryna, Adriana. *Life Exposed: Biological Citizens after Chernobyl*. Princeton, N. J. : Princeton University Press, 2002.

Scheper-Hughes, Nancy. *Death without Weeping: The Violence of Everyday Life in Brazil*. Berkeley: University of California Press, 1993.

Weber, Max. " 'Objectivity' in Social Science and Social Policy." In *The Methodology of the Social Sciences*, by Max Weber, translated and edited by Edward A. Shils and Henry A. Finch, 49 – 113. Glencoe: Free Press, 1949.

———. "On Bureaucracy." In *From Max Weber: Essays in Sociology*, by Max Weber, translated and edited by H. H. Gerth and C. Wright Mills, 196 – 244. London: Routledge and Kegan Paul, 1948.

第 3 章　殖民医学及其遗产

杰里米·格林，玛格丽特·索普·巴西利科，金海蒂，保罗·法默

　　过去几年里人们对全球健康问题的兴趣迅速高涨。有时，这会让观察者们以为这个领域是"全新"的。21 世纪的全球健康问题确实带有许多崭新的特征，例如艾滋病在全球范围内的流行以及非典、甲流传播发生后全球生物疫情监控所经历的结构性重塑。医学可动用的许多治疗手段也是全新的，而且得到了远胜于先前手段的良好评价。但跨国的流行性疾病绝非新生事物，即使追踪这些疾病的手段（某些手段可作为生命权力的范例）变得更加复杂或是涉及了针对以往未被描述的（或真正全新的）病原而开发的新诊断术。

　　新事物往往深植于旧事物。同样，如果脱离了历史探究，那么对当下全球健康进行严肃的生物社会考察就会是不完整的。对当前全球范围内疾病负担和生物医学治疗的可及性方面的悬殊差距做一个粗略的评估，就足以清楚地看到，改善全球健康公正的努力必须飞越以往那些项目留下的遍地残垣（有时也有辉煌的里程碑）。反过来，其中许多项目的失败（例如 20 世纪五六十年代的全球消灭疟疾运动）可能就部分地源于缺乏历史反思和生物社会分析。前几章所论的社会理论发人深省，同样，历史分析也将有助于我们理解全球健康干预带来的那些预料之中和意料之外的后果①。

---

　　① 殖民医学与国际健康的历史是后殖民研究中一个活跃的领域。有关于此的综述回顾，参见 David Arnold, "Introduction: Disease, Medicine, and Empire," in *Imperial Medicine and Indigenous Societies*, ed. David Arnold (Manchester, U. K.: （转下页）

人们创造出"全球健康"一词来定义跨越国界（包括跨越发达国家和发展中国家之间的边界）的健康问题和干预方式[1]。就像第 1 章所强调的，"全球健康"不同于"国际健康"。整个 20 世纪人们用后者来描述那些改善人群健康状况的跨国努力，这些努力通常从北半球探向南半球，并常常以伴有多样的（有时是隐藏的）工作目的的发展项目为基础。"全球健康"也不同于"殖民医学"，这个属于 19 世纪的词汇描述了帝国统治和殖民化时代的医学[2]。本章想要说明的是，殖民医学的遗产影响深远：全球帝国以及殖民医学体制都持续至 20 世纪下半叶，其中某些方面持续至今。甚至连识别和排序健康挑战的过程（科学史学者称之为问题选择）都证明了目前对全球健康问题的任务排序仍受到根植于殖民历史的种种社会力量的模式化影响。

本章，我们首先简要地追溯全球健康与帝国之间的关系，探究殖民制度如何通过裁定健康状况和医疗服务对本土人口施加影响。其次，我们描述全球贸易和国际关系如何与全球健康纠缠在一起，并考察那些为了管理公共健康和殖民医学而设立的专业技术机构，后者便是如今全球公共卫生权威机构的前身。最后，通过调查一系列全球健康领域的关键

(接上页) Manchester University Press，1988），1 - 26；Michael Worboys，"Colonial Medicine," in *Medicine in the Twentieth Century*，ed. Roger Cooter and John Pickstone（Amsterdam：Harwood Academic，2000），67 - 80；Warwick Anderson，"Postcolonial Histories of Medicine," in *Locating Medical History：The Stories and Their Meanings*，ed. John Harley Warner and Frank Huisman（Baltimore：Johns Hopkins University Press，2004），285 - 308；and Anne-Emanuelle Birn，Yogun Pillay，and Timothy H. Holtz，"The Historical Origins of Modern International Health," in *Textbook of International Health：Global Health in a Dynamic World*，3rd ed.（New York：Oxford University Press，2009），17 - 60。

[1] 发达国家和发展中国家的区分本身也是一段问题重重的历史，有关讨论例见 James Ferguson，*Global Shadows：Africa in the Neoliberal World Order*（Durham，N. C.：Duke University Press，2006）。

[2] Theodore M. Brown，Marcos Cueto，and Elizabeth Fee，"The World Health Organization and the Transition from 'International' to 'Global' Public Health," *American Journal of Public Health* 96，no. 1（2006）：62 - 72；and Worboys，"Colonial Medicine."

性努力并从社会理论框架汲取养分，我们揭示了从殖民医学持续而来的连续性，分析了关于全球健康的新旧人道主义模型的局限性。

全球健康与全球帝国

数千年来，全球健康观念影响着帝国抱负、国际关系和国际商贸。全球健康的概念激发了罗马帝国的卫生改革者们将沟渠和下水道标准化，力图管理跨省的瘟疫——至少在他们看来这些措施涵盖了当时已知世界的绝大多数区域[1]。

自罗马帝国衰落以来，全世界无疑有了无数尝试，希望改善跨地区健康，特别是控制扰乱贸易的瘟疫。帝国医学并没有确切的起点时间。就像在后来被称为美洲的大陆上一样，在亚洲和欧洲（以及它们之间的土地上）存在过许多帝国。不过在欧洲殖民者那里，我们能够发现国际健康继而是全球健康的更直接的前身。

公共卫生和生物医学被重新定义为科学职业，与欧洲强权开始建立帝国在时间上是重合的，这并非巧合。许多叙述者将医学和公共卫生的进步描述为起源于欧洲和北美的大都会，后来扩散到全球帝国的边缘。然而在一些例子中，知识转移的动力学更加复杂，用于治疗疟疾的奎宁的发现就是很好的例证。现代医学和公共卫生的许多特性产生于19世纪中后期科学、商贸和政治的全球化过程的意外后果。殖民医学的历史表明，帝国的占领据点常常充当殖民者后来采取的医学战略的实验室。

自从驶向美洲新大陆、非洲和亚洲的第一次航海探险起，卫生保健一直是欧洲帝国计划的核心问题[2]。这部分源于与哥伦布大交换（伴随哥伦布航行发生在东西半球之间有意或无意的植物、动物、疾病的大规

---

① Dorothy Porter, *Health, Civilization, and the State: A History of Public Health from Ancient to Modern Times* (New York: Routledge, 1999), 19.

② Nikolas Rose, "The Politics of Life Itself," *Theory, Culture, and Society* 18, no. 6 (December 2001): 6.

模交流）相联系的毁灭性死亡。欧洲人接触到新的病原体，也把很多病原体带到他们新近探索的土地上。不同人群在应对流行疾病的脆弱程度上的差异为帝国主义扩张逻辑提供了活力，种族主义意识形态被用来为帝国提供正当性。

在物质层面上，殖民者和被殖民者在疾病易感性上的差异交替地支持和威胁着帝国扩张计划。历史学家阿尔弗雷德·克劳士比创造了"生态帝国主义"一词来描述由探险和征服引发的有机体交换[1]。例如，在海地，在1492年西班牙人到达之前，数十万本土的泰诺（Taíno）印第安人生活在伊斯帕尼奥拉岛上；截至17世纪末，当该岛被法国和西班牙瓜分时，没有一个当地人存活下来。来自欧洲的征服以及麻疹、天花、肺结核等"处女地流行病"的传播（无论其传播是无意间发生的，还是被精心设计的）在加勒比海诸岛、美洲大陆以及连接两者的地峡地区夺去了数百万美洲原住民的生命。在殖民者看来，这些死亡率的鲜明差异并没有预示着灾祸的来临：直到1763年，英国官员还在有意地向美洲印第安人发放感染天花的毛毯。欧洲移民者对某些疾病具有免疫力或部分的免疫力，因此能够在他们计划征服的本土人口当中传播这些疾病[2]。

历史上充满了殖民项目削弱本土人口健康状况的例子。20世纪之初肆虐于东非的昏睡病是与殖民管理下人口和牲畜迁移的急剧转变联系在一起的[3]。依靠帝国内的运输线相联，瘟疫流行有了新的路线，例如20世纪前几十年大英帝国在印度洋的船运航线[4]。英国以殖民和军事手段

---

[1] Alfred W. Crosby, *Ecological Imperialism*: *The Biological Expansion of Europe*, 900 - 1900 (Cambridge: Cambridge University Press, 1993), 7.

[2] David Shumway Jones, "Using Smallpox," in *Rationalizing Epidemics*: *Meanings and Uses of American Indian Mortality since* 1600, by David Shumway Jones (Cambridge, Mass. : Harvard University Press, 2004), 93 - 117.

[3] Maryinez Lyons, *The Colonial Disease*: *A Social History of Sleeping Sickness in Northern Zaire*, 1900 - 1940 (Cambridge: Cambridge University Press, 1992), 199 - 219.

[4] Arnold, "Introduction: Disease, Medicine, and Empire," 5.

推动的中印之间的鸦片贸易对个体和人口总体产生了有害的影响——这是有目的的社会行动（将大片土地纳入大英帝国统治）产生未预结局（毒瘾、海盗、公开冲突）的另一个例子①。

从新英格兰到巴塔哥尼亚的早期殖民者开始将传染病死亡率的差异解释为欧洲帝国主义计划正义性的标识，以及"野蛮人"的身体相较于欧洲人更加脆弱的证据②。随着时间的流逝，这种被观察到的差异被固化为基于身体化的、看似无法改变的生物特征的种族等级③。

殖民医学

但欧洲人的身体并不总是刀枪不入。在 19 世纪后半叶，欧洲的地图绘制者删去了"未标明的"地域，把世界描绘为一些帝国的共享财产。而在 19 世纪早期，欧洲人在非洲和亚洲许多地方的影响还仅限于沿海定居点和贸易区，尤其是诸如西非黄金海岸这类被称为"白人坟墓"的热带地区。这个令人伤心的绰号指的是定居第一年内欧洲人令人震惊的死亡率，达到每千人中有 300—700 人丧命④。多次试图深入非洲大陆腹地的探险宣告失败，大批探险队成员被疾病夺去性命。1841 年，一支由 150 名非洲人和 150 名欧洲人组建而成的传教探险队，沿尼日尔河逆流而上，希望"教化"非洲内陆的人们。其中 42 名欧洲人死于疟疾，而非洲人无一出现这一问题。1854 年，威廉·贝基博士依靠奎宁治疗热带发热，终于带领第一批欧洲人成功穿越尼日尔河⑤。

---

① 许多饥荒落入这一范畴，参见 Mike Davis, *Late Victorian Holocausts: El Niño, Famines, and the Making of the Third World* (London: Verso, 2001)。

② Jones, *Rationalizing Epidemics*, 36, 53.

③ Joyce Chaplin, *Subject Matter: Technology, the Body, and Science on the Anglo-American Frontier*, 1500 - 1676 (Cambridge, Mass.: Harvard University Press, 2001), 8 - 9.

④ Philip D. Curtin, "The White Man's Grave: Image and Reality, 1780 - 1850," *Journal of British Studies* 1 (1961): 95.

⑤ Daniel R. Headrick, *The Tools of Empire: Technology and European Imperialism in the Nineteenth Century* (New York: Oxford University Press, 1981), 74.

虽然奎宁在对热带的军事占领中的助力作用可能被夸大了，但逗留不去的关于"白人坟墓"的叙述至少在两个层面上是有启发性的①。第一，它说明了殖民医学与帝国征服之间的联系。第二，它例证了把"热带"作为医学和公共卫生研究与实践的实验室和被试者来源的做法②。

许多学者注意到殖民医学如何促进了欧洲移民点在西非的扩张③。今天仍被用于治疗某些严重疟疾的奎宁，曾效力于欧洲人在热点地区的开拓。把金鸡纳树皮（最早只在今天的秘鲁地区为人所知）引入欧洲内科医师的药典则是这一开拓时代可能不那么知名的产物之一。南美一些民族用金鸡纳树皮治疗发热已持续了几个世纪。但这种树是很罕见的。这种消热的树皮成为欧洲强权之间激烈战斗的目标，他们把获得金鸡纳树皮看作在瘟疫泛滥的热带区域取得军事成功的关键④。1820年，法国化学家彼埃尔·约瑟夫·佩尔蒂埃和约瑟夫·布莱梅·卡本托从金鸡纳树皮中分离出奎宁，并证明了它是对抗热带发热的有效成分。这种从植物来源中分离出有效成分的方法是生物医学治疗法的一个早期案例⑤。

即便为殖民主义立言的其他辩护说辞早已被抛弃，殖民医学仍常常被引证为帝国事业的美德之一。赫伯特·利奥泰（Hubert Lyautey）是殖民医学的拥护者，他在法国对其称为印度支那和马达加斯加的土地的入侵行动中担任核心战略家，也是新建立的法属摩洛哥的首位总参政司。他有一句名言："医学是殖民的唯一借口。"⑥ 尽管承认殖民计划的残酷，

① William B. Cohen，"Malaria and French Imperialism," *Journal of African History* 24（1983）：23.
② Warwick Anderson, *Colonial Pathologies：American Tropical Medicine，Race，and Hygiene in the Philippines*（Durham, N. C.：Duke University Press，2006）.
③ Headrick, *Tools of Empire*, 68.
④ Leo B. Slater, *War and Disease：Biomedical Research on Malaria in the Twentieth Century*（New Brunswick, N. J.：Rutgers University Press，2009），17 - 18.
⑤ 然而奎宁的提取并没有导致有效合成奎宁的能力，直到20世纪中叶才有此能力。此前，获取奎宁一直是帝国势力竞争的主题。事实上，1942年日本人占领印度尼西亚有效地切断了盟军部队获得奎宁的机会，并被认为在合成奎宁得到充分保障之前阻碍了盟军在二战热带区域的部署。见同上，109。
⑥ Arnold, "Introduction：Disease，Medicine，and Empire," 3.

他仍坚持认为，如果有一件事"使得殖民计划变得高尚或正当"，"那就是医生的作为"[①]。反思其漫长的殖民管理者生涯，利奥泰在1933年提到"医生是我们的渗透和绥靖政策中最有效的中介，其本人对自己角色的理解理当如此"[②]。

然而，殖民医学计划不仅仅发挥着向殖民对象传递现代西方医学奇迹的普罗米修斯般的功能。欧洲殖民医学起初是为了支持军队，因而提供的服务集中在重要的港口和城市中心，后来扩展到为在欧洲土生土长的行政管理者和平民提供服务。此外，当殖民者为了攫取经济资源而设办大型种植园和矿井并招募当地劳工时，殖民医学也拓展到对劳工人群的健康保护。

例如，英国殖民医疗服务负责在帝国某些地区建立诊室、配备人员，招募在母国受训的医生到殖民地工作。随着医疗服务慢慢地从大型医院所处的城市中心扩展，中央行政管理者们开始在边缘地区协调地方卫生官员的活动。这些机构以良莠不齐的水平提供治疗性药物，组织公共卫生运动，并收集关于流行病和其他健康指标的数据（见图3.1）。地方卫生官员的叙述描写了他们大量的文书和记录工作，以及在公务之外揽些"私活"来补充收入的需求[③]。在殖民时代后期，"发展和保护"的宗旨进一步拓展，但殖民医疗服务仍聚焦于对特定几种传染性疾病的防治[④]。

的确，全球健康与全球安全之间的联系由来已久。军事伪装下的殖民医学推动了最早一批持续的国际流行病学调查，对各洲卫生和疾病语

---

① Jim Paul, "Medicine and Imperialism in Morocco," *Middle East Research and Information Project* ［MERIP］ *Reports* 60 （1977）：7；引述自 Arnold, "Introduction：Disease, Medicine, and Empire," 3, 22。

② Richard Keller, "Madness and Colonization：Psychiatry in the British and French Empires, 1800 - 1962," *Journal of Social History* 35, no. 2 （Winter 2001）：297，援引 the *Congrès des médécins alienistes et neurologistes de France et des pays de langue française*, 37th session, Rabat (Paris, 1933)，73 - 74.

③ Anna Crozier, *Practising Colonial Medicine：The Colonial Medical Service in British East Africa* (London：I. B. Tauris, 2007), 79 - 91.

④ Worboys, "Colonial Medicine," 75.

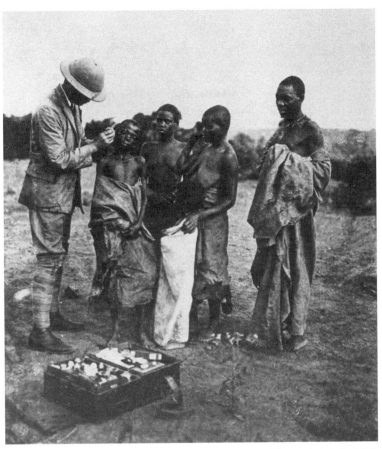

图 3.1 布卢马岛（Buruma Islands）的一名殖民医务人员采集了一名患有昏睡病的人的血液样本（取自 1902 年乌干达昏睡病委员会）。感谢 Wellcome Library，London 提供。

境下的身体进行比较，并造成了"热带医学"一词的广泛使用（在下面的部分将会讨论）。举例来说，1835 年，大英帝国派人对驻扎在世界各地的欧洲裔部队进行一项死亡率数据研究，发现英国部队的死亡率是 1.15%，而西非部队却高达 50%（见地图 3.1）。部署在相同纬度的非洲部队（例如，从西非到牙买加）并没有在死亡率上呈现如此显著的差异。

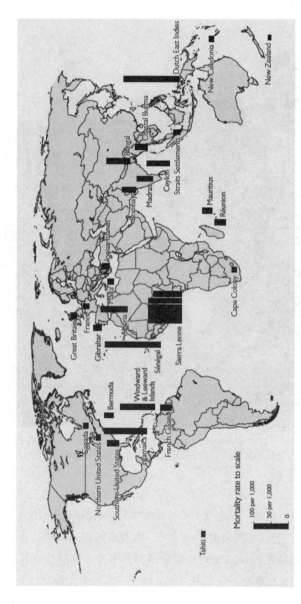

地图 3.1 1817 年至 1838 年间，欧洲裔部队在殖民扩张地区的死亡率。在医学进步使得治疗常见热带疾病成为可能之前，欧洲军队因传染病死亡而面临重大损失。资料来源：Philip D. Curtin, *Death by Migration: Europe's Encounter with the Tropical World in the Nineteenth Century* (Cambridge: Cambridge University Press, 1989), 12。

这些数据一旦被做成表格并广泛传播，就助长了这样的信念：黑人比白人更适合在高温气候中劳动。这为跨大西洋奴隶贸易提供了合法性。截至 1870 年，大约有 1140 万人沦为奴隶[1]。

除了被认为在热带条件下更健壮，黑人的身体还被殖民管理者描绘成病菌携带者[2]。在 19 世纪晚期和 20 世纪早期，"帝国卫生"领域日益关注非白人殖民对象那些"不文明""不干净"的做法，他们的"原始"状态被视为对文明世界的威胁。对霍乱的认知将这种差异表述用于谴责疾病来源。整个 19 世纪周期性爆发的霍乱流行的猛烈浪潮，始于印度东部的沿海地区，经过中亚传播进入欧洲。1872 年，英国观察家亨特（W. W. Hunter）注意到，"在任何时候"，印度奥里萨邦东部城市"神像附近过度拥挤的人口，害虫出没的陋室都是疾病的中心，从这里疾病辐射到法国和英国的大工业城镇"。虽然印度朝圣者可能"不在乎生死问题……这样的粗疏大意却威胁着远远比他们自己的生命更宝贵的生命"。他继续说道：

> 人们最致命的敌人之一筑巢于印度奥里萨邦的偏远角落，时刻准备着奔向全世界，破坏家庭，洗劫城市，沿着一道横亘在三大洲的宽阔的黑色轨道行进。这些肮脏的朝圣者衣衫褴褛，头发和皮肤充满了寄生虫，浸染着传染病，任何一年他们都有可能在维也纳、伦敦或华盛顿杀死当代成千上万最有才华和美貌的人[3]。

---

[1] Philip D. Curtin, "Epidemiology and the Slave Trade," *Political Science Quarterly* 83, no. 2 (1968): 194.

[2] 有关"着装的当地人"在殖民统治期间传播传染性疾病的责任的讨论，参见 Randall M. Packard, "The 'Healthy Reserve' and the 'Dressed Native': Discourses on Black Health and the Language of Legitimation in South Africa," *American Ethnologist* 16, no. 4 (November 1989): 686–703; and Randall M. Packard, *White Plague, Black Labor: Tuberculosis and the Political Economy of Health and Disease in South Africa* (Berkeley: University of California Press, 1989).

[3] 引自 David Arnold, *Colonizing the Body: State Medicine and Epidemic Disease in Nineteenth-Century India* (Berkeley: University of California Press, 1993), 189.

这种对相隔万里的富裕国家与患病国家之间联系的担心，继续形塑着今天关于全球生物安全的对话，包括围绕禽流感或非典的国际对话[1]。最近海地爆发的霍乱流行病来自南亚地区的传播，这条传播路线在历史上早有先例。在海地，原住民在哥伦布抵达不久后被消灭，目前深受霍乱折磨的居民正是那些原本被认为最能够抵抗热带疟疾的民族的后代。

热带医学的诞生

殖民医学的专业化与大帝国的发展是同步的。到 19 世纪末，几乎世界上所有的地域都处在欧洲、俄国和日本帝国的生态、经济或地域意义上的帝国主义势力范围之内[2]。1884 年柏林会议最清楚地反映了这个过程，在会议上，欧洲强权仅用一支钢笔写写划划就瓜分了他们在"黑暗大陆"的所有权。

除了填充西方文化想象中的"热带"概念，以及将种族差异概念编撰成典，殖民医学实践还促进了将热带医学建构成一种特殊的医学研究和实践学科。19 世纪晚期，由路易·巴斯德和罗伯特·科赫阐述的疾病细菌论转变了关于疾病病原学的观念，将疾病的原因从各种"邪恶的体液"转移到了感染患者的微观中介[3]。当霍乱流行在北非大肆破坏欧洲贸易时，刚刚发现了结核杆菌的科赫为了识别霍乱的病原，参加了一系列前往埃及和印度的探险。通过对霍乱病人的肠组织研究和尸体解剖，

---

[1] Institute of Medicine, *America's Vital Interest in Global Health: Protecting Our People, Enhancing Our Economy, and Advancing Our International Interests* (Washington, D. C.: National Academies Press, 1997).

[2] John Darwin, *After Tamerlane: The Global History of Empire since* 1405 (New York: Bloomsbury Press, 2008).

[3] 各种说法不一、互相争论的因果论难以胜数，古今均如此。但巴斯德和科赫在日渐成长的跨国科学共同体内引发了一场革命。参见 Thomas D. Brock, *Robert Koch: A Life in Medicine and Bacteriology* (Washington, D. C.: American Society for Microbiology, 1999)。Nancy Tomes 描写了微生物理论对于世纪之交的美国中产阶级病原学理念的影响，参见 Nancy Tomes, *The Gospel of Germs: Men, Women, and the Microbe in American Life* (Cambridge, Mass.: Harvard University Press, 1998)。

1883年，科赫最终成功分离出霍乱弧菌[1]。

到19世纪和20世纪之交，培特瑞克·梅森和其他临床医生已经明确分离了"热带医学"和"环球医学"，后者关心的是像肺结核这样在世界任何地方都能被发现的疾病[2]。热带疾病通常与特定纬度和地区相联系，许多是由于寄生微生物引起并通过昆虫携带传播。梅森的原则很快被同事们采纳，例如罗纳德·罗斯。他是一位接受英国训练后在印度从事医学服务工作的外科医生，1902年他凭借描述按蚊在疟疾寄生虫的生命周期中的作用赢得诺贝尔奖。热带医学领域在整个20世纪繁荣发展，成功识别出数十种病原体和带菌体，它们给生活在高温气候中的穷人们带来了巨大灾难。然而，正如许多人注意到的，温度、湿度和纬度几乎从来不是经典热带疟疾分布的唯一决定因素[3]。热带医学的历史有助于解释，为什么在富裕国家"全球健康"这个短语意味着"其他地方"的疾病——那些问题影响着被他者化的"他们"，而不包含"我们"在内。

热带医学新学科的成功与帝国治理逻辑的转变有直接联系。当19世纪临近尾声时，英国殖民大臣约瑟夫·张伯伦提出"建设性的帝国主义"——"开发"广阔的"欠发达的土地"，这需要关注原住民、外来劳工和英国移民者的卫生保健需求。热带医学这门新科学提出，可以通过打击非人的带菌体（例如传播疟疾的按蚊）而不必向原住民提供直接的治疗服务，来控制流行性疾病的破坏性经济影响。这一逻辑与殖民医学机构产生共鸣，把殖民地原住民当作总体而非个体来对待。梅森被提名为殖民部医学顾问，并在伦敦和利物浦建立热带医学学校[4]。在伦敦热

① Brock，Robert Koch，140 - 169. 亦见 John Aberth，*Plagues in World History* (Plymouth, U. K.：Rowman and Littlefield, 2011)，101 - 110。

② Michael Worboys，"The Emergence of Tropical Medicine," in *Perspectives on the Emergence of Scientific Disciplines*，ed. Gérard Lemaine，Roy MacLeod，Michael Mulkay，and Peter Weingart (London：Routledge，1976)，82 - 85.

③ Paul Farmer，*Infections and Inequalities：The Modern Plagues* (Berkeley：University of California Press，1999)，37 - 58，76 - 82.

④ John Farley，Bilharzia：*A History of Imperial Tropical Medicine* (Cambridge：Cambridge University Press，1991)，20 - 26.

带医学院第一届学生毕业时，梅森总结了热带医学对于欧洲势力在热带地区持续存在的价值。他强调，"如今我坚信白人实现热带殖民的可能性。……高温和潮湿不是造成任何重要热带疾病的直接原因。细菌才是造成这些疾病的直接原因。……消除这些疾病只是知识及其应用的问题"[1]。

尽管理论上病原学的新范式（将疾病起源从"患病的原住民"转移到微生物）可能对有关传染性疾病的话语起到了去种族化的作用，但实际中的情况恰恰相反（亨特对印度霍乱流行的描述可以证明）。细菌论的确为疾病控制引入了一个非人的靶子，但它也引入了一个新的带菌体——"健康的携带者"。这些人的卫生习惯和传统卫生措施一样，都对疾病控制发挥着重要作用。玛丽·梅伦（Mary Mallon）就是"健康携带者"的原型。"伤寒玛丽"是一位生活在纽约的犹太厨师，据说她在 20 世纪的头二十年间使至少 53 人感染上了伤寒。虽然她自己没有呈现任何感染伤寒沙门氏菌的症状，她被打上了威胁社会的烙印，并在纽约州的监禁下度过了生命的最后二十三年[2]。更糟糕的命运降临在那些（正确或冤枉地）被指责给白种人口带来疾病的殖民对象身上。

沃里克·安德森（Warwick Anderson）的历史研究揭露了 1898 年—1912 年美国在菲律宾的军事占领时期所使用的镇压性的公共卫生措施[3]。长久以来，美国人一直把菲律宾人的生活方式与落后的道德和不卫生的行为联系在一起，并将灾难性的霍乱流行归咎于菲律宾人。在霍乱流行期间，美国士兵的死亡人数超过了整个美西战争。当 1902 年一场发生在美国占领下的菲律宾的霍乱流行夺去了 20 万人的性命时，美国军方公共卫生局宣布开展"霍乱战争"，摧毁村庄、强行投药（很多药根本无效）、

---

① Patrick Manson, Harry Johnston, Jervoise Athelstane Baines, Robert Felkin, and J. W. Wells, "Acclimatization of Europeans in Tropical Lands: Discussion," *Geographical Journal* 12, no. 6 (1898): 599 - 600.

② Judith Walzer Leavitt, *Typhoid Mary: Captive to the Public's Health* (Boston: Beacon Press, 1996).

③ Anderson, *Colonial Pathologies*, 44.

强制检疫、没收并火葬死者遗体①。如此严苛的行动导致当代知识分子威廉·詹姆斯和马克·吐温转向反对美国帝国主义。

在此语境下，安德森主张，无症状的霍乱细菌携带者"将热带气候的危险性重塑为一种强调细菌寄生环境危险性的形式，含有不可见的细菌的菲律宾人遗体成为这个生物和社会领域中的突出阵地"②。当菲律宾人被发现对一些有害外国人的疾病具有免疫力时，他们被描写为对应于武装叛乱的"细菌叛乱者"，直接威胁着住在菲律宾的美国居民的健康③。热带医学科学远没有消除关于"患病的原住民"的种族化话语，而是助长了这种势头。一位马尼拉的美国医务官员称："只要东方人被允许继续保持疾病缠身的状态，他们就是对西方人持久的威胁，后者相信他们能够在一个小型的疾病圈里保持健康。"另一位殖民官员则讽刺道："比起暴露在热带的太阳光线下，如今，金发和黑发的人们更害怕接触那些地方各种各样带有疾病的本土动物。"④

美国对所占菲律宾的霍乱管理，提供了一个在细菌论提出之后全球健康领域中粗暴的种族化做法的例子——其中针对霍乱细菌的大多数做法都是完全无效的。但是，即使在不那么明确的军事化场景下，关于健康、卫生和"文明化过程"的道德语言弥漫在殖民话语中（见图 3.2），并被用于为 20 世纪上半叶帝国主义的持续存在提供辩护。在故事、杂志文章和广告里，非白人的殖民对象被描绘成如孩子般天真的甚至是当地动植物的一部分，他们使热带成为一个对白人身体来说充满风险的地方⑤。

---

① Warwick Anderson, "Immunities of Empire: Race, Disease, and the New Tropical Medicine, 1900 - 1920," *Bulletin of the History of Medicine* 70, no. 1 (1996): 110.

② Warwick Anderson, " 'Where Every Prospect Pleases and Only Man Is Vile': Laboratory Medicine as Colonial Discourse," *Critical Inquiry* 18, no. 3 (Spring 1992): 508.

③ Anderson, *Colonial Pathologies*, 59.

④ 同上。

⑤ Alison Bashford, " 'Is White Australia Possible?' Race, Colonialism, and Tropical Medicine in the Early Twentieth Century," *Ethnic and Racial Studies* 23, no. 2 (2000): 256 - 257.

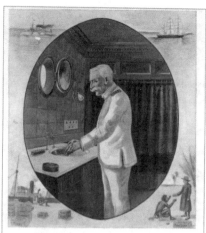

图3.2 殖民时代的大众文化常常描绘异国的、种族化的殖民地和"患病的原住民",就像这则皮尔斯肥皂的广告一样,它体现了健康的道德语言和"文明进程"。这则广告刊登在1899年9月的 *Harper's Weekly*。

医生、社会科学家和社会理论家是这种表述方式的共谋,虽然他们的作用不像优生学家那样公然鲜明。例如,法国人类学家吕西安·莱维-布留尔推广了"原始思维"理论,假定"原住民"心智与"西方"思维之间有结构性差异[1]。数年后,出生于马提尼克岛的法属非洲精神科医生弗朗茨·法农用莱维-布留尔的比喻作为例子,说明殖民医学实践如何在被殖民者当中维持了一种低人一等的感觉[2]。

法农的作品激发了20世纪精神和政治史上的一股反殖民主义思潮,在去殖民主义发生后,他的作品为后殖民理论的新准则奠定了基石。但

---

① Jock McCulloch, *Colonial Psychiatry and "The African Mind"* (Cambridge: Cambridge University Press, 1995), 2.

② Frantz Fanon, "Medicine and Colonialism," in *A Dying Colonialism*, by Frantz Fanon (New York: Grove Press, 1967), 121 – 147.

"原始思维"的观点一直持续到 21 世纪。在 2001 年，美国国际发展署首脑判定抗逆转录病毒治疗会在非洲失败，因为非洲人"没有西方的时间观"。他声称某些非洲人无法遵守用药过程，"你说 10 点钟吃药，他们会问'你说的 10 点是什么意思'"①。值得注意的是，这位美国官员只是公开地把在国际公共卫生界主流传播的观念说了出来。他还用更朴素的话说过，艾滋病治疗对于那些最疾病缠身的大陆来说"太困难"或是"太复杂"了（第 5 章会讨论）。

传教医学

欧洲和北美人对被殖民民族的认知通常包含道德特征。当不同民族通过贸易和殖民相遇时，他们也接触到新的宗教形式。虽然前往外国的基督教使团跟基督教本身一样古老，帝国扩张却为劝服他人改宗开辟了新的机会。这些努力包括医学使团，转而帮助形塑了全球健康的历史。迈克尔·沃博伊斯指出，尽管殖民政权在卫生保健方面的努力集中于城市地区和流行疾病，传教士则更直接地与本土人口打交道②。对世界上许多地方的人们来说，基督教医学传教士是他们与生物医学的唯一联系点。这些互动表明，现代全球健康政治的某些根源可以追溯到传教医学的道德经济。

历史学家梅根·沃恩主张，除了具有不同的目标人群，在非洲的医学传教士与殖民官僚机构在对待"患病的原住民"方面持有不同的意识形态。许多传教士信奉殖民话语，认为殖民地本土的宗教和社会体系是落后、不道德和不洁的。但是，传教士把西方文明和基督教视为疾病的解决方案与救赎之路。与此形成对比，由殖民政权建立的医学体制（我们称之为殖民医学）有时会试图限制非洲社区（特别是农村地区）被西

---

① Robin Wright，"USAID Director Keeps an Eye on Long-Term Recovery," *Washington Post*，January 6，2005，A17.

② Worboys，"Colonial Medicine，" 68.

方文化和生活方式所扰乱的程度①。例如，"去部落化"或"文化适应"常常被引为精神疾病的起因。沃恩描写了 1935 年两位尼亚萨兰（现在的马拉维）的殖民医务官员的报告，他们在其中认为"疯癫的核心原因是主要由西方教育造成的'文化适应'"②。

殖民医学关注人口总体，而传教医学倾向于关注个体。为了说明这点不同，沃恩质疑了将福柯的生命权力概念应用于殖民医学语境的做法。生命权力（第 2 章讨论过）依赖于创造出主动的主体，他们内化并再生产国家对身体自我的定义。沃恩认为，在非洲殖民地，人口总体层面的数据与个体的自我概念之间没有实在的联系。殖民政权把被殖民民族当做集体性的他者（通常是作为部落）而不是具有生产力的个体来对待：

> 与福柯所描述的在欧洲的发展形成对比，在殖民地非洲，族群归类是一个远比个体化更加重要的建构。事实上，在殖民心理学家的理论中有一股强大的脉络，他们认为非洲人不可能成为有自我意识的个体化对象，而是通过集体性的身份认同捆绑在一起。如果福柯所述的现代权力通过创造"说话的主体"而运作，那么殖民权力就不属于这种权力③。

然而，传教医学全神贯注于个体灵魂和身体的转变。根据沃恩的观点，传教医学的临床照料是一种个体化的力量，关注私人的疾痛、卫生与罪恶④。因此，传教医学通过更加接近生命权力而非殖民医学的机制运作。

在非洲，19 世纪晚期、20 世纪早期医学传教工作的扩张绝大多数是

---

① 当然也有在此趋向之外的例外，参见 Warwick Anderson's *Colonial Pathologies*。
② Megan Vaughan, *Curing Their Ills：Colonial Power and African Illness* (Stanford, Calif.：Stanford University Press，1991)，108.
③ 同上，11。
④ 同上，57。

以基督教为基础的，并且通常来自新教而非天主教教会。尽管天主教使团遍布世界，新教传教士未必是神职人员这一事实使得他们拥有更大的人力数量和更快的扩张速度。根据历史学家大卫·哈德曼的观点，天主教使团拓展健康服务的能力受到阻碍，是因为教会不鼓励修女获取医学训练，新教使团中却存在大量女性护士和医生①。

最初，医学传教士并不都是经过良好训练的医生。在19世纪中期医学领域的专业化成型之前，传教士们接受的医学正规培训仅限于上一些和临床护理相关的课程。但是到19世纪末，人们开始期待医学传教士由熟悉神学的专业医生，而非仅有一点医学经验的虔诚信徒担任。医疗的专业化与医学科学的进步（包括细菌论、防腐技术、麻醉学和早期疫苗的出现）是同步的。因此，与他们的前辈们相比，世纪之交的传教医生们的临床工作更加有效②。在抗生素尚未诞生前，这些"可提供的"医疗手段（不同于在菲律宾那些企图抑制霍乱的强制性无效做法）的质量已然开始提升。

就像疾病被与原住民族落后的道德联系在一起，传统医学常常被与异教相联系。一位传教士写道："在所有粗鲁无礼的种族当中，魔法与医学联姻，巫师与医生二位一体。"③ 因此，临床工作被理解为不仅是治疗疾痛，许多传教士还试图使病人皈依基督教及其现代性观念。一方面，传教士们希望临床医疗和生物医学计划的理性秩序会鼓励病人们动摇他们的传统信念④。另一方面，他们将病人的长期住院视为劝其改宗的黄金机会，使得祈祷和礼拜仪式成为其住院经历的重要部分。简言之，传教医学的开展"并不是为了纯粹的医学目的，而是被用作传播基督教的

---

① David Hardiman, "Introduction," in *Healing Bodies*, *Saving Souls*: *Medical Missions in Asia and Africa*, ed. David Hardiman (New York: Editions Rodopi B. V., 2006), 24.
② 同上，15。
③ 引自同上，14。
④ Terence O. Ranger, "Godly Medicine: The Ambiguities of Medical Mission in Southeast Tanzania, 1900 - 1945," *Social Science and Medicine* 15B (1981): 261 - 277.

有益手段"①。

　　就像传教士经常是欧洲与非西方民族发生接触的起点，传教士寄回家乡的新闻和手稿通常是欧洲人了解殖民地的主要信息来源②。传教使团依赖于"本国教会"筹集资金，资助了诊所床位的赞助人通过传教士寄回家的信件了解那些占用病床的病人（例见图 3.3 的募捐广告）③。医学传教士本身成为西方理解殖民地的符号性人物。例如，医生兼探险家大卫·利文斯通的英雄形象向很多人普及了"传播文明的使团"的概念

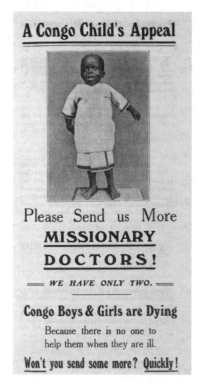

图 3.3 "A Congo Child's Appeal"刊登在 1909 年的 *Medical Missionary Journal* 上，要求英国人捐赠一家传教士医院。感谢 Bodleian Library, University of Oxford, shelfmark Per 133 d. 83 提供。

---

① Hardiman, *Healing Bodies, Saving Souls*, 25.
② Vaughan, *Curing Their Ills*, 56.
③ 同上，61.

以及临床工作者在这过程中所扮演的角色①。大卫·哈德曼写了许多年轻医生，他们受到利文斯通的名声和公开作品鼓舞而成为医学传教士②。

西方医生在发展中国家的形象经久不衰，那些熟悉全球健康运动的人们可以证明这一点。梅根·沃恩比较了殖民传教的英雄人物与在非洲工作的现代欧美医生之间的异同③。这一比较提出了一些难以回答的问题：是什么驱动着个人放弃安逸和舒适，投身于改善遥远人群的健康状况？现代医生拥有远远超出前辈人想象的高效的预防、诊断、治疗工具，这在多大程度上会使两者间的比较具有误导性？殖民遗产中的哪些部分是高贵的，哪些部分对全球健康从业者和他们试图帮助的人们来说是危险的？如果说所谓现代传教的目的是促进健康公平和加强地方健康体系，那么对上述问题会有另外的回答吗？在建设传教卫生设施与加强地方医疗权威之间做出区分，到底有多重要？这些都是全球健康的研究者和从业者每天都面临的问题。

全球健康、全球贸易与国际卫生官僚机构的创立

回顾全球健康的历史，我们发现这些叙述经常与特定的疾病紧密联系在一起。例如，昏睡病的历史仅限于"采采蝇的王国"，即横跨非洲赤道的广阔地带④。但是，从研究这样一种具有地理局限性的疾病中获得的对全球健康的认识，有时可能不同于那些从更加散布的瘟疫（诸如肺结核、疟疾或流感）中获得的知识。因此，我们将以一种散布性的疾病（霍乱）和一种地方性的疾病（黄热病）为例，来说明全球健康、全球贸易与生物医学之间相互纠缠的历史。

---

① Charles M. Good, "Pioneer Medical Missions in Colonial Africa," *Social Science and Medicine* 32, no. 1 (1991): 1–10.

② Hardiman, *Healing Bodies，Saving Souls*, 13.

③ Vaughan, *Curing Their Ills*, 155.

④ Lyons, *The Colonial Disease*, 62.

可能没有一种疾病能够像霍乱一样清楚地例证这段纠缠的历史。在19世纪，一系列重大的霍乱流行沿着新的贸易路线直接而迅速地传播。霍乱的爆发对全球贸易的未来构成了严重威胁。这些流行病的蔓延及人们的回应反映了新兴交通和通讯技术的扩散，如今，正是这些技术定义了21世纪早期我们意识到的全球特征。电报和跨大西洋电缆这样的新兴通讯方式通过带来其他地方霍乱流行病爆发的消息，警告人们引起注意。伴随着工程技术的新成就（例如苏伊士运河的建设，缩短了印度马德拉斯与法国马赛之间的运输时间），全球贸易成为传染性疾病传播蔓延的一个更加敏捷的增强剂。作为最早的永久性国际卫生官僚机构之一，国际公共卫生办公室（OIHP）起源于一系列旨在解决霍乱与国际贸易问题的国际卫生会议。随着这些会议延续至19世纪晚期和20世纪早期，其中大多数都会最终聚焦到霍乱问题[1]。

由于在霍乱的病因上难以达成一致，大多数这类会议带来了更多的争论而非解决方案。"毒气"理论是那个时代关于传染性疾病最为广泛接受的解释。这种观点认为，接触不卫生的环境，特别是充满有毒薄雾和蒸汽的"不良空气"，是导致疾病传播的原因。在欧洲城市，毒气理论开始为许多早期的公共卫生做法提供合法性，例如设计公寓和下水道系统工程来为易受感染的人群去除有害气体。在热带殖民地，毒气理论开始定义殖民聚居点内社会分层的地理学：欧洲人居住在更有利于健康的山顶，那里新鲜的空气使环境利于健康，而当地人被转移到恶臭、潮湿的低地，与发热、疾病相伴[2]。

经过他那如今广为人知的对1854年伦敦霍乱爆发的调查，麻醉医师、业余流行病学家约翰·斯诺设法与地方卫生当局（穷人管理指导董

---

[1] Porter, *Health*, *Civilization*, *and the State*, 79 - 96.
[2] 毒气理论往往与更宽泛的公共卫生取向（其中包括卫生、社会改革和对贫困的关注）相关。具有讽刺意味的是，细菌理论至少在其最初被提出时支持了对细菌的还原主义关注，这种视角削弱了广泛的公共卫生行动。参见 Barbara Rosenkrantz, *Public Health and the State*: *Changing Views in Massachusetts* (Cambridge, Mass.: Harvard University Press, 1972)。

事会）进行了会晤。斯诺展示了他对布劳德大街周边社区霍乱流行的调查。他的讲述表明，公用抽水机才是流行病蔓延的中心，并且由此产生的水可能已经被污染。霍乱病例聚集在这台抽水机周围（见斯诺绘制的地图 3.2），而且斯诺对患者家人的访谈表明，对其中大多数家庭来说，这台抽水机是他们最便于获取的水源（见图 3.4）。会议最终推动了一道命令的颁布——移除布劳德大街抽水机的把手，并在第二天就被执行

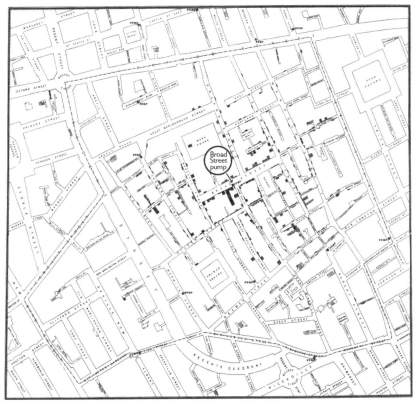

地图 3.2　约翰·斯诺（John Snow）绘制了伦敦 1854 年霍乱爆发的地图，证明霍乱病例集中在被污染的水源——布劳德大街抽水机周围（比例尺：30 英寸至 1 英里）。感谢 Ralph R. Frerichs，Department of Epidemiology，University of California，Los Angeles 提供。

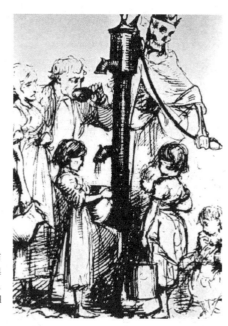

图 3.4　一幅当代图像唤起了对布劳德大街抽水机的危险及其在 1854 年伦敦霍乱爆发中的作用的印象。感谢 Centers for Disease Control and Prevention Image Library 提供。

了[1]。虽然原本的霍乱疫情已经在减弱，这一干预可能还是预防了新一轮疫情的爆发。这个案例被看作第一项成功的得到以证据为基础的传染病流行病学支持的政策建议[2]。

然而，争论远没有结束，关于霍乱起源的不同说法存在了几十年。1855 年 3 月，斯诺向议会证实了自己的观点，而议会的成员们正为消灭某些"释放恶臭的、有毒的难闻气味"的"有害的生意"争论不休，比如煮骨头、熬牛油[3]。这一卫生改革运动受到这样观点的驱使，即认为"有毒的蒸汽（不论是来自沼泽地，还是人类居住点附近腐烂的有机物）

① Peter Vinten-Johansen，Howard Brody，Nigel Paneth，Stephen Rachman，and Michael Rip, *Cholera*, *Chloroform*, *and the Science of Medicine*: *A Life of John Snow* (Oxford: Oxford University Press, 2003)，294.
② 同上，8-11。
③ 同上，7。

是疾病的主要原因，自 1831 年以来已经在英国杀死数万人的流行性霍乱也是如此"①。不过，斯诺并没有对毒气理论发表太多观点，他说："我非常关注霍乱这样的流行性疾病以及公共卫生整体事务。对于所谓有害的生意，我得出结论，其中的大多数无助于流行疾病的传播，事实上也对公共卫生无害。"②

随后在微生物医学新领域的发展将会证实斯诺的怀疑。但是，尽管斯诺这样认为，政治利益还是严重影响了国际上对霍乱的管制。国际卫生会议的头四十年（1851—1892 年）被反映民族国家间贸易优先次序的争论（而不是围绕疾病传播和预防的合理科学证据的争论）所阻碍。

几十年以后，国际上围绕与巴拿马运河相关的贸易和卫生问题的思考，催生了第一个官方国际卫生组织——泛美卫生组织（PAHO）的建立，直至今日仍在全球健康舞台上起到举足轻重的作用。人类早在 16 世纪就提出了连接大西洋和太平洋的梦想，但直到 1855 年巴拿马铁路的建成，这一梦想才得以实现。但是，相比于建造铁路，更具雄心的计划是建一道可以让船只通过分开两大洋的狭窄地峡的通道。受自信心和雄心抱负的驱动，法国人开始了巴拿马运河的建设。代价是极大的：1881—1889 年，法国人动工期间，超过 21000 名工人死亡，其中大多数死于黄热病或疟疾③。计划失败了，梦想暂时被流行病击垮。

19 世纪与 20 世纪之交，完成巴拿马运河的想法再次有了动力。一位参与过前期建设的法国主要官员开始督促美国政府继续这个计划，雇佣了著名美国律师威廉·尼尔森·克伦威尔为此游说。当时，美国政府考虑建设一条跨尼加拉瓜的运河。克伦威尔的工作就是说服国会议员相信，对于建设这样一条运河，尼加拉瓜是一个危险的地方。他试图通过

---

① Peter Vinten-Johansen, Howard Brody, Nigel Paneth, Stephen Rachman, and Michael Rip, *Cholera, Chloroform, and the Science of Medicine: A Life of John Snow* (Oxford: Oxford University Press, 2003), 7.

② 同上，8。

③ Marcos Cueto, ed., *Missionaries of Science: The Rockefeller Foundation and Latin America* (Bloomington: Indiana University Press, 1994), 11.

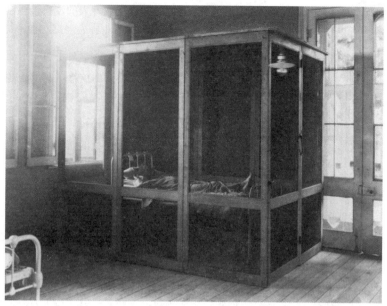

图 3.5 巴拿马 Ancón 医院的一个黄热病笼子，用于在修建巴拿马运河期间隔离黄热病患者。感谢 CORBIS Images 提供。

设计一枚带有尼加拉瓜活火山喷发图案的邮票，并把这些邮票贴在寄给每一位参议院成员的信息传单上来完成这个任务①。1902 年，在议员们收到传单仅仅三天后，美国宣布了在巴拿马完成运河的计划②。

为了这一计划的成功，美国人不得不实现法国人没有完成的目标：使劳动力保持健康③。致死的发热杀死了成千上万名建设运河的劳工，以及包括工程师和政府官员在内的劳工上司（见图 3.5）。人们长久以来相信黑人对热带发热相对具有免疫力。这导致美国将加勒比黑人劳工安

---

① Marcos Cueto, ed., *Missionaries of Science: The Rockefeller Foundation and Latin America* (Bloomington: Indiana University Press, 1994), 58‑59.

② Stephen Kinzer, *Overthrow: America's Century of Regime Change from Hawaii to Iraq* (New York: Henry Holt, 2006), 58‑59.

③ 同上，59。

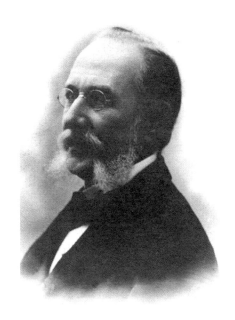

图 3.6 古巴医生和科学家卡洛斯·芬莱（Carlos Finlay）博士研究发现蚊子是引起黄热病的微生物的载体。感谢 U. S. National Library of Medicine 提供。

置到运河地区。在这里，加勒比黑人劳工被小心地与白人劳工和工程师隔离开来，但还是同样深受发热之害①。

类似于培特瑞克·梅森和罗纳德·罗斯在英国、格拉西在意大利、阿方斯·拉韦兰在法国的工作，运河地区很快成为在西半球运用各种热带医学疗法的公共舞台。古巴内科医生卡洛斯·芬莱（图 3.6）在巴斯德、科赫和其他人观点的基础上，力图发现是哪些微生物和带菌体引起了令人恐惧的已在古巴首都哈瓦那蔓延已久的黄热病。直到 1891 年，芬莱的研究认准了蚊子是主要带菌体。一位在古巴的美军内科医生沃尔特·里德（Walter Reed）通过在古巴拉齐尔营地开展的一系列精巧的试验证实了这一理论。一组志愿者接触黄热病患者的脏床单和被套但不接触蚊子，另一组志愿者生活在卫生和通风良好的环境中但接触蚊子，前

① David McBride, *Missions for Science: U.S. Technology and Medicine in America's African World* (New Brunswick, N. J. : Rutgers University Press, 2002), 48 - 58.

者比后者更加健康。具备了这一新证据，威廉·戈加斯将军通过蚊虫防控计划在哈瓦那地区消灭了黄热病，接着，他被调到运河地区完成同样的任务①。

实施大范围的黄热病消灭计划需要广泛的制度和国际支持。在美国宣布想要完成巴拿马运河不久后，西奥多·罗斯福总统于 1902 年 12 月在华盛顿召集了第一届美洲各国国际卫生公约会议。芬莱被任命为会议的 4 位组织委员会成员之一②。讨论聚焦于疾病对国际贸易的广泛影响（包括检疫、预防、航运规定），并推进了国际卫生局（ISB）的建立，后来改称为泛美卫生组织③。

1905 年，在第二届国际卫生公约会议期间，美国委员会成员约翰逊（H. L. E. Johnson）明确承认了驱动美国投入巴拿马运河项目以及随后的泛美公共卫生努力的战略商业利益："我确信，几个月或几年后，阻碍巴拿马运河完工的疾病会被清除，这是美国总统所要实现的理想，同时，这一成就给健康、财富、繁荣带来的巨大益处将源源而来。"④ 罗斯福总统本人紧接着表达了"对地峡运河地区公共卫生专家工作的极大兴趣和信心"⑤。这些预测和抱负在 1905 年成为现实，由美国外科医生沃尔特·怀曼（Walter Wyman）将军带领的国际卫生局真的在巴拿马成功消

---

① 美国陆军委员会使用矢量控制作为其主要干预模式，以限制能够持续在人际之间传播黄热病和疟疾的蚊子的活动。这一措施是从那个时期的两个相互竞争的思潮中做出的选择，一个主张直接攻击蚊子媒介，另一个主张与人类寄主内的疟疾寄生虫作斗争。关于预防与护理辩论的更近期的例子，请参见本书的第 5 章。

② 该公约的地理划界和广泛使命将它与在欧洲举行的国际卫生会议区分开来，后者主要侧重于遏制霍乱和瘟疫。

③ Transactions of the First General International Sanitary Convention of the American Republics（Washington，D. C.：Government Printing Office，1903）。该会议由 Governing Board of the International Union of the American Republics 主持，于 1902 年 12 月 2 日、3 日和 4 日在华盛顿特区举行。

④ Transactions of the Second General International Sanitary Convention of the American Republics（Washington，D. C.：Government Printing Office，1906），94。该会议由 Governing Board of the International Union of the American Republics 主持，于 1905 年 10 月 9 日、10 日、12 日、13 日和 14 日在华盛顿特区举行。

⑤ 同上，30。

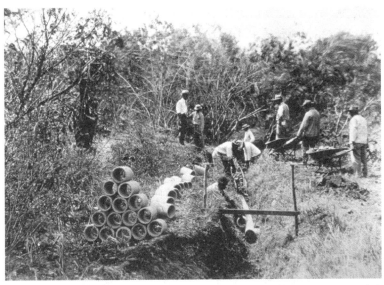

图 3.7 在巴拿马运河建设期间，卫生部门的卫生工程师在铺设瓦管排水渠。感谢 U. S. National Library of Medicine 提供。

灭了黄热病[1]。巴拿马运河工程继续进行（见图 3.7），直到 1914 年完成，提前两年完成目标。

在运河地区的工人们收拾好行装（经常是强制地）被遣送回国后，国际卫生局继续在西半球进行着国际公共卫生协商。遵循认可美国势力范围的门罗主义模式，该组织在 1923 年被更名为泛美卫生局（PASB）。

---

[1] 尽管黄热病被从该地区根除，许多其他疾病如肺炎、腹泻却未得治疗。参见 World Health Organization，Fifty Years of the World Health Organization in the Western Pacific Region，1948 - 1998，Report of the Regional Director to the Regional Committee for the Western Pacific (Geneva：World Health Organization，1998)，3 - 8；and Alexandra Minna Stern and Howard Markel，"International Efforts to Control Infectious Diseases，1851 to the Present," *Journal of the American Medical Association* 292，no. 12 (2004)：1474 - 1479。由于资源致力于治疗问题选择性疾病——历史上由研究人员、资助者和商业市场优先考虑的疾病——而不是现在被称为"被忽视的疾病"的疾病（第 11 章进一步讨论这一主题），这一遗产继续延续下去。

如今，它以泛美卫生组织的名义存在①。至今，泛美卫生组织日益加强了工作关系，共享话语工具和词汇，并标准化了疾病定义和监控方法，以承担起"跨国卫生保健推进和信息共享的模板"这一角色②。尽管它并非第一个致力于就公共卫生问题开展国际合作的组织，泛美卫生组织却是第一个永久性的此类机构，也是如今世界上历史最长的国际公共卫生第三方机构③。

在许多方面，国际卫生局的创立实现了马克斯·韦伯的预测：官僚制科层组织将会成为现代社会颇具影响力的行动者。除了泛美卫生组织，20世纪早期还出现了另两个跨国组织：前面提到的国际公共卫生办公室（OIHP）和国际联盟卫生委员会（The League of Nations Health Committee）。这两个组织都试图协调国际流行病学信息以及传播科学进步。然而，因于国际联盟自身的诸多缺陷（包括作为威尔逊主义标志的对全球民主过于乐观的规定），它们都没有取得普遍的影响力。

尽管美国政府并没有官方地参与到这些项目中，但其中的大多数项目都接受了来自纽约洛克菲勒基金会的资金，它是20世纪上半叶全球健康领域最大的资助人④。洛克菲勒基金会的建立得益于1909年洛克菲勒卫生委员会在美国消灭十二指肠虫病运动中取得的成功。虽然长期以来，洛克菲勒基金会在国际卫生领域的关注点一直是传染疾病的消除和预防（见图3.8），洛克菲勒国际卫生项目早期的管理者们探索将生物医学干预手段（例如，用抗蛔虫药治疗十二指肠虫病）作为撬动杠杆，以建立更加健全、成本效益更高的公共卫生体系（例如，创建卫生的垃圾清除体系和净水供应）。因此，一个世纪后许多全球健康术语和实践的根源

---

① Marcos Cueto, *The Value of Health: A History of the Pan American Health Organization* (Washington, D.C.: PAHO, 2007), 29.

② Stern and Markel, "International Efforts," 1476.

③ 泛美卫生组织也是世界卫生组织西半球分部。这些机构负责制定全球卫生政策，并且在把公共和私人资本定向于特定的健康威胁（和远离其他威胁）方面具有影响力。

④ Brown, Cueto, and Fee, "The World Health Organization," 64.

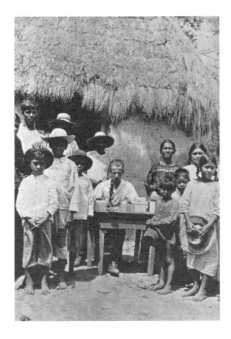

图 3.8　洛克菲勒基金会（Rockefeller Foundation）的一名医生用显微镜向巴拿马当地居民提供了有关钩虫的信息。感谢 Rockefeller Foundation/National Geographic Stock 提供。

（例如，使用"垂直的"或以疾病为焦点的干预来增强公共卫生体系）比我们通常想象的由来已久得多。

　　我们被再次带回到马克斯·韦伯的著作。随着时间的流逝，这些公共的或私立的机构通过传播能够生产出卫生和疾病知识的方法论，标准化了跨地区公共卫生的政策制定。这些技术专家统治的官僚科层机构，在一个世纪以前，为全球健康景观创造了一种全新的法理型权威和稳定感。这种稳定使得组织的资产得以经年历久地传递下去，并实现前所未有的专业化。受到技术理性崛起的促进作用，国际健康这一新兴领域变得更加高效，并在地理范围和议题上取得拓展。

　　同时，国际健康领域正在经历的制度化过程，造成了这样一种认知——认为中央集权的规则和流程比地方性的做法更优越。行政僚属常常把自己困在韦伯所说的"铁笼"之中，作为个人，越来越难以挑战受所谓科学的社会过程形塑的制度性知识结构。从泛美卫生组织到洛克菲勒基金会，尽管这些组织以历史上从未有过的深度和广度接触各种人群，但其力量和效用有时受到某些扎根于知识框架的价值观限制，从而歪曲了组织的议题和解决路径。有时，公共卫生的成功导致了某种"对进度的盲目迷恋"，既非聪明之举，也无必要。例如，在墨西哥，洛克菲勒基金会不顾十二指肠虫病并非广泛流行的证据，仍然继续开展蛔虫消灭运动。着手于十二指肠虫病项目是洛克菲勒基金会组织上层做出的选择，其只是一味把一刀切式的预防和治疗技术应用于整个拉丁美洲①。

洛克菲勒基金会的抗十二指肠虫病运动还为官僚制如何提升效率提供了例子。在菲律宾开展运动期间（1913—1915 年），基金会把目标人群划分为"干预单元"，配备专业任务人员到每个单元，在该单元内系统地治疗所有受感染的患者。为了测量成效，基金会运用了标准化的记录方法，形成详细的记录，保存在集中式的数据库里。这些行政管理工作使得基金会能够追踪项目进展和运动带来的影响，并将行政效率实现从亚洲到拉丁美洲的跨地区转移②。

然而，效率是以牺牲综合性，有时甚至是有效性为代价的，而有效性来自项目设计中对地方性语境的关注。洛克菲勒基金会自 1930 年代以来的记录表明，官员们有意地避免解决其他那些可以被清楚地归因为社会经济条件的疾病。肺结核就是这样一个例子，它被认为超出了组织的防治范围，因为它与贫困及其他大规模的社会力量有密切联系③。早在 1946 年由泛美卫生组织主持的泛美卫生会议上，一位来自秘鲁的代表就描述了一项在当地原住民当中开展的灭虱运动，并指出其成功是由于当

---

① Anne-Emanuelle Birn and Armando Solórzano, "Public Health Policy Paradoxes: Science and Politics in the Rockefeller Foundation's Hookworm Campaign in Mexico in the 1920s," *Social Science and Medicine* 49, no. 9 (1999): 1197 - 1213.

② Ilana Lowy and Patrick Zylberman, "Medicine as a Social Instrument: Rockefeller Foundation, 1913 - 45," *Studies in History and Philosophy of Science*, Part C, 31, no. 3 (2000): 365 - 369.

③ 同上，369。

地人群的参与以及对地方背景的深入思考。但是，这位代表的洞见在之后的许多年里并没有成为公共卫生的核心焦点①。

许多批判性的叙述记录了泛美卫生组织和洛克菲勒基金会的努力（它们在今天或曾经的欧洲殖民地开展的项目）如何成为一种工具，维持并强化在殖民医学机构中形成的知识体系。就像20世纪早期其他医学和发展机构一样，洛克菲勒基金会寻求对"传统""落后""非西方"的文化进行现代化。它聚焦于诸如带菌体防控（例如，十二指肠虫病、黄热病、疟疾）这样服从技术干预的问题，并发展了一系列根除疾病的群众运动。这些努力取得了巨大的成功。但它们依赖于一种狭隘的观点，把国际健康看做一个与群体而非个体相关的领域，因而将精力投入到仅仅聚焦于疾病的运动，而不是致力于实现全面综合的健康状态②。斯诺在临床实践（主要是缓解疼痛）与流行病学公共卫生领域（保护人群）之间看似轻松的游走其实不易。临床医学与以人群为基础的卫生保健之间正在出现的僵化区隔已经显现，并且将会逐渐主导（最终破坏）国际健康。

虽然20世纪早期正式的全球健康科层组织的出现对于标准化、高效率和跨地区合作至关重要，但这些发展没有为考虑社区参与或其他地方性社会经济因素留下多少余地。人们设计出狭隘的"成本效益好的"干预项目，来解决那些需要现代性药剂的"落后"民族的健康问题，全球健康公正的话语和概念在它们面前黯然失色。有些消灭运动强力执行，许多则缺少社区参与。尽管20世纪后半叶大多数全球帝国崩溃，更加包容的机构也被引入全球健康领域，这样的趋势持续存在，并阻碍了20世纪五六十年代消灭疟疾和天花的努力。

---

① Cueto, *The Value of Health*, 77 - 78.
② 此外，为了适当武装它认为可以通过引入西方科学而"前进"的区域，该基金会在拉丁美洲医学院投入了大量资源，倡导开设在北半球设立的标准化课程。该课程未考虑疾病的当地情境、关于疾病因果关系的当地信仰以及资源不足的卫生系统的结构性现实。参见 Cueto, *Missionaries of Science*, 126 - 144。

健康、发展与殖民主义遗产

第一次世界大战在殖民地和欧洲引起了巨大的动荡：随着战争期间对原材料的需求急剧上升，许多殖民地经历了出口繁荣，并带来快速（尽管仍然相当有限）工业化和城市化，以及政府金库的膨胀[1]。当同盟国使用民族自觉话语来解释他们的战争动机，意识形态发生了变化。殖民主义本身在这些新的民主理想下受到了质疑，强迫殖民者以新的方式为其在殖民地的存在寻找合法性[2]。

第二次世界大战的大变动，以及关于建设一个健全的、以权利为基础的国际社区的冷静讨论（见第9章），将对全球公共卫生的发展产生有力影响。这一巨大争论中的某些讨论是相当清晰的。战争早期，《大西洋宪章》认可了美国对英国的支持，根据罗斯福的观点，冲突的终结也意味着大英全球帝国的终结[3]。

随着战后日益进入后殖民时代的世界局势变得清晰，南北半球之间的政治、军事、经济力量的不对称围绕方兴未艾的"发展"话语被重新组织。这套话语由一整套深植于殖民时期地区差距的实践所充斥。发展重新定义了富国与穷国、殖民者与他们先前的殖民地之间的关系。虽然战争本身提出了一些核心问题并在一定程度上催化了亚非拉的独立运动浪潮，但相比于公正话语，技术统治论和科学话语被更明显地运用在发展话语中。阿图罗·埃斯科巴，沃尔夫冈·萨克斯以及来自发展研究领域的其他学者，将现代发展意识形态的起源追溯到1949年杜鲁门总统的就职演说，他在演说中介绍了他对战后世界"公平交易"的

---

[1] Michael Havinden and David Meredith, *Colonialism and Development: Britain and Its Tropical Colonies, 1850 - 1960* (London: Routledge, 1993), 209.

[2] Martin Meredith, *The Fate of Africa: A History of Fifty Years of Independence* (New York: PublicAffairs, 2005); Frederick Cooper, *Africa since 1940: The Past of the Present* (Cambridge: Cambridge University Press, 2002), 20, 36 - 37.

[3] Meredith, *The Fate of Africa*, 9.

设想①：

> "我们必须着手一项全新的计划，使我们的科学成就和工业进步
> 惠及欠发达地区的改善与增长。……旧的帝国主义（为了获取他国
> 的利润进行开采）在我们的计划中绝无立足之地。我们构想的是一
> 个以民主的公平交易概念为基础的发展项目。……提高产量是通往
> 繁荣与和平的关键，而提高产量的关键在于更广泛、活跃地运用现
> 代科学和技术知识"②。

对之前殖民地福利的承诺被反映在工程规模之中，这些浩大的工程
经常由官方国家政策（包括出口税和国家对出口行业的控制）提供资金。
然而，这些发展框架下的计划深刻地受到殖民医学遗产的形塑。考虑到
有限的资源，发展计划的行政管理者们经常被迫在直接提供服务与长期
基础设施投资之间做出抉择。不管承认与否，"资源匮乏共识"（它假设
用于减少贫困和国际健康计划的资源永远处于短缺状态）将逐渐成为国
际健康的主导逻辑。举个例子，殖民地官员催促资金用于健康、教育计
划等社会服务，而英国立法机构官员强调道路和通讯（那些在未来几年
不需要持续投入的项目）的重要性，他们之间的紧张关系便开始出现③。
殖民政府机构极少将他们的影响扩展到几个城市中心以外，常常仅将影

---

① María Josefina Saldaña-Portillo, *The Revolutionary Imagination in the Americas and
the Age of Development* （Durham， N. C. ：Duke University Press，2003)，22；
Arturo Escobar, *Encountering Development*：*The Making and Unmaking of the
Third World* (Princeton， N. J. ：Princeton University Press，1995)，3 - 4；Wolfgang
Sachs, ed.， *The Development Dictionary*：*A Guide to Knowledge as Power*
(Johannesburg：Witwatersrand University Press，1992)，2 - 3.

② Harry S. Truman, "Inaugural Address," delivered in Washington D. C.，January 20，
1949, www. presidency. ucsb. edu/ws/index. php？pid ＝ 13282 （accessed November
21，2012）.

③ Havinden and Meredith, *Colonialism and Development*，253.

响力限于沿海①。于是，发展通常远远落后于期望和需求。而且，当殖民地赢得独立，这些新诞生的国家往往基础设施不健全，仅拥有极少量的、几乎完全依赖于出口农作物的国家预算，却对其人民负有巨大的财政责任②。

20世纪五六十年代，沉浸于独立带来的乐观和振奋，一些新成立的民族国家着手于雄心勃勃的发展计划。这些计划跟之前殖民力量经营的那些项目类似。因为国家税收收入通常取决于一两种出口农作物或商品带来的钱（例如，加纳的可可、尼日利亚的石油、肯尼亚的茶和咖啡），这些计划的成功依赖于全球的商品价格。因此，后殖民国家在不同时期取得了不同水平的"发展"，但几乎都没有建立持续成功的、全面的国家卫生体系。整个七八十年代，由于冲突、自然灾害、出口价格和贷款的下降、强大的政治压力，以及严厉压制的后殖民政策（在下一章节会讨论），卫生体系、教育和基础设施发展遭受重创。

除了在全球范围内引入新的发展框架，二战的结束开辟了一个国际合作的别样时代。新成立的联合国及其附属机构努力在国际联盟曾经失败的地方取得成功。由巴西和中国提议的联合国最早的宣言之一就是要求形成一个独立机构负责国际卫生合作。泛美卫生组织、国际公共卫生办公室、国际联盟卫生委员会和其他组织被委任为统一的全球健康机构起草宪章③。直到1948年，世界卫生组织成立，第一届世界卫生大会召开，把来自近70个国家的代表们云集到一起。

形成之初，该组织因两个主要的目标与它的前身们区分开来：普遍会员制和分散放权④。世界卫生组织甚至会在一些国家成为联合国成员之前，就积极寻求各国的参与：截至2010年，193个国家被列入了会员

---

① Jeffrey Herbst, *States and Power in Africa*: *Comparative Lessons in Authority and Control* (Princeton, N. J.: Princeton University Press, 2000), 16.

② Cooper, *Africa since 1940*, 91 - 132.

③ Stern and Markel, "International Efforts," 1477.

④ Javed Siddiqi, *World Health and World Politics*: *The World Health Organization and the U. N. System* (London: Hurst, 1995), 53.

名册。很大程度上，由于泛美卫生组织和在欧洲扮演相应角色的国际公共卫生办公室的存在，以及美国为了维持泛美卫生组织的力量而施压，世界卫生组织选择了去集中化的结构。它设置了区域性的办公室来执行组织的大多数职责，一个在日内瓦的中央办公室作为协调机构。泛美卫生组织成为了美洲的区域性办公室，而国际公共卫生办公室则被归入日内瓦的世界卫生组织总部。整合泛美卫生组织起到了把美国拉入世界卫生组织的作用，考虑到美国作为全球超级大国的新角色，这是尤为重要的。

当1947年霍乱在埃及爆发，世界卫生组织面临了它的首次国际卫生危机。组织付出了外交努力（世界卫生组织的流行病学家阻止邻国实施不必要的检疫规定），也提供了技术援助（为补液治疗、环境卫生和广泛的疫苗接种提供物资）[1]。这场运动取得了巨大成功，世界卫生组织由此获得了作为咨询和协调机构的国际合法性。尽管如此，它作为国际卫生项目主要出资人和实施者的角色，直到1955年宣布它历史上最具雄心壮志的目标（在全球范围内消灭疟疾）才得以清晰。

消除疟疾行动计划

引起疟疾的寄生虫复杂的生命周期具有两个脆弱时点：一是在人体内繁殖，二是由按蚊携带成为潜在感染源。虽然最有效的消除疟疾运动包含了利用这两个弱点的种种努力，但人们对什么是预防人体感染的最佳方式却争论不休。"资源匮乏共识"再次将这一选择定位成了非此即彼的争论。那些支持带菌体控制的学者们主张在潜在的蚊虫繁殖点排水，在家里和农田使用杀虫剂，以及广泛分发用杀虫剂处理过的蚊帐。许多

---

① 当时的霍乱疫苗不如现在的有效，很少被使用。参见 Aly Tewfik Shousha, "Cholera Epidemic in Egypt (1947): A Preliminary Report," Report to the World Health Organization, *Bulletin of the World Health Organization* 1, no. 2 (1948): 353 - 381, http://whqlibdoc.who.int/bulletin/1947 - 1948/Vol1-No2/bulletin _ 1948 _ 1 (2) _ 353 - 381. pdf (accessed November 21, 2012). See also Louise C. Ivers, Paul Farmer, Charles Patrick Almazor, and Fernet Léandre, "Five Complementary Interventions to Slow Cholera: Haiti," *Lancet* 376, no. 9758 (2010): 2048 - 2051。

人认为，即便缺少健全的卫生服务以及高危人群的通力合作，带菌体控制依旧可以实现，这是 20 世纪早期对殖民官员来说具有吸引力的做法。

相反，寄生虫控制依靠以疟疾预防和治疗形式出现的药用干预，例如奎宁以及新近的青蒿素。这一战略的支持者们，把在所有蚊虫繁殖点排水所需的巨大且可避免的成本视为反对带菌体控制的理由。另外，通常在医学共同体内部不那么流行的第三种视角则主张，没有生活条件和土地租赁协议（使小农陷于贫穷，因而更不可能投资于诸如安置排水设施的土地改良）的转型，疟疾将永远无法被有效控制[1]。

恰切的生物社会分析表明，战后时期，这样的争论发生在快速变迁的社会政治环境中。但病原体、带菌体以及抗击它们的工具也发生着变化。二战随后的几年不仅见证了殖民化的终结和国际合作的增加，还见证了新型抗生素和杀虫剂 DDT 的研发。这些强大的合力在总体上转变了公众对科学尤其是医学的看法：这些能够如此有效对抗巨大灾害的技术工具使世界深信科学与技术的力量[2]。虽然后来出现了对这些技术解决方案所扮演角色的质疑，但对技术的普遍信仰在战后岁月里如火如荼。

世界卫生组织的消除疟疾行动计划（MEP）可以被视为 DDT 和带菌体控制的成功，以及捐赠者青睐于狭隘的、自上而下的卫生举措的一个直接后果。在二战期间，DDT 曾被用于保护部队免受蚊虫侵扰，后来用于欧洲被迁移人群的疾病控制。1955 年，基于全世界对 DDT 威力

---

① 即使在当代政策界，人们也可以看到这场辩论的化身：比尔和梅琳达·盖茨基金会及其他合作伙伴最近在私人市场上的抗疟药物提供补贴的努力引起了寄生虫控制倡导者的赞誉，但受到其他专家的抵制。一些专业人士担心在没有受训的临床医生的监督下使用药物会发展出抗药性，支持社会经济条件转变的人认为这种技术干预措施不足（正如后面的章节所详述的，这场辩论在许多需要预防和护理的复杂疾病的政策讨论中得到了回应，这些疾病包括艾滋病和肺结核以及宫颈癌等恶性肿瘤）。

② Edmund Pellegrino, "The Sociocultural Impact of Twentieth-Century Therapeutics," in *The Therapeutic Revolution: Essays in the Social History of American Medicine*, ed. Morris Vogel and Charles Rosenberg (Philadelphia: University of Pennsylvania Press, 1979), 261.

的坚定信念（这平息了许多关于带菌体控制还是寄生虫控制更好的潜在争议），世界卫生组织宣布，它将协调并资助一项旨在全世界范围内彻底消灭疟疾的项目[1]。包括巴拿马运河卫生行动在内的几场小规模运动所取得的成功，加强了人们对带菌体控制的信心。冷战也许也起到了支持消除运动（而非选择更加全面的农村发展计划来促进疟疾控制）的作用：美国和其他西方强国的政治领袖们意识到了组织并服务乡村群众的项目所具有的意识形态风险，更偏爱更加垂直的、针对特定疾病的计划[2]。

麦基翁假设

托马斯·麦基翁（Thomas Mckeown）是一位内科医生和有影响力的人口史学家，他对医疗干预改善健康收益的程度提出了质疑。在他 1950 年代至 1980 年代发表的研究报告中，麦基翁将传染病控制的变量归为三类："医疗措施（具体疗法和免疫），减少与感染源接触，营养条件的改善。"他认为，死亡率下降主要归因于生活水平的提高，从而降低了疾病感染概率，更重要的是提高了营养水平。与人们普遍认为的医学进步是人口增长的主要原因相反，麦基翁提出，医疗措施在改善健康收益方面仅发挥了部分的、也许是较小的作用（见图 3.9 和图 3.10，显示了在采取医疗措施打击多种疾病之前急剧下降的死亡率）[3]。

麦基翁的论文因其方法论和可能影响到他的论点的政治偏见而

---

[1] Randall M. Packard, *The Making of a Tropical Disease: A Short History of Malaria* (Baltimore: Johns Hopkins University Press, 2007), 156.

[2] Socrates Litsios, "Malaria Control, the Cold War, and the Postwar Reorganization of International Assistance," *Medical Anthropology* 17, no. 3 (1997): 255–278.

[3] 有关 Thomas McKeown 及其合作者的工作，参见 Thomas McKeown, R. G. Record, and R. D. Turner, "An Interpretation of the Decline of Mortality in England and Wales during the Twentieth Century," *Population Studies* 29, no. 3 (1975): 391–422。

受到批评①。尽管麦基翁的研究有技术上的缺陷，但他的想法仍在继续引起共鸣。麦基翁迫使我们考虑过分依赖有针对性的医疗干预的局限性，他要求我们（尽管是间接地）去检视考虑了地方语境中社会、政治和经济因素的更广泛的取向。从这一角度来看，人们可以更好地理解根除疟疾运动和其他那些忽视了促进疾病干预的关键维度的运动的失败。

麦基翁的工作仍然有价值，但它受到了回应艾滋流行病的进程的重大挑战（见图3.11）。在三十年的时间里，科学家们开发了预防性工具、诊断程序和强有力的治疗方法，这直接导致了艾滋病死亡率在各种各样的环境中的显著的可观测到的下降。

虽然消除疟疾行动计划包括发放氯喹（一种抗疟疾特效药），该项目更倾向于选择在家里喷洒DDT的策略。疟疾受灾地区的每户家庭每年需要喷洒至少一次，直到疾病被消灭。即便考虑到DDT的有效性和应用的方便性，这个计划仍然是一项庞大的工程。世界各地的喷洒团队面临着巨大的障碍，包括到非常偏远的地方，赢得居民的合作，预期可能来自缺乏消除疟疾计划的相邻区域的寄生虫再次传播，以及支付急速飞涨的人员和物资开销。这一计划本质上是自上而下的。地方上的团队从世界卫生组织接受命令，而不能灵活地适应当地社会或地理条件或解决运动中发生的问题，例如当地人与喷洒团队之间的不信任，或劳动力迁移模式导致定期把寄生虫重新引入先前已不存在疟疾的地区②。抗拒还以其

① 有关对 McKeown 工作的评价，参见 John B. McKinlay and Sonja M. McKinlay，"The Questionable Contribution of Medical Measures to the Decline of Mortality in the United States in the Twentieth Century," Milbank Memorial Fund Quarterly: Health and Society 55, no. 3 (1977): 407 - 408. James Colgrove, "The McKeown Thesis: A Historical Controversy and Its Enduring Influence," American Journal of Public Health 92, no. 5 (2002): 725 - 729。

② Albert F. Wessen, "Resurgent Malaria and the Social Sciences," Social Science and Medicine 22, no. 8 (1986): 3 - 4。

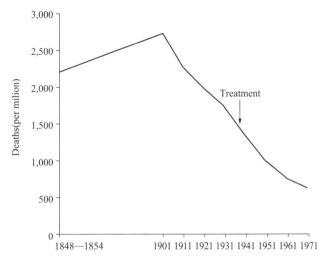

图 3.9 对于英格兰和威尔士 1848 年至 1971 年间的支气管炎、肺炎和流感发病情况，麦基翁和他的同事提供的数据显示，死亡率的大幅下降先于主要的生物医学干预（这些死亡率以 1901 年人口的年龄—性别分布为基准）。资料数据：Thomas McKeown, R. G. Record, and R. D. Turner, "An Interpretation of the Decline of Mortality in England and Wales during the Twentieth Century," *Population Studies* 29, no. 3 (1975)：391 – 422。

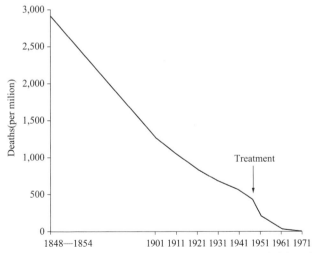

图 3.10 对于英格兰和威尔士 1848 年至 1971 年间的呼吸道结核病病例，麦基翁和他的同事提供的数据显示，早在主要生物医学干预措施到位之前，死亡率就急剧下降（这些死亡率以 1901 年人口的年龄—性别分布为基准）。资料来源：Thomas McKeown, R. G. Record, and R. D. Turner, "An Interpretation of the Decline of Mortality in England and Wales during the Twentieth Century," *Population Studies* 29, no. 3 (1975)：391 – 422。

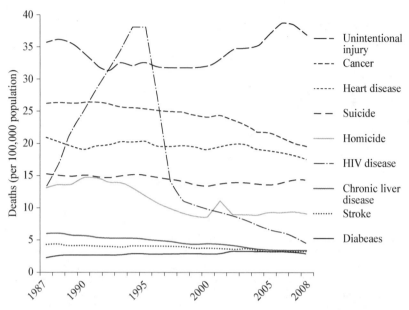

图 3.11　艾滋病病毒的病例可以被看作是对麦基翁假设的直接挑战：在 1995 年开发高活性抗逆转录病毒疗法（HAART）之后，美国的艾滋病死亡率急剧下降。资料来源：Centers for Disease Control and Prevention，HIV Mortality：Trends（1987－2008），"Slide 18：Trends in Annual Rates of Death Due to the 9 Leading Causes among Persons 25－44 Years Old，United States，1987－2008，" www. cdc. gov/hiv/topics/surveillance/resources/slides/mortality/slides/mortality. pdf. Courtesy Centers for Disease Control and Prevention。

他的形式存在着。到 1960 年代中期，蚊虫和疟疾寄生虫表现出了（分别对 DDT 和氯喹的）抗药性，由此，消除疟疾计划的未来即使不是彻底不可能，也开始显得极其昂贵。

　　当世界卫生组织于 1969 年放弃消除疟疾行动计划并想要选择一个稍低调的疟疾控制计划时，18 个参与国声称已经根除疟疾，另外 8 个国家也在接下来的几年里相继宣布根除疟疾。然而，历史学家兰德尔·帕卡德（Randall Packard）指出，这些国家不是发达国家（例如美国和西班牙），就是岛国（包括加勒比海地区的许多地方）或是社会主义国家（主

要是东欧诸国）①。他认为，导致消除疟疾计划失败的主要原因不是资源
匮乏或蚊虫对 DDT 产生抗药性，也不是环保主义者号召停止使用
DDT——在世界卫生组织放弃消除疟疾计划之后，环保主义者才留意到
这一点。相反，兰德尔写道，运动的失败是由于对技术解决的深信不疑。
世界卫生组织的消除运动低估了以下生物—社会现象：疟疾是一种深嵌
于社会因素（例如农业传统［包括灌溉水库的使用］和劳动力迁移模式）
的疾病；时至今日，在一些贫穷国家，疟疾仍然是成人、儿童的首要杀
手，只有当有效的诊断、预防、治疗工具与生活条件的转变结合起来，
像消除疟疾计划这样的一场运动才可能成功。

消除天花

并非所有的根除疾病行动都注定失败。随着消除疟疾的努力逐渐结
束，1967 年世界卫生组织发起消除天花运动。消除天花计划聚焦于两项
主要活动：大规模的疫苗接种，监控和围堵。疫苗运动的目标是通过在
单一疫苗点召集大群当地居民以及挨家挨户派送疫苗，覆盖流行病地区
80％的人口。强大的病例报告基础设施使得当地的卫生工作者能够在发
现被传染居民时及时公布该国的天花控制计划，从而实现监控和围堵②。
一旦某个个案被发现，卫生工作者们应当隔离患者，检疫那些曾与被感
染者发生过接触的人们，确保整个社区的疫苗接种，并对所有可能被病
毒污染的表面进行消毒③。这一系统需要大量的卫生工作者，但不必是
接受先进训练的专业人士。实际上，绝大多数参与到这场运动中的人们
都是很快培训而成的，需要支付的酬劳也非常微薄④。

① Packard，*The Making of a Tropical Disease*，160.
② Frank Fenner, Donald Ainslie Henderson, Isao Arita, Zdeněk Ježek, and Ivan
　 Danilovich Ladnyi, *Smallpox and Its Eradication* (Geneva: World Health
　 Organization, 1988)，493.
③ Meredeth Turshen, *The Politics of Public Health* (New Brunswick, N. J.: Rutgers
　 University Press, 1989)，153 - 154.
④ Fenner, Henderson, et al., *Smallpox*，485.

天花的消除被称赞为现代公共卫生的胜利，部分地得益于出众的项目管理和设计。其中存在着重大的障碍，例如在病例经常不被报道的乡村地区发现天花患者。即便在症状出现以后，病人常常可能仍不求医，主要因为没有确知的治疗方法（当然也因为现代生物医学治疗供给不足，在天花感染地区难以获取）。就像疟疾一样，迁移创造了重新将疾病带入先前已经根除的地区的风险。广泛地跨越各发展中国家，分发疫苗并培训卫生工作者，也向执行者提出了重大的后勤挑战。除了相当惊人的项目设计和管理，几个外部因素也有助于项目的成功：天花容易识别，症状表现快，传播容易追踪，疫苗有效且容易实施（见表3.1）[1]。1977年，天花被宣布已经在全球范围内被消灭（见地图3.3）。

表 3.1　影响成功根除疾病的因素：疟疾与天花相对比

	疟疾	天花
传染方式	媒介传播	直接接触传播
复发	病人终其一生都可能经历周期性的复发	不会复发；一经痊愈或预防接种即获得免疫力
潜伏期	可潜伏在体内几个月，不显示任何症状	10—14 日内出现症状
病例发现	诊断较困难，症状可对应其他疾病	以明显且特殊的皮疹为特征
预防	媒介控制（蚊帐、喷洒 DDT）或寄生虫控制（化学预防）	预防接种极其有效

　　尽管取得了成功，这场运动也并非毫无争议。在最晚宣布消灭天花的 3 个国家（印度、孟加拉国和埃塞俄比亚），卫生工作者们面临着来自当地人口的强大抵触。事实上，在南亚的运动临近尾声期间，各种各样的强制事件被报道出来，这些事件有时是暴力的，并且常常受到被世界卫生组织派来协调这场运动的外籍卫生官员的支持。除了人权问题以外，

---

① Fenner, Henderson, et al. , *Smallpox*, 494.

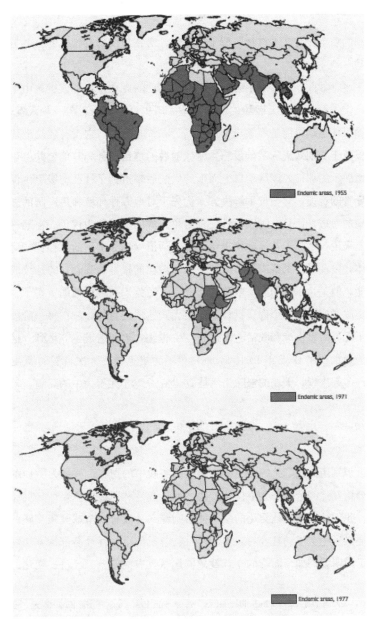

地图 3.3　消灭天花运动的进展，1955—1977。在 1955 年，南半球大部分地区面临着沉重的天花负担。世卫组织的根除运动始于 1967 年，许多国家到 1971 年时已经消灭了这种疾病。在 1977 年宣布全球消灭天花之前，索马里是最后一个消灭天花的国家。感谢 Centers for Disease Control and Prevention Image Library 提供。

强制的疫苗接种在乡村社区留下了怨恨，潜在地妨碍着将来的公共卫生行动①。

尽管如此，世界卫生组织抗击天花运动的成功恢复了该机构由于消除疟疾失败而被大大破坏的政治声望。历史反思表明，在一些人看来，消除天花运动可能是不够充分的，因为在许多地区，它没有成功地建立起服务于长期效应的基础设施，就像随后的疫苗接种和其他公共卫生努力所展示的那样。该运动自上而下的做法后来遭到了社区初级卫生保障倡导者的批评，它把技术解决方案优先于对地方性环境和更广阔的基础设施的考虑，而且有时以牺牲干预对象人群的能动性为代价。在某种程度上来说，消除天花运动使得殖民医学话语（例如携病的原住民，病态群体，以及对技术解决的信仰等一系列潜在的根本的观念）的延续成为可能。但是，尽管如此，毕竟这个世界已经免于一种可怕的灾害了。项目实施者实现了一个许多批评家相信无法达成的目标，并在每一阶段克服了无数后勤供应和政治上的挑战。20世纪，天花造成了3亿到5亿人口的死亡，在1977年10月27日发生了历史上最后一次自然的爆发②。对许多人来说，天花的根除仍然是20世纪全球卫生努力中的高潮。

结论

识别殖民医学架构在当今全球健康实践中的遗存，就是为了理解历史分析在追溯今昔公共卫生实践之间的连续性和断裂的重要性。贯穿本书，我们认为，再社会化的学科能够阐释（并改善）全球健康实践。历史提供了一个生动且容易获得却常常被忽视的批判性社会分析方法，有助于说明我们如今面临的全球健康问题所具有的政治、经济、文化、精

---

① Paul Greenough, "Intimidation, Coercion, and Resistance in the Final Stages of the South Asian Smallpox Eradication Campaign, 1973 - 1975," *Social Science and Medicine* 41, no. 5 (1995): 633, 644.

② 同上。

神和物质特征。对全球健康的殖民主义根源保持历史意识，挑战我们去质疑构成今天正在形成的全球健康领域的知识框架。

如果说从本章可以获得一个信息，那就是历史为现代全球健康行动提供了许多教训。批评性的社会史试图实现三个目标：使当下陌生化，从而接受社会批判；强调连续性在当前的全球健康努力与先前的殖民统治之间所扮演的角色；力图理解那些导致有意义的社会变迁的断裂与不连续性。

自殖民时代承袭而来的知识框架不仅继续影响着那些被邀请坐上政策制定圆桌的学者专家们，也左右着全球健康议题的优先次序问题。下一章提出，这样的知识框架常常优先考虑垂直项目，例如根除运动，而牺牲加强卫生体系的长期努力；它们还可能忽视疾病的社会、经济根源，或解决这些社会经济问题的干预手段。

第 4 章详细叙述了 1970 年代出现的一系列危机。鉴于后殖民时代风云变幻的国际政治以及诸如消除疟疾计划这样大规模干预行动的失败，国际卫生和发展的主导模式广受质疑。70 年代全球公共卫生优先议题的重新布局导致了关于"水平"卫生干预的广泛国际讨论，并且促成了初级卫生保健运动的诞生[①]。

推荐阅读

Anderson, Warwick. *Colonial Pathologies : American Tropical Medicine , Race , and Hygiene in the Philippines*. Durham, N. C. : Duke University Press, 2006.

——. "Postcolonial Histories of Medicine. " In *Locating Medical History : The Stories and Their Meanings*, edited by John Harley Warner and Frank Huisman, 285 - 308. Baltimore: Johns Hopkins University Press, 2004.

Armelagos, George, Peter Brown, and Bethany Turner. "Evolutionary, Historical, and Political Economic Perspectives on Health and Disease. " *Social Science and Medicine* 61, no. 4 (2005): 755 - 765.

Arnold, David. "Introduction: Disease, Medicine, and Empire. " In *Imperial*

---

① Fenner et al. , *Smallpox and Its Eradication*, 321, 1349.

Medicine and Indigenous Societies, edited by David Arnold, 1 - 26. Manchester, U. K. ; Manchester University Press, 1988.

Biehl, Joao, and Adriana Petryna. *When People Come First ; Critical Studies in Global Health*. Princeton, N. J. ; Princeton University Press, 2013.

Birn, Anne-Emanuelle, Yogun Pillay, and Timothy H. Holtz. "The Historical Origins of Modern International Health. " In *Textbook of International Health ; Global Health in a Dynamic World*, 3rd ed. , by Anne-Emanuelle Birn, Yogun Pillay, and Timothy H. Holtz, 17 - 60. New York; Oxford University Press, 2009.

Birn, Anne-Emanuelle, and Armando Solorzano. " Public Health Policy Paradoxes; Science and Politics in the Rockefeller Foundation's Hookworm Campaign in Mexico in the 1920s. " *Social Science and Medicine* 49, no. 9 (1999); 1197 - 1213.

Colgrove, James. "The McKeown Thesis; A Historical Controversy and Its Enduring Influence. " *American Journal of Public Health* 92, no. 5 (2002); 725 - 729.

Cueto, Marcos, ed. *Missionaries of Science ; The Rockefeller Foundation and Latin America*. Bloomington; Indiana University Press, 1994.

——. *The Value of Health ; A History of the Pan American Health Organization*. Washington, D. C. ; PAHO, 2007.

Escobar, Arturo. *Encountering Development ; The Making and Unmaking of the Third World*. Princeton, N. J. ; Princeton University Press, 1995.

Fanon, Frantz. "Medicine and Colonialism. " In *A Dying Colonialism*, by Frantz Fanon, 121 - 147. New York; Grove Press, 1967.

Gish, Oscar. "The Legacy of Colonial Medicine. " In *Sickness and Wealth ; The Corporate Assault on Global Health*, edited by Meredith P. Fort, Mary Anne Mercer, and Oscar Gish, 19 - 26. Cambridge, Mass. ; South End Press, 2004.

Greene, Jeremy A. *Prescribing by Numbers ; Drugs and the Definition of Disease*. Baltimore; Johns Hopkins University Press, 2007.

Greenough, Paul. "Intimidation, Coercion, and Resistance in the Final Stages of the South Asian Smallpox Eradication Campaign, 1973 - 1975. " *Social Science and Medicine* 41, no. 5 (1995); 633 - 645.

Hardiman, David, ed. *Healing Bodies, Saving Souls ; Medical Missions in Asia and Africa*. New York; Editions Rodopi B. V. , 2006.

Jones, David Shumway. *Rationalizing Epidemics ; Meanings and Uses of American Indian Mortality since 1600*. Cambridge, Mass. ; Harvard University Press, 2004.

Packard, Randall M. *The Making of a Tropical Disease ; A Short History of*

Malaria. Baltimore: Johns Hopkins University Press，2007.

———. *White Plague，Black Labor：Tuberculosis and the Political Economy of Health and Disease in South Africa*. Berkeley: University of California Press，1989.

Starn，Orin. "Missing the Revolution: Anthropologists and the War in Peru." *Cultural Anthropology* 6，no. 1（1991）：63 – 91.

Vaughan，Megan. *Curing Their Ills：Colonial Power and African Illness*. Stanford，Calif. ：Stanford University Press，1991.

Worboys，Michael. "Colonial Medicine." In *Medicine in the Twentieth Century*，edited by Roger Cooter and John Pickstone，67 – 80. Amsterdam: Harwood Academic，2000.

第 4 章　人人享有卫生保健？相互竞争的理论和地缘政治

马修·巴西利科，乔纳森·威格尔，安贾利·莫特吉，雅各·波尔，萨尔曼·凯沙维

借用历史学家艾瑞克·霍布斯鲍姆的短语，20 世纪的后二十几年是全球健康"极端的年代"①。人人应当享有卫生保健的理念在 1978 年哈萨克斯坦阿拉木图国际会议上获得了巨大的支持，但新自由主义（相信市场能够有效提供卫生保健服务的另一种理想主义）很快使其黯然失色。这段历史形塑了今天的全球健康版图。分析 20 世纪七八十年代的初级卫生保健运动的起起落落，有助于阐明当前关于加强卫生体系的讨论；80 年代新自由主义的崛起为许多全球健康重要组织（包括世界卫生组织，联合国儿童基金会，国际货币基金组织和世界银行）的机构发展提供了洞见。

世界卫生组织 2008 年发布的《初级卫生保健：过去重要，现在更重要》的报告意图使三十年前在阿拉木图提出的"人人享有卫生保健"的愿景重新焕发活力②。普及获取初级卫生保健的通道，对今天许多全球健康从业者和学生来说，依然是最核心的志向。但是，在本章考虑的大约二十年间——1970 年代中期至 1980 年代中期，经济意识形态、地缘政治和机构议程的相互作用持续影响着全球健康政策与实践。在描写这二十年时，本章详细叙述了四个主要话题：阿拉木图和初级卫生保健运动；

---

① Eric Hobsbawm, *The Age of Extremes: A History of the World*, *1914 – 1991* (New York: Pantheon Books, 1994).

② World Health Organization, *World Health Report 2008: Primary Health Care, Now More than Ever* (Geneva: World Health Organization, 2008).

结构性调整的支配地位；联合国儿童基金会的选择性初级卫生保健运动；世界银行作为全球健康关键成员的出现。

初级卫生保健与选择性的初级卫生保健

1978 年，数以千计来自地球各个角落的大会代表，为了实现普遍化初级卫生保健的目标齐聚一堂。"2000 年人人享有卫生保健"是当时提出的无畏口号。但 2000 年来了又去了，这个世界与 1978 年相比几乎没有向普遍的卫生保健迈进多少；全球数十亿人仍然得不到基本的医疗服务。像"成本效益"和"吸收能力"这样的概念主导着当下的全球健康话语；在一些人看来，"人人享有卫生保健"听起来过于乌托邦了。1978 年的理想主义境况如何？这部分考察了初级卫生保健运动的起源和过程，以及它对公正和健康人权的承诺。

初级卫生保健运动的根源

初级卫生保健运动孕育于充满希望而又动荡不安的 1970 年代。受冷战超级大国利益的驱使，分化的经济、政治意识形态影响着国际健康话语；大多数苏联卫生部长支持国家领导的卫生计划，而美国政策制定者们更青睐推进以市场为基础的计划。同时，这也是去殖民化的时代：第三世界的解放斗争使人们对民族自决与基层社区动员的宏大愿景满怀憧憬。但随着全世界越来越意识到发展中国家缺乏获得现代卫生服务的途径，这亢奋的氛围有所消退。

全球初级卫生保健运动背后的动力出现于 20 世纪六七十年代"垂直的"（针对特定疾病的）根除计划取得良莠不齐的结果之后。正如第 3 章详述的，虽然世界卫生组织的消除疟疾计划（1955—1969）没能达成目标，但随后的消除天花运动（1967—1979）展现了现代医学的成果。1979 年 10 月 26 日在索马里发放的最后一剂天花疫苗，象征着国际卫生的最终胜利。然而，单次给药、可现场部署的疫苗使得消除天花的可行性独一无二。对于在贫穷国家造成无数苦难和死亡的数十种其他疾病，并不存在类似的"魔力子弹"干预手段，而且严峻的保健递送挑战使得在缺乏健全卫生体系的情境中采取任何干预尝试都更加复杂。消除疟疾努力的记忆导致许多国际卫生政策制定者相信，应对没有快速解决方法的疾病需要更综合的（或用当时的术语来说"水平的"）手段，即初级卫生保健。

卫生学者和政策制定者开始在发展中国家寻找初级卫生保健服务的递送模式。例如，公共卫生专家肯尼斯·纽厄尔表扬印度乡村医生将当地的阿育吠陀（印度草药按摩）疗法和生物医学做法整合起来，并利用社区参与提供服务。他认为，类似的"由人民提供的卫生保健"的做法可以在其他地方采用①。例如，新中国的合作医疗或"赤脚医生"运动证明了以社区为基础的医疗所具有的优势（见图 4.1）。在中国大约 90％的村庄，合作医疗体系建立起能够处理诸如免疫接种和环境卫生等公共卫生干预问题并关注基本需求的卫生工作者网络②。就像纽厄尔赞美的印度乡村医生一样，"赤脚医生"结合了西方和当地医学传统——在这里是指中国针灸和草药。他们在控制疟疾、淋巴血丝虫病、血吸虫病等寄生虫疾病的努力上取得了令人钦佩的成果③，为平均预期寿命的显著增长做出了贡献——从 1952 年的 35 岁增长到 1982 年的 68 岁④。

---

① Kenneth W. Newell, ed., *Health by the People* (Geneva: World Health Organization, 1975), 70.
② David Blumenthal and William Hsiao, "Privatization and Its Discontents: The Evolving Chinese Health Care System," *New England Journal of Medicine* 353, no. 11 (2005): 1165.
③ 然而，在过去的十年里，血吸虫病在中国的一些地区如江西省鄱阳湖地区又重新出现。参见 "Hello Again, God of Plague," *Economist*, June 18, 2009, www. economist. com/node/13871961? story _id=E1 _ TPRSTJGT (accessed September 21, 2012).
④ Blumenthal and Hsiao, "Privatization," 1165. 合作医疗制度是农村卫生保健的一个重要例子，政策制定者认为，农村医疗保健是对失灵的西方卫生项目（如消灭疟疾计划）的替代方案。事实上，"赤脚医生"常常被放在"文革"语境之外讨论和被非政治化。消除疾病比显示预期寿命变化的项目成果更为重要，因为在 1980 年代中期之前较难获得中华人民共和国基本的健康数据。但是，预期寿命的积极变化，无论其大小，都是非常显著的。

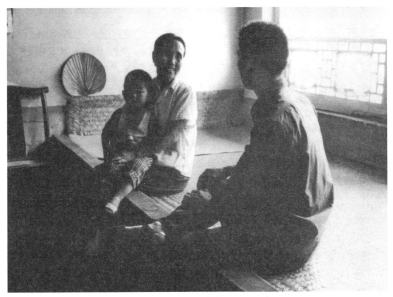

图 4.1 中国北方的一位临床医生，这名"赤脚医生"是社区合作医疗系统的一员，正与一名病人交谈。感谢 World Health Organization，照片由 D. Henrioud 拍摄。

有些记录发现，印度和中国依赖于基层参与的计划比同时期自上而下的卫生行动成本更低①。虽然这些及其他以社区为基础的项目被水平干预的支持者们浪漫化了（有时它们的成功被夸大了），中国的"赤脚医生"和印度的乡村医生证明，通过鼓励社区参与和结合中西医实践，能够以很低的成本提供基本卫生保健服务。

哈夫丹·马勒

哈夫丹·马勒（Halfdan Mahler）出生于 1923 年，是全球健康史上最有力的领导者之一，他被普遍认为是初级卫生保健运动的

---

① Blumenthal and Hsiao, "Privatization," 1165; Newell, *Health by the People*.

创始人。他在丹麦长大，他的父亲是一名浸信会牧师，马勒（图4.2）长期以来一直是健康公平和社会正义的拥护者。事实上，他曾经把"社会正义"称为"圣语"。① 马勒的个人魅力和宗教信仰在某种程度上解释了他对 1970 年代的国际卫生政策的重大影响。一位曾与马勒共事的宗教活动家如此谈到与马勒会面的情景，"我觉得自己像一只大主教面前的教堂老鼠"。②

在 1950 年代，在担任印度国家结核病计划的世卫组织官员之前，马勒在厄瓜多尔运营了一个红十字结核病控制计划。他于 1962 年在日内瓦被任命为世界卫生组织结核病科科长，并从事关注国家卫生保健规划的世卫组织系统分析项目的相关工作。他在 1973 年第一次当选为世卫组织总干事，并于 1978 年和 1983 年两次获得连任。马勒急于在国家主导的苏联模式和以市场为基础的美国模式之间找到中间道路，因此他寻求一种以社区为基础的能够加强发展中国家的卫生保健系统的方案。他创造了"2000 年实现人人享有卫生保健"这一初级卫生保健运动的口号。今天，马勒仍然是加强初级卫生保健系统的大力拥护者。在 2008 年世界卫生大会发表的讲话中，他呼吁一种新的关于全球健康的愿景，可以摆脱健康消费产业的"暴政"，并发现初级卫生保健的全新价值③。

初级卫生保健运动浪潮的出现具有多元的根源。在 1970 年代早期，苏联卫生部长韦涅季克托夫（D. D. Venediktov）开始呼吁就"国家卫生服务"话题召开国际会议④。苏联为其公共卫生服务感到骄傲，并渴望

---

① Marcos Cueto，"The Origins of Primary Health Care and Selective Primary Health Care," *American Journal of Public Health* 94，no. 11（2004）：1867 - 1868.

② 同上。

③ "Address to the 61st World Health Assembly," Dr. Halfdan Mahler，former director-general of WHO，World Health Organization，2008，www. who. int/mediacentre/events/2008/wha61/hafdan _ mahler _ speech/en/index. html（accessed November 12，2012）.

④ Socrates Litsios，"The Long and Difficult Road to Alma-Ata：A Personal Reflection," *International Journal of Health Services* 32，no. 4（2002）：713.

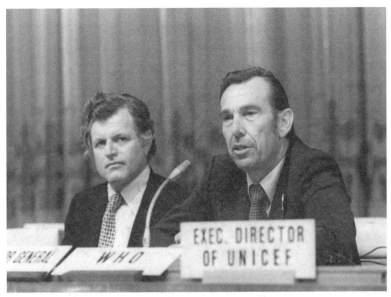

图4.2　1973 年至 1988 年在任的世界卫生组织总干事哈夫丹·马勒（右），图为 1978 年的阿拉木图初级卫生保健国际会议，他坐在美国参议员爱德华·肯尼迪旁边。感谢 Pan American Health Organization/World Health Organization 提供。

向全世界展示它们。但是，世界卫生组织 1973 年至 1988 年的总干事哈夫丹·马勒对主持一场初级卫生保健会议非常小心翼翼（见图 4.2 以及对马勒的简介）。作为以社区为基础的卫生项目的支持者，马勒不同意韦涅季克托夫对国家领导的卫生体系的强调；他还希望防止国际卫生政策的讨论退化为冷战意识形态的对抗景象[1]。然而，当中国也提议召开初级卫生保健会议时，马勒让步了。舞台留给了阿拉木图。

阿拉木图

1978 年 9 月 6—12 日的阿拉木图初级卫生保健国际会议依然是全

---

① Socrates Litsios，"The Long and Difficult Road to Alma-Ata：A Personal Reflection，" *International Journal of Health Services* 32，no. 4（2002）：718‐720.

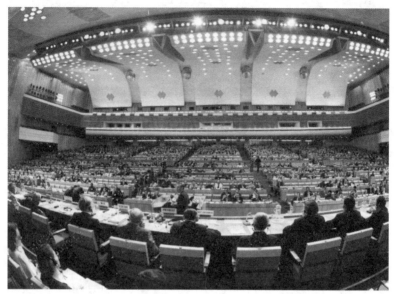

图 4.3 阿拉木图国际初级卫生保健会议于 1978 年 9 月 6 日—12 日在哈萨克斯坦阿拉木图举行。感谢 Pan American Health Organization/World Health Organization 提供。

球健康史上的一项里程碑式事件（见图 4.3）。来自 134 个国家和 67 个国际组织的大约 3000 名代表确认了一项承诺，在 2000 年实现普遍的初级卫生保健。

历史学家马科斯·奎托识别了本次会议文件《阿拉木图宣言》的三大关键主题①。第一，它引入了"适当的技术"的概念来描述可以运用于资源匮乏环境的医学和公共卫生工具。这一概念的发展是为了解决国际卫生资源集中于城市医院，而使乡村居民（生活在发展中世界的大多数人）无法获取医疗服务的问题。例如，马勒谴责在内罗毕（肯尼亚首都）的肯雅塔医院拥有巨大投资，而肯尼亚的大多数人口忍受着劣质的

---

① Marcos Cueto，"The Origins of Primary Health Care and Selective Primary Health Care," *American Journal of Public Health* 94，no. 11 (2004)：1867 - 1868.

卫生基础设施和低质量的服务。他建议将"适当的卫生技术"置于优先地位，来强化乡村初级卫生保健体系。奎托在《阿拉木图宣言》中识别的第二个主题是批评"医学精英主义"①。宣言痛骂了由城市（通常是西方的）里高度专业的医生掌控的自上而下的卫生行动，并呼吁在医疗保健递送中增加社区参与，以及将西方和传统医学实践整合起来。第三，宣言把卫生保健置于社会经济发展途径的框架下。阿拉木图会议代表们主张，扩大初级卫生保健服务可以改善教育和营养水平，从而促进劳动力的培育。他们不仅将卫生保健视为目的本身，而且还是发展的手段。

　　然而，可能最值得注意的是宣言中提出的对初级卫生保健的全面定义，包括"与主流卫生问题相关的教育及其预防、控制手段；提升食物供应和适当营养；充足提供安全饮用水和基本卫生设施；包括计划生育在内的母婴卫生保健；针对重大传染疾病的免疫接种；预防和控制地方性流行疾病；适当治疗常见疾病和创伤；提供必要的药物"（《阿拉木图宣言》全文请见附录）。

　　这个卫生保健的广义解释与酝酿出这一定义的会议令阿拉木图会议的各方主角感到满意。韦涅季克托夫对全球的卫生保健政策制定者们相聚到苏联非常满足；马勒说服代表们相信了他的基层卫生体系扩张愿景。最终，尽管美国代表对苏联强调的国家化卫生保健颇为不快，但他们还是愿意签署宣言，因为它与卫生部部长朱利斯·里士满（Julius Richmond）对预防和基本卫生保健的强调产生了共鸣②。美国的支持被视为国际健康公正倡导者的胜利，特别是考虑到宣言重新确认了将卫生

① "医学精英主义"一词的含义如下："对专家、技术上的尖端成就、大都市式的医疗中心的迷恋"。参见 Ernest W. Boyd, Thomas R. Konrad, and Conrad Seipp, "In and Out of the Mainstream: The Miners' Medical Program, 1946 - 1978," *Journal of Public Health Policy* 3, no. 4 (1982): 432 - 444; 援引自 "What Is Primary Care?" *Journal of Public Health Policy* 4, no. 2 (1983): 129。

② U. S. Department of Health, Education, and Welfare, *Healthy People: The Surgeon General's Report on Health Promotion and Disease Prevention*, *Public Health Service publication 79 - 55071* (Washington, D. C.: Government Printing Office, 1979), 124。

保健视为人权的理念。

阿拉木图会议在全球政策制定者当中为初级卫生保健运动提供了支持，但缺乏获取医疗服务的途径仍然是绝大多数贫穷国家的现状。1980年代早期，包括古巴、坦桑尼亚在内的一些政府建立起新的卫生保健中心，并开始改善乡村卫生基础设施[①]。但这些仅有的为数不多的案例都是与苏联式的国家主义卫生改革更加相似，而不是《阿拉木图宣言》中所信奉的社区参与模型。阿拉木图目标的命运再现了全球健康历史上的一个不幸主题：宏伟的计划可能无法转化为行动。

阿拉木图会议的大胆愿景因几大理由而走向失败。首先最重要的是，《阿拉木图宣言》没有具体明确谁来资助或实施全世界的初级卫生保健扩张。签署者们宣誓支持初级卫生保健的抽象原则，却没有对执行过程的相应承诺。在 80 页的《关于初级卫生保健国际会议的报告》中，仅有一段讨论了财政问题。一句生动的话这样写道，"富裕国家将会很好地大量增加对发展中国家初级卫生保健的资金转移"[②]。那些将初级卫生保健运动判定为空想主义的评论家们绝非空穴来风。

此外，1980 年代早期带来的主权危机，使许多发展中国家不仅无力提供全面的社会服务，还用尽了国际发展援助；就像 2000 年以后的十多年一样，"人人享有卫生保健"被束之高阁。而预示其彻底终结的是另一国际卫生议题（选择性初级卫生保健）的出现，在全球经济遭受重创和意识形态氛围发生改变的情况下，它在政策制定者当中找到了更多支持。

选择性初级卫生保健：一个过渡战略

在阿拉木图会议仅仅数月后，一群来自富裕国家的政策制定者们在

---

① Lynn M. Morgan, *Community Participation in Health: The Politics of Primary Care in Costa Rica* (Cambridge: Cambridge University Press, 1993), 62.

② World Health Organization, *Primary Health Care: Report on the International Conference on Primary Health Care*, Alma-Ata, USSR, September 6 - 12, 1978 (Geneva: World Health Organization, 1978), 78.

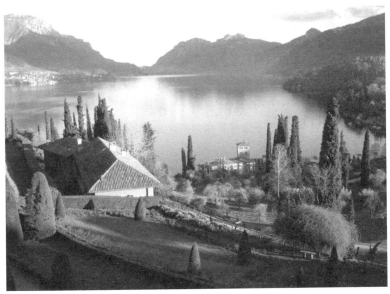

图 4.4 1979 年选择性初级卫生保健会议在意大利的洛克菲勒基金会百乐宫酒店会议中心举行。感谢 League for Pastoral Peoples 提供。

意大利的洛克菲勒基金会百乐宫酒店会议中心召开了一场会议（见图 4.4），讨论世界卫生的未来。洛克菲勒基金会希望会议聚焦在人口增长对卫生保健的影响，这是一个许多国际发展机构关心的话题①。但百乐宫会议诞生了一项新的计划（具有清晰行动步骤和资金保证）来改善全球健康。

　　在为百乐宫会议做准备期间，研究员茱莉亚·沃尔什和肯尼斯·华伦发表了一篇题为"选择性初级卫生保健：发展中国家疾病控制的过渡战略"的文章，它综合了对初级卫生保健运动的主要批评，并提供了一种不同的路径。沃尔什和华伦都对阿拉木图"全面初级卫生保健"的施政纲领表达了敬意，但认为"其覆盖范围很广，所需成本和受训人员数

---

① Cueto, "Origins of Primary Health Care," 1868. 参见 Paul Ehrlich, *The Population Bomb* (New York: Buccaneer Books, 1968)。

量庞大，无法实现"①。通过估算特定卫生保健干预的成本和收益——也就是进行成本效益分析，沃尔什和华伦试图找出一系列能够使支出的每一元钱获得拯救生命的高收益的卫生保健服务。例如，两个人选择了麻疹和百白破疫苗、发热性疟疾治疗、针对儿童腹泻的口服补液疗法，以及推广母乳喂养，作为高成本效益的干预措施。沃尔什和华伦引入"选择性初级卫生保健"并不是将其作为全球健康的制胜法宝，而是作为服务于"资源减少时代"的"过渡战略"②。

这一成本效益框架对那些聚集在百乐宫的人们以及许多援助事业领域的思想领袖充满了吸引力。随着时间的推移，选择性初级卫生保健被提炼为四项干预措施，用首字母缩写 GOBI 来表示：

发育监控
口服补液疗法（用简单的盐和糖溶液有效治疗腹泻疾病）
母乳喂养
免疫接种

理论上说，GOBI 为国际卫生提供了一种低成本、高影响力的方针。而且，GOBI 干预（本章稍后会详细讨论）容易监测和测量，这吸引了急于评估他们所支出援助资金的成效的捐赠者们。

尽管是作为辅助《阿拉木图宣言》的过渡战略而被引入，选择性初级卫生保健提供了一种与宣言的愿景不同且不协调的愿景。批评者们主张，GOBI 排除了在贫穷国家导致死亡的首要原因（比如急性呼吸道感染），而仅仅是一张遮蔽了有缺点的卫生体系的实际问题的创可贴③。主

---

① Julia A. Walsh and Kenneth S. Warren, "Selective Primary Health Care: An Interim Strategy for Disease Control in Developing Countries," *New England Journal of Medicine* 301, no. 18 (1979): 967.
② 同上。
③ Cueto, "Origins of Primary Health Care," 1870-1872.

要的问题是，采用哪一种方式能够消除更多的苦难和死亡？是通过推进基本卫生保健服务，还是通过提供一系列有限的高成本效益干预（其中后者的机制常常忽略了典型卫生保健机构的许多组成部分）？因此，有关垂直还是水平干预更好的争论继续进行，这是全球健康史上另一个耳熟能详的主题。

国际卫生的主要机构聚集在初级卫生保健与选择性初级卫生保健之间争论的两端。直到 1988 年之前，一直处于马勒领导下的世界卫生组织继续支持《阿拉木图宣言》。通过选择华伦为其卫生项目指引方向，洛克菲勒基金会给选择性初级卫生保健投入了 2000 万美元。但是，联合国儿童基金会随后很快出现，成为 GOBI 可能的最大支持者。1980 年—1995 年联合国儿童基金会执行董事詹姆斯·格兰特（James Grant）引领选择性初级卫生保健运动走向全球领先地位。作为一位曾被在华传教士抚养的律师，格兰特是一位像马勒一样的魅力领袖，但对于国际卫生改革问题，他与马勒有着截然不同的看法：不同于马勒的以社区为基础的初级卫生保健方法，考虑到有限的资源，格兰特试图提供针对特定疾病的技术解决方案。他为"儿童生存革命"而奋斗，试图通过将发展中国家的免疫接种率提高到 80%，实现儿童死亡数减少一半。在 1990 年 9 月的世界儿童问题首脑会议上，联合国儿童基金会宣布 80% 的免疫接种率目标已经达到[1]。

选择性初级卫生保健联盟得到了国际复兴开发银行（世界银行）的支持，自 1968 年起，格兰特的终身好友罗伯特·麦克纳马拉（Robert McNamara）曾担任世界银行行长。这是对世界银行先前十年政策的突破。1970 年代，世界银行曾将其发展援助聚焦于教育、卫生等社会服务[2]。1975 年的《卫生部门政策报告》把低收入环境下低质量的卫

---

[1] Peter Adamson, "The Mad American," in *Jim Grant*：*UNICEF Visionary*, ed. Richard Jolly (Florence, Italy：UNICEF, 2001), 32.

[2] Howard Stein, *Beyond the World Bank Agenda*：*An Institutional Approach to Development* (Chicago：University of Chicago Press, 2008), 209 - 213.

生保健服务解释为市场失败，因而需要公共部门的大力投资①。另一份世界银行政策文件讲道，"使用价格和市场来分配卫生保健服务通常是不尽如人意的"②。1980 年《世界发展报告》建议了进一步的社会部门开支，并包含了不同于《阿拉木图宣言》的有关健康和卫生保健体系改革的概念③。

　　然而，随着经济衰退的延续，世界银行开始谨慎对待公共开支，转向更狭隘的、由目标明确的干预措施构成的行动策略。1981 年，经济学家大卫·德·费拉蒂主持世界银行健康、营养与人口分会的工作，开始将政治重新定位到新古典经济学原则。到 1985 年费拉蒂的工作文件《为发展中国家的卫生服务买单：一个概览》发表，世界银行已经逆转了它的政策④。费拉蒂的题目很说明问题："为卫生服务买单。"新范式不再关注于卫生保健服务的质量和公正性，将争论重新转向了一个政府的成本约束问题，认为市场体系是最好的问题解决者⑤。选择性初级卫生保健的成本效益和优化话语对世界银行的经济学家队伍们来说吸引力十足。麦克纳马拉建议格兰特创造一个容易铺展和测量的策略。因此，在选择GOBI 之后，联合国儿童基金会把世界银行看做国际卫生政策争论当中一位强有力的盟友⑥。

---

① World Bank, *Health Sector Policy Report* (Washington, D. C.：World Bank, 1975).

② Frederick Golladay and Bernhard Liese, "Health Problems and Policies in the Developing Countries," *World Bank Staff Working Paper* no. 412 (Washington, D. C.：International Bank for Reconstruction and Development, 1980)；援引自 Stein, *Beyond the World Bank Agenda*, 212。

③ Paul Isenman, Nicholas Hope, Timothy King, Peter Knight, Akbar Noman, Rupert Pennant-Rea, and Adrian Wood, eds., *World Development Report 1980*：Part I, Adjustment and Growth in the 1980s；Part II：Poverty and Human Development (New York：Oxford University Press, 1980).

④ David de Ferranti, "Paying for Health Services in Developing Countries：An Overview," *World Bank Staff Working Paper* no. 721 (Washington, D. C.：World Bank, 1985).

⑤ Stein, *Beyond the World Bank Agenda*, 216.

⑥ June Goodfield, *A Chance to Live* (New York：Macmillan, 1991), 38.

1982 年，墨西哥拖欠贷款，引起遍及发展中国家的一场债务危机——这转而支持了选择性初级卫生保健在政策循环当中的胜利。面对贫穷国家混乱的资产负债表，并担心其浪费发展援助，捐赠国减少了对全球公共卫生的资助。直到经济环境改善之前，各国卫生部纷纷采用 GOBI 作为"过渡战略"①。与此同时，债务危机带来了一股新的意识形态，很快将整个初级卫生保健运动取而代之。

新自由主义的崛起

阿拉木图初级卫生保健运动的支持者们很快发现，即便他们在国际卫生舞台上形成共识，他们的提议也正与全球政治风潮背道而驰。"人人享有卫生保健"的愿景（1978 年赢得了成百上千名政策制定者的支持）在 1980 年代初期成了最不可思议的事情。

结构调整的前情

1979 年玛格丽特·撒切尔当选英国首相以及 1980 年罗纳德·里根当选美国总统带来了西方保守主义政治的新时代（见图 4.5）。作为其保守主义的组成部分之一，"新自由主义"理论框架从诺贝尔奖得主经济学家弗里德里希·冯·哈耶克（Friedrich von Hayek）和米尔顿·弗里德曼（Milton Friedman）的作品中汲取了大量养分（见图 4.6），他们主张自由市场能够以最优的方式分配社会资源，而怀疑大多数形式的政府干预的效率。这一框架与当时流行的经济理论（受到约翰·梅纳德·凯恩斯

---

① 面对经济困难，全球政策制定者削减公共卫生系统开支是否是一种审慎的行动，目前仍有待商榷。当墨西哥在 1990 年代面临加剧的财政危机时，卫生部长胡利奥·弗伦克（Julio Frenk）认为经济的脆弱性是一种机会，而不是有效的公共卫生支出的障碍。今天，弗伦克继续辩称，危机时刻暴露了民众的脆弱性，因此需要保证政府加大对公共卫生投入的职责义务。弗伦克作为墨西哥卫生部长，他的想法和行动在本书第 7 章和第 8 章中会再次讨论。同样可参见 David Stuckler and Sanjay Basu 所著 *The Body Economic：Why Austerity Kills*（New York：Basic Books，2013）中对包括美国在内的几个国家的数据的最近评估。

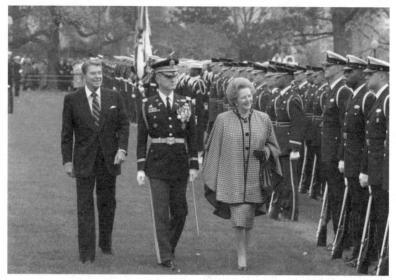

图 4.5 英国首相玛格丽特·撒切尔和美国总统罗纳德·里根，他们的政府在 1980 年代协助确立了新自由主义在西方的主导地位。感谢 Bettman Collection/Corbis 提供。

影响）针锋相对，后者倡导国家在稳定宏观经济、解决市场失灵和提供社会福利方面扮演更重要的角色。

在有人后来称之为"市场原教旨主义"的新自由主义取向的武装下，里根和撒切尔政府的经济顾问们认为，社会安全网的许多组成部分，包括公共部门的卫生保健和教育在内，妨碍了市场实现高效的社会均衡①。于是到 1981 年末，撒切尔和里根政府任命了信奉新自由主义取向的政策制定者们到世界银行和国际货币基金组织任职。接下来的几十年里，在发展和卫生改革领域市场本位路径的引导下，这两大机构对发展中世界的卫生保健结构产生了深远的影响。新自由主义的理念也开始形塑许多

---

① John Gershman and Alec Irwin, "Getting a Grip on the Global Economy," in *Dying for Growth: Global Inequality and the Health of the Poor*, ed. Jim Yong Kim, Joyce V. Millen, Alec Irwin, and John Gershman (Monroe, Maine: Common Courage Press, 2000), 23.

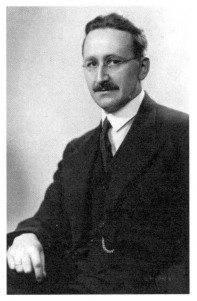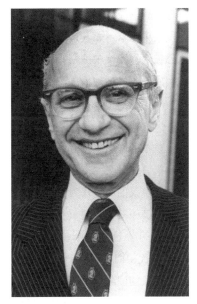

图 4.6 奥地利经济学家弗里德里希·冯·哈耶克和芝加哥大学经济学家米尔顿·弗里德曼都是诺贝尔经济学奖得主，两人的观点是新自由主义思想基础的重要组成部分。哈耶克照片由 Hulton-Deutsch Collection/CORBIS 提供，弗里德曼照片由 University of Chicago 提供。

政策制定者们关于健康和健康服务的看法。经济理论支持着这样一种概念：健康是一种在市场环境中提供的商品，而不是像在阿拉木图声明的那样是所有人拥有的一项权利。

我们看到，对世界经济而言，1970 年代末和 1980 年代初是一个风云骤变的时代。70 年代中期油价升高，伴随着急剧飙升的利率，引起了整个发达世界的经济紧缩，降低了对来自发展中国家出口产品的需求。发展中国家的政府（其中多数采取汲取性制度，采用非民主的统治，并且对民众不负责任）曾以浮动利率大量贷款，在当时面临债务清偿和出口需求下降的双重挤压。不少地方为了减轻初级危机采取扩张性货币政策，与其他因素一起导致通货膨胀，更加剧了局势的恶化。1982 年 8 月 18 日决堤发生了，墨西哥政府无力偿还到期贷款，对债权人造成破坏性影响，并标志着遍及发展中世界的系统性债务问题的来临①。数月内，许许多多发展中国家，尤其是拉丁美洲，也都濒临拖欠贷款。商业银行纷纷陷入恐慌，从发展中国家收回大量资金，并向西方政府施压要求其代表自己实施干预以增加债务偿还。

"华盛顿共识"

里根和撒切尔政府催促国际货币基金组织和世界银行有力地回应债务危机。1981 年《伯格报告》标志着世界银行的新自由主义转向②。这一备受争议的研究认为，过度的政府干预已经造成了撒哈拉以南非洲地区的经济停滞，并建议把大力限制公共开支作为发展政策的基础战略。到 1982 年，这些诊断已成为发展中国家关于经济政策讨论的主流③。1980 年代初期，创建于 1944 年旨在促进宏观经济稳定和避免第二次经济大萧条的国际货币基金组织扩大了它的贷款项目④。像世界银行一样，国际货币基金组织发放贷款是有条件的：受援国必须同意在市场领域进行重大的政府干预改革，包括缩减公共赤字、发展自由贸易经济、建立严格的宏观经济政策指标。"稳定化、自由化、私有化"（华盛顿共识）成了国际货币基金组织和世界银行政策的口头禅⑤。

对全球的发展中国家来说，达到这些"结构调整"贷款的条件（如国际货币基金组织所称）通常需要缩减政府支出，包括社会服务开支。许多国家减少对卫生部门的资金支持来满足新的贷款要求所提出的减少

---

① William Easterly, *The Elusive Quest for Growth: Economists' Adventures and Misadventures in the Tropics* (Cambridge, Mass.: MIT Press, 2001), 101.

② Eliot Berg, *Accelerated Development in Sub-Saharan Africa: An Agenda for Reform* (Washington, D. C.: World Bank, 1981).

③ Brooke G. Schoepf, Claude Schoepf, and Joyce V. Millen, "Theoretical Therapies, Remote Remedies: SAPs and the Political Ecology of Poverty and Health in Africa," in Kim, Millen, et al., *Dying for Growth*, 99 – 101.

④ Easterly, *Elusive Quest for Growth*, 102.

⑤ Dani Rodrik, "Goodbye Washington Consensus, Hello Washington Confusion? A Review of the World Bank's Economic Growth in the 1990s: Learning from a Decade of Reform," *Journal of Economic Literature* 44, no. 4 (December 2006): 973.

赤字条件。贷款规模是巨大的：在 1980 年代，国际货币基金组织或世界银行发放了六笔结构调整贷款给撒哈拉以南非洲地区的普通国家，五笔到拉丁美洲，四笔到亚洲①。除结构调整贷款的影响以外，国际货币基金组织和世界银行（为西方强国的代表所控制）对其他发展援助交易施加了"软权力"，因为捐赠机构和官方债权国在有条件的贷款操作方面遵循了这两个机构的引导②。

结构调整政策是对先前国际货币基金组织和世界银行贷款公约的一次激进偏离。例如，国际货币基金组织曾被特许承当作为全球经济最后一根稻草的贷款人，负责监控货币危机。世界银行拥有向贫国贷款的传统，但这些往往是针对单个计划并且经常局限于基础设施发展。然而，随着华盛顿共识的崛起，这两大机构都开始直接、多次地向发展中国家政府提供空前数量的贷款③。以贷款作为交换，国际货币基金组织和世界银行要求借贷国遵守关于政府开支和经济政策的决定，这两项正是国家主权和民族自决的基石。当首次贷款和它们要求的改革未能产生经济增长时，这些国家通常陷入别无选择的境地，只能继续向国际货币基金组织和世界银行这两个仅有的贷款人借取资金，从而增加了债务负担并进一步削弱了经济。因此，债务危机带来了附带有惩罚性条件的借款和还款循环。

健康的商品化

华盛顿共识强调了市场导向的政策改革以及政府在直接服务提供者角色中的下降。根据这些规定，世界银行推行了一种新的卫生改革愿景，它建立在这样的理念上，卫生保健是一种能够由市场有效分配的商品，而不是一种权利。一份 1993 年的世界银行报告讲道，"更多地依靠私有

---

① Easterly, *Elusive Quest for Growth*, 102.
② 同上；Gershman and Irwin, "Getting a Grip," 32。
③ Gershman and Irwin, "Getting a Grip," 18 - 22；Easterly, *Elusive Quest for Growth*, 101 - 103.

部门提供临床服务有助于提高效率，其中既包括国家确定的基本一揽子服务，也包括那些自由决定的项目"①。银行也推进着公共卫生服务的私有化：

> 为了帮助穷人改善他们的家庭环境，政府可以提供一个调控和管理框架，在此框架下，高效而又负责的提供者们（经常属于私有部门）有动力为这些家庭提供他们想要并且愿意买单的服务，包括供水、卫生、垃圾收集。……政府在传播有关卫生规范的信息方面起到重要作用，还可以通过取消使中产阶级受益的供水和卫生补贴，来改善公共资源的利用②。

不难预测，新自由主义政策对发展中世界的卫生保健递送产生了巨大的影响。在一项分析国际货币基金组织对后共产主义国家结核病控制的影响的研究中，戴维·斯图克勒和他的同事们发现，参加一项国际货币基金组织的结构调整项目与政府开支下降8％相关，同时相关的还有国民生产总值下降1％，人均医生数下降7％以及接受结核病控制直接观察治疗的人数下降42％。这些数据是根据经济增长、经济发展水平、监控设施、以往的结核病趋势和几项其他可能的解释进行调整后计算出来的③。

世界银行对卫生部门进行私有化的一个支柱就是使用者付费——向使用卫生保健服务的病人收取费用。世界银行1987年的报告《在发展中国家资助卫生保健服务》推论，使用者付费可以实现三大目标：为卫生

---

① World Bank, *World Development Report* 1993: *Investing in Health* (Oxford: Oxford University Press, 1993), 12.

② 同上，9。

③ David Stuckler, Lawrence King, and Sanjay Basu, "International Monetary Fund Programs and Tuberculosis Outcomes in Post-Communist Countries," *PLoS Medicine* 5, no. 7 (2008): 1085; David Stuckler and Karen Siegel, eds., *Sick Societies: Responding to the Global Challenge of Chronic Disease* (New York: Oxford University Press, 2011), 50.

保健服务产生收入；通过减少病人的"过度消费"并鼓励人们寻求低成本的初级卫生保健而不是到昂贵的医院求医，来提高卫生保健服务的效率；用来自城市的使用者付费收入来补贴乡村的卫生保健[①]。在许多非洲卫生部长的领导下，1987 年巴马科行动计划（Bamako Initiative）拥护世界银行的主张，提议通过将使用者付费制度化来促进以家庭和社区为基础的资金支持，从而缩小贫穷国家的卫生资源差距。巴马科行动计划的参与者们认为，普遍获取初级卫生保健将要求"将卫生保健领域的决定权实质性地下放到地区层面"，并"依靠社区控制下的使用者付费支持"，来推动此类服务的可持续性[②]。到 1990 年底，超过 30 个非洲国家已经在卫生保健诊所里实施了使用者付费[③]。

尽管实施使用者付费的成效因国家而各异，在许多采用了使用者付费的国家，世界银行和巴马科行动计划用来引入这一做法的主张未被证明是适用的。首先，使用者付费常常导致卫生保健消费不足，因为即便微小到形同虚设的收费也会阻碍贫困人群寻求卫生保健服务[④]。生活在极端贫困状态下的人们由于几乎没有收入可以用于卫生保健，他们要么因缺乏治疗而死亡，要么寻求其他替代的治愈者[⑤]。报告中有证据表明，南非、乌干达和赞比亚的废除使用者付费带来了卫生保健中心来访人数的持续增长。在乌干达，当付费取消时，最贫穷的五分之一人口不成比例地从中受益。此外，消除使用者付费还展现了对获取通常免费的垂直

① Rob Yates, "Universal Health Care and the Removal of User Fees," *Lancet* 373, no. 9680 (2009): 2078; John S. Akin, Nancy Birdsall, and David M. de Ferranti, *Financing Health Services in Developing Countries*, 1987 *World Bank Policy Study* (Washington, D. C. : World Bank, 1987) .

② WHO 巴马科行动计划的纲领引自 Barbara McPake, Kara Hanson, and Anne Mills, "Community Financing of Health Care in Africa: An Evaluation of the Bamako Initiative," *Social Science and Medicine* 36, no. 11 (1993): 1383。

③ Gershman and Irwin, "Getting a Grip," 30.

④ Meredeth Turshen, *Privatizing Health Services in Africa* (New Brunswick, N. J. : Rutgers University Press, 1999), 33 - 50.

⑤ Barbara McPake, "User Charges for Health Services in Developing Countries: A Review of the Economic Literature," *Social Science and Medicine* 36, no. 11 (1993): 1404.

卫生保健项目的影响。例如，在 2001 年收费废除的五年后，乌干达的百白破免疫接种率接近翻倍，从 48％上升到 89％①。相反，肯尼亚的研究表明，向孕妇收取哪怕仅仅 0.75 美元的蚊帐杀虫处理费也会导致需求下降高达 75％②。

第二，尽管世界银行预测使用者付费将弥补 15％—20％的运营成本③，但事实上，这些收费并没有给实施它们的国家带来实质性的收入提高——平均约是总体卫生保健开支的 5％④。在诸如赞比亚等一些国家，使用者付费的管理成本实际上超过了它所产生的收入。因此，如果消除收费，反而会增加可用于卫生保健的资金⑤。然而，收费的根本目的不是弥补成本，而是私有化。通过提高政府服务的成本，使用者付费的支持者们希望借此有更多私人提供者进入卫生保健市场中来。一份世界银行报告声称，"使用者付费是实行自负盈亏的必要前提，否则，当经由政府可以获得免费或低成本的卫生保健服务时，公众就会缺乏加入私有卫生保健市场的激励"⑥。事实上，在许多资源匮乏情境下，使用者付费阻碍了穷人获取任何一丁点卫生服务。

在某种程度上，世界银行的确预料到了一些人尤其是乡村人口会无法承担使用者付费。虽然银行的操作建议上包含了对无力付费的赤贫者

---

① Rob Yates，"International Experiences in Removing User Fees for Health Services — Implications for Mozambique," report prepared for Department for International Development，Health Resource Centre，London，June 2006，3 – 13.

② Jessica Cohen and Pascaline Dupas，"Free Distribution or Cost-Sharing? Evidence from a Randomized Malaria Prevention Experiment," *Quarterly Journal of Economics* 125，no. 1 (2010)，www. povertyactionlab. org/publication/free-distribution-or-cost-sharing-evidence-malaria-prevention-experiment-kenya-qje (accessed August 24，2012).

③ Akin，Birdsall，and de Ferranti，*Financing Health Services in Developing Countries*，4.

④ Lucy Gilson，Steven Russell，and Kent Buse，"The Political Economy of User Fees with Targeting: Developing Equitable Health Financing Policy," *Journal of International Development* 7，no. 3 (1995)：385.

⑤ Yates，"International Experiences in Removing User Fees," 15.

⑥ World Bank，"Cost Sharing: Towards Sustainable Health Care in Sub-Saharan Africa," *World Bank Group Findings*，Africa Region，no. 63，May 1996.

免除付费，但对诸如肯尼亚这些国家的病人调查显示，贫穷的病人并不会比那些拥有更高收入的人更可能被豁免付费[1]。使用者付费或许在许多理论基础上都具有吸引力，但在行政管理能力有限的国家实施这种做法被证明是困难的。

到 1980 年代晚期，来自全世界的声音开始将注意力转移到结构调整项目对卫生保健的意外（有时是恶性的）影响。1987 年，联合国儿童基金会支持了一份题为《人性化调整》的发言报告，它记录了国际货币基金组织和世界银行政策对发展中世界卫生体系的一些有害后果[2]。这份报告让人们注意到几个被认为虽然成功却损害了公共健康的政策调整案例。弗朗西丝·斯图尔特发现，在接受了世界银行贷款的国家当中，在 1980 年—1987 年间，拉丁美洲国家平均支付利息所占预算比例从 9％增长到了 19.3％，而非洲的这一数据是从 7.7％上升到 12.5％。利息支付的增长是以减少用于健康和教育的人均社会开支为代价的，1980 年—1985 年间，后者在非洲国家平均下降了 26％，拉丁美洲是 18％[3]。虽然我们很难判定在多大程度上是结构调整而不是既有的经济政治条件导致了社会服务资金支持的减少，但世界银行的"稳定化、自由化、私有化"纲领绝没有加强社会服务的公共提供和可获得性。

对华盛顿共识的不满情绪也在健康领域之外滋生开来。1990 年，联合国开发计划署（UNDP）发起了一项每年一度的《人类发展报告》发表计划，重新把争论从新自由主义理论的应用转移到反贫困政策的人类现实上来。例如，报告强调了卫生保健和教育指标，这两个部门的政府服务能够有助于缓解贫困的影响，而不是狭隘地聚焦于人均国民生产总值作为发展的测量指标。

---

① Yates，"International Experiences in Removing User Fees," 7.

② Giovanni Andrea Cornia, Richard Jolly, and Frances Stewart, eds., *Adjustment with a Human Face: Protecting the Vulnerable and Promoting Growth — A Study by UNICEF* (Oxford: Clarendon Press, 1987).

③ Frances Stewart, "The Many Faces of Adjustment," *World Development* 19, no. 12 (1991): 1851.

尽管越来越多的证据表明结构调整的不利后果，这一贷款仍持续了整个 1990 年代。实际上，华盛顿共识最著名的应用之一出现在 1989 年柏林墙倒塌以后：西方经济顾问们推荐"休克疗法"——这种激进的方法引领苏联国家转型为资本主义，它支持强硬的自由市场改革，与结构调整计划的做法如出一辙。

　　从历史角度来看，新自由主义的崛起敲响了初级卫生保健运动的丧钟。对扩大初级卫生保健体系的呼吁与国际货币基金组织和世界银行缩小公共预算的政策背道而驰。来自不同领域的领袖们开始倡导"健康例外论"，使扩大卫生保健服务免于结构调整改革的限制。1990 年，曾创造了"华盛顿共识"一词的世界银行经济学家约翰·威廉森声明，"相反，教育和健康被视为政府支出典型的合理对象"[1]。然而，这些提议一直被市场基要主义所遮蔽[2]。只有诸如那些由选择性初级卫生保健支持者们建议的有限的"高成本效益"的干预在国际政治舞台上展现出吸引力。

　　如今，人们广泛认为，对于实现增长、减少贫困或改善健康，结构调整常常收效甚微。在 1980 年代和 1990 年代，撒哈拉以南非洲、拉丁美洲、东欧、中东和北美经济总量普遍呈现负增长[3]。关于这二十年经济停滞的原因，存在许多相互竞争的说法，其中的大多数都过于简单化了。有些将增长不足归咎于结构调整，另一些认为，结构调整还进行得不够彻底，不足以触及深层次的结构弱点。还有其他人声称，大多数发

---

[1] John Williamson, "What Washington Means by Policy Reform," in *Latin American Adjustment: How Much Has Happened?* ed. John Williamson (Washington, D. C.: Institute for International Economics, 1990), 11.

[2] 就连威廉森自己也承认，通常被理解为来自华盛顿共识的政策已经远离它们的原始意图（包括减少贫困），转移成为更严格的经济政策上的新自由主义实践。参见 John Williamson, "What Should the World Bank Think about the Washington Consensus?" *World Bank Research Observer* 15, no. 2 (2000): 252。

[3] Easterly, *Elusive Quest for Growth*, 103.

展中国家领导人成功地规避了结构调整，得以使国情如常[1]。

在拉丁美洲和东南亚，受到国际货币基金组织支持的那些国家经历了反复的危机，这可能与结构调整贷款强加的严苛条件有关系。一些学者相信，结构调整政策下资本市场的放松管制促发了1998年东亚金融危机。相比较之下，某些没有依赖国际货币基金组织和世界银行开展经济改革的国家——最著名的就是中国和印度——在这期间的表现显著改善。但这两个新兴经济体的增长有着复杂的历史、政治和经济原因。至少在一点上可以谨慎地得出一个结论：在许多发展中国家，结构调整影响了卫生保健服务的公共财政[2]。

总之，或多或少，结构调整没能够解决那些计划设计时意图解决的系统性问题——低效、不平等的资源分配，日益膨胀的政府赤字，贪污受贿，以及任人唯亲；经济萧条和卫生体系恶化成为1980年代和1990年代的特征。由于低经济增长和艾滋病的传播，撒哈拉以南非洲地区经历尤其惨痛，艾滋病传播大大增加了对卫生保健服务的需求，而就在此时卫生保健开支却被削减。例如，在1990年后期像赞比亚这样受艾滋病严重困扰的国家，护士和教师死于艾滋病的速度几乎与他们被培养成才的速度一样快[3]。

当对这些趋势的评估最终传递到政策制定者那里，一位顶尖的发展

---

[1] Nicholas van der Walle, *African Economies and the Politics of Permanent Crisis, 1979–1999* (New York: Cambridge University Press, 2001).

[2] David Stuckler, Sanjay Basu, Anna Gilmore, Rajaie Batniji, Gorik Ooms, Akanksha A. Marphatia, Rachel Hammonds, and Martin McKee, "An Evaluation of the International Monetary Fund's Claims about Public Health," *International Journal of Health Services* 40, no. 2 (2010): 328; Schoepf, Schoepf, and Millen, "Theoretical Therapies, Remote Remedies," 109.

[3] Roy Carr-Hill, Kamugisha Joviter Katabaro, Anne Ruhweza Katahoire, Dramane Oula, "The impact of HIV/AIDS on education and institutionalizing preventive education," report to International Institute for Educational Planning/UNESCO (Paris, 2002), 42. Available at http://unesdoc.unesco.org/images/0012/001293/129353e.pdf (accessed 28 May 2013).

经济学家在 2005 年声明,"再也没有人真正相信华盛顿共识了"①。在新世纪初,甚至连世界银行都已经开始支持在非洲的艾滋病项目,并且两种不同的理论(与地理相关的贫困陷阱和非市场体制的重要性)被用来解释发展中世界的低增长率。虽然一些顶尖的发展经济学家已经重新思考政府与有利于增长的经济政策之间的复杂联系②,开出了与结构调整大相径庭的处方,另一些学者和政策制定者继续认为,华盛顿共识的某种变体若能被加以更好的实施,仍然是发展中国家长期增长的最佳希望。正如第 10 章的探究,这场争论还在继续着③。

从"人人享有卫生保健"到"稳定化、自由化、私有化",是有天壤之别的转变。"共识"如何如此快速地从 1978 年的初级卫生保健运动原则转到了 1982 年的新自由主义原则? 一种回答来自彼得·伯格和托马斯·卢克曼(第 2 章介绍过)论述的制度化理论。激进的变迁常常伴随着危机时刻,例如 1982 年债务危机。因为那场危机的根源涉及了全球经济力量(高油价、对来自发展中国家的出口需求下降),经济学家们介入以"解决"问题。因此,经济知识(利率、公共开支、通货膨胀)就被赋予优先性,取代了其他类型的知识(政治、医学、生态、地方性知识)而成为评估哪里出了问题、哪里需要改变的新习惯和标准。里根和撒切尔政府强化的保守主义(他们领导着世界上最大的两大经济体)支持了这一经济思想的主导地位。诸如米尔顿·弗里德曼等人的声音占据了主导,而其他声音(比如哈夫丹·马勒,严重陷入债务国家的领导人,受地方性卫生诊所关闭影响的人们)从全球发展政策的讨论中逐渐退出。

全球政策在复杂的社会世界中被想象、发展和实施;当新规范被制

① Rodrik, "Goodbye Washington Consensus," 974.

② Daron Acemoglu and James Robinson, *Why Nations Fail : The Origins of Power, Prosperity, and Poverty* (New York : Crown, 2012).

③ Anne O. Krueger, "Meant Well, Tried Little, Failed Much : Policy Reforms in Emerging Market Economies" (paper presented at the Roundtable Lecture at the Economic Honors Society, New York University, New York, March 23, 2004).

度化、"重要"知识重新洗牌的时候，其影响是广泛而不可预料的。结构调整项目以及它对贫穷人口健康的不利影响展现了罗伯特·默顿所认为的内在于社会行动的未预结局。当决策背离个体活生生的经验时，这些影响可能被放大。虽然没有办法消除未预结局，凯博文建议，通过采用"批判性自我反思"的习惯，全球健康行动者可能得以更加敏捷地回应有害的后果，从而减少其不良影响，我们将在第9章讨论这个问题。

选择性初级卫生保健与联合国儿童基金会的出现

遵循1978年《阿拉木图宣言》和"2000年实现人人享有卫生保健"的目标，初级卫生保健运动在全球卫生保健政策圈内为针对特定疾病的消除运动赢得了根基。但因缺乏资源和清晰的行动规划，在阿拉木图勾勒出的这些原则从未实现。1980年代早期新自由主义和结构调整计划的主导地位使公共部门预算以及全球公共卫生的雄心壮志大大削减。尽管联合国儿童基金会在口头上批评结构调整，它采用的选择性初级卫生保健与世界银行和国际货币基金组织的手段"异曲同工"，将效率和成本收益置于优先地位。因此，在结构调整政策没能成功改善发展中国家的健康结果后，许多政策制定者满怀希望地求助于选择性初级卫生保健。许多经济学家也把良好的健康状况视为经济发展的前提，因而把健康干预作为国家层面发展计划的一项重要特征。这部分考察了最显著的选择性初级卫生保健运动GOBI-FFF，以及1980年代联合国儿童基金会的出现（其成为全球健康舞台上的重要角色）。

联合国儿童基金会的引领

在1980年代早期，据估算，在发展中国家每年有1500万五岁以下儿童死亡。发起于1982年的联合国儿童基金会GOBI-FFF项目有一个雄伟目标——将此死亡率减半。联合国儿童基金会把降低儿童和婴儿死亡率以及改善孕产保健看做主要的卫生优先议题。它开始聚焦在构成GOBI

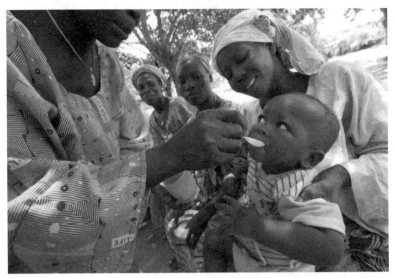

图4.7 一名妇女给一个蹒跚学步的孩子服用一勺口服补液疗法药物，这是联合国儿童基金会 GOBI-FFF 运动的主要内容。感谢 UNICEF/NYHQ2007 – 1583/Olivier Asselin 提供。

一揽子解决方案的四种干预手段：发育监控、口服补液疗法（见图 4.7）、推广母乳喂养和全面普及儿童免疫接种。这四种干预手段极具高成本效益，据估计每个孩子的花费不到 10 美元。1983 年，被称为 FFF 的另外三种干预手段被增加到这场运动中，以改善孕产保健：计划生育和生育间隔、女性扫盲运动和食物补给。

评论者们认为，这些干预手段"具有普遍的相关性和协同作用……并且不依赖于价值观或优先议题上的深刻变迁"①。虽然也曾考虑过其他选择（最有名的有疟疾和轮状病毒控制、针对维生素 D 缺乏的干预以及急性呼吸道症状治疗），但项目设计者觉得 GOBI-FFF 项目最有可能在个

---

① Richard Cash，preface to *Child Health and Survival*：*The UNICEF GOBI-FFF Program*，ed. Richard Cash，Gerald T. Keusch，and Joel Lamstein（Wolfeboro，N. H. ：Croom Helm，1987），ix.

体、家庭和社区层面带来"可观察到的死亡率的显著下降"[1]。最重要的是，GOBI-FFF 干预只要求最少量的卫生保健基础设施，并利用现有的高成本效益的医学技术进步，例如口服补液疗法和萨宾脊髓灰质炎疫苗，这都不需要冷藏供应链而且能够口服[2]。

GOBI-FFF 运动对各种利益相关者（从政治制定者到寻求治疗的家庭）都颇具吸引力，于是这一项目很快铺开。理查德·卡什（Richard Cash）和他的同事们注意到，尽管公共卫生专家们仍继续争论一个理想的选择性初级卫生保健一揽子解决方案应当包含哪些干预手段，大家关于把离散的干预手段组成一揽子计划的想法是没有异议的。他们写道，"相比于应对致使婴幼儿死亡的发病机制的几大步骤的需求，选哪些干预手段列入清单并不重要"[3]。

联合国儿童基金会最大的挑战之一，是竭力为 1977 年世界卫生大会制定的全面普及儿童疫苗目标争取支持。到 1980 年代早期，情况鲜有改观，几乎没有发展中国家能够宣称免疫接种率超过了 20％。1984 年百乐宫会议后，由联合国儿童基金会、洛克菲勒基金会、世界卫生组织、联合国开发计划署和世界银行组成的联合国儿童生存工作小组宣布，免疫接种在 GOBI-FFF 运动和广义上的选择性初级卫生保健运动的七种干预手段中是最重要的。

杰姆·P. 格兰特

杰姆·格兰特（Jim Grant，1922—1995），照片见图 4.8，在北

---

[1] Gerald T. Keusch, Carla Wilson, and Richard Cash, "Is There Synergy among the Interventions in the GOBI-FFF Programme?" in *Cash*, *Keusch*, *and Lamstein*, *Child Health and Survival*, 109.

[2] "冷藏供应链"一词是指对某些保健技术、食品或商品需要一个完整的冷藏运输和储存系统。

[3] Keusch, Wilson, and Cash, "Is There Synergy among the Interventions in the GOBI-FFF Programme?", 116.

京出生。童年时期在中国，他学会了流利地讲普通话，并花了多年时间近距离观察他父亲约翰·格兰特（一位洛克菲勒基金会的传教医生）的工作。约翰本人是公共卫生领域的先驱，多年来为中国农村地区提供了基本医疗培训。他的工作追随着自己父亲的步伐，杰姆的祖父也是一名医务传教士。

杰姆·格兰特之所以能成为公共卫生领域一位具有远见卓识的人，离不开他多年从事的国际人道主义工作。在获得加州大学伯克利分校的学士学位和哈佛的法律学位后，他于1940年代开始为联合国在中国的救济和康复管理部门工作。他后来帮助美国国务院在东亚、南亚和土耳其开展援助任务；1960年代，他成为美国国际开发署的助理署长。1969年，他离开美国国际开发署，成立海外发展理事会，并在这个智库担任主席和首席执行官近十年。

1980年，美国总统吉姆·卡特敦促联合国任命格兰特为儿童基金会的执行主任，他在该职位任职多年，直到他1995年去世。格兰特被他的支持者们称赞为政治实干家，因为他从不畏惧做出不得人心的政策决策。在世卫组织、联合国和儿童基金会内部，许多反对者对GOBI-FFF倡议持怀疑态度，但格兰特大胆向前迈进，他的热情和不遗余力的动员是该计划成功的重要原因。格兰特将1990年在世界儿童问题首脑会议上发表的声明（联合国儿童基金会已经实现了为全世界80％的儿童接种疫苗的目标）视为他在联合国儿童基金会最大的成就。1994年，克林顿总统为他授予总统自由勋章，以表彰他在为全世界儿童进行的卫生运动中展现的同情心和勇气[①]。

杰姆·格兰特和其他联合国官员督促各国首脑设立"全国免疫日"，在此期间，大量婴幼儿人口能够接种上针对脊髓灰质炎和其他可预防疾

---

① 有关格兰特的生活和职业生涯的记录，参见 Barbara Crosette, "James P. Grant, UNICEF Chief and Aid Expert, Is Dead at 72," *New York Times*, January 30, 1995, www. nytimes. com/1995/01/30/obituaries/james-p-grantunicef-chief-and-aid-expert-is-dead-at-72. html (accessed November 12, 2012).

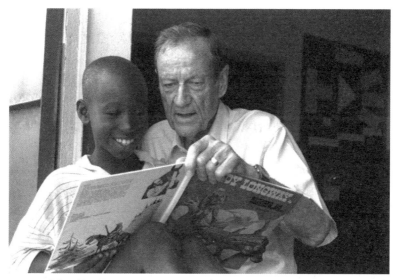

图 4.8 杰姆·格兰特，1980 年至 1995 年间担任联合国儿童基金会执行主任。感谢 UNICEF/NYHQ1994 - 0093/Giacomo Pirozzi 提供。

病的疫苗。联合国领导人们甚至呼吁陷于内战之中的国家停战以创造孩子们得以接种疫苗的"安宁日"。在全国免疫日，诊所和卫生保健提供者们常常在来自联合国儿童基金会或世界卫生组织支持团队的帮助下，免费提供基本的疫苗接种——通常针对天花、脊髓灰质炎和麻疹。最早的免疫日活动在哥伦比亚、布基纳法索、塞内加尔、印度和尼日利亚部分地区，以及土耳其（最为成功）举办。

当 1985 年土耳其第一次举办全国免疫日活动时，联合国儿童基金会设立了 4.5 万个疫苗接种点，培训了 1.2 万名卫生从业人员和 6.5 万名帮助者，并劝说 5 万名儿童的家长参与其中。这场运动起到了作用，获得了"社会不同层面和不同地理区域中舆论影响者"的支持，使得免疫日成为"一项真正的全国性事件"[1]。广播和电视网络宣传了免疫日的日

---

[1] UNICEF, *1946 - 2006*: *Sixty Years for Children* (New York: United Nations Children's Fund, 2006), 18.

期和疫苗接种点的位置。20 万名学校教师，5.4 万名伊玛目（伊斯兰教宗教领袖），4 万名乡村领导人和无数医生、药剂师和健康工作者，共同推动了这项运动的参与。联合国历史学家麦琪·布莱克在她的一本书《儿童第一：联合国儿童基金会的过去与当下》中写道，人们"依靠小汽车、卡车、马甚至是徒步行走，从商店和街角小店的冰箱"取运疫苗[①]。运动发起两个月后，联合国儿童基金会和土耳其国民政府报告，84%的目标人群已经接受疫苗接种。

土耳其著名的全国免疫日鼓舞了这一地区的其他国家举办类似的特殊活动，促使国际社会相信全面普及儿童免疫的目标是可以达到的。通过展示将服务提供与动员目标人群匹配起来的效力，这场运动还为中东和北美其他国家的大规模联合国儿童基金会干预提供了参考。虽然这些全国免疫日主要是针对儿童的脊髓灰质炎，它们后来被用于发放维生素 A 补充物，在津巴布韦这样的国家，还用来发放经过杀虫剂处理的蚊帐，以减少儿童疟疾感染。如今，这种招募志愿者骨干并设立临时疫苗接种点、从而在短时间内促进广泛的疫苗接种的战略，仍然在世界各国被使用。

当联合国儿童基金会骄傲地宣布已经实现为发展中世界 80%的儿童接种疫苗的目标时，儿童生存革命在 1990 年世界儿童问题首脑会议达到高潮（80%是一个重要的门槛，因为这被认为足以导致"群体免疫"，抑制疾病在某个人群中传播）。世界儿童问题首脑会议受到联合国儿童基金会的资助，71 国首脑和 88 位高级官员出席了大会，他们公开承诺继续保持降低婴幼儿死亡率的努力。联合国儿童基金会的职员们在美洲也主持了许多脊髓灰质炎疫苗接种行动，加速了这一地区脊髓灰质炎的根除（1994 年官方宣布）。

---

① Maggie Black, *Children First: The Story of UNICEF Past and Present* (Oxford: Oxford University Press, 1996), 45.

安宁日，萨尔瓦多，1985

对一些国家来说，普及儿童免疫的目标似乎是不可能实现的。1985 年，萨尔瓦多被卷入了军政府和左翼民兵联盟组成的法拉马蒂民族解放阵线之间的激烈内战。冲突始于 1980 年，持续了十二年，夺走了大约 7.5 万人的生命。许多卫生保健诊所关闭，政府为提供医疗服务（包括接种疫苗）所作的努力遭受了严重破坏。

但在 1985 年，在会见萨尔瓦多总统杜阿尔特和联合国秘书长佩雷斯·德奎利亚尔时，杰姆·格兰特指出，每年死于麻疹和其他疫苗可预防的疾病的萨尔瓦多儿童人数多于那时在战争中死亡的儿童人数。格兰特建议杜阿尔特呼吁将星期日定为"安宁日"，届时全国的儿童都可以接种这些疾病疫苗[①]。在联合国的敦促下，双方同意在三个单独的时间里临时停火，这使萨尔瓦多的 25 万儿童接种了疫苗。萨尔瓦多安宁日的成功表明，即使在不稳定的政治气候下，简单的卫生保健干预也可以实施，儿童的需求可被用于在冲突环境中建立"和平区"。

安宁日比 GOBI-FFF 计划实施的时间更长。自 1985 年以来，联合国继续呼吁交战各派别放下武器，允许儿童接种疫苗。在黎巴嫩、苏丹、乌干达、南斯拉夫和刚果民主共和国，联合国成功谈判达成战时临时中止，促进了在为公共卫生服务建立的停战区"和平走廊"里儿童免疫的普及推广[②]。1999 年，被称为泰米尔猛虎组织的反叛集团在联合国儿童基金会的要求下，设立了四天"安宁日"，停止了对斯里兰卡政府的武装斗争。2002 年，布隆迪内战中止，以便儿童可以接种脊髓灰质炎和麻疹疫苗，并获得维生

---

① UNICEF, *1946 - 2006：Sixty Years for Children* (New York：United Nations Children's Fund, 2006), 19.
② 同上。

素 A 补充剂①。2004 年，塞拉利昂内战中的战斗人员允许联合国官员在叛军控制的地区和难以到达的冲突地区给儿童接种疫苗；一位联合国塞拉利昂代表描述了如何接触到这些儿童："我们利用在政府统治地区的叛军亲属向他们传达信息，我们利用妇女团体，我们进行宣传。"② 在 2006 年 11 月 26 日的安宁日这一天，超过4.4 万名儿童在被战争蹂躏的苏丹安全地接种了疫苗。

此外，GOBI-FFF 运动成功地在世界范围内扩大了口服补液疗法和营养辅助品的使用③。联合国儿童基金会号召各国通过地方卫生诊所和药房提高口服补液疗法的可获得性，自 1970 年以来，这种治疗方法在发展中国家挽救了超过 4000 万儿童的生命。据世界卫生组织报告，口服补液疗法使腹泻导致的死亡下降了大约 36％④。直到口服补液疗法被广泛引入之前（这是 20 世纪最重要的公共卫生成就之一），腹泻一直是发展中世界造成婴儿死亡的首要原因。

GOBI-FFF 所取得的成功为全球健康领导力和政治倡导提供重要教益。为了实现儿童和孕产妇生存方面的成就，联合国儿童基金会不得不动员巨大的政治意愿。起初，GOBI-FFF 运动得益于既有的对这些难题的兴趣：许多国家的利益相关者已经在关心高婴儿死亡率的现象。1980年，在格兰特的监管下，联合国儿童基金会发起了年度《世界儿童状况》

① UNICEF News Note, "UN Urges 'Days of Tranquility' in Burundi for Vaccination Campaign," June 12, 2002, www. unicef. org/media/media _ 21527. html (accessed January 8, 2013); UNICEF News Note, "Nationwide Measles and Polio Vaccination Campaign Launched in Burundi," June 19, 2002, www. unicef. org/media/ newsnotes/02nn20measles. htm (accessed August 24, 2012).

② Thierry Delvigne-Jean, "Pan-African Forum: Immunization as a Way of Building Peace," UNICEF: Young Child Survival and Development, October 19, 2004, www. unicef. org/childsurvival/index _ 23709. html (November 12, 2012).

③ Andrea Gerlin, "A Simple Solution," *Time*, October 8, 2006, 40 – 47.

④ World Health Organization, *World Health Report* 2002: *Reducing Risks*, *Promoting Healthy* Life (Geneva: World Health Organization, 2002), 113.

报告，来记录该组织的活动，并为倡导儿童权利创造平台。这些报告依据儿童生存指标对各个国家进行排名，从而营造了各国之间建设性的竞争，并激发对 GOBI-FFF 议题的政治意愿。这一报告的发表意味着，一个国家在朝向实现 GOBI-FFF 所勾勒出的目标上的进步，能够被解读为该国经济和政治发展的替代物。

当然，格兰特极富魅力的领导力对联合国儿童基金会的崛起和 GOBI-FFF 项目的成就颇有帮助。格兰特将"引导、说服、奉承、羞辱、称赞"等方式无所不用其极，最终为儿童生存革命创造了令此前联合国儿童基金会的任何人都难以置信的政治资本[1]。到 1985 年，格兰特已经亲自会见了大约 40 位国家首脑和其他重要国家领导人，来商讨"无声而紧急"的婴幼儿死亡问题，鼓励广泛采用口服补液疗法和其他 GOBI-FFF 干预手段。他有意带着口服补液盐袋出席官方宴席，向身边的人们宣扬其好处——包括碘盐对减少碘缺乏症的作用，后者增加了生理和精神发育迟滞的风险。他说服了奥黛丽·赫本和许多其他演员出任这场运动的"亲善大使"[2]。

格兰特的另一项战术是强调七种 GOBI-FFF 干预手段的好处会因为项目成功带来的协同效应和动力而被放大。联合国儿童基金会前执行副总监理查德·乔利在 1995 年《各国的进步》报告中讲道，"杰姆·格兰特相信，设立并实现这些具体目标的斗争，仅仅只是为改善人类境遇的历史斗争的一部分，而且是微不足道的一部分。面对所有那些每天重创着我们希望和乐观主义的噩耗，他坚持使我们昂起头来，不仅仅关注今日的新闻头条，而把目光转向人类历史的地平线"[3]。虽然 GOBI-FFF 运动的成功不能全部归功于格兰特，但他引人注目的存在以及对联合国儿

---

① Adamson, "The Mad American," 23.

② 奥黛丽·赫本（Audrey Hepburn）参与了 GOBI-FFF 运动，这预示着许多名人在接下来的几年里会支持公共卫生事业，特别是在艾滋病流行期间。

③ Richard Jolly, "Introduction: Social Goals and Economic Reality," in The Progress of Nations 1995, compiled by United Nations Children's Fund, www.unicef.org/pon95/intr0001.html（accessed February 15, 2013）.

童基金会目标孜孜不倦的追求，为动员政治意愿支持全球层面的健康行动提供了榜样。

GOBI-FFF 的局限

主要受到洛克菲勒基金会的资助，GOBI-FFF 项目达到了许多该组织制定的儿童生存目标。在运动的最初两年中，发展中国家的平均免疫接种率从 20％上升至 40％，发展中国家口服补液疗法的使用覆盖率从不到 1％的家庭增加到近 20％[1]。但是 GOBI-FFF 的"针对性"特点（选择性初级卫生保健选择某些离散的干预措施组成一揽子计划）既是它的优势也是其弱点，这个项目对卫生系统的影响极小。在没有加强公共卫生基础设施、劳动力、供应链或初级保健服务供给的情况下，GOBI-FFF 对增强卫生系统或改善除婴儿死亡率以外的健康指标没有多少帮助。换言之，该运动的成功虽然意义重大，但却是不可持续的。

此外，由于儿童基金会优先实施口服补液疗法和免疫接种，其他的 GOBI-FFF 干预措施没有得到同样广泛的部署，产妇死亡率和其他保健优先事项的进展停滞不前。在 1990 年会议之后的数年里，儿童基金会艰难维持着全球疫苗接种的推行力度，自那时起，一些国家的免疫接种率回落到 80％以下：到 2010 年，只有一半的发展中国家在 80％的地区为 80％的儿童接种了白喉、百日咳和破伤风疫苗。将近 53％的发展中国家报告称，没有维生素 A 分配给 5 岁以下的儿童。尽管 20 个发展中国家在 2000 年至 2011 年间消除了新生儿和产妇破伤风，但仍有 38 个国家面临这种可预防疾病的发病率威胁[2]。儿童基金会在 1995 年杰姆·格兰特去世后无法维持其成效，这说明了制度化的超凡个人魅力的危险，正如马

---

[1] UNICEF, *1946 - 2006: Sixty Years for Children*, 21.

[2] World Health Organization and UNICEF, Progress Towards Global Immunization Goals: Summary Presentation of Key Indicators, August 2011, www.who.int/immunization _ monitoring/data/SlidesGlobalImmunization.pdf（accessed March 25, 2012）.

克斯·韦伯所言：依靠一个具有超凡魅力的领导者的组织或工作计划，往往难以在该领导人离开后长期维持其可持续性（见第2章）。

2000年在瑞士达沃斯举行的世界经济论坛上，全球疫苗免疫联盟（GAVI）在比尔和梅琳达·盖茨基金会的资助下成立，其设立的目标之一是重振儿童生存运动。GAVI与联合国儿童基金会及其伙伴一起，针对性地帮助发展中国家每年可能死于疫苗可预防疾病的数百万儿童。如果1990年的免疫接种率能够维持，这一倡议的提出就无必要。

联合国儿童基金会的《2008年世界儿童状况报告》显示，通过口服补液疗法防治腹泻死亡的努力也失去了动力：腹泻仍然是发展中国家婴儿死亡的第二个主要原因，在5周岁以下儿童的死亡病例中占17％以上。在GOBI成立之初，联合国儿童基金会曾希望在1989年之前实现口服补液疗法使用率中的50％用于腹泻治疗。到1990年，全世界有61％的人通过当地的诊所和药店获得了口服补液包，但其中只有32％的人实际使用了这些药品包来治疗腹泻。虽然估计有100万儿童受益于口服补液疗法的推广使用，但这低于格兰特追求的效果。《2008年世界儿童状况报告》指出，在发展中国家，每天有2.6万名5周岁以下的儿童死亡。这份报告的结论是，"今天的（婴儿死亡率）问题和25年前推行'儿童生存革命'时一样尖锐"[1]。

因此，虽然这场"革命"被那些呼吁"垂直干预"的人视为一场胜利，但从长远来看，尤其是就公共卫生系统的发展而言，其效果是有限的。比如，口服补液包能带来短期效益，但在许多缺乏清洁饮用水和现代卫生设施的贫困地区，这只是一个权宜之计。在许多方面，这项运动吸取了20世纪早期针对根除特定疾病运动的教训；在2006年，联合国儿童基金会自称GOBI-FFF"是退回到了1950年代的大规模反疾病运动"[2]。它对疫苗接种的强调体现了垂直的取向：把技术解决办法而不是

---

① UNICEF, *State of the World's Children 2008* (New York: United Nations Children's Fund, 2007), 1.

② UNICEF, *1946 - 2006: Sixty Years for Children*, 17.

加强公共卫生系统视为全球健康领域最明智的投资。

哈夫丹·马勒批评 GOBI 运动追求短期效益，而不是为国际公共卫生建立基础。在 1983 年，他指责世界卫生大会"对系统性的努力"（类似于阿拉木图会议所概述的内容）"几乎没有耐心"；他称选择性初级卫生保健的倡议是"发展中国家以外的人选择的一些关于初级卫生保健的孤立要素集合"。① 马勒的批评是一针见血的。虽然 GOBI-FFF 运动在国家层面提供了各种实施策略，但其目标和方法是由联合国机构而不是预期的受益者制定的。其使用"社区参与"的修辞是为了获得发展中国家对选择性初级卫生保健的支持，但实际上，这种参与在方案执行中几乎没有反映出来②。

选择性初级卫生保健的崛起也助长了当时流行的新自由主义思潮。例如，联合国儿童基金会 1987 年的《人性化调整》报告对世界银行和货币基金组织的结构调整方案提出了开创性的批评。但这份报告并没有对引领结构调整时代的许多植根于新自由主义经济思想的潜在价值观提出挑战。例如，它提倡实施保健和教育项目，以减轻结构性调整的负面社会影响（其导致发展中国家削减了公共领域的开支），而没有提出一种新的将健康视为一项人权或以强化公共卫生系统为最终目的的卫生保健模式。此外，联合国儿童基金会继续在成本控制方面表述全球健康面临的挑战，在方案设计中采用成本效益分析。在某种程度上，选择性初级卫生保健为 1993 年世界银行的《世界发展报告》奠定了基础，这份报告将成本效益作为确定全球健康优先事项的主要工具。

最重要的是，选择性初级卫生保健延续了一种发展模式，将健康干预作为实现经济增长的有用手段，而不是目的本身。据联合国儿童基金会的一份报告称，GOBI-FFF 运动"颠覆了传统的智慧"："婴幼儿死亡

---

① Jean-Pierre Unger and James R. Killingsworth, "Selective Primary Health Care: A Critical Review of Methods and Results," *Social Science and Medicine* 22, no. 10 (1986): 1003.

② Morgan, *Community Participation in Health*, 62.

率以前被视为一个衡量国家发展水平的指标。现在，联合国儿童基金会提出，对婴幼儿死亡率的直接制止干预将成为促进发展的工具。"① 但是，将发展视为项目最终目标的核心假设仍然没有受到挑战。在世界儿童问题首脑会议之后的第十年，在 2000 年《国家发展报告》中，卡罗尔·贝拉米（格兰特的继任者，联合国儿童基金会执行主任）写道："有效的儿童早期照料是人类发展非常核心的部分。对于那些相信经济学观点的大多数人来说，对儿童早期服务和支持的投资预计回报率高达 7：1。"② 成本效益的修辞继续形塑着围绕儿童权利与健康问题展开的辩论；儿童被视为"未来经济和社会变革的主体"③，而不是具有不可剥夺人权的个体。关于公平、社会正义和健康作为一项人权的主张不再在公共卫生政策辩论中发挥作用，直到 1990 年代晚期全球艾滋病危机引起公众关注时情况才有所改观。

在 2008 年，在《阿拉木图宣言》发布三十周年之际，世界卫生组织发表了题为《初级卫生保健：过去重要，现在更重要》的报告作为年度《世界卫生报告》。在导言中，世卫组织总干事陈冯富珍承认阿拉木图宣言"是一场无法按照其价值观递送服务的集体性失败"。"要在未来三十年里做得更好，"她写道，"就意味着我们现在需要投资于我们的能力，以使我们的实际表现符合我们的愿景。"④ 现在，初级卫生保健运动的挑战是要明确目标，并确定可采取的具体步骤来加强贫穷国家的基本卫生保健服务。正如沃尔什和华伦在 1979 年所指出的那样，阿拉木图宣言的目标是无可非议的，但是，如果没有一个明确的实施计划和专门的融资

① UNICEF，*1946 - 2006：Sixty Years for Children*，17.
② Carol Bellamy，"The Time to Sow," in *The Progress of Nations 2000*，compiled by United Nations Children's Fund，11，www. unicef. org/pon00/pon00 _ 3. pdf (accessed February 15，2013) .
③ UNICEF，*General Progress Report of the Executive Director*（E/ICEF/608）（New York：United Nations Children's Fund，1971），1.
④ World Health Organization，*World Health Report 2008*，3.

渠道，这些目标也可能会失败①。今天，当我们从选择性初级卫生保健的兴衰中汲取了教训，"人人享有卫生健康"的诺言变成现实也具有了新的可能。

世界银行在卫生保健方面扮演着日益重要的角色：成本效益和公共卫生改革

1980 年代地缘政治和意识形态的变化对全球健康产生了诸多影响，其涵盖范围超越了初级卫生保健与选择性初级卫生保健之争，以及联合国儿童基金会 GOBI-FFF 运动的成功。这种新的意识形态思潮导致了国际公共卫生机构的结构转变，这对全球公共卫生政策和资源分配产生了持久的影响。其中，最重要和持久的变革之一是世界银行跃升为全球健康有影响力的参与者。本节考察了世界银行 1990 年代的政策和计划，特别聚焦于 1993 年的《世界发展报告》，它是这十年里最重要的全球卫生出版物之一。

如前所述，世界银行在 1980 年代推广了结构调整贷款，主张削减许多贫穷国家教育和卫生的公共部门开支②。联合国儿童基金会的一份报告称，世界银行和货币基金组织的这一安排在发展中国家"即便不占主导地位，也极具影响力"③。到 1988 年，有 59 个国家收到了世界银行的调整贷款④。在 1990 年代，世界银行成为发展中国家卫生保健项目主要的政策制定者、放贷方和资金提供者，在全球健康方面发挥着更加直接

---

① Walsh and Warren, "Selective Primary Health Care," 967; Theodore M. Brown, Marcos Cueto, and Elizabeth Fee, "The World Health Organization and the Transition from 'International' to 'Global' Public Health," *American Journal of Public Health 96*, no. 1 (2006): 62–72.

② Gershman and Irwin, "Getting a Grip," 32.

③ Richard Jolly, "Adjustment with a Human Face: A UNICEF Record and Perspective on the 1980s," *World Development 19*, no. 12 (1991): 1809.

④ 同上。

的作用。世界银行资助了艾滋病预防、计划生育和营养项目，以及用以减轻贫穷的小额信贷，尽管它也推广使用成本效益分析作为确定公共卫生部门优先事项的一种方法。

随着世界银行影响力的增长，世卫组织的力量逐渐减弱。依然奉行"人人享有卫生保健"提议的世界卫生组织在1980年代仍然对各国卫生部门有影响力。但由于结构调整，这些部门自身往往面临预算减少的问题。与此同时，世卫组织在重组自己的资金基础之后更少对贫穷国家负责。世界卫生大会（世界卫生组织的理事机构）中的代表权是"一国一票"。然而，在1980年代，富裕国家将其对卫生组织的贡献限于具体倡议，而不对综合业务预算予以支持。尽管它们所支持的项目因此免受一般性资金限制的影响，但这一筹资结构削弱了世卫组织项目在一些贫穷国家应负的责任，以及"人人享有卫生保健"的实现进程。

贸易自由化和粮食

新自由主义改革的影响是复杂的。例如，贸易自由化导致了来自美国等国家的高补贴生产者生产的廉价食品的广泛出口，如玉米食品、玉米糖浆和玉米油。世界各地的小农往往无法与这些低价的进口产品竞争，许多农民失去了他们的生计——这是全球移民和城市化的一个主要"推动因素"。当地的作物正被进口或转基因高产量作物所取代，这些农作物需要进口肥料和种子等给料。此外，传统膳食让步于高盐、高糖、高脂肪的西方膳食，导致了心脏病、中风和2型糖尿病等在贫穷国家的爆发式流行[1]。一方面，获得廉价卡路里减少了那些赚取现金收入的人的营养不良，另一方面，对外国进口作物的依赖增加了穷人在全球市场波动中的脆弱性。例如，当世界粮食价格在2008年4月飙升时，海地受到的打击尤其严重。危机本来应该不那么严重，但贸易自由化已经

---

[1] Adam Drewnowski and Barry M. Popkin, "The Nutrition Transition: New Trends in the Global Diet," *Nutrition Reviews* 55, no. 2 (1997): 31.

> 将海地从大米净出口国转变为净进口国，而大米是海地的主要粮食作物①。

面对低收入国家公共卫生系统恶化的证据，世界银行和国际货币基金组织在 1980 年代末遇到了一波批评浪潮，如上文指出的，批评声在联合国儿童基金会 1987 年发布《人性化调整》时达到顶点。尽管世行承认"即使是精心设计的调整计划也会损害到一些群体"，② 一些市场拥护者坚持认为，用玛格丽特·撒切尔的话来说，"没有别的选择"。最好的办法是通过部署像 GOBI-FFF 这样的干预措施来减轻结构调整对卫生保健的意料之外的影响。作为一项全球政策制定者关注的议题，卫生保健与在宏观经济方面的考虑相比居于次要位置。

《1993 年世界发展报告》和成本效益

在 1990 年代，世界银行开始更加明确提倡对公共卫生更多的投资。在《1993 年世界发展报告：投资于健康》一书中，世行概述了一份路线图，将卫生筹资引向以效率和公平原则为基础的成本效益战略和改革。

这份世界发展报告提出了两大问题。首先，世行批评公共资金在通常被城市精英所占领的高成本的高等教育中所占比例太高，并主张重新分配资源，以实现为所有人提供基本预防和临床护理。虽然许多公共部门的卫生保健系统名义上提供了"免费"护理，但这些服务集中在城市地区，常常排斥了农村地区的贫穷人口。例如，在 1990 年的印度尼西亚，最富有的 10％的人口获得的政府卫生保健补贴是最贫穷的 10％的人

---

① Pedro Conceição and Ronald U. Mendoza, "Anatomy of the Global Food Crisis," *Third World Quarterly* 30, no. 6 (2009): 1162.

② Richard Jolly, "Ajustment with a Human Face: A UNICEF Record and Perspective on the 1980s," *World Development 19*, no. 12 (1991): 1819。

口的近三倍①。同样的，肯尼亚内罗毕的肯雅塔医院收到了超过 50％的政府卫生预算。这篇报告认为，只有在卫生部门的优先事项得到合理化，并且资源得到有效和公平分配的情况下，"人人都享有卫生保健"才能实现。

第二，《1993 年世界发展报告》提议成本效益是确定优先事项的合适工具。报告指出，由于资源匮乏，规划人员可以使用成本效益分析，以在人口卫生保健方面取得最大可能的改善。确定优先事项的一个障碍是没有一个单一的指标来比较不同疾病控制工作的健康效益。因此，《1993 年世界发展报告》与世界卫生组织合作推出了全球疾病负担项目，该项目使用一种新的测量方法计算不同疾病和危险因素的负担：伤残调整生命年（DALYs）。伤残调整生命年合并了过早死亡所丧失的生命年限和以伤残方式生存的生命年限，采用单一指标以估计特定人群中特定疾病的负担。伤残调整生命年使政策制定者能够比较各种疾病的负担和不同干预措施的成本效益（第 8 章更详细地说明了这一指标及其用法）。

《1993 年世界发展报告》计算指出，低收入国家的政府投资于一揽子基本公共卫生计划和必要的临床服务，可将其疾病负担减少 1/3，只需每人每年花费 12 美元②。这个一揽子计划包括以下组成部分：

免疫

学校提供驱虫药物和微量营养素

关于计划生育、营养和家庭卫生的宣传运动

减少酒精和烟草使用的项目

艾滋病预防项目

临床服务，如计划生育和孕妇保健，结核病治疗，控制性传播疾病，以及疟疾、呼吸道感染和腹泻等常见儿童疾病的治疗③

---

① World Bank, *World Development Report* 1993，4.
② 在低收入国家，政府公共卫生支出为人均 6 美元，公共卫生总支出为人均 14 美元。世界银行呼吁捐助方和各国政府增加支出，并重新分配资源。
③ World Bank, *World Development Report* 1993，10.

报告指出，将资源重新分配到成本效益高的治疗方法，意味着不把心脏手术、艾滋病病毒/艾滋病抗逆转录病毒治疗，以及为早产儿提供特别护理等干预措施纳入基本公共资助的一揽子计划中。[①] 一些政府每年在公共卫生方面的人均支出仅有 6 美元，世界银行主张大幅增加政府和捐助者的资金支持，并由个人、家庭和社区共同分担费用。与以往政策明显背离的是，此外世行还主张低收入国家政府增加公共卫生开支，以提供一揽子计划必要的基本服务。世行还就如何维持公共卫生需求与通过结构调整实现长期增长的愿景之间的平衡，表达了更加细致的观点："这种调整对于长期的卫生保健收益来说显然是必要的。但在过渡时期，特别是在调整计划的早期阶段，公共支出的衰退和削减减缓了卫生保健状况的改善。"[②]

《1993 年世界发展报告》表明，世界银行作为全球健康筹资和标准制定者的影响力日益增强。世界银行卫生、营养和人口司的贷款从 1978 年不到 1 亿美元增加到 1990 年代中期的 10 亿美元之上（见图 4.9）。该报告再次表明经济因素在全球健康决策和方案设计中日益重要的作用。使用成本效益来确定优先事项的观点建立在公共卫生资源缺乏的假设之上。然而，在接下来的二十年里，这一假设的有效性将受到挑战（和动摇），正如下一章所描述的那样。

结论

本章所考察的二十年（从 1970 年代中期到 1990 年代中期）见证了全球健康政策和实践的引人注目的转变。阿拉木图会议上达成的政治意愿的联合，伴随着发展中国家的债务危机以及美国和英国的政治变革而不堪一击。随着新自由主义的崛起，对建立（或加强）初级卫生保健服

---

① World Bank, *World Development Report* 1993，10.

② 同上，8.

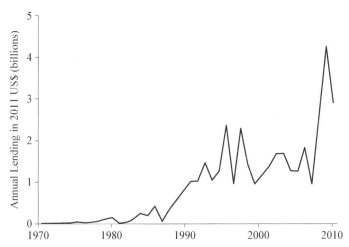

图 4.9 世界银行卫生、营养和人口司的年度贷款额，1970 – 2011。世界银行卫生、营养和人口司提供的数据；图摘自 Joy A. de Beyer, Alexander S. Preker, and Richard G. A. Feachem, "The Role of the World Bank in International Health: Renewed Commitment and Partnership," *Social Science and Medicine 50*, no. 2（2000）: 169 – 176。

务系统的支持走向枯竭；相反，提倡有针对性的和有限的卫生保健干预（选择性初级卫生保健）找到了政治的牵引力。

国际金融机构在后十年中产生了越来越大的影响，促使了资源分配和制定全球健康政策话语的变革。以市场为基础的战略和成本效益分析成为许多卫生保健改革者和决策者的标准做法。其中一些趋势在促进健康公平方面取得了巨大成就：联合国儿童基金会的儿童生存革命大大扩大了获得救生疫苗的机会；成本效益分析引导一些发展中国家远离对城市中心三级医疗的过分强调。

但是，开启这一时期的愿景（人人享有初级卫生保健）被搁置，并在某种程度上被逆转。公共卫生项目的投资减少（由债务危机和结构调整引发）和普遍采用的使用者付费损害了世界上最贫穷者本就有限的获得卫生保健服务的机会。《阿拉木图宣言》的起草者未能设计和实行一个

能够实现他们愿景的路线图和筹资战略，但"人人享有卫生保健"并未
完全被放弃。今天，全球健康公平的倡导者们常常重提 1978 年在阿拉木
图所奉行的原则。下一章将讨论为何一个看似不可能的由世界各地的卫
生保健专家、科学家、社会活动家和政策制定者组成的联盟成功地在几
年内将美国政府对全球艾滋病的资助扩大了十倍——这是迄今在走向
"人人享有卫生保健"的目标的道路上最重要的步伐之一。

推荐阅读

Acemoglu, Daron, and James Robinson. *Why Nations Fail: The Origins of Power, Prosperity, and Poverty*. New York: Crown Press, 2012.

Adamson, Peter. "The Mad American." In *Jim Grant: UNICEF Visionary*, edited by Richard Jolly, 19 - 38. Florence, Italy: UNICEF, 2001.

Brown, Theodore M., Marcos Cueto, and Elizabeth Fee. "The World Health Organization and the Transition from 'International' to 'Global' Public Health." *American Journal of Public Health* 96, no. 1 (2006): 62 - 72.

Cornia, Giovanni Andrea, Richard Jolly, and Frances Stewart, eds. *Adjustment with a Human Face: Protecting the Vulnerable and Promoting Growth — A Study by UNICEF*. Oxford: Clarendon Press, 1987.

Cueto, Marcos. "The Origins of Primary Health Care and Selective Primary Health Care." *American Journal of Public Health* 94, no. 11 (2004): 1864 - 1874.

de Beyer, Joy A., Alexander S. Preker, and Richard G. A. Feachem. "The Role of World Bank in International Health: Renewed Commitment and Partnership." *Social Science and Medicine* 50, no. 2 (2000): 169 - 176.

de Quadros, Ciro A. "The Whole Is Greater: How Polio Was Eradicated from the WesternHemisphere." In *The Practice of International Health: A Case-Based Orientation*, edited by Daniel Perlman and Ananya Roy, 54 - 70. London: Oxford University Press, 2009.

Easterly, William. *The Elusive Quest for Growth: Economists, Adventures and Misadventures in the Tropics*. Cambridge, Mass.: MIT Press, 2001.

Ferguson, James. *Global Shadows: Africa in the Neoliberal World Order*. Durham, N. C.: Duke University Press, 2006.

Kim, Jim Yong, Joyce V. Millen, Alec Irwin, and John Gershman, eds. *Dying for Growth: Global Inequality and the Health of the Poor*. Monroe, Maine: Common Courage Press, 2000.

Litsios, Socrates. "The Long and Difficult Road to Alma-Ata: A Personal

Reflection. " *International Journal of Health Services* 32, no. 4 (2002):
709 – 732.

Morgan, Lynn M. "The Primary Health Care Movement and the Political
Ideology of Participation in Health. " In *Community Participation in
Health : The Politics of Primary Care in Costa Rica*, by Lynn M. Morgan,
62 – 82. Cambridge: Cambridge University Press, 1993.

Paluzzi, Joan. "Primary Health Care since Alma Ata: Lost in the Bretton
Woods?" In *Unhealthy Health Policy: A Critical Anthropological
Examination*, edited by Arachu Castro and Merrill Singer. Walnut Creek,
Calif. : Altamira Press, 2004.

Pavignani, Enrico. "Can the World Bank Be an Effective Leader in
International Health?" *Social Science and Medicine* 50, no. 2 (2000): 181 –
182.

Rodrik, Dani. "Goodbye Washington Consensus, Hello Washington
Confusion? A Review of the World Bank's Economic Growth in the 1990s:
Learning from a Decade of Reform. " *Journal of Economic Literature* 44,
no. 4 (December 2006): 973 – 987.

Rowden, Rick. *The Deadly Ideas of Neoliberalism: How the IMF Has
Undermined Public Health and the Fight against AIDS*. London: Zed
Books, 2009.

Sachs, Jeffrey. *The End of Poverty: Economic Possibilities for Our Time*.
New York: Penguin Press, 2005.

Stein, Howard. *Beyond the World Bank Agenda : An Institutional Approach
to Development*. Chicago: University of Chicago Press, 2008.

Stiglitz, Joseph E. *Globalization and Its Discontents*. New York:
Norton, 2002.

Stuckler, David, and Karen Siegel, eds. *Sick Societies: Responding to the
Global Challenge of Chronic Disease*. New York: Oxford University
Press, 2011.

Walsh, Julia A. , and Kenneth S. Warren. "Selective Primary Health Care:
An Interim Strategy for Disease Control in Developing Countries. " *New
England Journal of Medicine* 301, no. 18 (1979): 967 – 974.

Williamson, John. "What Washington Means by Policy Reform. " In *Latin
American Adjustment: How Much Has Happened?* edited by John
Williamson, 7 – 39. Washington, D. C. : Institute for International
Economics, 1990.

第 5 章　重新定义可能性：艾滋病的全球反应

卢克·梅塞克，克里希纳·普拉布

全球健康的黄金时代

迄今，没有哪一种抗击疾病的努力像对艾滋病的全球反应这样如此展现了医学和全球健康的前景。医学被称为"最年轻的科学"：医学的重要手段（诊断，预防，治疗）不过是 20 世纪后期的发明。然后艾滋病出现了，在长达三十年的时间里，科学家们识别出病原体并发展出了必要的工具，把这项宣判人类死刑的疾病变为可控的慢性疾病。这已让现代医学使出了浑身解数。此外，还有一项由美国总统防治艾滋病紧急救援计划（PEPFAR），全球抗击艾滋病、结核病和疟疾基金会以及比尔和梅琳达·盖茨基金会领导的平等计划，以确保世界上的穷人得以共享这些现代医学成果并取得了长足的进步。2011 年 11 月，美国国务卿希拉里·克林顿甚至提及"无艾滋病一代"[①] 的计划。这种大胆的愿景将在未来十年中实现吗？全球健康从业人员和政策制定者将如何维持和巩固 21 世纪头十年取得的进步？在试图解决此类问题的同时，本章还将探讨一些支撑全球健康黄金时代的主要力量。

21 世纪初，公众对全球健康的关注空前高涨，大量资金注入其中。

---

① Hillary Rodham Clinton, "Remarks on 'Creating an AIDS-Free Generation,'" November 8, 2011, www. state. gov/secretary/rm/2011/11/176810. htm (accessed February 9, 2012).

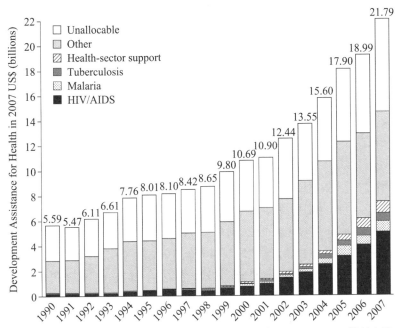

图 5.1 公共和私营机构提供的卫生发展援助（按疾病分类），1990—2007。资料来源：Nirmala Ravishankar，Paul Gubbins，Rebecca J. Cooley，Katherine Leach-Kemon，Catherine M. Michaud，Dean T. Jamison，and Christopher J. L. Murray，"Financing of Global Health：Tracking Development Assistance for Health from 1990 to 2007，" *Lancet* 373，no. 9681（2009）：2113 – 2124。

健康研究员尼尔马拉·拉维山卡尔及其合作者估计，公共和私人机构健康发展资助从 1998 年的 86.5 亿美元涨到 2007 年的 217.9 亿美元（见图 5.1）①。在 2000—2006 财年，美国政府防治艾滋病的资金增长了

① "为卫生提供发展援助"的定义是"公共和私营机构开展的所有卫生资助流动，其主要目的是向低收入和中等收入国家提供发展援助"（Nirmala Ravishankar，Paul Gubbins，Rebecca J. Cooley，Katherine Leach-Kemon，Catherine M. Michaud，Dean T. Jamison，and Christopher J. L. Murray，"Financing of Global Health：Tracking Development Assistance for Health from 1990 to 2007，" *Lancet* 373，no. 9681 [2009]：2116）。

十多倍①。个体慈善家也给研究和服务项目投入了大量资金。关于全球健康的公共活动的迅速崛起证明了人们越来越认识到流行疾病如艾滋病和疟疾是可以治疗的疾病。国际机构开始了新举措激励并协调国家和非国家政体。新的资金、跨国活动以及完成制度构架改革的世界医疗保健递送制度促使全球健康公平实现了历史上的最大进步。

进入 21 世纪，美国政府似乎并没有成为发展中国家艾滋病患者们的利益捍卫者。美国国会的许多领导人以及刚就职的小布什总统对外国援助持冷漠态度②。在 1994 年"共和革命"随后的几年中，共和党在国会两院占据多数席位，一些保守派谴责外国援助是浪费的行为。从 1995 年到 2001 年，当时的参议院外交关系委员会主席、参议员杰西·赫尔姆斯（Jesse Helms）吹嘘他"从未对外援资助投过赞成票"③。由于有影响力的基督教保守派领导人曾反对联邦资金用于艾滋病的治疗和研究，使得全球艾滋病防治资金的前景尤为暗淡，在美国，甚至于 1980 年代和 1990 年代期间还出现过诸如杰里·福尔维尔（Jerry Falwell）牧师在 1983 年宣称的"艾滋病是上帝对同性恋和滥交的惩罚"④ 此类的宣言。鉴于共和党内部对对外援助的怀疑态度以及人们对艾滋病的污名化和谴责性措辞，几乎没人会想到美国政府居然会推出历史上最大也是最成功的全球健康计划——美国总统防治艾滋病紧急救援计划，投入数十亿美元与全球范围内的艾滋病作斗争。

令人意想不到的事情还在后面，正是在共和党控制美国行政和立法部门的年代，联邦政府对国际艾滋病的预防、护理和治疗计划的投入从

---

① Tiaji Salaam-Blyther, *Trends in U. S. Global AIDS Spending*：FY 2000 - 2008 (Washington, D. C.：Congressional Research Service, 2008), 13.

② Carol Lancaster, *Transforming Foreign Aid*：*United States Assistance in the 21st Century* (Washington, D. C.：Institute for International Economics, 2000), 46.

③ Steven Radelet, "Bush and Foreign Aid," *Foreign Affairs* 82, no. 5 (2003)：107.

④ Greg Behrman, *The Invisible People*：*How the U. S. Has Slept through the Global AIDS Pandemic*, *the Greatest Humanitarian Catastrophe of Our Time* (New York：Free Press, 2004), 27.

2000 财年的约 3 亿美元增加到 2006 财年的超过 34 亿美元[①]。这些资金的流入显著地改善了许多受艾滋病影响的发展中国家接受相关服务的能力。在 2000 年，全世界仅有几百名患者受到美国资助，接受抗逆转录病毒疗法（ART）；截至 2009 年 9 月底，美国国务院声称，美国总统防治艾滋病紧急救援计划已经支持了（全部或部分）对 24 个国家约 250 万人的治疗[②]，并为 50.98 万产检 HIV 阳性的孕妇提供了艾滋病病毒母婴传播阻断措施[③]。称赞美国总统防治艾滋病紧急救援计划防止了数百万人免于死亡并不夸张[④]。

私人基金会也有助于改变人们对于"可能性"这个普遍观念的理解。比尔和梅琳达·盖茨基金会成立于 1994 年，现已成为全球最大的健康研究与实施的私人资助方。到 2009 年，投资者沃伦·巴菲特使得盖茨基金

---

① 有关这些数字如何经由国会立法而获取的详细讨论，参见 Salaam-Blyther，*Trends in U. S. Global AIDS Spending*。

② Office of the U. S. Global AIDS Coordinator, "Treatment Results," in Sixth Annual Report to Congress on PEPFAR Program Results（2010）（Washington, D. C. : Government Printing Office, 2010），www. pepfar. gov/press/sixth _ annual _ report/137133. htm（accessed December 1, 2012）. 尽管 2010 年报告中的数字未受到质疑，但对 PEPFAR 的治疗数据过去一直有在争议。2005 年 1 月，PEPFAR 争辩说它在博茨瓦纳为 32000 多人提供抗逆转录病毒治疗；博茨瓦纳的卫生官员对这一说法提出质疑，指出美国尚未履行早先的 250 万美元的承诺。布什政府将博茨瓦纳的治疗人数修改为 20000，但对此数字的准确性的争论依然存在。参见 UN Office for the Coordination of Humanitarian Affairs, "Lazarus Drug": ARVs in the Treatment Era, IRIN Web Special，September 2005，www. irinnews. org/pdf/in-depth/ARV-era. pdf（accessed September 2, 2012）。

③ Office of the U. S. Global AIDS Coordinator, Sixth Annual Report to Congress on PEPFAR Program Results（2010）. 当艾滋病阳性孕妇的治疗包括三种抗逆转录病毒药物治疗、分娩时剖宫产和使用配方奶粉而不是母乳时，可以将 HIV 病毒母婴传播率从 40% 以上降低到低于 1%。

④ 参见 Eran Bendavid, Charles B. Holmes, Jay Bhattacharya, and Grant Miller, "HIV Development Assistance and Adult Mortality in Africa," *Journal of the American Medical Association* 307, no. 19（2012）: 2060 - 2067. Bendavid 及其同事使用双重差分统计分析来确定 PEPFAR 所关注重点国家的年龄调整死亡率低于其他类似的艾滋病传染国家。虽然作者确定 PEPFAR 重点国家的全因成人死亡率比非重点国家进一步下降，但他们无法确定 PEPFAR 是否对与艾滋病病毒以外的其他疾病有关的死亡率产生影响。

会的资产几乎翻了一番，为全球健康投入了超过 100 亿美元的资金①。基金会全球健康计划的资金主要用于发现、传送和政策倡导，以抗击和预防重大的全球健康问题。这些健康问题包括肠道和腹泻疾病、艾滋病病毒/艾滋病、疟疾、肺炎、结核、被忽视的疾病、计划生育、营养、妇科、新生儿和儿童健康、烟草控制以及疫苗可预防的疾病。

此外，国际机构也发挥了关键作用。成立于 2002 年的全球防治艾滋病、结核病和疟疾基金是一个独立的多边组织，接受公共和私人的捐赠，并将这些捐赠分配给签署了抗击世界三大传染性疾病的协调战略的国家。截至 2011 年 12 月，全球基金在 150 个国家为 1000 多项赠款批准了 226 亿美元②。从 1996 年开始，世界银行和国际货币基金组织开始向重债穷国提供债务减免政策，到 2011 年已经减免了 760 多亿美元的债务，从而增加了穷国政府对公共卫生资源的预算投资③。

新的国际健康政策举措在推动发展中国家 HIV/AIDS（获得性免疫缺陷病毒/艾滋病）治疗资金前所未有的增加方面也起到了催化剂的作用。2003 年世界卫生组织（WHO）和联合国艾滋病规划署（UNAIDS）发起 "3/5" 倡议，其目标是在 2005 年底之前为中低收入国家的 300 万艾滋病患者提供治疗。通过制定雄心勃勃的治疗目标，世界卫生组织利用其作为全球健康标准制定机构的独特地位，对抗逆转录病毒治疗机会在全球范围内进行了再分配。这一举措并非没有诋毁者。许多人仍然不相信抗逆转录病毒疗法可以在发展中国家有效和大规模地实施；截至 2003 年年底，只有 10 万人（占需求的人口的 2%）在撒哈拉以南的非洲

---

① Bill and Melinda Gates Foundation，"Global Health Program Fact Sheet," 2009，http：//docs. gatesfoundation. org/global-health/documents/global-health-fact-sheet-english-version. pdf（accessed February 15，2013）.

② The Global Fund for AIDS, Tuberculosis and Malaria，"The Global Fund's 2011 Results at a Glance," video, www. youtube. com/watch? v = B20 PM p6q3qg（accessed December 1，2012）.

③ International Monetary Fund，"Debt Relief under the Heavily Indebted Poor Countries（HIPC）Initiative," Factsheet，September 30，2012，www. imf. org/external/np/exr/facts/hipc. htm（accessed January 8，2013）.

地区接受治疗[1]。尽管如此，这一明确的目标有助于各方联盟（多边和双边捐助者，健康从业人员，国际决策者，受艾滋病折磨的国家的政府，艾滋病患者及其全球倡导者）进一步扩大抗逆转录病毒疗法的实施范围。通过根据被治疗人数而不是捐赠的金额来衡量成功，"3/5"运动也鼓励捐助者承担责任。截至2005年底，在撒哈拉以南非洲接受抗逆转录病毒治疗的人数达以前8倍之多，占需求量的17%[2]。尽管"3/5"倡议治疗目标在2007年而不是2005年达成，"3/5"运动确实有助于刺激全球防治艾滋病工作的实施。世界卫生组织的早期领导为许多后续的行动树立了榜样。截至2011年底，艾滋病规划署估计，有近660万人正在接受抗逆转录病毒治疗[3]。

正如拉维山卡尔及其同事在2009年6月的《柳叶刀》中指出的那样，1990年代的健康发展援助从1990年的56亿美元增加到1999年的98亿美元，这与21世纪的资助增长相比黯然失色：在2007年，218亿美元被用于全球健康项目[4]。哪些因素导致资助如此剧烈地增长？为什么艾滋病这样一种慢性疾病（其治疗方案比全球许多导致死亡和残疾的疾病更加昂贵和复杂）在短时间内吸引如此巨额的资助（至少部分是这样）？要解释全球健康的黄金时代的需求就要进行具有地域广度及历史深度的生物社会分析。

全球健康公平这个如此大胆的概念是如何进入公众的想象力的？在短短十年的时间里，这个概念的含义又如何剧烈地变化？要回答这个问题，一种途径是利用社会学家彼得·伯格和托马斯·卢克曼所提出的制度化概念（见第2章）。在21世纪头十年以前，人们对全球健康有着非

---

① World Health Organization, *Progress on Global Access to HIV Antiretroviral therapy: A Report on "3 by 5" and Beyond*, March 2006 (Geneva: World Health Organization, 2006), 7.

② 同上。

③ Joint United Nations Programme on HIV/AIDS, 2011 UNAIDS World AIDS Day Report: Getting to Zero (Geneva: UNAIDS, 2011), 5.

④ Ravishankar, Gubbins, et al., "Financing of Global Health," 2115.

常低的期望，当然，那时投入的资源也是微不足道的。随着时间的推移，政策制定者、捐助者和健康专业人员都把稀缺的资源看作社会化了的正常现象：他们侧重于优化使用既得的一小块资源蛋糕，而不是重新设计和寻求扩大该资源蛋糕的大小。贫穷国家的健康服务提供者习惯于瞄准那些触手可及的目标（疫苗、洗手、蚊帐、安全套、GOBI 干预措施，等等）就像捐助者也习惯为全球健康计划支付数量有限的金额一样。那些可以挽救生命的干预措施，包括抗逆转录病毒治疗和二线结核病治疗，都被认为治疗价格无可挽救地高不可攀。换句话说，这些限制作为全球健康的现状已经被制度化了。

这对全球健康中的"利益相关者"（包括需要基本医疗保健的穷人）认识到在全球健康中何为可能产生了深远的影响。伯格和卢克曼写道："与此习惯化相伴随的是人们认为有极少的选择性。"[1] 多年来，人们认为在全球健康中唯一可行的方法是那些触手可及的目标。然而这些既有的建构观念或制度化的习惯（高昂的药物成本，微薄的资金和较低的期望）在大规模的社会变革面前不堪一击。在接下来的十年中，这些标准将被极大改变。

从死亡到慢性疾病：在抗逆转录病毒治疗时期的艾滋病

在 1980 年代和 1990 年代初期，诊断出携带艾滋病毒便意味着早期死亡。在艾滋开始广泛流行的最初岁月，无论在穷国还是富国，医生都缺乏治疗手段来抑制病毒和预防早期临床症状。他们能做到的最好的治疗是预防与艾滋病毒相关的机会性感染，如肺炎和疱疹。叠氮胸苷（Azidothymidine，简称 AZT）是安全有效地减缓艾滋病毒在体内复制的第一种药物，1987 年获得美国食品药品监督管理局（FDA）的批准作为

---

① Peter Berger and Thomas Luckmann, *The Social Construction of Reality: A Treatise in the Sociology of Knowledge* (New York: Irvington Publishers, 1966), 53.

抗艾滋病药物①。在 1991 年推出去羟肌苷（didanosine）以前，AZT 单药治疗是唯一的治疗方法，而且只有那些能够承担 8000 美元年治疗费用的患者才可以使用②。尽管 AZT 一度抑制了病毒，但艾滋病病毒复制率仍然很高，以至于 AZT 耐药株很快出现③。在 1987 年至 1995 年期间，没有任何疗法能够阻止艾滋病由病毒潜伏期到出现艾滋病症状的过程，美国的死亡率稳步上升④。

同时，艾滋病在发展中国家的危害性更大。但是，全球抗击艾滋病迟迟没有提上富国绝大多数决策者和活动家的议程。在《被忽视的人们》（*The Invisible People*）这本记录 1980 年代至 21 世纪初艾滋病流行病史的编年史中，格里格·贝尔曼指出，美国很少有艾滋病活动家了解艾滋病这一国际流行病的严重程度；愿意在美国境外开展活动的人更是少之又少⑤。虽然数千人集会包围了纽约市，并在华盛顿特区的联邦大楼外抗议，呼吁增加获得 AZT 疗法的机会、增加研究资助、美国食品药品监督管理局更快速地批准新疗法、工作中不歧视艾滋病毒携带者、补贴住

---

① José M. Zuniga and Amin Ghaziani, "A World Ravaged by a Disease without HAART," in *A Decade of HAART: The Development and Global Impact of Highly Active Antiretroviral Therapy*, ed. José M. Zuniga, Alan Whiteside, Amin Ghaziani, and John G. Bartlett (New York: Oxford University Press, 2008), 19.

② Gina Kolata, "Strong Evidence Discovered that AZT Holds Off AIDS," New York Times, August 4, 1989, www.nytimes.com/1989/08/04/us/strong-evidence-discovered-that-azt-holds-off-aids.html? src ＝ pm（accessed February 15, 2013）；"AZT's Inhuman Cost," New York Times, August 28, 1989, www.nytimes.com/1989/08/28/opinion/azt-s-inhuman-cost.html (accessed January 31, 2013).

③ 鉴于 AZT 单药治疗的局限性，美国的活动家（许多人是艾滋病毒感染者本身）推动美国食品药品监督管理局加快抗逆转录病毒药物的批准程序。参见 Steven Epstein, *Impure Science: AIDS, Activism, and the Politics of Knowledge* (Berkeley: University of California Press, 1996), 270。

④ Centers for Disease Control and Prevention, AIDS Surveillance: Trends（1985 - 2010）, "Slide 3: AIDS Diagnoses and Deaths of Adults and Adolescents with AIDS, 1985 - 2009, United States and 6 U. S. Dependent Areas," www.cdc.gov/hiv/topics/surveillance/resources/slides/trends/slides/2010AIDStrends.pdf（accessed December 1, 2012）.

⑤ Behrman, *The Invisible People*, 125.

房、分发安全套和加强其他护理、预防和治疗措施，只有少数人同时要求对发展中国家的高危人群和艾滋病感染者进行类似的干预[1]。艾滋病病毒学家埃里克·索耶（Eric Sawyer）是艾滋病解放权利联盟（ACT UP）的联合创始人，他表示直到 1990 年代中期也只有 10% 的国内社会活动家关注全球流行病[2]。

1996 年是寻求有效治疗艾滋病疗法的转折点。1995 年，美国食品药品监督管理局批准了沙奎那韦，这是称为蛋白酶抑制剂的新一类抗逆转录病毒药物中的首例。1996 年，美国食品药品监督管理局又批准了奈韦拉平，这是另一类称为非核苷逆转录酶抑制剂（NNRTIs）抗逆转录病毒药物中的首例。同年更晚些时候，第十一届艾滋病国际会议肯定了这些新疗法的前景。在温哥华举行的那次国际会议上，来自纽约艾伦·戴蒙德艾滋病研究中心的科学总监兼首席执行官大卫·何宣布，研究结果显示，一种被称为高效抗逆转录病毒疗法或缩写为 HAART 疗法的方案，包含从至少两种不同类别的抗逆转录病毒中获取的三种抗逆转录病毒药物，可以持续抑制病毒并修复患者的免疫系统[3]。

HAART 疗法具有有效性的证据在随后几个月发表的科学研究作品中持续增加[4]。对于那些可以接触这些药品的人来说，艾滋病似乎变为

---

[1] 有关美国艾滋病活动家运动的讨论，参见 Patricia D. Siplon, *AIDS and the Policy Struggle in the United States*（Washington，D. C.：Georgetown University Press，2002）。

[2] Behrman, *The Invisible People*, 123.

[3] David Ho 被选为 1996 年《时代周刊》年度人物。参见 Christine Gorman，Alice Park，and Dick Thompson，"Dr. David Ho：The Disease Detective," Time，December 30，1996。有关 HAART 以及 Ho 在其发展中作用的更多信息，参见先锋纪录片系列 The Age of AIDS 中对他的访谈，由 William Cran 和 Greg Barker 执导，拍于 2006 年。www.pbs.org/wgbh/pages/frontline/aids/interviews/ho.html（accessed February 15，2013）。

[4] 参见 Roy M. Gulick，John W. Mellors，Diane Havlir，Joseph J. Eron，Charles Gonzalez，Deborah McMahon，Douglas D. Richman，Fred T. Valentine，Leslie Jonas，Anne Meibohm，Emilio A. Emini，Jeffrey A. Chodakewitz，Paul Deutsch，Daniel Holder，William A. Schleif，and Jon H. Condra，"Treatment with Indinavir，Zidovudine，and Lamivudine in Adults with Human Immunodeficiency Virus（转下页）

一种可以治疗的慢性疾病，而不再是置人于死地的疾病。美国疾病控制与预防中心（CDC）发表的数据显示，美国由艾滋病引起的年龄调整死亡率在 1995 年至 1996 年间下降了 28％，1996 年至 1997 年间下降了46％，1997 年至 1998 年间下降了 18％[1]。到 1998 年，与 1991 年的情况相比，美国与艾滋病相关死因的人数明显下降（见图 5.2）。

同一个世界，同一个希望？不同的收入，不同的结果

温哥华会议的主题是"同一个世界，同一个希望"。然而，即便媒体报道对 HAART 疗法寄予了很大希望，其治疗者却并不是都乐观地表示满意。最初，制药公司将三种药物配合使用的抗逆转录病毒治疗价格定为每名病人每年 10000 美元至 15000 美元，远远超过了大多数发展中国家艾滋病患者的承受能力。埃里克·索耶在温哥华会议上说："药物公司

（接上页）Infection and Prior Antiretroviral Therapy," New *England Journal of Medicine* 337, no. 11（1997）：734 - 739；Scott M. Hammer, Kathleen E. Squires, Michael D. Hughes, Janet M. Grimes, Lisa M. Demeter, Judith S. Currier, Joseph J. Eron Jr., Judith E. Feinberg, Henry H. Balfour Jr., Lawrence R. Deyton, Jeffrey A. Chodakewitz, Margaret A. Fischl, John P. Phair, Louise Pedneault, Bach-Yen Nguyen, and Jon C. Cook, "A Controlled Trial of Two Nucleoside Analogues plus Indinavir in Persons with Human Immunodeficiency Virus Infection and CD4 Cell Counts of 200 per Cubic Millimeter or Less," *New England Journal of Medicine* 337, no. 11（1997）：725 - 733；Stefano Vella, "Clinical Experience with Saquinavir," *AIDS*, suppl. 2（1995）：S21 - S25；Julio S. G. Montaner, Peter Reiss, David Cooper, Stefano Vella, Marianne Harris, Brian Conway, Mark A. Wainberg, D. Smith, Patrick Robinson, David Hall, Maureen Myers, and Joep M. A. Lange, "A Randomized Double-Blind, Comparative Trial of the Effects of Zidovudine, Didanosine, and Nevirapine Combinations in Antiviral-Naive, AIDSFree, HIV-Infected Patients with CD4 Cell Counts 200 - 600/mm3," Abstract no. B294, Program and Abstracts of the Eleventh International Conference on AIDS（Vancouver, B. C., July 7 - 12, 1996）。

[1] Centers for Disease Control and Prevention, HIV Mortality: Trends（1987 - 2008），"Slide 5: Trends in Annual Age-Adjusted Rate of Death Due to HIV Disease: United States, 1987 - 2008," presentation notes, www. cdc. gov/hiv/topics/surveillance/ resources/slides/mortality/slides/mortality. pdf（accessed January 8, 2013）。

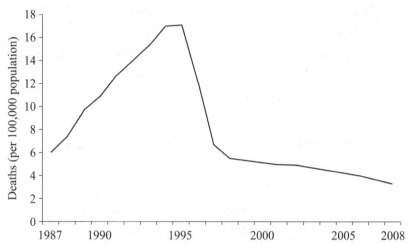

图 5.2　美国艾滋病死亡人数，1987—2008（根据美国 2000 年人口的年龄分布估计出的数字）。资料来源：Centers for Disease Control and Prevention，HIV Mortality：Trends (1987 - 2008)，"Slide 5：Trends in Annual Age-Adjusted Rate of Death Due to HIV Disease：United States，1987 - 2008，" www. cdc. gov/hiv/pdf/statistics _ surveillance _ statistics _ slides _ HIV _ mortality. pdf。感谢 Centers for Disease Control and Prevention 提供。

应该考虑开发两级定价制度，艾滋病治疗也必须以成本价或低利润的价格向穷人发售。"[1]

　　这一有效的药物治疗的发现启发了一些美国艾滋病活动家加入了一些发展中国家的宣传团体[2]。但是，随着医疗和公共服务的改善，对以前的倡导者来说，感染艾滋病毒不再是致命危机，这就使发达国家的艾滋运动在数量和剧烈程度上逐渐降低。在 1992 年的高峰期，艾滋病联盟有数以千计的成员活跃在遍布美国和欧洲的七十多个会议上。但到 1990 年代末期，许多会议已闭会，少数几个幸存的比较大的会议地区（纽约

---

① Eric Sawyer，"Remarks at the Opening Ceremony"（speech given at the Eleventh International Conference on AIDS，Vancouver，B. C.，July 7 - 12，1996）.

② Behrman，*The Invisible People*，134.

市，费城，旧金山和华盛顿）在每周例会上也只有很少的会员出席①。

同时，国际公共健康和发展界的一些突出声音正在剥夺贫穷国家艾滋病治疗的权力。2002 年，发表在《柳叶刀》这本备受关注的医学杂志上的两篇文章认为，HAART 治疗方案在贫穷国家不具有成本效益。艾略特·马赛及其同事得出结论："关于撒哈拉以南非洲艾滋病毒预防的成本效益和高度活跃的抗逆转录病毒疗法的数据表明，预防比 HAART 疗法的成本效益至少高出 28 倍。"② 安德烈·克里兹及其同事得出了相似的结论："最具成本效益的干预措施是艾滋病毒/艾滋病的预防和结核病的治疗，对成年人的 HAART 治疗和卫生机构组织的家庭护理是最不具成本效益的。"③

在这两篇文章中，预防和治疗被认为是相互排斥的活动，并假设在贫穷国家缺乏卫生保健资源，因此，投资于艾滋病治疗而不是预防会造成危及更多的生命的后果。这种说法得到了对外援助官员的响应。美国国际开发署（USAID）艾滋病司司长在 1998 年说："如果我们使用与在美国使用的治疗方案中相似的抗病毒药物，那么每年治疗发展中国家感染者的费用约为 350 亿美元。我们正在谈论的治疗方案是每年花费 5000美元至 10000 美元，并且需要配备高级医护人员和实验室的基础设施，在如此令人震惊的统计数据面前，我们将怎样参与到这项照护当中？"④

---

① 1999 年，ACT UP 的纽约分部举办了几十个成员参加的分部会议，尽管 1988 年该分部使用了可容纳多达 350 人的更大的空间举行会议（Thomas Morgan，"Mainstream Strategy for AIDS Group," *New York Times*，July 22，1988，B1；Chris Bull，"Still Angry after All These Years," *Advocate*，August 17，1999）。

② Elliot Marseille，Paul B. Hofmann，and James G. Kahn，"HIV Prevention before HAART in Sub-Saharan Africa," *Lancet* 359，no. 9320（2002）：1851.

③ Andrew Creese，Katherine Floyd，Anita Alban，and Lorna Guinness，"Cost-Effectiveness of HIV/AIDS Interventions in Africa：A Systematic Review of the Evidence," *Lancet* 359，no. 9318（2002）：1635 – 1642.

④ U.S. House Committee on International Relations，The Spread of AIDS in the Developing World：Hearing before the Committee on International Relations，105th Cong.，2nd sess.，September 16，1998（Washington，D. C.：Government Printing Office，1998），4：74.

其他人认为，HAART 治疗方案太过复杂，无法在资源匮乏的环境中实施。2001 年 6 月，众议院国际关系委员会听证会上，美援署负责人安德鲁·纳西奥斯在提到联合国秘书长科菲·安南提出的可能的全球基金预算时说：

> 如果你看看科菲·安南的预算，最大的问题在于有一半的预算是用于抗逆转录病毒药物。即便我们现在有这些药物，我们也不能将其分发，因为我们无法管理这个计划，我们没有医生，没有通路，没有低温运输系统。这听起来似乎是些小事，但是，如果你去过非洲农村，你就应该知道这一点，这不是批评，只不过是一个不同的世界。人们不知道什么是钟表。他们不用西方的方式来判断时间。①

纳西奥斯对于钟表和"西方的时间判断方式"的说辞中伤了非洲人执行治疗方案的能力。抗逆转录病毒治疗对治疗方案的执行有非常严格的要求，需要对其自始至终绝对遵守；甚至每月少用几个剂量都会增加出现耐药菌株的风险，使一线治疗无效。对耐药菌株的二线和三线治疗方案是非常昂贵的。由于纳西奥斯非常自信地认为这种治疗方法无法有效实施，因此反对科菲·安南等人所倡导的针对艾滋病病毒感染者/艾滋病患者的综合全面并重新部署的对策。相反，尽管这些疾病的死亡率在世界富裕地区在逐步下降，纳西奥斯和许多公共卫生"专家"仍然提倡预防和缓解病情。面对这场爆发性流行病，缺乏治疗依然是发展中世界的常态②。

---

① Andrew Natsios 在美国众议院国际关系委员会听证会上的证词：The United States' War on AIDS, 107th Cong. , 1st sess. , Washington, D. C. , June 7, 2001, http: // commdocs. house. gov/committees/intlrel/hfa72978. 000/hfa72978 _ 0. HTM （ accessed August 10, 2012）。

② 参见 the Cange Declaration, read by Nerlande Lahens in Cange, Haiti, August 24, 2001, www. pih. org/publications/entry/the-declaration-of-cange-world-aids-day-2001 (accessed December 1, 2012)。

随着这个极不谦虚的声明（它反映了太过局限的可能性概念）在政治界和媒体被广泛传播，艾滋病治疗在资源贫乏环境中的可行性（和有效性）的证据也越来越多。2001 年，《世界卫生组织通报》发表了健康伙伴组织的研究结果，其中追踪研究了 150 个在海地中部高原的偏远地区接受了 HAART 疗法的人。根据纳西奥斯的理论，在这种情况下，患者不会遵守治疗方案，然而这项研究却发现这里遵守治疗方案的比例高于美国许多地方所记录的比例[①]。另一项研究显示，在无国界医生组织（MSF）在利沙镇（南非开普敦以外的一个贫困城市社区）开展的一个社区项目中，288 名患者从 2001 年开始接受 HAART 治疗，在这些成年人身上发现了免疫功能修复、病毒载量被抑制的现象，绝大多数患者都严格遵守治疗方案[②]。同时，这些研究挑战了预防和治疗互不相容的预设。每当人们有机会接触到 HAART 疗法时，更多的人开始寻求咨询和检查——这是预防艾滋病毒的基础。换句话说，接受治疗的可能性激励人们研究自己的境况。这些研究结果挑战了那个大言不惭的宣称——认为在贫困地区人们无法遵守治疗方案，也假定治疗与预防相互排斥。

鉴于在贫困环境中成功实施 HAART 疗法的例子，来自富国和穷国的一小部分医生、政策制定者、活动家和学者共同谴责 HAART 疗法无法在全球范围内实施的宣言。2001 年，133 名哈佛学者签署了"关于在穷国进行艾滋病抗逆转录病毒治疗的共识声明"，声称"反对低收入国家接受艾滋病毒治疗的意见不具有说服力……有令人信服的证据支持应当

---

① Paul Farmer, Fernet Léandre, Joia Mukherjee, Rajesh Gupta, Laura Tarter, and Jim Yong Kim, "Community-Based Treatment of Advanced HIV Disease: Introducing DOT-HAART (Directly Observed Therapy with Highly Active Antiretroviral Therapy)," *Bulletin of the World Health Organization* 79, no. 12 (2001): 1145 - 1151.

② World Health Organization, "Antiretroviral Therapy in Primary Health Care: Experience of the Khayelitsha Programme in South Africa [Case Study]," *Perspectives and Practice in Antiretroviral Treatment* (Geneva: World Health Organization, 2003), 5.

为广泛治疗而努力"①。这一声明有助于政策制定者重新思考全球健康的可能性：如果在海地和南非实施 HAART 治疗方案（用治疗慢性疾病的慢性护理）可行的话，为什么不在世界范围内扩大这一疗法的规模？为什么不用 HAART 疗法在全球范围内启动一个更加雄心勃勃的加强全球健康系统的议程？

　　哈佛共识声明指出了影响 HAART 扩大适用范围的两个主要障碍：抗逆转录病毒药物价格高昂和执行资金不足。这些障碍是艾滋病活动家所熟知的。美国艾滋病倡议组织（如费城的艾滋病解放权利联盟）在 21 世纪初期以前主要由收入低、艾滋病毒呈阳性、曾经历根据患者支付医疗账单的能力将患者分组的医疗系统的非裔美国人组成，他们将该系统称为"医疗种族隔离"②。这些团体已经引发了争取扩大抗逆转录病毒药物获得途径的斗争，其中包括成功争取到宾夕法尼亚州医疗补助（Medicaid，一项专门提供给穷人的政府保险）以支付抗逆转录病毒药物的费用。意识到他们争取获得治疗途径的运动与穷国和富国间治疗差距越来越大的关系，这些群体与发展中国家的艾滋病活动家建立了跨国联盟③。例如，全球健康行动计划（Health GAP）和艾滋病解放权利联盟与一个南非民间社会团体（主要由艾滋病毒/艾滋病感染的穷人组成）联合起来，组成了治疗行动运动组织（Treatment Action Campaign）（见图 5.3）。这些组织共同发起并领导了全球性的运动，以降低穷国的抗逆转

---

① "Consensus Statement on Antiretroviral Treatment for AIDS in Poor Countries, by Individual Members of the Faculty of Harvard University," March 2001, www. cid. harvard. edu/cidinthenews/pr/consensus _ aids _ therapy. pdf（accessed August 8，2012）.

② Harriet Washington, Medical Apartheid: *The Dark History of Medical Experimentation on Black Americans from Colonial Times to the Present* (New York: Doubleday, 2006). Philippe Bourgois and Jeff Schonberg, "Intimate Apartheid: Ethnic Dimensions of Habitus among Homeless Heroin Injectors," *Ethnography* 8, no. 1 (2007): 7-31.

③ Raymond A. Smith and Patricia D. Siplon, *Drugs into Bodies: Global AIDS Treatment Activism* (London: Praeger, 2006), 59.

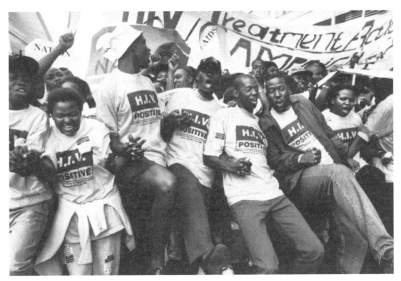

图 5.3 治疗行动运动 2000 年在南非德班国际艾滋病会议上组织的示威。感谢 Gideon Mendel/CORBIS 提供。

录病毒药物的费用。

解决艾滋病治疗的"成本": 知识产权与民间社会

知识产权是扩大抗逆转录病毒药物获得途径运动第一次跨国战争的核心。在 1990 年代中期，巴西的公共实验室和私营公司开始生产享有专利的抗逆转录病毒药物的仿制药，巴西还从印度的供应商进口了仿制的抗逆转录病毒药物。这些行动在 2001 年之前使巴西国内的 HAART 药物价格下降了 70%[①]。一些国家试图通过立法允许仿制某些专利药物来

---

① Anne-Christine d'Adesky，*Moving Mountains*：*The Race to Treat Global AIDS* (London：Verso，2004)，28 - 30. João Biehl，*Will to Live*：*AIDS Therapies and the Politics of Survival* (Princeton，N. J.：Princeton University Press，2007).

效仿巴西①。1997 年底，南非议会批准了《药物法》，该法规定，在国家突发健康事件的情况下，政府可以允许强制许可（未经专利持有人许可仿造专利抗逆转录病毒药物，当然，专利持有人将被支付适当的专利税）和平行进口（从低价出售这些药物的国家进口）。这些措施旨在降低南非抗逆转录病毒治疗的价格，2000 年，在 50 万需要抗逆转录病毒药物的南非人中，只有约 1％的人接受了治疗②。

1998 年，39 家制药公司因为担心丧失专利权，在南非法院提起诉讼，希望推翻《药物法》。这些公司认为，立法破坏了知识产权的概念，从而削弱了创新的动力并减少了药物研发资金。《药物法》的支持者，包括来自美国和南非的艾滋病活动家指出，美国的名牌制药公司在中低收入国家只得到 5％至 7％的利润③。他们进一步论证说，品牌抗逆转录病毒药物的价格远远超过了生产、研究和开发的支出，认为公司将抗逆转录病毒药物的价格设定太高以增加利润。

最初，克林顿政府完全袒护制药公司。曾与南非前副总统塔博·姆贝基一起担任促进南非民主的双边委员会主席的美国前副总统阿尔·戈尔，利用该论坛来表达美国政府对《药物法》的反对意见。当纳尔逊·曼德拉总统和南非立法机构仍然坚持《药物法》时，克林顿政府的贸易代表沙伦·巴尔舍夫斯基在 1999 年 3 月将南非列在了"重点观察国名单"上（这个名单是贸易制裁的前兆），并将《药物法》作为南非的主要过失。用巴尔舍夫斯基的话来说，美国用这样的行为来制裁《药物法》

---

① 2001 年，世界贸易组织通过《多哈宣言》批准了这种强制许可。特定药物的强制许可将竞争引入以前由一家拥有该药物专利的公司主导的市场。World Trade Organization，"Declaration on the TRIPs Agreement and Public Health," adopted November 14, 2001, by the 4th World Trade Organization Ministerial Conference in Doha, Qatar, www. wto. org/english/thewto _ e/minist _ e/min01 _ e/mindecl _ trips _ e. htm (accessed December 1, 2012).

② Amy Kapczynski, Samantha Chaifetz, Zachary Katz, and Yochai Benkler, "Addressing Global Health Inequities: An Open Licensing Approach for University Innovations," *Berkeley Technology Law Journal* 20, no. 2 (2005): 1034.

③ 同上，1038 n. 33。

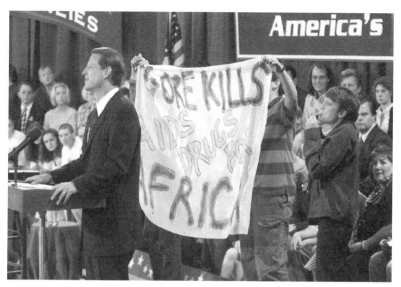

图 5.4 在 2000 年大选前，活动人士在 1999 年抗议阻挠副总统戈尔的前三次总统竞选活动。一年之内，比尔·克林顿总统发布了一项行政命令，以满足活动人士的要求，即美国不干预南非的救生药物仿制许可政策。感谢 Luke Frazza/AFP/Getty Images 提供。

非常合情合理，因为《药物法》会"终止专利权利"①。

　　美国艾滋病活动家和国会黑人核心小组成员呼吁克林顿政府停止对南非施加压力使其废除《药物法》。有望加入全球健康行动计划的成员把目标对准了戈尔总统的竞选集会（见图 5.4）。

　　1999 年 6 月 16 日戈尔在其故乡田纳西州的迦太基小城举行了精心策划的活动来宣布他的候选人身份，就在这个活动上，艾滋病活动家用口哨、横幅和"戈尔的贪婪杀生"的歌声打断了他的演讲②！在接下来的其他竞选活动中也发生了类似破坏性的抗议活动，这在美国新闻界引起

① Office of the United States Trade Representative，"USTR Announces Results of Special 301 Annual Review，" press release，April 30，1999，http：//keionline. org/ustr/1999special301（accessed February 15，2013）.

② Smith and Siplon, *Drugs into Bodies*，66.

了巨大争议。

在发生这些抗议活动后不久，政治风向就药物游说发生了彻底的转变。1999 年 9 月，在迦太基示威三个月后，巴尔舍夫斯基宣布克林顿政府对《药物法》持支持态度。克林顿则于 12 月份宣布，美国不会强迫任何撒哈拉以南非洲国家购买任何有商标的艾滋病药物，并将支持平行进口或仿制药生产，以降低这些药物的价格①。截至 2001 年 4 月，39 家制药公司全部撤诉②。同年晚些时候，世界贸易组织（WTO）部长级会议通过的《多哈宣言》重申，1995 年保护知识产权的国际协议（简称为TRIP）"不会也不应该阻止会员采取任何保护公共健康的措施"。该协议重新确认了各世贸组织成员有"授予强制许可和自由确定授予这些许可理由的权利"③。换句话说，世界上最强大的国家至少同意，在当前情况下，人们获取药物的权利在某些情况下超过专利的法律保护。

大学生和取得药物的权利：耶鲁和 d4t

尽管在 1999 年克林顿总统公开表示支持南非的《药物法》后，制药公司失去了政治支持，但是这 39 家制药公司仍然继续起诉南非政府，以期推翻《药物法》并保有其独家专利权。而一名刚刚参加了德班国际艾滋病大会的耶鲁大学法学院一年级的学生艾米·卡普辛斯基（Amy Kapczynski）却发起了一项以改变耶鲁大学的知识产权来扩大接受艾滋病治疗机会的活动④。

在 1980 年代中期，由耶鲁大学的威廉·普鲁索夫（Prusoff）

---

① Behrman, *The Invisible People*, 158.
② 同上。
③ World Trade Organization, "Declaration on the TRIPs Agreement and Public Health."
④ 药物开发的早期阶段（特别是基础科学研究）通常由联邦政府资助，并在学术研究机构进行，其任务是为促进公众利益而生产和开发知识。许多美国学术研究机构要么持有专利，要么参与开发对全球健康重要的治疗干预措施，包括明尼苏达大学（阿巴卡韦，ARV）、埃默里大学（3TC，ARV）、杜克大学（t20，ARV）、华（转下页）

率领的研究小组发现了 d4t（一种抗逆转录病毒，也称为司他夫定）对抗艾滋病毒的能力；耶鲁为此项发现申请了专利保护。在 1988 年，耶鲁授予百时美施贵宝公司（BMS）独占许可证以生产和出售 d4t。到 1999 年，耶鲁大学 4612 万美元的版税中大约有 4000 万美元是通过这个许可证获得的。随着 d4t 逐渐成为 HAART 方案的主要治疗药物，截至 2000 年，d4t 已经为 BMS 获得了 5.78 亿美元的销售额。2001 年，在南非，单个病人每年购买 d4t（由 BMS 以 Zerit 品牌名称出售）的花费约 1600 美元，而当时南非人均国内生产总值约为 3000 美元。BMS 作为挑战南非《药物法》的诉讼当事人之一，强烈反对在南非仿制生产或进口 d4t[1]。

2001 年，艾米·卡普辛斯基及其同学与无国界医生组织合作，要求耶鲁大学与 BMS 重新谈判 d4t 的生产出售许可，并要求耶鲁大学"发放无偿许可证书以允许在南非进口和使用仿制司他夫定"[3]。耶鲁开始否定了这一请求，解释说它已经授予了 BMS 公司绝对的权利，只有 BMS 公司方代表才可以重新谈判许可问题[4]。无国界医生组织回应说，耶鲁大学应该违反之前与 BMS 公司签订

（接上页）盛顿大学（乙肝疫苗）和密歇根州立大学（顺铂和卡铂，这两种药物是许多癌症化疗方案的核心）。耶鲁大学的经验促成了其他大学围绕专利条款而展开学生主导的行动主义活动（主要是在基本药物大学联盟的主持下）。参见 Amit Khera, "The Role of Universities," presentation of Universities Allied for Essential Medicines, www. essentialmedicine. org/uploads/AmitKheraRoleOfUniversities. ppt (accessed February 15, 2013); and Dave A. Chokshi, "Improving Access to Medicines in Poor Countries: The Role of Universities," *PLoS Medicine* 3, no. 6 (2006): e136, www. plos medicine. org/article/info: doi/10. 1371/journal. pmed. 0030136 (accessed February 9, 2012).

① Rahul Rajkumar, "The Role of Universities in Addressing the Access and Research Gaps," UAEM National Conference, September 2007, http: // essentialmedicine. org/sites/default/files/archive/uaemconference2007-day-1-role-of-universities. pdf (accessed September 24, 2012).

② A. J. Stevens and A. E. Effort, "Using Academic License Agreements to Promote Global Social Responsibility," Les Nouvelles: *Journal of the Licensing Executives Society International* 43 (June 2008): 87.

③ Daryl Lindsey, "Amy and Goliath," Salon. com, May 1, 2001, www. salon. com/2001/05/01/aids _ 8/ (accessed December 1, 2012).

的合同，以确保那些无力承受高价药物的穷困病人能够接受 d4t 治疗。学生抗议并在请愿书上收集了签名（在此过程中引起了媒体的关注），并且说服了普鲁索夫在《纽约时报》上发表专栏，主张"d4t 在撒哈拉以南的非洲地区要么低价出售要么免费"①。在无国界医生组织发起请求的一个月内，耶鲁和 BMS 宣布，他们将允许在南非销售仿制 d4t②。2001 年 6 月，BMS 与南非仿制药物制造商亚斯制药签署了"不起诉协议"。随后南非 d4t 的价格下降了 96%③。

这个新生的国际政治共识和法律共识为穷国仿制生产专利艾滋病毒药物打开了大门。威廉·克林顿基金会（成立于 2001 年克林顿总统离开白宫后）和其他一些机构认准这个机会，开始寻求迅速降低治疗费用的疗法。从 2002 年开始，克林顿基金会艾滋病防治项目致力于创造需求，通过与发展中国家政府达成协议，以指定价格获得了大量仿制抗逆转录病毒药物的订单。而印度和南非的仿制生产商则通过改变其业务模式、增加产量并改进生产流程的方式来降低单位成本，寻求每一个药丸销售的单薄利润。通过利用新生的规模经济，抗逆转录病毒药物的仿制生产商实现了更高的利润（在短期内遭受一些预料之中的损失后），而购买者则享受到了大幅度的降价④。数据显示，发展中国家最常见的可获得的

---

① Donald McNeil Jr., "Yale Pressed to Help Cut Drug Costs in Africa," *New York Times*, March 12, 2001, www.nytimes.com/2001/03/12/world/yale-pressed-to-help-cut-drug-costs-in-africa.html (accessed February 15, 2013); William Prusoff, "The Scientist's Story," *New York Times*, March 19, 2001, www.nytimes.com/2001/03/19/opinion/19PRUS.html (accessed February 15, 2013).

② "Bristol-Myers Squibb Announces Accelerated Program to Fight HIV/AIDS in Africa," press release, www.prnewswire.co.uk/cgi/news/release? id = 64424 (accessed February 15, 2013).

③ Chokshi, "Improving Access to Medicines in Poor Countries."

④ Jonathan Rauch, "This Is Not Charity: How Bill Clinton, Ira Magaziner, and a Team of Management Consultants Are Creating New Markets, Reinventing Philanthropy — and Trying to Save the World," *The Atlantic*, October 2007, www.theatlantic.com/magazine/archive/2007/10/-ldquo-this-is-not-charity-rdquo/6197/ (accessed August 10, 2012).

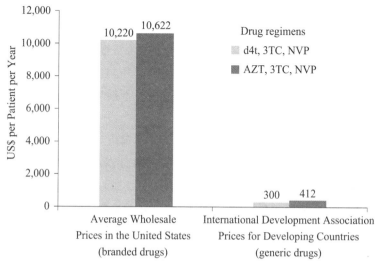

图5.5 一线艾滋病药物的价格，对比品牌药与仿制药，2002。资料来源：Internal Partners In Health data and Médecins Sans Frontières。

一线 HAART 方案的药物费用从 1990 年代末的人均每年 1 万美元至 1.5 万美元下降到 2002 年的 300 美元，再到 2007 年的 87 美元。图 5.5 对比了 2002 年美国品牌药物的成本与发展中国家仿制药物的成本①。

药物价格的急剧下降为普及全球艾滋病治疗方案提供了新的机会。但是还有一个障碍等待克服——缺乏在贫困国家实施的专项资金。

为资助而战：奇怪的盟友

随着抗逆转录病毒疗法在资源贫乏的环境中也能够低价和有效地实施的共识逐渐形成，支持者们乘胜追击，继续呼吁希望为全球艾滋病治

① Médecins Sans Frontières，"A Matter of Life and Death：The Role of Patents in Access to Essential Medicines，"MSF briefing for the 4th World Trade Organization Ministerial Conference in Doha，Qatar，November 9 - 14，2001.

疗计划增加资金。世界卫生组织宏观经济与卫生委员会［经济学家杰弗里·萨克斯（Jeffery Sachs）担任主席］在 2001 年发表了一份报告，该报告指出有证据证明健康状况的改善可以促进经济增长（健康计划的经济效益难以被用于制定发展政策的指标捕捉）。报告还提出，捐助者的钱款在促进贫穷国家经济增长和健康改善的良性循环方面可发挥重要作用①。

同年年初，萨克斯和哈佛的同事阿米尔·阿塔兰发表在《柳叶刀》上的文章给出了这些发现的实际应用：一个专门用来控制世界上最严重的致死性传染病的新的资金流。鉴于富国对外援助的承诺不断增加，这个新机构将通过全程公开竞争向发展中国家的健康项目分拨赠款而非贷款。赠款将"针对受影响国家提出并期望获得的项目，由独立科学专家小组就其是否具有抵抗这一传染病的流行病学优势进行评估后"进行配给②。联合国秘书长科菲·安南表示赞同该计划。诸发达国家的领导人于 2001 年在热那亚举行的八国首脑会议上发起了抵抗艾滋病、结核病和疟疾的全球基金。2002 年，该基金首次分拨款项③。

在富国，全球健康的政治重要性在 2000 年代初迅速增加。2001 年，哈佛大学的本科生和肯尼迪政府学院共同创立了"学生全球艾滋病运动"，这个倡导团体截至 2004 年在全国各大高校已经拥有了八十多个分会④。随后，一些全球艾滋病倡导组织相继在华盛顿成立，包括全球健

---

① Macroeconomics and Health: Investing in Health for Economic Development, Report of the Commission on Macroeconomics and Health, presented by Jeffrey D. Sachs, chair, to Gro Harlem Brundtland, director-general of the World Health Organization, December 20, 2001 (Geneva: World Health Organization, 2001), http://whqlibdoc. who. int/publications/2001/924154550x. pdf (accessed December 1, 2012).

② Jeffrey Sachs and Amir Attaran, "Defining and Refining International Donor Support for Combating the AIDS Pandemic," *Lancet* 357, no. 9249 (2001): 57.

③ Sarah Ramsa, "Global Fund Makes Historic First Round of Payments," *Lancet* 359, no. 9317 (2002): 1581 - 1582.

④ 学生全球艾滋病运动的信息取自 Luke Messac 对运动创始人之一 Adam Taylor 的访谈，访谈于 Washington, D. C. , July 23, 2007。

康准入项目（1999 年 6 月）、全球艾滋病联盟（2001 年 3 月）、希望医疗（2002 年）和 DATA（四个字母分别代表债务、艾滋病、贸易、非洲，2002 年）。这些组织一经成立，艾滋病游说（由保守的福音派基督徒、大学生、同性恋权利活动家、非裔美国人和艾滋病患者组成）便开始对联邦拨款过程施加压力。

艾滋病运动也得到意见领袖和名人的大力支持。富兰克林·格雷厄姆（Franklin Graham）——基督教撒玛利亚救援会（Samaritan's Purse）的创建人，也是著名传道者比利·格雷厄姆的儿子——说服参议员杰西·赫尔姆斯，让其认识到艾滋病不仅殃及赫尔姆斯视为无德的同性恋，也殃及很多"无辜者"①。参议院对外关系委员会主席赫尔姆斯指出，格雷厄姆是第一个向他解释遭受"性传播疾病的无辜受害者"所付出的代价的人——数百万儿童有的被母亲感染，有的因家长感染去世而成为孤儿②。爱尔兰摇滚乐队 U2 的主唱波诺（Bono），曾在 2000 年的千禧年运动中扮演过关键角色，倡导为贫穷国家豁免债务，成为全球艾滋病工作的捍卫者。他在与赫尔姆斯会晤时指出，《圣经》中有 2103 条经文提到贫穷，但提及性行为的段落却非常少③。赫尔姆斯在新闻发布会上重申了这一观察，不久之后，他又公开为以前不支持艾滋病护理和治疗的行为道歉④。2001 年底，赫尔姆斯与他的合作者威廉·弗里斯特一起资助了一项 5 亿美元的倡议（这被称为《赫尔姆斯遗产修正案》）来预防贫穷国家艾滋病毒的母婴传播。

最重要的转变在某种程度上来说是最不可能的：乔治·W. 布什总

---

① Jesse Helms, *Here's Where I Stand*: *A Memoir* (New York: Random House, 2005), 145.

② U. S. Senate Committee on Foreign Relations, "Helms Praises Frist AIDS Bill," July 26, 2000, http://lobby. la. psu. edu/020_Compulsory_Licensing/Congressional_Statements/Senate/S_Helms_072600. htm (accessed February 9, 2012).

③ Bono 访谈整理参见先锋纪录片系列 *The Age of AIDS*, www. pbs. org/wgbh/pages/frontline/aids/interviews/bono. html (accessed August 5, 2012)。

④ Jesse Helms, "Opinion: We Cannot Turn Away," *Washington Post*, March 24, 2002, B07.

统。在布什总统担任得克萨斯州州长时，他的高级卫生顾问曾观察到，"最令布什总统不自在的就是处理艾滋病事宜"，因为这个传染病、同性恋和滥交之间存在着想象上的关联（这一点在保守派媒体中已进行了大量讨论）①。在 2000 年的总统竞选中，布什告诉记者吉姆·雷勒说，非洲"不符合美国的国家战略利益"，因此在他的外交政策议程上不会占有重要位置②。

然而，2003 年 1 月，布什把自己包装成全球艾滋病救助工作的伟大拥护者之一。他在当时的国情咨文（见图 5.6）中提出了一个焕然一新的国际艾滋病举措：

> 艾滋病可以被预防。抗逆转录病毒药物可很大程度上延长人们的生命。……历史很少提供为这么多人做这么多事的机会。……为了应对国外所面临的严峻而紧急的危机，今天晚上我提出"艾滋病紧急救援计划"——它超越了目前所有国际上为帮助非洲人民而作出的努力。……我请求国会在未来五年内拨款 150 亿美元，包括近 100 亿美元的新拨款，以便在非洲和加勒比最受影响的国家扭转艾滋病洪潮。③

在这之前，国会中（无论民主党还是共和党）没有一个人正式提出过每年将 30 亿美元用于全球艾滋病项目。受布什这一强大建议的推动，国会两院于 2003 年 5 月通过了立法，批准了美国总统的五年 150 亿美元

---

① Behrman, *The Invisible People*, 246.

② "Newsmaker: George W. Bush," 访谈人为 Jim Lehrer, MacNeil/Lehrer NewsHour, PBS, February 16, 2000, transcript and audio, www. pbs. org/newshour/bb/politics/jan-june00/bush_02-16. html (accessed September 2, 2012)。

③ George W. Bush, "State of the Union Address," January 28, 2003, available at www. washingtonpost. com/wp-srv/onpolitics/transcripts/bush text _ 012803. html (accessed December 1, 2012).

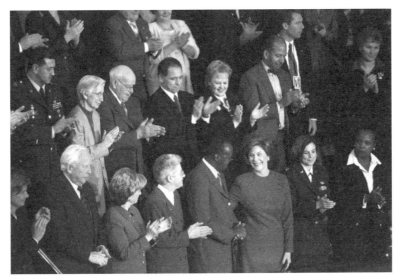

图5.6 乌干达医生和艾滋病专家彼得·穆盖尼（Peter Mugyenyi）以第一夫人劳拉·布什的特别来宾身份，出席了乔治·W. 布什总统2003年国情咨文演说。穆盖尼博士在乌干达联合临床研究中心提供艾滋病治疗和预防服务的努力，帮助说服布什总统启动了艾滋病防治方案。感谢 George W. Bush Presidential Library 提供。

的艾滋病紧急救援计划①。

　　在同样的力量（药物价格下降，越来越多的资源贫乏环境下有效治疗的证据，基层行动者以及精英的倡导）的推动下，其他富裕国家也增加了对全球艾滋病计划的拨款。2005年，在苏格兰格伦伊格尔斯举行的八国集团首脑会议上，富国领导人承诺将非洲援助加倍，确保到2010年"尽可能接近普及艾滋病治疗"②。联合国艾滋病规划署报告称，八国集团首脑会议和欧洲共同体用于发展中国家的艾滋病预防、护理和治疗计

---

① 有关立法及其历史，参见 H. R. 1298，United States Leadership against HIV/AIDS, Tuberculosis, and Malaria Act of 2003，108th Cong. , 1st sess. , www. govtrack. us/congress/bills/108/hr1298 (accessed September 2, 2012)。

② "Gleneagles 2005: Chairman's Summary," July 8, 2005, http: //web archive. nationalarchives. gov. uk/＋/http: //www. number10. gov. uk/Page7883 (December 1, 2012).

划的援助资金从 2002 年的 12 亿美元增长到 2009 年的 76 亿美元，尽管到了 2010 年这一数字下降到 69 亿美元。2010 年，全球艾滋病计划领头的公共捐助者是：美国（37 亿美元）、英国（9 亿美元），荷兰、德国和法国（各约 4 亿美元）[1]。

位于美国中心区域的全球艾滋病资金政策

　　新生的全球艾滋病游说队伍在 2004 年证明了其影响力，说服了国会的一位委员会主席扭转可能减少美国艾滋病拨款预算的决定。2004 年 4 月，当众议院审议 2005 年度财政预算案的决议时，众议院预算委员会主席吉姆·尼塞尔（Jim Nussle）提出为国际事务账户提供的资金要比参议院预算委员会或总统提的预算少 36 亿美元[2]。由于全球大部分艾滋病支出来自这一账户，艾滋病活动家担心尼塞尔的建议会降低美国对海外治疗和预防方案的贡献。作为回应，路德学院（尼塞尔母校）的全球学生艾滋病运动的成员向大学校长请愿，撤销了即将颁给尼塞尔的公共服务奖，并在其一次市政厅活动中举行抗议活动。同时，诸如 DATA 和全球艾滋病联盟等倡导团体说服尼塞尔所在地区的宗教领袖公开反对这一资金缩减。路德会主教菲利普·休根这位强有力的领导人强调了他的会众与坦桑尼亚的联系，告诉来自《美国点名国会新闻网》的记者："艾奥瓦州的人们比大家认为的更要具有全球意识。"[3]

　　面对选举年度政治压力的激增，尼塞尔作出妥协。5 月下旬，他宣布在会议委员会协商预算决议时将要求国际事务账户额外增加

---

① Emily Pierce，"Nussle Feeling Heat from Locals," Roll Call，April 22，2004，www. rollcall. com/issues/49 _ 112/-5274 - 1. html (accessed February 15，2013) .

② 同上。

③ Emily Pierce，"Nussle Heeds Calls, Boosts AIDS Funds," Roll Call，June 1，2004，www. rollcall. com/issues/49 _ 130/-5700 - 1. html (accessed February 15，2013) .

> 28 亿美元①。其发言人肖恩·斯派克承认了组织活动家的影响：
> "他想让人们确信他真的支持"艾滋病治疗②。全球艾滋病再次被
> 证明是一个政治问题，可以让人们跨越意识形态而联合。

　　在某些情况下，艾滋病资金的增加为其他全球健康优先事项增加新
资源打了头阵。例如，世卫组织估计，疟疾的国际资助拨款从 2004 年的
2.49 亿美元增加到 2008 年的 12.5 亿美元③。美国政府在 2008 年授权总
统防治艾滋病紧急救援计划（PEPFAR）第二个五年计划，该计划在扩
大艾滋病治疗和预防服务的基础之上，确定了加强卫生基础设施的新目
标：到 2013 年之前，在伙伴国中招募和培训（并保持）14 万名保健专业
人员和保健辅助人员④。

黄金年代之后

　　21 世纪的头十年全球健康的标准得到极大提高。艾滋病疗法不适于

---

① Emily Pierce, "Nussle Heeds Calls, Boosts AIDS Funds," Roll Call, June 1, 2004, www. rollcall. com/issues/49 _ 130/-5700 - 1. html (accessed February 15, 2013)。一个会议委员会是由众议院和参议院领导组成的特设委员会，旨在解决最终立法通过之前不同版本的差异。

② Jennifer Kates, Adam Wexler, Eric Lief, Carlos Avila, and Benjamin Gobet, "Financing the Response to AIDS in Low-and Middle-Income Countries: International Assistance from Donor Governments in 2010," Kaiser Family Foundation/UNAIDS Report, July/August 2011, www. kff. org/hivaids/upload/7347 – 07. pdf (accessed February 9, 2012).

③ World Health Organization, *World Malaria Report 2008* (Geneva: World Health Organization, 2008), http: //whqlibdoc. who. int/publications/2008/9789241563697 _ eng. pdf (accessed December 1, 2012); and Roll Back Malaria Partnership (RBM), The Global Malaria Action Plan: For a MalariaFree World, 2008, www. rbm. who. int/ gmap/toc. pdf (accessed December 1, 2012).

④ 参见 H. R. 5501, Tom Lantos and Henry J. Hyde United States Global Leadership against HIV/AIDS, Tuberculosis, and Malaria Reauthorization Act of 2008, 110th Cong., www. govtrack. us/congress/bills/110/hr5501 (accessed September 2, 2012)。

穷国的想象曾一度是现实却最终被打败，资源贫乏环境中有效的医疗保健服务的证据与全球健康公平的大胆愿景一起被提出。虽然一些公共卫生"专家"已经宣布可以挽救生命的干预措施（如抗逆转录病毒治疗）对于资源匮乏的环境来说太复杂或太昂贵，这些开创性的项目却得出了相反的结论。跨国行动主义和创新的市场联合打开了仿制药生产以及新的融资和采购战略的大门，使大量的预防措施、治疗和诊断的成本大幅下降。全球健康的资金投入增加到前所未有的水平；已经习惯了资源匮乏的全球健康从业人员和政策制定者得以重新想象全球健康公平。截止到 2010 年，药物价格的下降和国际资助的上升幅度超乎十年前人们的想象。

然而，实现"全人类健康"仍然有漫长的路要走。虽然让 660 万人接受抗逆转录病毒治疗是肯定全球健康和现代医学发展的一次壮举，但这种进步必须持续和扩大。还有千百万人需要在世界各地进行抗逆转录病毒治疗。2008 年全球经济下滑之后，包括美国在内的许多国家削减了外援[①]。整个"第三世界"的医院和诊所不得不放弃接收新的艾滋病患者。

投资的放缓在艾滋病治疗和预防方面的突破性证据面前尤其让人心痛。2011 年 5 月，由美国国立卫生研究院资助的一项研究发现，抗逆转录病毒治疗将艾滋病传播率降低了 96%[②]。说得更直白一点，治疗就是预防。三十年来，第一次有可能想象"艾滋病的结束"。对艾滋病毒加倍的控制可能会减缓（甚至停止）这一流行病。然而这样的努力不仅需要

[①] 2011 年 11 月，由于这些资金短缺，全球基金取消了第十一轮拨款申请。自取消以来，全球基金已将其申请程序改为迭代程序，而非循环程序。参见 Kaiser Family Foundation, Kaiser Daily Global Health Policy Report, "Global Fund Cancels Round 11 Grants, Approves New Strategy and Organization Plan," November 29，2011，http：//global health. kff. org/Daily-Reports/2011/November/29/GH-112911-Global-Fund-Round-11. aspx（accessed January 8，2013）。

[②] Myron Cohen, Ying Q. Chen, et al., "Prevention of HIV-1 Infection with Early Antiretroviral Therapy," *New England Journal of Medicine* 365，no. 6（2011）：493.

增加资金，而且要更好地利用现有的钱款。总统防治艾滋病紧急救援计划的大部分资金分配给了承办人（包括大学和非政府组织），这是总统防治艾滋病紧急救援计划的任务之一。2008 年，记者劳里·加勒特（Laurie Garrett）报道说，虽然总统防治艾滋病紧急救援计划没有提供承办人"间接费用"所占比例的细节——也就是说，资金投入到非政府组织人员的薪水以及办公费用，而不是治疗、预防和教育的部分——有报告指出，该费用占比 30％至 60％是正常现象①。如果间接费用的支出少些，经费里更多的部分可以直接通往穷人，那么有更多的人可以获得挽救生命的治疗。

　　除艾滋病之外，全球健康的黄金时代也迎来了抗击世界各地其他主要导致病痛甚至过早死亡的疾病的重大进展。一些卫生机构学会了使用"垂直"的艾滋病项目来同时提供"横向"的初级保健服务并加强卫生系统。为复杂的慢性疾病例如艾滋病提供服务需要全职工作人员、现代化设施、训练有素的社区卫生工作者并有资金支持以及强大的转诊网络。它由此可以对其他健康事项产生强大的溢出效应②。健康从业者，包括专注于艾滋病毒控制的社区卫生工作者，可以同时接受处理其他贫困病理学问题的训练，如：患有结核病的艾滋病毒感染者、肺炎或腹泻的儿童、没有足够食物或缺乏洁净水的家庭。换句话说，艾滋病治疗可以作为加强卫生系统的一个楔子。下一章将会基于此探讨一种护理模式。

推荐阅读

Behrman，Greg. *The Invisible People：How the U. S. Has Slept through the Global AIDS Pandemic，the Greatest Humanitarian Catastrophe of Our*

---

① Garrett，Laurie. "Update from the Global Health Program of the Council on Foreign Relations"，July 2，2008.

② David A. Walton，Paul E. Farmer，Wesler Lambert，Fernet Léandre，Serena P. Koenig, and Joia S. Mukherjee, "Integrated HIV Prevention and Care Strengthens Primary Health Care：Lessons from Rural Haiti," *Journal of Public Health Policy* 25, no. 2（2004）：137 - 158.

Time. New York: Free Press, 2004.

"Consensus Statement on Antiretroviral Treatment for AIDS in Poor Countries, by Individual Members of the Faculty of Harvard University. " March 2001. www. cid. harvard. edu/cidinthenews/pr/consensus _ aids _ therapy. pdf.

d'Adesky, Anne-Christine. *Moving Mountains: The Race to Treat Global AIDS*. London: Verso, 2004.

Epstein, Steven. *Impure Science: AIDS, Activism, and the Politics of Knowledge*. Berkeley: University of California Press, 1996.

Farmer, Paul, Fernet Leandre, Joia Mukherjee, Rajesh Gupta, Laura Tarter, and Jim Yong Kim. "Community-Based Treatment of Advanced HIV Disease: Introducing DOT-HAART (Directly Observed Therapy with Highly Active Antiretroviral Therapy) . " *Bulletin of the World Health Organization* 79, no. 12 (2001): 1145—1151.

Gupta, Rajesh, Jim Y. Kim, Marcos A. Espinal, Jean-Michel Caudron, Bernard Pecoul, Paul E. Farmer, and Mario C. Raviglione. "Responding to Market Failures in Tuberculosis Control. " *Science* 293, no. 5532 (2001): 1049 – 1051.

Kapczynski, Amy, Samantha Chaifetz, Zachary Katz, and Yochai Benkler. "Addressing Global Health Inequities: An Open Licensing Approach for University Innovations. " *Berkeley Technology Law Journal* 20, no. 2 (2005): 1031 – 1114.

PBS. *The Age of AIDS*. Frontline documentary series directed by William Cran and Greg Barker. 2006. www. pbs. org/wgbh/pages/frontline/aids/.

Public Square Films. *How to Survive a Plague*. Documentary directed by David France. 2012.

Siplon, Patricia D. *AIDS and the Policy Struggle in the United States*. Washington, D. C. : Georgetown University Press, 2002.

Smith, Raymond A. , and Patricia D. Siplon. *Drugs into Bodies: Global AIDS Treatment Activism*. London: Praeger, 2006.

第6章　在海地和卢旺达设立有效的农村医疗保健递送模型

彼得・罗巴克，马修・巴西利科，卢克・梅塞克，戴维・沃尔顿，保罗・法默

迄今为止，本书聚焦于讨论对理解全球健康有用的理论、这一术语的历史以及前期诸范式。支撑着这种思考的是一种警觉：贫穷与各种各样的社会不平等决定了亿万人的命运。然而，当我们要为生活在此种境遇下的民众提供卫生服务时，宏观的社会力量（诸如贫困与政治暴力）意味着什么呢？社会理论和史学如何可为改善健康服务的**递送**提供有益的知识？本章探索了健康伙伴组织（PIH）的经验，这一机构旨在加强第三世界医疗水平最低下的农村地区的卫生保健工作。PIH 所采取的取向，是把为病人个体提供的高质量医疗服务与克服影响人们获得健康的结构性障碍联结起来。这些障碍包括但不限于失业、缺少食物与清洁水源、医疗基础设施劣质或缺乏、运输费用昂贵、住房条件恶劣。我们关注 PIH，是因为熟知其运作；另外一些组织使用其他方法也达成了类似的目标——在寻求为贫者提供医疗服务的同时增强公共服务能力。这些组织都依赖于通过研究保健递送过程和训练其他组织的操作来改善递送水平。许多组织和 PIH 一样，包括海地的 GHESKIO、肯尼亚的 AMPATH、赞比亚的 CIDRZ 以及若干国家的"国际健康联盟"（Health Alliance International），都与大学有联系[①]。

PIH 开展工作的探索始于 1980 年代的海地农村。如本章所述，通过

---

① 请去这些组织的网站查看其信息：www. doctorswithoutborders. org，www. villagehealth-works. org，www. tiya tienhealth. org，and www. nyayahealth. org（accessed September 10, 2012）。

借助对疾病负担的理解并吸取历史、政治经济学与民族志的知识所达成的对本土情境的理解，促成了 PIH 及其姊妹组织得以设计（并重新设计）一种能够在贫穷和混乱的环境下实现有效保健递送服务的卫生系统。但是，这一成功并不是将理论整体应用于具有巨大和未满足需求的特定环境的结果，工作也并非从一开始就一帆风顺。PIH 的起步阶段是以试错和缓慢地纠错为基础的。但是，这段动荡的时间教会了我们从我们想要服务的人那里学习，以及研究递送服务的重要性。这些年的得失也有助于解释我们的信念：伙伴关系是一条向前延伸的道路；健康公平是值得追求的愿景；为了提高服务水准，培训和调研从一开始就是有必要的，有时甚至需要完全重新规划路径。

其中一些路径是由 PIH 首批合作伙伴（海地中部一批流离失所的农民）共同参与的。因此，本章从对该地区的简要概述开始，然后转向对海地农村地区 PIH 保健递送模型的探索。本章的第二部分讨论了 PIH 的工作在卢旺达农村的拓展。我们注意到，这两个国家有许多共同点：充斥着战乱（与争议）的历史，人口大约 1000 万，经济以农业为主，平均收入低，获取卫生服务的机会极为有限——因此，两国有很多可相互借鉴的地方，正如我们也能从中学到许多一样。

本章最后一部分讨论了一场对海地卫生状况以及过去几十年间的努力构成严重威胁的事件：2010 年地震。包括公共卫生专家、医务人员、备灾专家和人道主义者在内，没有一个人对当年 1 月 12 日发生的几乎夷平了太子港的大地震事先做好了准备。地震袭击了该国的神经中枢以及它脆弱的卫生系统，造成数十万人死亡，致残者不计其数。该国较大的医院不是受损就是彻底被毁；国家护理学校完全倒塌。如果我们要"重新想象全球健康"，理解 2010 年 1 月的教训是重要的，因为对这种事件的反应（无论事件是天灾还是人祸）会导致预期中或非预期的后果。这些反应塑造了一个新兴的领域，就像殖民实践和后续范式的影响力一样。

海地

历史概述

海地中央高原（Central Plateau）糟糕的卫生状况，远在 1919 年建立公共卫生和人口部之前即已肇始。这一部门是负责提供卫生服务的政府机构。海地的历史充斥的是国界以外袭来的动荡与入侵。海地的原住民（15 世纪人口达到数十万甚至数百万的泰诺印第安人）在 1492 年克里斯托弗·哥伦布抵达伊斯帕尼奥拉岛以后仅仅一个世纪就因为遭受侵略与传染病而几乎绝灭。日趋减少的泰诺人口在利润丰厚的糖和咖啡种植园的奴隶劳动中显得捉襟见肘，因此，西班牙殖民者开始进口非洲奴隶。1697 年，该岛的西部三分之一被割让给了法国，并跻身于新大陆最有利可图的欧洲殖民地之列，一跃而成为 18 世纪末世界上最大的糖和咖啡的供应地。至 1791 年革命前夕，它的奴隶人数是欧洲人的九倍[1]。

这一残酷的劳工体制被有史以来最大的奴隶叛乱终结：即便拿破仑派遣他的妹夫率领欧洲有史以来最大的远征美洲的舰队重夺海地，法国人仍以兵败撤离收场。西半球的第二个共和国，也是世界上第一个黑人共和国，于 1804 年诞生。

但独立并不意味着免受外敌入侵和地方精英的掠夺。反抗精神以及对强迫劳动的抵制既导致了革命，也妨碍了独立早期的统治者重建出口导向型的种植园农业制度，这一制度依靠大量的廉价劳动力后备军来完成重体力劳动，如砍甘蔗。许多从前的奴隶仍然为别人的土地劳作，但到了 19 世纪末期，海地的小土地所有者已经比该地区的其他国家都多了。大多数海地人选择了独立耕作——历史学家称其为"反种植园系统"[2]，

---

[1] Laurent Dubois, *Avengers of the New World：The Story of the Haitian Revolution*（Cambridge，Mass.：Harvard University Press，2004），21，19.

[2] Laurent Dubois, *Haiti：The Aftershocks of History*（New York：Metropolitan Books，2011），47.

即便它意味着迁移到偏远地区，如中央高原山区。人类学家米歇尔-罗尔夫·特鲁约对这种情形描述如下："农民阶级意识到了其新获得的自由，并固执地坚持其权利，在金钱的诱惑之前没有反应。当这一阶级必须在更高的收入和直接掌握劳动过程之间作出选择时，它选择了后者。"①

随着重建庄园经济被从可行的选项当中排除，许多农村土地所有者土地缩水、产量下降，因而逐渐失去了他们的政治与经济影响力；有些人变卖土地，加入了茁壮成长的商人阶级。19 世纪与 20 世纪之交，为数不多的海地精英阶层成员掌控着整个国家和几乎所有的对外贸易，他们麇集在太子港和几个较小的沿海城市。1881 年，关税收入在国家收入中占比达 98％以上②。然而，大多数人口仍然是农村的小自耕农，愈发被排除在首都的权力结构之外，并仍然是国家的主要生产者。

国际压力和地方暴政使海地的农村经济发展陷入了崩溃。美国以及欧洲的大部分国家在 19 世纪后期才承认海地，并经常为所欲为地施以炮舰外交手段③。1825 年，一支法国海军代表团逼迫海地赔款 1.5 亿法郎，以补偿法国种植园主在革命期间遭受的"损失"：土地、资本以及奴隶们本身。海地继续偿还这一恶债（折合为现在的 210 亿美元），到 1922 年方止④。外国干涉在 20 世纪还远未结束。为寻求在加勒比地区的影响力并对海地海关进行控制，美国海军陆战队于 1915 年入侵海地，实施军事占领直至 1934 年，巩固了西半球最古老的两个共和国之间的依赖关系。美国领导人重写了海地宪法，允许外国占有土地，并向美国投资者开放更多的市场，这似乎进一步将权力集中在了太子港。现代海地军队也是由在此期间美国国会的一项法案而建立的。

---

① Michel-Rolph Trouillot, *Haiti*, *State against Nation*: *The Origins and Legacy of Duvalierism* (New York: Monthly Review Press, 1990), 74.

② Dubois, *Haiti*: *The Aftershocks of History*, 118.

③ Rod Prince, *Haiti*: *Family Business* (London: Latin America Bureau, 1985), 17 - 20; Paul Farmer, *The Uses of Haiti* (Monroe, Maine: Common Courage Press, 1994), 71 - 74.

④ Prince, *Haiti*: *Family Business*, 17.

这些年来，似乎没有可供开发的新资源出现，为穷人提供的社会服务也未见提升——统治精英们几乎没有优先提供它们的意愿。精英们努力恢复出口农业，这是在这座岛上唯一曾经证明过其有效性的经济活动，但收效甚微。昨日重现：匮乏得一如往昔的国库收入主要出自农民，而农民艰苦劳作，却享受不到什么公共设施或者利益[1]。这些对海地的利用以及暴行使得这个困顿中的国家在农村发展方面既无能力又无资源，更不必说教育和医疗卫生方面了。

第二次世界大战后的去殖民化时代和"大推动"（big push）发展计划（要求激增投资来推动贫穷国家的快速增长）本可能是海地的一个转折点[2]。然而事不遂人愿。基础设施差距并没有被打破，正如对人力资本的投资失败没有得到解决一样。从 1804 年到 20 世纪中叶，除在占领期间外，几乎没有新落成的高中、医院或道路。尽管 1956 年建成了佩利格尔大坝，海地的大半国土依然没有通电。致命一击来自 1957 年绰号为"Papa Doc"的弗朗索瓦·杜瓦利耶（Francois Duvalier）的上台。在其准军事部队的助力下，杜瓦利耶通过令反对派闭嘴的方式巩固其统治——到他 1971 年去世为止，共制造了约 3 万桩政治谋杀案[3]。他的统治进一步加剧了财富和权力向首都集中的趋势：最终，政府预算的 80％花在了人口不到全国人数 20％的太子港[4]。电力、医疗保健和高等教育也高度集中在这个海地人称之为"城里"的地方。

杜瓦利耶主义注重铁腕统治而轻视意识形态。这种做法扩大了国家与贫民之间的鸿沟，进一步破坏了政府为公民提供服务的能力（和意愿）。杜瓦利耶肆意施暴、散布恐怖，把本已长期乏力、低效的公务员系

---

① Trouillot, *Haiti*, *State against Nation*, 66 - 69，83 - 88。

② 同上，140 - 141，144 - 148。有关发展经济学的大推动模型，参见 Kevin M. Murphy, Andrei Shleifer, and Robert W. Vishny, "Industrialization and the Big Push," *Journal of Political Economy* 97, no. 5 (October 1989): 1003 - 1026。

③ James Ferguson, *Papa Doc*, *Baby Doc*: *Haiti and the Duvaliers* (Oxford: Basil Blackwell, 1987)，40 - 52。

④ Trouillot, *Haiti*, *State against Nation*, 183。

统改造成了一台比原来更缺乏正式民意授权的、充斥着贪污和任人唯亲的政治机器①。在全国范围内，本已匮乏的卫生与教育设施也逐渐消失；中途烂尾的、半心半意的投资项目造就了点缀着城市景观的混凝土残骸，几乎提供不了任何公共服务。老杜瓦利耶的儿子让-克劳德·杜瓦利耶（Jean-Claude Duvalier）（两者的照片都在图 6.1 中），一直维持这种现状，直到 1986 年他逃离这个国家为止②。尽管杜瓦利耶以暴政进行统治，一些国家（特别是美国）认为这种家族独裁是"遏制共产主义的壁垒"，因而稳定地输送资源以援助这一政权，并且直至冷战结束前夕数额都在逐渐增长。这种援助大大（可能是间接地）促进了统治者的个人财富积累以及由国家支持的恐怖主义制度③。

海地面临着日益严重的生态危机——森林砍伐已引发土地侵蚀和作物产量下降。与此同时，海地被不平等的国际贸易摧毁了其稻米产业，沦为了糖类净进口国，进一步被推向饥荒。在美国和国际贸易体制的拥抱下，海地在保护自身农业方面束手无策。20 世纪后半叶，享受高额补贴的美国农产品涌入其市场④。1985 年，饥荒骚乱爆发，几个月后小杜瓦利耶逃离，将海地政府丢给了军队。现代海地军队成立于美国占领期间，从未和海地人民以外的敌人打过交道。

历经了多年的政变和动荡后，1990 年，海地看到了曙光。在海地历史上第一次自由公正的选举中，让-贝特朗·阿里斯蒂德（Jean-Bertrand Aristide）就任总统，这位解放神学家在农民和城市贫民中得到了广泛的

---

① Trouillot，*Haiti*，*State against Nation*，173 - 177.
② 同上，181 - 183；Peter Hallward，*Damning the Flood*：*Haiti and the Politics of Containment*（London：Verso，2010），xi.
③ Farmer，*The Uses of Haiti*，102 - 107.
④ 正如第 9 章更详细地描述的那样，2010 年 3 月，前美国总统克林顿向参议院外交委员会就促进美国食品出口事宜致歉，这实际上破坏了海地的稻米作物。其证词参见 U. S. Senate Committee on Foreign Relations，Hearing：Building on Success：New Directions in Global Health，March 10，2010，www. foreign. senate. gov/hearings/building-on-success-new-directions-in-global-health（accessed September 3，2012）.

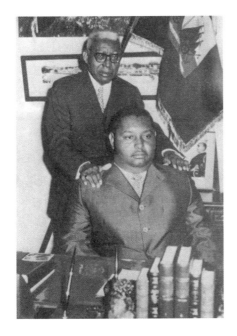

图 6.1　弗朗索瓦·杜瓦利耶及其儿子让-克劳德·杜瓦利耶。感谢 Keystone-France/Getty Images 提供。

支持①。但这些希望很快破灭：仅仅九个月后，一场军事政变就迫使阿里斯蒂德下台。经过几年的国际谈判，阿里斯蒂德在美国和联合国的帮助下恢复原职。但这是一项有条件的协议：海地经济需要进行符合结构性调整政策的改革②。如第 4 章所述，这些条款限制了社会部门的支出。公共卫生和教育制度仍然缺乏资源。尽管承诺改变现状，提供公共服务的外国援助仍然微不足道，在阿里斯蒂德的剩余任期和他的继任者雷内·普雷瓦尔（René Préval）治下都是如此③。阿里斯蒂德在 2001 年的

---

① Paul Farmer，"The Power of the Poor in Haiti，"*America* 164，no. 9 （1992）：260 – 267；Amy Wilentz，The Rainy *Season*：*Haiti since Duvalier* （New York：Simon and Schuster，1990）．

② Farmer，*The Uses of Haiti*，149 – 157；Irwin P. Stotzky，*Silencing the Guns in Haiti*：*The Promise of Deliberative Democracy* （Chicago：University of Chicago Press，1997），30 – 48．

③ Farmer，*The Uses of Haiti*，360．

选举中再次获任总统，这使得普雷瓦尔成为共和国两百年历史上第一位在任届满后交出权力的总统。并非巧合的是，阿里斯蒂德政府已遣散了海地军队，并开始按性别将警察系统整合起来。

阿里斯蒂德本可轻而易举地赢得普选，但他没有得到当时美国主管对海地、古巴和委内瑞拉的外交政策的官员们的普遍支持。尽管美国已向杜瓦利耶独裁政权提供了大量援助，但华盛顿的领导人与法国和加拿大一道悄悄地对海地政府实施了援助禁运，据称因为涉及 2001 年选举中的六个地区级席位差异①。这一外交行动表示了对阿里斯蒂德政策（其中包括使海地的政治和经济制度民主化并提供旨在造福穷人多数的服务）的不满。与之呼应的是一些海地精英阶层的公开敌视和原先士兵、军官的攻击，他们在相邻的多米尼加共和国建立了基地。2004 年，阿里斯蒂德再次被迫因政变下台，不情愿地乘坐美国飞机流亡海外。这场政变的起因和资金来源仍众说纷纭②。

在那之后，无论是拼凑的还是民选的政府，在找到稳固的立足点方面都面临着艰巨的挑战。由于政治不稳定和国际经济力量的打击以及一系列毁灭性的飓风，该国举步维艰，穷人的社会状况依然严峻。

海地历史的这段距今较近的时期——即从 1980 年代中期到新千年的第一个十年，构成了 PIH 和 Zanmi Lasante 开创事业并建立起保健递送模型的直接背景，如以下各节所述。但该组织的工作人员学到的是，他们从未远离过海地殖民时代的深厚根基。

海地的卫生保健

令人毫不奇怪的是，历经几个世纪的暴政和外来干涉，海地长期以

---

① Farmer, *The Uses of Haiti*, 354 – 375; Paul Farmer, Mary C. Smith Fawzi, and Patrice Nevil, "Unjust Embargo of Aid for Haiti," *Lancet* 361, no. 9355（2003）：420.

② Paul Farmer, "Who Removed Aristide?" *London Review of Books* 26, no. 8（2004）：28 – 31.

来一直拥有着几项西半球最糟糕的健康指数①。尽管海地殖民地对法国经济相当重要，法国对当地的医疗基础设施的投资可谓微不足道。在1791 年岛上爆发革命前夕，只有少数几家军队医院在运作。人数居于少数的白人患者在家接受治疗。居于多数的黑人，哪怕能够得到医治，也顶多是在种植园医务室之类的地方。一家种植园的记录显示，三分之一新捕获的奴隶在"一两年内"死亡②。

十年后，独立战争结束，但情形没有改善。据海地的一位公共卫生编年史学家阿里·博尔德的记载，岛上所有的医生和外科医生都逃走了。主要的医院和其他机构都已被摧毁，只余太子港和海地角的军队医院。城镇一片狼藉，没有下水道与厕所。仅有的医疗护理是由那些在医院担任勤务兵的人以及助产士、草药师和正骨医生提供的。博尔德写道："一大群技术上毫无准备的医务工作者面对着新近从奴隶制中解放出来的民众。这些民众居住在原始的草屋，没有饮水与厕所，并被他们完全无法设防的传染病损毁或致死。（这是）继承自我们从前主人的沉重遗产，他们渴求利润，对土著居民的生活条件和健康状况毫无兴趣。"③

这份沉重的遗产在海地农村依然发挥着作用。由于农村年人均收入低于 300 美元，海地长期徘徊于饥荒边缘，人民面临着大量的健康问题，并因为长期营养不足恶化。适宜的住房和卫生系统仍然匮乏。在地震之前的 2009 年，世界银行的估计表明，只有 51% 的海地农民能享有良好的水源，只有 10% 的农民能够享有良好的卫生设施④。一半以上的海地人

---

① 本部分的前三段取自 Farmer, *Infections and Inequalities*, 213 – 215。

② Bernard Foubert, "L'habitation Lemmens à Saint-Domingue au début de la révolution," *Revue de la Société Haïtienne d'Histoire et de Géographie* 45, no. 154 (1987): 3.

③ Ary Bordes, *Évolution des sciences de la santé et de l'hygiène publique en Haïti* (Port-au-Prince: Centre d'Hygiène Familiale, 1980), 1: 16 – 17; translation by Paul Farmer.

④ World Bank, World DataBank World Development Indicators (WDI) and Global Development Finance (GDF), 2009, http://databank.worldbank.org/ddp/home.do? Step=3&id=4 (accessed September 26, 2012).

生活费低于每天 1.25 美元，58％的儿童营养不良。所有处于学龄段的儿童中有一半以上没有上学[1]。

在 2010 年 1 月地震前夕，海地人的健康预期寿命为 61 岁，而 5 岁以下儿童的死亡率据估计接近 72‰[2]。腹泻病对所有年龄的儿童都造成伤害。这是营养不良的学龄前儿童的主要死亡原因，也是那些有幸能够读书的儿童的主要缺课原因[3]。疟疾在周围的岛上已经根除了，但仍在海地夺取生命。在 2006 年，医生占总人口的比例为每 10 万人口中有 25 个医生[4]（在美国，这个数字是 256 个[5]）。

除了这些挑战之外，还有一种是可能由 1970 年代游客带入的新病原体引起的疾病[6]。这种疾病最终被命名为艾滋病，并在 1983 年被证明是由人类免疫缺陷病毒引起的。海地的城镇是美洲流行病的中心之一；由于 GHESKIO 的贡献，海地也是为数不多的几个产生和在国内外分享了有关这一疾病的早期知识的地方。1990 年代中期，该病毒已在太子港贫民窟的边缘人群中落地生根，并向农村蔓延；全国患病率升至 5.6％[7]。本章叙述了在海地农村地区抗击艾滋病的努力，目的是要坚守 PIH 的使

[1] United Nations, Office of the Secretary-General's Special Adviser on Community-Based Medicine and Lessons from Haiti, "Key Statistics: Facts and Figures about the 2010 Earthquake in Haiti," www. lessonsfromhaiti. org/lessons-from-haiti/key-statistics/ (accessed March 5, 2013).

[2] UNICEF, "At a Glance: Haiti," www. unicef. org/infobycountry/haiti _ statistics. html (accessed September 10, 2012).

[3] Farmer, *Infections and Inequalities*, 215.

[4] Library of Congress, Federal Research Division, "Country Profile: Haiti," May 2006, lcweb2. loc. gov/frd/cs/profiles/Haiti. pdf (accessed September 2, 2012).

[5] Association of American Medical Colleges, Center for Workforce Studies, 2011 State Physician Workforce Data Release, March 2011 (Washington, D. C. : AAMC, 2011), https: //www. aamc. org/download/181238/data/state _ data book _ update. pdf (accessed September 26, 2012).

[6] Paul Farmer, *Partner to the Poor: A Paul Farmer Reader*, ed. Haun Saussy (Berkeley: University of California Press, 2010), 100.

[7] Joint United Nations Programme on HIV/AIDS (UNAIDS), 2004 Report on the Global AIDS Epidemic: 4th Global Report (Geneva: UNAIDS, 2004), annex, www. globalhivmeinfo. org/DigitalLibrary/Digital%20Library/UNAIDSGlobalReport2004 _ en. pdf (accessed September 3, 2012).

命宣言："利用世界顶尖的医疗和学术机构的资源，并吸取世界上最贫穷和疾病最严重社区的生活经验。"① 本章也主张，将预防和诊疗结合起来的努力有助于在海地和其他地方扭转艾滋病的流行趋势。

康热（Cange）

1980 年代中期，PIH 和它的姊妹组织 ZL 在海地中央高原（见地图 6.1）的康热设立了一家小诊所，宣告了它们的成立。如图 6.2 所示，康热是由失地农民建立的棚户区。当肥沃的山谷被一座巨型水坝与水库淹没后，他们失去了土地、家园和生计，不得不流离失所。1956 年，当佩利格尔大坝（如图 6.3 所示）竣工时，它是西半球最高的支墩坝。这座大坝建于"大推动"带来的建设热潮的顶峰时期，由美国公司布朗路特（Brown and Root，后来被哈里伯顿收购）设计和建造。大坝向遥远的太子港提供电力，却越过沿途的村镇和首都的贫民区（大约 47 年后，阿里斯蒂德见证了康热通电的那一刻）。②

官方文件声称，大坝的建造者已经就即将到来的洪水向当地居民发出警告。但许多流离失所者的访谈表明，一些地区的居民直到河水开始上升、吞噬他们的房屋和农田时才知晓大坝竣工。这些"洪水灾民"（至少在康热的那些）抱怨他们中的大多数人没有从政府或者有关公司获得任何赔偿③。

原本居住在大坝背后的洼地上的居民的生活被宏观的社会力量所扰

---

① 完整的使命陈述如下：我们的使命是在保健方面优先考虑穷人。通过与基于贫困背景的姊妹机构建立长期关系，PIH 致力于实现两个总体目标：将现代医学的好处带给那些最需要的人，并作为绝望的解毒剂。我们利用世界顶尖的医疗和学术机构的资源，并吸取世界上最贫穷和疾病最严重社区的生活经验。从根本上说，我们有医疗和道德使命。它基于团结，而不仅仅是慈善。当我们的病人生病并且无法获得护理时，我们的卫生专业人员、学者和活动家团队将尽一切努力使他们健康，就像当我们自己的家庭成员或我们自己生病时我们所会做的那样。

② 参见 Tracy Kidder, *Mountains Beyond Mountains* (New York: Random House, 2003)，300。

③ Paul Farmer, *AIDS and Accusation: Haiti and the Geography of Blame* (Berkeley: University of California Press, 1992)，22 - 27。

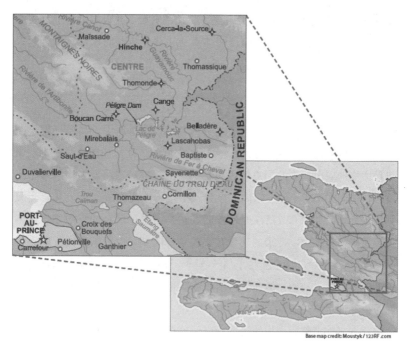

Base map credit: Moustyk / 123RF .com

地图 6.1　海地中部高原，位于太子港以北，Zanmi Lasante/Partners In Health 的设施也位于此地，包括康热、拉萨霍巴斯和米埃巴雷。资料来源：Thomas McIntyre, Christopher D. Hughes, Thierry Pauyo, Stephen R. Sullivan, Selwyn O. Rogers, Maxi Raymonville, and John G. Meara, "Emergency Surgical Care Delivery in Post-Earthquake Haiti: Partners In Health and Zanmi Lasante Experience," *World Journal of Surgery* 35, no. 4 (2011): 745-750。

乱，这不是一个很难提出的论点。我们可以将政府对于大型基建项目逐渐升温的热情，推进此类项目的发展事务处的创设或者美国军事占领之后、杜瓦利耶独裁时期之前的威权政府之崛起视作这一场离乡背井的先声。我们还可以回顾海地作为一个奴隶殖民地的历史，以及海地农村缺乏教育、缺乏公平的土地确权实践的状况，以了解他们的弱点的根源。无论如何，该地区的许多小农都显而易见地受到经济和政治发展的打击，正如阿蒂博尼特河（Artibonite River）库区的河水淹没他们的小块土地。这些发展对那些在这个陷入困境的棚户区努力谋生的家庭和个人意味着

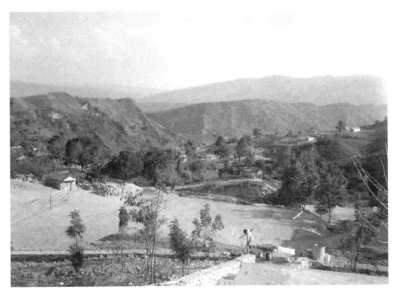

图 6.2 康热的景色，大约摄于 1985 年。感谢 Partners In Health 提供。

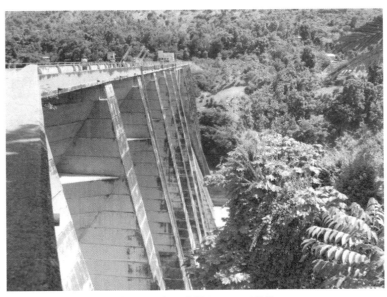

图 6.3 佩利格尔大坝，建于 1956 年。感谢 Arjun Suri 提供。

什么？海地的历史与政治经济是如何在"洪水灾民"及其后裔的身体中显现为疾病的？寻求提供医疗保健服务的人们是否有必要理解这些力量？如果确实如此，这些力量有多重要呢？如何将这种理解"纳入"到预防或减轻贫病之苦的努力中去？为了回答这些问题，我们将把目光转向海地中部的一处棚户区，观察艾滋病和肺结核的体验，以及试图向贫病交加的患者提供医疗服务以治疗疾病（特别是慢性病）的努力。

阿塞菲的故事

阿塞菲·约瑟夫是一对在水位上升时失去家园和土地的夫妇的女儿。她和她的双胞胎兄弟在一个用香蕉树皮茅草盖顶的露天收容所上学，在那里，儿童和青年学习基础识字。"她是约瑟夫姐妹中最讨人喜欢的，"她的一个同学回忆道，"也很漂亮。"

阿塞菲身材高挑，容貌姣好，有着一双大大的黑眼睛——或许在遥远的 1984 年，她的美丽与脆弱就已经把她的命运决定了。尽管那时她还在读小学，但她已经 19 岁了，该是挣钱养家的时候了。她的家人正坠向贫困的深渊。阿塞菲开始每周五早上帮着给当地集市运货。不管是走路还是骑驴，到市场都要花去一个半小时，途中经过佩利格尔大坝旁的一个军营。士兵们喜欢看每周五上午排成队的姑娘。有时他们向她们抽税——实际上是巧立名目的强制罚款；有时他们用荤段子来揩油。

这种调戏很少受到拒绝，至少是很少被公然拒绝。在海地农村，根深蒂固的贫困使得士兵（该地区仅有的领薪水的男人）更具吸引力。饥饿是约瑟夫一家的每天如影随形的现实。到了 1985 年，情况变得跟山谷刚刚淹没水底的时候一样糟糕。因此，当阿塞菲的美貌吸引了队长雅克·奥诺拉的注目时，她回以凝视。奥诺拉是贝拉代尔的原住民，曾经在太子港驻扎过。阿塞菲以及这个地方的每个人都知道，奥诺拉有妻子、有孩子。事实上，大家也都清楚他有不止一个固定伴侣。但阿塞菲被他的坚持所哄骗。当他去与她的父母谈话时，长期的私通关系从一开始就有了可能：

你会让我怎么做？我知道老人们感觉不舒服，很担心；但是他们没有说不行。他们也没让我离开他。我真希望我离开了，但我又怎么会知道呢？……当时我知道这是个坏主意，但我不懂为什么。我做梦也没想到他会把这么重的病传染给我，做梦也没！我看看周围，看到我们都穷成这样，老人们这样子死去……

你会让我怎么做？至少那是一条出路，这就是我当时的看法。

据阿塞菲称，他和奥诺拉的性伴关系不足短短一个月。此后不久，奥诺拉因发烧而病倒，由佩利格尔处的妻子陪伴照料。阿塞菲想找的是一个"moun prensipal"（"精神支柱"），因此她努力忘掉这个士兵。然而他们分开的几个月后，当听到他的死讯时，她仍然感到震惊。

当时，阿塞菲正处在她生命的关键岔路口。回到学校已经不可能了。一番逡巡之后，她去了最近的城镇米埃巴雷，并参加了一套被她委婉地称为"烹饪学校"的课程。这所学校实际上只是一个雄心勃勃的女人的庭院，为阿塞菲这样不可避免要去城市做仆人的可怜女孩做准备。事实上，女仆行业正快速崛起，成为海地极少数正在增长的行业；因此，尽管阿塞菲的自豪的母亲不愿意想象她的女儿沦为奴仆的样子，她也没有任何别的路可以走得通。

于是，22岁的阿塞菲去了太子港，在那儿她找到了一份差事，为一位在美国大使馆工作的中产阶级海地妇女当管家。海地的仆人按传统都在后院工作，但阿塞菲的相貌和举止使她避免了这样的环境。除了打扫卫生，她还负责应门、接电话。尽管收入不高，只有每月30美元，但回忆起家乡的饥饿，她还是设法为她的父母和兄弟姐妹（特别是她那从未找到过一份有薪水的工作的弟弟）存了一些钱。

阿塞菲依然在寻找一个"精神支柱"。阿塞菲开始留意布兰科·纳雷特，一个和她出身相似的年轻男子。布兰科的父母也是"洪水灾民"，和阿塞菲在康热的教区学校上学时相识。按当地标准，布兰科算是相当不错了：他在往返于中央高原和首都之间的小巴士上当司机。在失业率超过60%的环境中，他在相当程度上是受人尊重的。他把注意力转向阿塞菲。按她后来的回忆，当时他们打算结婚了，并开始集中他们的财产。

阿塞菲在"使馆女人"家又工作了三年多，直到她发现她怀孕了。她告诉布兰科，他马上紧张了起来。她的雇主也不高兴，因为家里有仆人怀孕是不体面的。于是阿塞菲回到康热，度过了艰难的备孕期。布兰科来看望她一两次。他们闹了矛盾，然后她就没再听说过他的消息。在女儿出生后，阿塞菲被反复的机遇性感染折磨得筋疲力尽。一次普通的就诊之后，她很快就被确诊了艾滋病。

在女儿出生的头几个月内，阿塞菲在照顾孩子的同时还要忍受夜间盗汗和腹泻的折磨。她苦涩地说："我们现在都需要尿布了。"她正走向她生命的尽头。由于政治暴力，她的医生没有办法开诊所，阿塞菲每天不仅要面对腹泻，还有持续的疲惫。随着她日渐憔悴，一些村民认为她是巫术的受害者。诊所医生将她诊断为播散型肺结核。也有人回忆起她与那名士兵的关系以及她在城里做仆役的工作，这段经历继而被（医护人员们）广泛认为是导致艾滋病和肺结核的危险因素，后者是海地最多见的机会性传染病。阿塞菲知道自己患有艾滋，虽然她更倾向于把自己的状况归结为她的仆役工作所造成的机能紊乱："整天就是烫衣服，然后马上打开冰箱……"她的家人和医护人员眼睁睁地看着她去世，在那里，不论是冰箱还是其他便利设施都遥不可及。

但这不仅仅是关于阿塞菲和她女儿的故事——她女儿也感染了艾滋病病毒。还有雅克·奥诺拉的第一任妻子，她年复一年地变得瘦削。奥诺拉死后，她深陷绝望，根本没有办法养活她的五个嗷嗷待哺的孩子，其中两人也得病了。这位寡妇后来再次与一名士兵结合。奥诺拉至少还有两个另外的伴侣，她们都是中央高原贫穷的农妇，其中一名是带着两个体弱多病的孩子的HIV阳性患者。还有布兰科，他看起来身体还健康，定期往返于米埃巴雷到太子港的路上。谁知道他是不是携带了病毒呢？作为一名司机，他有好几位女朋友。

这也不仅仅是那些感染艾滋病毒的人的故事。阿塞菲的母亲和孪生兄弟所感到的痛苦显然是强烈的，但很少人理解她父亲的痛苦。阿塞菲死后不久，他用绳子上吊自尽[1]。

......

在康热，"洪水灾民"的生计被来自他处的决策所颠覆。生活于其中时，它为我们提供了一个很好的情境，可让我们理解目前流行的医疗资助与递送模型不可能在失去土地的贫民中导致好的结果（这些模型越来越多地基于成本收益分析以及选择性初级卫生保健的粗糙概念）。"洪水灾民"和他们的后代亟须公平和救济；他们成为了 PIH 的老师。很少有人能够解释，在本书和其他地方被称作"结构性"力量[2]的贫困和失地状况是如何限制了他们的能动性、促使他们向城市的贫民窟迁移的。简而言之，从海地农村的棚户区起步的经验教会了我们，怎样在设计医疗和教育设施时不以成本收益分析为基础，而是施以基础性的修复手段来提升民众的基本经济和社会权利。

在康热工作还教会了 PIH 如何设计干预措施以对抗结构性暴力的影响。例如，制定针对缺少食物的结核病患者的诊疗方案，或者以那些个人选择被贫困和性别不平等严重限制了的妇女为对象开展艾滋病预防工作[3]。一系列的研究，包括在康热和周围村庄进行的社区健康评估，使得他们吸取了这些经验教训；此外还有包括民族志和半结构访谈在内的定性研究。大多数的教训都是以更痛苦的方式来学到的：犯错，然后努

---

① 这一故事取自 Farmer，*Partner to the Poor*，330 – 332。

② 参见 Paul Farmer，"An Anthropology of Structural Violence," *Current Anthropology* 45，no. 3（2004）：305 – 326。

③ Johanna Daily, Paul Farmer, Joe Rhatigan, Joel Katz, and Jennifer Furin, "Women and HIV Infection," in *Women*, *Poverty*, *and AIDS*: *Sex*, *Drugs*, *and Structural Violence*, ed. Paul Farmer, Margaret Connors, and Janie Simmons (Monroe, Maine: Common Courage Press, 1996), 125 – 144.

力改正。

阿塞菲等贫困的海地人的生活经验，与海地的历史、政治经济以及所面临的首要健康问题一道，影响了 PIH 及其姊妹组织 ZL 的早期决策。认真审视结核病诊疗的惨淡结果，将会获益良多。事实上，这个小小的项目给我们狠狠上了一课：项目应当为同时处于贫困和慢性病折磨之中的患者的需要而设计。由于它不仅塑造了我们的想法，而且也影响了后来者对艾滋病和其他健康问题的应对，下面我们对它进行详细的考察。

结核病在海地

海地农村地区结核病的经验在很大程度上由历史突发事件和物质限制决定[1]。大多数现有的文献表明，当代海地人所得的病在其祖先的奴隶时代就已然存在了。人类学家琼·威斯（Jean Wiese）指出："被从非洲带到海地的奴隶们携带着他们的文化系统的残余、黄热病、雅司病和疟疾。西班牙人给了他们甘蔗、邪恶的奴隶制、一种形式的天主教、天花、麻疹、伤寒和结核病。轮到法国人时，他们给了海地人一种语言、法国文化的痕迹以及邪恶的奴隶制的延续。"[2] 结核病的传入，无论它是何时发生的，都将证明具有持久的意义。到了 1738 年，这一混乱已经蔓延到足以惊动访问该岛的法国医生[3]。一位历史学家指出，殖民地的肺病患者在雨季中特别艰难——这一术语在海地农村地区仍然普遍使用[4]。

---

[1] 本小节的内容部分取自 Farmer，*Infections and Inequalities*，213 - 223。

[2] Helen Jean Coleman Wiese, "The Interaction of Western and Indigenous Medicine in Haiti in Regard to Tuberculosis," PhD diss., Department of Anthropology, University of North Carolina, Chapel Hill, 1971, 38.

[3] Service d'Hygiène, *Notes bio-bibliographique: Médecins et naturalistes de l'ancienne colonie française de Saint-Domingue* (Port-au-Prince: Imprimerie de l'État, 1933), 12.

[4] Médéric Louis Élie Moreau de Saint-Méry, *Description topographique, physique, civile, politique et historique de la partie française de l'isle SaintDomingue* (1797 - 1798), ed. Blanche Maurel and Etienne Taillemite (Paris: Société de l'Histoire des Colonies Françaises and Librairie Larose, 1984), 1068.

后来一位观察人士估计，结核病是排在痢疾之后最常见的慢性疾病①。

两个世纪后，结核病仍然是威胁。"在所提到的所有健康问题中，"琼·威斯在1971年指出，"有一种疾病因其起病隐匿、顽固性和流行性而脱颖而出，那就是肺结核。"② 据估计，海地的结核病流行率是西半球最高的。19世纪时，人们对这种疾病知之甚少，但在1941年，一位学者写道，在太子港综合医院进行的700起尸检中，26％的死者死于结核病③。联合国报告称，结核病是1944年的海地住院病人中最主要的死因。联合国将疾病高发与恶劣的环境卫生及贫困联系在一起，并预计在未来的许多年里，结核病恐怕还将在海地带走许多人的生命④。

这一预言已经成真。据泛美卫生组织估计，海地1965年的结核病患病率为每10万人3862例⑤。现有数据表明，在新千年之前，结核病仍然是15岁—49岁之间人的最主要死亡原因（后来被艾滋病取代）。1980年代阿尔贝特·施韦泽医院（Hôpital Albert Schweitzer）的研究表明，在这个年龄组，肺结核造成的死亡数是排在常见第二名的疾病的两至三倍⑥。

到了1990年代，情况进一步恶化。结核病的高发病率因艾滋病毒的出现而复杂化。据报道，在海地城镇的疗养院，约45％的结核病患者都

① Frantz Tardo-Dino, *Le collier de servitude*: *La condition sanitaire des esclaves aux Antilles françaises du XVIIe au XIXe siècle* (Paris: Éditions Caribéennes, 1985), 198.

② Wiese, "Interaction of Western and Indigenous Medicine," 40.

③ James Graham Leyburn, *The Haitian People*, rev. ed., with introduction by Sidney Mintz (New Haven, Conn.: Yale University Press, 1966), 275.

④ United Nations, *Mission to Haiti*: *Report of the United Nations Mission of Technical Assistance to the Republic of Haiti* (Lake Success, N. Y.: United Nations, 1949), 70 - 72.

⑤ Pan American Health Organization, *Reported Cases of Notifiable Diseases in the Americas*, *Scientific Publication* no. 149 (Washington, D. C.: PAHO, 1967), 290.

⑥ 对这些数据的评述，参见 Rachel Feilden, James Allman, Joel Montague, and Jon Rohde, *Health*, *Population*, *and Nutrition in Haiti*: *A Report Prepared for the World Bank* (Boston: Management Sciences for Health, 1981).

合并感染艾滋病毒。在一项有 7300 多名居住在人口稠密的贫民窟中的、看起来身体健康的成年人参与的调查中，70％的人被认为感染了结核分枝杆菌的潜在菌株，超过 15％呈 HIV 阳性。更令人震惊的是，以社区为基础的筛查发现，每 10 万成年人中有 2281 例活动性肺结核病例[1]。几乎在同时，农村地区进行的一项研究表明，15％的结核病诊断患者也感染了 HIV。在另一个村落中，阿尔贝特·施韦泽医院的数据表明 24％的结核病患者都患有 HIV[2]。

　　一线结核药物的抗药性的出现增强了这种可恶的协同作用。关于海地的抗药性的已发表研究寥寥无几，这在很大程度上是因为难以在没有可靠电力来源、缺乏现代化实验室的环境下培养结核杆菌。仅有的几个包含培养数据的大系列研究之一显示，22％的分离株对至少一种一线药物有抗药性[3]。

　　虽然耐药性是一个重大问题，但大多数针对医疗失败的研究都认为，

---

[1] Julio Desormeaux, Michael P. Johnson, Jacqueline S. Coberly, Phyllis Losikoff, Erika Johnson, Robin Huebner, Lawrence Geiter, Homer Davis, Joan Atkinson, Richard E. Chaisson, Reginald Boulos, and Neal A. Halsey, "Widespread HIV Counseling and Testing Linked to a Community-Based Tuberculosis Control Program in a High-Risk Population," *Bulletin of the Pan American Health Organization* 30, no. 1 (1996): 1 – 8; Jean William Pape and Warren D. Johnson Jr., "Epidemiology of AIDS in the Caribbean," *Baillière's Clinical Tropical Medicine and Communicable Diseases* 3, no. 1 (1988): 31 – 42; Richard Long, Marcella Scalcini, George Carré, Elizabeth Philippe, Earl Hershfield, Laila Sekla, and Walter Stackiw, "Impact of Human Immunodeficiency Virus Type 1 on Tuberculosis in Rural Haiti," *American Review of Respiratory Disease* 143, no. 1 (1991): 69 – 73.

[2] Marcella Scalcini, George Carré, Michel Jean-Baptiste, Earl Hershfield, Shirley Parker, Joyce Wolfe, Katherina Nelz, and Richard Long, "Antituberculous Drug Resistance in Central Haiti," *American Review of Respiratory Disease* 142, no. 3 (1990): 508 – 511. See also Paul Farmer, Jaime Bayona, Mercedes Becerra, J. Daily, Jennifer J. Furin, D. Garcia, Jim Yong Kim, Carole Mitnick, Edward Nardell, Maxi Raymonville, Sonya Sunhi Shin, and P. Small, "Poverty, Inequality, and Drug Resistance: Meeting Community Needs in the Global Era," in Proceedings of the International Union against Tuberculosis and Lung Disease, North American Region Conference, Chicago, February 27-March 2, 1997, 88 – 101.

[3] Scalini et al., "Antituberculosis Drug Resistance in Central Haiti."

问题主要是能否制定与实施能够满足那些受折磨者的需要的项目。否则，结核病的诊断很少会导致有效的治疗①。在海地南部的一个大城镇，所有患者当中的75%在确诊后六个月内放弃了治疗，超过93%的人在一年之内放弃治疗②。由于短期疗法在进行这项研究时尚不存在，我们必须假设，本系列的大多数患者留下了未完全治愈的疾病。

以下章节详细描述了PIH和ZL实施结核病控制项目的努力。在决定谁能否从干预当中受益方面，严重的贫困往往处于中心地位；而这一努力把它纳入了考量范围。同样重要的是，该项目避免了"非此即彼"的做法，这一做法曾导致一些健康倡导者采取了勒德分子（Luddite）的立场。这一观点认为，推迟结核病治疗是可以接受的，而这种疾病的"根本原因"是通过发展来解决的。但卫生政策并不是零和游戏。海地农村地区所吸取的经验教训之一是，有效的结核病干预措施既迫切又廉价，不应被视为会对同样能减少结核病发病率的更广范围的发展项目产生削弱性的影响。

设立结核病控制项目

二十年前，ZL的服务区域囊括了分散在佩利格尔大坝水库周围的定居点。这些年来，我们在寻求建立以社区为基础的护理、诊所和一家医院时，我们工作的一个主要区分点是决定是否依靠社区卫生工作者或"伙伴"（accompagnateur）来协助医疗机构临床医生的工作。但我们也承诺将这些医疗机构开放给所有就诊者。服务区分两部分。甲区环绕着湖泊，大约有25000人居住，几乎所有人都是住在小村庄里的农民，在每个定居点中都有我们训练的"伙伴"。乙区分布得更为松散，由许多偏远的村庄和与甲区域毗邻的小镇组成。

---

① Paul Shears, *Tuberculosis Control Programmes in Developing Countries* （Oxford: Oxfam Publishing, 1988）.

② Helen Jean Coleman Wiese, "Tuberculosis in Rural Haiti," *Social Science and Medicine 8*, no. 6 （1974）: 359 - 362.

虽然两个区域的患者都得到了同样的临床服务（咨询医生、化验和所有药物的费用统一为 80 美分左右），但乙区域的病人没有得到社区卫生工作者的服务，也没有从 ZL 赞助的如妇女健康倡议、疫苗接种运动、保护水源运动、成人扫盲小组等活动中获益。"伙伴"们实施的这些干预措施已被证明是解决营养不良、腹泻病、麻疹、新生儿破伤风和疟疾的有力手段。通过社区活动，卫生工作者能够鉴别病人并将他们转诊到诊所，在那里他们能免费获得所有的结核药物。这归功于步履维艰的国家结核病项目（TB program）的努力，该项目也寻求了非政府组织伙伴的配合，为项目实施提供帮助（当时诊所药方包括异烟肼、乙胺、吡嗪酰胺和链霉素）①。

尽管 ZL 的医生能有效地鉴别肺结核病人，但在 1980 年代末期出现的明显趋势是甄别新的结核病例并不一定带来治愈，即便诊所取消向确诊病人收取 80 美分的药物费用。在 1988 年 12 月，继 3 名 40 多岁的艾滋病毒阴性的结核病患者死亡之后，工作人员们举行会议，试图重新思考这些病人的治疗方案：我们为何没能阻止这些死亡呢？

对这个问题的回应（皆为对因果律的说明）多种多样。一些社区卫生工作者认为结局最差的结核病患者是经济上最贫困的、因而病况也最严重的人。其他人（包括内科医生和大多数护士在内）认为病人的低依从性与当地普遍流行的"结核病由巫术施加"的信仰有关，该信仰导致了病人放弃生物医学治疗。还有一些人猜测病人在消除了那些最初导致他们求医问药的症状之后就对化疗失去了兴趣。

在接下来的两个月里，PIH 和 ZL 制订了一项计划以改善对结核病患者的服务，并测试这些众说纷纭的假说。简而言之，新的计划制定了新的目标：发现案例、提供充足的化疗并提供严密的随访。尽管在该计划中纳入了接触者筛查和婴儿卡介苗接种，但最关注的是对痰涂片阳性

---

① 利福平已经在成人肺结核的初始治疗中取代了链霉素。该诊所还储存二线药物用于已被证实患有 MDRTB 的病人。

和咳嗽病人（许多人认为这是社区暴露于结核病传染风险的最重要的病源）的照料。

按照设计，新计划富有进取精神、基于社区，且大量依赖"伙伴"（有薪酬的社区卫生工作者）为他们的邻居提供医疗和心理支持以便密切跟进。它还旨在回应病人对营养援助和其他形式的社会支持的呼吁。在甲区域，所有诊断为肺结核或肺外结核的居民都有资格参加一项治疗计划：在确诊后的第一个月，他们所在村的卫生员每天都进行家访。这些病人在头三个月将获得每月 30 美元的补助，并有资格获得营养补充剂。

此外，这些病人每月都会从村卫生员那里得到督促他们前往诊所就诊的提醒。人们的旅途花费（例如租用驴子）将在抵达诊所后获得 5 美元的奖励来进行抵消。如果一个甲区域的患者没有到访，诊所的人（通常是医生或助理护士）会前往此人的家中。一系列的表格（包括详细的初次面谈时间表和家庭访问报告）使这些安排正规化了，并取代了其他门诊病人所使用的相对有限的表格。

在从 1989 年 2 月到 1990 年 9 月的最初的登记期间，甲区域有 50 名患者被诊断为结核病涂片阳性并且加入了这一计划①。其中 48 人患有肺结核，7 人还有肺外结核（如脊柱结核）；2 人有颈淋巴结炎（"瘰病"）作为他们唯一的结核病表现。同期，临床工作人员在甲区域之外诊断出了 213 例肺结核。这些病人中有许多来自乙区域，也有少数人跋涉了更远的距离前往诊所求医；其中至少 168 人返回诊所进行进一步治疗。这批人中的前 50 位确诊的患者被定为对照组，以对新的干预措施的效果进行判断。只有在如下意义上，他们构成了一个"控制组"：他们没有从社区服务、财政援助和社会支持中获得好处。所有乙区域的患者仍然接受"免费"的医疗，即在诊断和照料方面不需要支付任何费用。事实证明，病人及其家属有许多隐性费用需要承担。

---

① 最初住在甲区的一名患者后来从服务区迁出，不再由社区卫生工作者服务。这名患者据传在离开该地区几个月后死亡，在任何一组的数据分析中都没有考虑到他。

为了测试病人信仰与治疗效果之间的关联的假说，所有患者都接受了关于他们自己的解释模型和结核病体验的访谈①。两组患者的平均年龄（42 岁）和性别比例（两组妇女明显多于男性）差异不显著②。但间接经济指标（例如上学年数、是否拥有广播、是否有厕所可上、铁皮屋顶还是茅草屋顶）表明，乙区域的病人略微比甲区域的人更富一些。这并不奇怪，因为甲区域当中的有些村庄是从山谷淹水的那一年建立起来的棚户区。

表 6.1 总结了这项关于"医疗保健递送"的研究结果——我们指出了项目取得的适度效果。下面的讨论提供了详细的解释。

死亡率。甲区域的 1 名病人在确诊后一年内死亡，尽管她没有死于结核病。6 名来自乙区域的病人死亡，全部死于结核病，其中 1 名年轻女子同时呈艾滋病毒阳性。

表 6.1 甲区域相较于乙区域的结核病特征

	甲区域	乙区域
全因死亡率（随访十八个月）	1（2%）	6（12%）
治疗六个月后痰检抗酸杆菌阳性数	0	9（18%）
治疗一年后肺部症状持续患者数	3（6%）	21（42%）
平均体重增长/人/年（磅）	9.8	1.9
治疗一年后恢复工作患者数	46（92%）	24（48%）
平均门诊次数/人/年	11.6	5.4

---

① 对此方法论的综述，参见 Arthur Kleinman，Leon Eisenberg，and Byron Good，"Culture，Illness，and Care：Clinical Lessons from Anthropologic and Cross-Cultural Research，" *Annals of Internal Medicine* 88，no. 2（1978）：251 - 258。对其局限的评估，参见 Arthur Kleinman，*Writing at the Margin：Discourse between Anthropology and Medicine*（Berkeley：University of California Press，1985），5 - 15. See also Arthur Kleinman，"From Illness as Culture to Caregiving as Moral Experience，" *New England Journal of Medicine*，368（2013）：1376 - 1377。

② 在随后的几年中，女性占优势的比例下降，这表明我们研究中的女性患者代表了未经治疗的女性在护理方面面临重大障碍。

	甲区域	乙区域
平均家访次数/人/年	32	2
HIV 多重感染	2（4%）	3（6%）
否认疾病中巫术作用的患者数	6（12%）	9（18%）
一年无病生存率	50（100%）	24（48%）

痰检阳性。诊所工作人员在治疗开始大约六个月后，以及每当患者症状复发时检查其痰液中的抗酸杆菌（AFB）[1]。甲区域的病人在六个月内都没有呈现痰检阳性。在下一年中，1 名年轻女子在怀孕期间成了痰检阳性；她感染了艾滋病毒，可能是结核病旧病复发了，或是感染了另一种结核菌株。在乙区域的人群中，有 9 例患者在治疗开始大约六个月后在痰液中检出了显著的抗酸杆菌。

持续性肺部症状。在治疗一年后，患者就持续性的肺部症状［涵盖了咳嗽、呼吸急促（呼吸困难）和咯血］接受了彻底的病史和体格检查。仅有 3 名甲区域的患者报告了这种症状，其中 2 人在疗养期间患上了哮喘。然而，有 20 例乙区域的患者仍然抱怨咳嗽或有其他与持续性或未痊愈结核病相吻合的症状。这个组另有一个病人是哮喘患者，没有影像学或其他证据表明他有持续性的肺结核。

体重增加。体重监测显示，两个区域组之间差异显著。对怀孕造成的波动进行了数据校正之后显示，在接受治疗的第一年中，甲区域的患者平均增重将近 10 磅，而乙区域的患者平均增重约 2 磅。

恢复工作。来自两个群体的绝大多数患者都是乡下农民或市场女商贩，其家庭依赖其体力劳动能力生存。特别值得注意的是，在确诊一年

---

[1] 痰标本中抗酸杆菌的存在通常表明存在活动性肺结核。尽管对结核病来说这是一项不完美的测试——所有肺外疾病患者和许多肺部疾病患者都会出现假阴性涂片——痰液显微镜检查是包括海地在内的发展中国家大多数地区的标准检测方法。这是一个过时的诊断，需要替换或至少由其他人加以补充，特别是在艾滋病毒合并感染率和耐药性高的地区，正如第 9 章所讨论的。

后，甲组中有 46 位患者表示他们能够重返工作。在乙组，只有不到一半
（24 名）的患者能够这样做。

门诊就诊。由于病人每次就诊时都会得到一个月的药物供应，ZL 的
工作人员强烈鼓励病人每月就诊，这是患者治疗依从性的间接指标。在
甲区域，病人每月就诊一次的理想目标几乎完全实现了：这些能够收到
一小笔旅费补贴的病人平均每年就诊 11.6 次。而对照组患者每年平均就
诊 5.4 次。

家访。在治疗方案中，前两个月要求肌肉注射至少 30 克的链霉素，
并且这一任务是交由社区卫生工作者对生活在甲区域的病人进行的。乙
区域的大多数患者的链霉素是由当地的 "pikiris" 或注射医师管理的（有
些人的住址附近有注册执业护士，在其他诊所获取这种药物）。这也许是
甲区域中的 ZL 工作人员家访次数远高于乙组的主要原因：前者是 32 次
访问，而后者是 2 次。

HIV 血清阳性率。两组之间的 HIV 血清阳性率并无显著差异。只有
甲区的 2 名患者显示了 HIV 感染的血清学证据；两人都在海地的城市生
活了很长一段时间。其中 1 个病人在完成初始疗程一年多之后的怀孕期
间呈现出痰检抗酸杆菌阳性。她接受了一种新的多药物疗法，在最初的
肺结核诊断大约六十个月后无任何患病体征。在乙区域，同样有 3 名患
者呈 HIV 阳性，他们都住在大太子港地区。

病因观念。过往的民族志研究揭示了海地农村居民理解、谈论疾病
的极其复杂、不断变化的方式[1]。对两组患者的开放式访谈使工作人员
得以描绘出两组成员所使用的主要解释模型。因为有些人假设巫术信仰
会导致更高的不服从率，工作人员尽力和每个病人都讨论了这一问题。
研究结果表明，尽管这两个群体中很少有人会否认巫术是导致自身疾病
的一个可能病因，但在公开承认信守这种信念和患者对生物医学治疗方

---

[1] Paul Farmer, "Sending Sickness: Sorcery, Politics, and Changing Concepts of AIDS in Rural Haiti," *Medical Anthropology Quarterly* 4, no. 1 (1990): 6 - 27.

案的依从性之间并没有显著的相关性。PIH/ZL 的努力表明，跟获得经济援助和社会支持（例如食品）相比，患者对病因学的理解是相对次要的。

治愈率。到 1991 年 6 月，甲区域患者中的 48 位仍然没有任何肺部症状。2 名持续咳嗽或呼吸困难的患者并不符合肺结核的放射学或临床诊断标准（均已发展成支气管痉挛疾病）。因此，临床工作人员认为没有人患有活动性肺结核，参加者的治愈率为 100%。如前所述，其中 1 个病人感染了 HIV，但在她最初诊断肺结核六十个月后仍无症状。我们无法确保找到乙区域的每一位病人，但在确诊后一年多接受检查的 40 例患者中，只有 24 人可以依据临床、化验和 X 光图像评估被宣布没有活动性结核（在研究过程中，本组 6 例患者死亡）。即使失去随访的 4 例患者实际上还在治疗，也将会有 26 人或是死亡、或是带有持续性肺结核的症状和体征，治愈率至多是 48%。

简而言之，从削减治疗的**结构性**障碍的项目中获益的这一小部分患者预后效果更好。深厚的本土知识、细致的社会分析使得 ZL 的员工认识到，在辨别导致治疗失败的原因时找到结构性的解释至关重要。它还有助于医生、护士和管理人员更好地理解他们的病人在日常生活中的挣扎。他们在结核病控制计划上加倍努力，以消除妨碍照料的因素。ZL 向诊所就诊病人提供旅费资金，给病人及其家属补充食品，并要求社区卫生工作者不仅要监测日常用药情况，还要评估病人在获取医疗服务时遇到的障碍。在某些情况下，ZL 还为病人的子女提供住宿、支付学费，以确保每个家庭都有足够的营养资源，使得病人可以到卫生中心看病。这种干预的结果不言自明，对参与这个项目的人来说，结核病的死亡人数降至几乎为零。我们在 1991 年发表了我们的调查结果，骄傲地把"驴租费"一词引入了医学文献[1]。更重要的是，这个谨慎的项目有助于将讨

---

[1] See Paul Farmer, Simon Robin, St. Luc Ramilus, and Jim Yong Kim, "Tuberculosis, Poverty, and 'Compliance': Lessons from Rural Haiti," *Seminars in Respiratory Infections* 6, no. 4 (1991): 254 - 260.

论从对治疗失败的傲慢归因中移开。不是病人的"信仰"导致了治疗不良的结果，而是一个低效的（对病人而言）昂贵的递送系统导致了失败。以社区为基础、以"全包"式的社会支持为依托、以"伙伴"为依靠的医疗构成了 PIH/ZL 的结核病项目医疗标准——该项目还力图加强在国家层面的实施，以在全国取得类似的效果。

从结核到艾滋

以上这项早期的工作并不是 PIH/ZL 唯一一次面对对海地不良卫生状况的文化主义解释（比如认为是巫术或无知，而非贫穷导致了结核病患者的死亡），以及其他源自海地本土或境外的狂妄傲慢的因果解释。艾滋病在康热的出现（最初在 1986 年由 ZL 的工作人员确诊）对处于困境中的海地人民构成了新的挑战。当 1990 年代中期首次出现针对艾滋病的药品时，怀疑论者声称对穷人来说这些药物过于昂贵。另一些人则认为病耻感（stigma）会彻底阻止艾滋病患者寻求医疗，因此医疗服务的提供者应只注重教育和预防。而且病耻感和恐惧确实存在：我们最初发现，即使在诊所引入 HIV 检测，也只有约 20％的孕妇同意接受检测。

病耻感是障碍，但不是不可逾越的。1994 年，ZL 先后获得了 ATZ 和奈韦拉平，用以防止 HIV 的母婴传播。一旦有了有效的预防措施，孕妇中的检测率就跃升至近 90％。检测是 HIV 预防的组成部分——对检测结果的了解可以指导决策——而且诊所工作人员发现一旦他们手头上有关键的可递送品（检测、咨询、关键药物、避孕套等），预防结果就会大大改善。当抗逆转录病毒药物被用于预防母婴传播时，病耻感也减弱了①。

---

① Paul Farmer, Fernet Léandre, Joia S. Mukherjee, Marie Sidonise Claude, Patrice Nevil, Mary C. Smith Fawzi, Serena P. Koenig, Arachu Castro, Mercedes C. Becerra, Jeffrey Sachs, Amir Attaran, and Jim Yong Kim, "Community-Based Approaches to HIV Treatment in Resource-Poor Settings," *Lancet* 358, no. 9279 (2001): 404–409.

但是，有一项关键的干预措施仍然缺乏：三联抗逆转录病毒疗法（ART）。在美国和欧洲，它将艾滋病从致命的疾病转变为了慢性疾病。尽管 1996 年的温哥华国际艾滋病大会指出了公平问题——其主题是"同一个世界，同一个希望"——艾滋药品在全球的贫穷国家（包括海地和整个非洲）仍然遥不可及。到 1990 年代中期，ZL 在康热不断增建病房，最后建立起了一家功能齐全的医院，包含了初级保健服务、妇女诊所、几十张住院病床以及手术服务，并能干预种类繁多的疾病。当时，医院充斥着艾滋病人，他们或是自己承认已确诊，或是在住院期间由于各种原因感染了艾滋病毒。

在一片原本无法获得任何"可持续的""支付得起的""可行的"支持服务的棚户区初试了牛刀之后，这支队伍于 1998 年发起了艾滋病平等倡议（HIV Equity Initiative），获得了康热及周围村庄中病得最重的患者所需要的、价格不菲的抗逆转录病毒药物。其医疗递送模型建立在 ZL 先前的结核病治疗经验上：为了减少护理的结构性障碍，ZL 继续提供全面的社会支持，如负担交通和食物开支，并让社区卫生工作者提供直接观察治疗[1]。

PIH/ZL 遭遇了重大的反对。有些政策制定者认为文化因素会扰乱贫穷国家的艾滋病治疗，导致治疗无法持续，从而会提高抗药性增长的风险。正如第 5 章所指出的那样，美国国际开发署的负责人驳斥了在非洲提供 ART 的想法，在 2001 年美国国会作证时声称非洲人"不知道钟表是什么，他们不使用西方的工具来判断时间"[2]。但以上也是狂妄自大

---

[1] Joia S. Mukherjee, Louise Ivers, Fernet Léandre, Paul Farmer, and Heidi Behforouz, "Antiretroviral Therapy in Resource-Poor Settings: Decreasing Barriers to Access and Promoting Adherence," *Journal of Acquired Immune Deficiency Syndromes* 43, suppl. 1 (December 1, 2006): S123 – S126.

[2] Andrew Natsios, testimony before U. S. House of Representatives Committee on International Relations, Hearing: The United States' War on AIDS, 107th Cong. , 1st sess. , Washington, D. C. , June 7, 2001, http://commdocs. house. gov/committees/int lrel/hfa72978. 000/hfa72978 _ 0. HTM (accessed February 15, 2013).

的因果论断——不久后 ZL 便记录了居于世界领先水平的 ART 治疗依从率①。

该计划在诊所和医院以外的其他地方也产生了意想不到的积极效果。一方面，它提高了士气：目睹本应离死亡不远的人迅速好转的过程（所谓"拉撒路效应"）对家庭成员、朋友、其他病人和医务人员都是振奋人心的。医院的病床一度被艾滋病病人占据着，这些病人经受着由机会性感染导致的慢性死亡。而当这一疾病转变为了一种可以在"伙伴"们或流动诊所的帮助下在家接受治疗的疾病，这些病床就又空了出来。接受 ART 治疗的患者恢复了工作和对子女的照顾，且其中很少有人被感染。事实上，由于母婴传播阻断在康热和其他地方的普及，一度引起担忧的艾滋病在儿童中的流行程度有所下降。

艾滋病平等倡议在其启动后的几年内就显示出，艾滋病的预防和治疗可以相辅相成。此外，在康热的医院和诊所，提供艾滋病的治疗起到了改善整个卫生保健递送系统的效果——比如采用更高效的药物采购和避免缺货的程序。随着 ZL 员工队伍的壮大、开始为更多的病人提供更复杂的服务，为了完善流程、提升诊疗效率，ZL 重新设计并建造了医院。到 1990 年代末，在进行第一次需求评估的十五年之后，PIH 和 ZL 建立了一种以社区为基础、由临床支持、与医院相连接的卫生保健模式。该模式通常都能成功地为海地农村提供高质量医疗服务，而且是在没有电力、铺设公路、现代化的卫生设施（尽管这些条件的具备指日可待）的条件下完成这一任务。艾滋病平等倡议的早期成功反驳了那些妄称"在资源贫乏的环境下无法提供诸如受监督的 ART 疗法等复杂的保健干

---

① Joia S. Mukherjee, Fernet Léandre, Wesler Lambert, Chloe Gans-Rugebregt, Patrice Nevil, Alice Yang, Michael Seaton, Maxi Raymonville, Paul Farmer, and Louise Ivers, "Excellent Outcomes, High Retention in Treatment, and Low Rate of Switch to Second Line ART in Community Based HIV Treatment Program in Haiti" (presented at Seventeenth International AIDS Conference, Mexico City, August 3 – 8, 2008).

预措施"的断言①。与之类似的、或许更为垂直的干预进程已经在南非的城镇启动②。

在 2001 年，这一谨慎的倡议促进了哈佛大学《关于贫穷国家艾滋病ART 治疗的共识声明》③ 的形成，该共识呼吁广泛推广综合性的艾滋病预防和护理，并成为世界上最大的全球卫生倡议——抗击艾滋病、结核病和疟疾全球基金（the Global Fund to Fight AIDS, Tuberculosis and Malaria)④ 以及美国总统防治艾滋病紧急救援计划⑤——的论据中的一个关键例子。这些小的胜利还加强了普及艾滋病治疗的倡导努力，最终世界卫生组织提出"三五"倡议，即到 2005 年以 ART 疗法治疗 300 万人⑥。同时，PIH/ZL 团队在扩建方面遭遇了挑战，资金和人手不足的海地卫生部门也有类似问题。

在海地农村发展壮大

尽管 1978 年的《阿拉木图宣言》提出了口号（如第 4 章所述），但2000 年并没有以庆祝"人人获得卫生保健"为标志。正是在这一年里，

① Joia Mukherjee, Margaly Colas, Paul Farmer, Fernet Léandre, Wesler Lambert, Maxi Raymonville, Serena Koenig, David Walton, Patrice Nevil, Nirlande Louissant, and Cynthia Orélus, "Access to Antiretroviral Treatment and Care: The Experience of the HIV Equity Initiative, Cange, Haiti [Case Study]," *Perspectives and Practice in Antiretroviral Treatment* (Geneva: World Health Organization, 2003), www. who. int/hiv/pub/prev _ care/en/Haiti _ E. pdf (accessed December 28, 2012).
② David Coetzee, Katherine Hildebrand, et al., "Outcomes after Two Years of Providing Antiretroviral Treatment in Khayelitsha, South Africa," *AIDS* 18, no. 6 (2004): 887 – 895.
③ "Consensus Statement on Antiretroviral Treatment for AIDS in Poor Countries, by Individual Members of the Faculty of Harvard University," March 2001, www. cid. harvard. edu/cidinthenews/pr/consensus _ aids _ therapy. pdf (accessed August 8, 2012).
④ Jeffrey Sachs, "Weapons of Mass Salvation," *Economist*, October 24, 2002, 73 – 74.
⑤ Anthony S. Fauci, " The Expanding Global Health Agenda: A Welcome Development," *Nature Medicine* 13, no. 10 (October 2007): 1169 – 1171.
⑥ Jim Yong Kim and Charlie Gilks, "Scaling Up Treatment — Why We Can't Wait," *New England Journal of Medicine* 353, no. 22 (2005): 2392 – 2394.

艾滋病超过了结核病，成为全世界导致青壮年死亡的主要致命传染病①。海地也不例外。PIH/ZL 的队伍很难从棚户区里成功地发起一场基于社区的、对抗这些灾祸的战争。其工作的推广需要在海地农村努力建设新的保健设施或者对现有的那些缺乏供给、缺乏人手（而且大多数空无一人）的公立诊所和医院进行重建［城市地区也面临类似的挑战，由让·帕普（Jean Pape）博士领导的 GHESKIO 小组多年来一直试图将改进医疗递送与研究和培训联系起来］。② 在被病人们叫做"医疗村"的康热总部里，庭院里挤满了每天到达的数量庞大的病患，医疗小组也不可能充分满足他们的需求。

然而，在新千年之初，可供艾滋病病毒/艾滋病防治项目使用的资源已经大幅增加了（参见第 5 章的详细阐述）。是否可以把指定用于控制特定疾病的资金划拨到加强初级卫生保健、提升公共卫生系统上去，正如在康热所证明的那样？一体化医疗的可及性能否大大提高？在康热总结出的模式能否为海地中部地区的公共部门所复制？

海地是第一个从抗击艾滋病、结核病和疟疾全球基金获得资金的国家。海地的协调机构（一个在全国范围内管理全球基金赠款的国家委员会）由第一夫人米尔德里德·阿里斯蒂德筹办，她召集了在康热举行的第一次会议。政府要求把最初赠款的一部分用于将 ZL 扩张到三个新的地点，包括海地中部一个小城市拉斯卡荷巴，距康热几个小时车程。但 ZL 面临两难境地：他们寻求加强全面的医疗保健服务，而全球基金则专门资助艾滋病项目。ZL 能否采取以疾病为中心的计划（公共卫生术语中所说的"垂直"项目），并同时使之"水平"（广泛地加强初级卫生保健）？

---

① Martha Ainsworth and Waranya Teokul, "Breaking the Silence: Setting Realistic Priorities for AIDS Control in Less-Developed Countries," *Lancet* 356, no. 9223 (2000): 55 – 59.

② Patrice Severe et al. , "Antiretroviral Therapy in a Thousand Patients with AIDS in Haiti," *New England Journal of Medicine* 353 (2005): 2325 – 2334.

在费尔内·莱安德雷（Fernet Léandre）博士和 PIH 医师塞雷娜·凯尼格（Serena Koenig）、戴维·沃尔顿（David Walton）的带领和波士顿布莱根女子医院的协助下，一支 ZL 团队于 2002 年 8 月在拉斯卡荷巴开始工作。他们最初的发现是在被国家忽视了几十年的农村公共卫生系统中司空见惯的现象：

> 在初步评估中，我们发现拉斯卡荷巴的公共诊所在上午几乎空无一人，在中午之前就关门了。工作人员（没有医生）士气低落、缺乏工具。至于艾滋病的预防和护理，完全没有任何服务：缺乏血清学检测意味着人们连自愿咨询、检测、预防母婴传播都无法企及。至少按照纸面上的说法，病人可以免费获得结核病的诊断和护理。但在（PIH/ZL）扩张前一年，拉斯卡荷巴仅诊断出 9 例结核病，其中大约一半失去了随访。根据来自康热地区的发病数据，我们预计每年应该检测出接近 180 例患有活动性肺结核的患者。[①]

ZL 团队到那里开始了工作，为拉斯卡荷巴诊所配备人员，并运用和康热相同的方案提供 HIV 综合治疗。该策略基于一些核心原则，在本章的附加说明中进行了总结。效果是迅速而显著的：检测量迅速增长，病例检测状况改善；数以百计需要 ART 的患者很快得到治疗。在图 6.4 和图 6.5 中，这种转变以图形的方式最好地呈现了出来。

此外，在其他医疗保健领域也有明显的转变，如图 6.6、图 6.7、图 6.8 和图 6.9 所示（在图 6.7 中，结核病例检测的急剧上升是"首关效应"的一个例子：原本无法获得治疗的疾病流行地区在刚开始获得治疗手段时，检出的病例会第一次出现增加）。

----

① David A. Walton, Paul E. Farmer, Wesler Lambert, Fernet Léandre, Serena P. Koenig, and Joia S. Mukherjee, "Integrated HIV Prevention and Care Strengthens Primary Health Care: Lessons from Rural Haiti," *Journal of Public Health Policy* 25, no. 2 (2004): 145.

医疗保健递送系统

加强获得初级卫生保健的可及性。强大的初级保健基础可使包含分娩并发症、从艾滋病到糖尿病的种种慢性病在内的特定的疾病得以治疗。大多数人是因为他们感到不适，而非只针对某一种特殊疾病寻求医疗。当人们可以获得优质初级卫生保健时，社区中就可以建立起对本地卫生系统的信任，增加对一般医疗服务以及针对更加复杂疾病的服务的使用。因此，PIH 寻求将传染病干预纳入到更广泛的基本保健和社会服务范围中去。

为穷人提供卫生保健和教育。特别是在贫困和疾病负担最大的环境中，用户收费会减少诊所的使用率和学校的就学率。PIH致力于确保相关花费不妨碍穷人获取初级医疗保健和教育。

依靠社区伙伴关系。PIH 的项目让社区成员在事前评估、设计、实施和事后评价等各个环节参与其中。社区卫生工作者（accompagnateurs）可能是病人的家庭成员、朋友，甚至是病人本身——他们提供健康教育，把生病的人引导至诊所，分发药物（通常是提供直接观察治疗），并为在家的病人提供社会支持。社区卫生工作者不取代医生或护士的工作；他们在诊所和社区之间进行沟通。为了酬谢他们发挥的关键作用，他们在工作中能获得补贴。

满足基本的社会和经济需要。要想达到良好的健康状况，就必须满足人们的社会和经济需要、克服医疗上的结构性障碍。通过社区伙伴，PIH 致力于改善获得食物、住房、清洁饮水、环境卫生、教育和经济机会的途径。

在公立机构中工作。充满活力的公立机构往往是给穷人带来医疗保健的最佳方式。虽然非政府组织在解决短期需要方面发挥了宝贵作用，但只有公共部门保健系统才能确保普遍、持续的可及性。政府是唯一能够赋予其公民医疗保健权的机构。PIH 不是在公立机构之外建立并行系统，而是致力于加强和补充现有的公立卫生基础设施。

着眼于妇女和儿童。妇女的健康和子孙后代的健康交织在一起。在依靠家庭资源以获得足够的营养和医疗方面，妇女、儿童的机会有时比男子更少①。因此，我们必须特别注意她们的需要，从保健基础设施的设计到社会支持项目的实施都应如此，以确保医疗资源获取的公平性。

利用科技和通信技术。不论是在富裕还是穷困的地区，医学信息学方面的创新可以改善医疗服务系统。PIH 已实施病历电子化以协助收集数据和监测病人，也采取包括通信技术在内的其他技术以优化供应链管理、实验室信息学和病人转移。

将吸取的经验教训进行传播。全球健康递送的科学刚刚起步，方兴未艾。信息的传播使得医疗从业人员能够从全球同行的成功和失败中吸取教训。

在拉斯卡荷巴取得的令人鼓舞的改善并非独一无二。在 ZL 帮助重建的中央高原的每一个公共卫生设施中都有类似的改进。新的拉斯卡荷巴诊所如图 6.10 所示。到 2009 年底，ZL 通过 10 家公共卫生设施服务了 110 多万人；每一家都按照康热首创的护理模式提供全面的服务。2010 年 1 月地震发生时，ZL 的海地工作人员人数超过 1 万人。他们迅速动员起来，协调受损的太子港综合医院的工作，并在迅速充满了海地首都每一片空地的帐篷城中设立了一系列诊所（本章最后一节更详细地叙述了地震后 ZL/PIH 的努力）。地震发生后不久，在海地政府的要求下，PIH 开始建造其历史上最大的医院（也是海地最大的医院之一）：米埃巴雷医院。这家位于海地中部、有 300 张床位、太阳能供电、具备世界级水准的设施的医院将成为国家培训和转诊中心。

随着 ZL 在海地中部的扩张，PIH 也在海地以外扩张。下一节将更仔细地探讨被称为"Inshuti Mu Buzima"（IMB，卢旺达语的"健康伙

---

① Amartya Sen, "Missing Women: Social Inequality Outweighs Women's Survival Advantage in Asia and North Africa," *British Medical Journal* 304, no. 6287 (1992): 587 – 588.

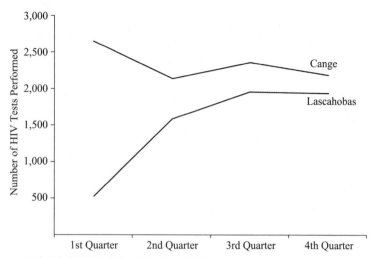

图 6.4　在康热和拉萨霍巴斯自愿进行艾滋病毒检测的数量，2002 年 7 月至 2003 年 9 月。
资料来源：David A. Walton, Paul E. Farmer, Wesler Lambert, Fernet Léandre, Serena P.
Koenig, and Joia S. Mukherjee, "Integrated HIV Prevention and Care Strengthens Primary
Health Care: Lessons from Rural Haiti," *Journal of Public Health Policy* 25, no. 2
(2004): 137 – 158。

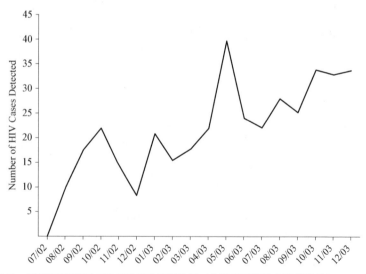

图 6.5　在拉萨霍巴斯进行的艾滋病毒病例检测（艾滋病毒阳性血清的数量），2002 年 7
月至 2003 年 12 月。资料来源：David A. Walton, Paul E. Farmer, Wesler Lambert,
Fernet Léandre, Serena P. Koenig, and Joia S. Mukherjee, "Integrated HIV Prevention and
Care Strengthens Primary Health Care: Lessons from Rural Haiti," *Journal of Public
Health Policy* 25, no. 2 (2004): 137 – 158。

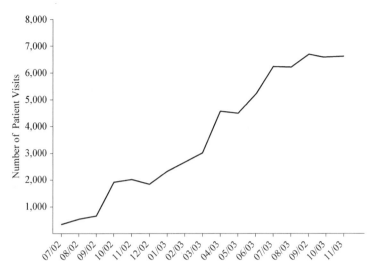

图 6.6 流动病人到拉萨霍巴斯的初级保健诊所就诊的数量，2002 年 7 月至 2003 年 11 月。资料来源：David A. Walton，Paul E. Farmer，Wesler Lambert，Fernet Léandre，Serena P. Koenig, and Joia S. Mukherjee, "Integrated HIV Prevention and Care Strengthens Primary Health Care：Lessons from Rural Haiti," *Journal of Public Health Policy* 25, no. 2 (2004)：137－158。

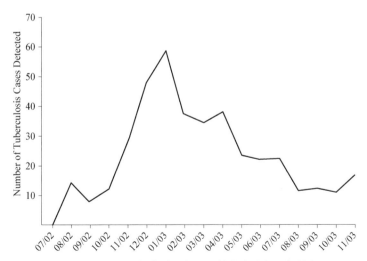

图 6.7 2002 年至 2003 年间在拉萨霍巴斯发现结核病病例。资料来源：David A. Walton，Paul E. Farmer，Wesler Lambert，Fernet Léandre，Serena P. Koenig, and Joia S. Mukherjee, "Integrated HIV Prevention and Care Strengthens Primary Health Care：Lessons from Rural Haiti," *Journal of Public Health Policy* 25, no. 2 (2004)：137－158。

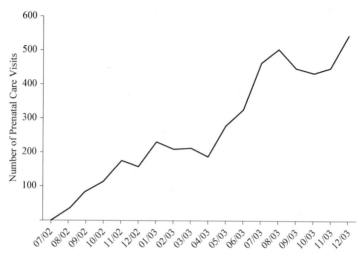

图 6.8　拉萨霍巴斯诊所的产前护理访问数量，2002 年 7 月至 2003 年 12 月。资料来源：
David A. Walton, Paul E. Farmer, Wesler Lambert, Fernet Léandre, Serena P. Koenig, and
Joia S. Mukherjee, "Integrated HIV Prevention and Care Strengthens Primary Health Care:
Lessons from Rural Haiti," *Journal of Public Health Policy* 25, no. 2 (2004): 137 - 158。

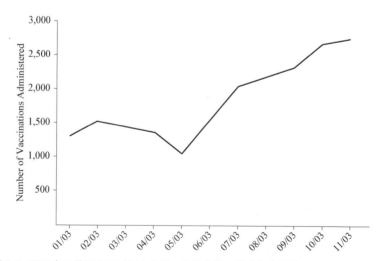

图 6.9　2003 年 1 月至 2003 年 11 月间，在拉萨霍巴斯进行疫苗接种数量。资料来源：
David A. Walton, Paul E. Farmer, Wesler Lambert, Fernet Léandre, Serena P. Koenig,
and Joia S. Mukherjee, "Integrated HIV Prevention and Care Strengthens Primary Health
Care: Lessons from Rural Haiti," *Journal of Public Health Policy* 25, no. 2 (2004): 137
- 158。

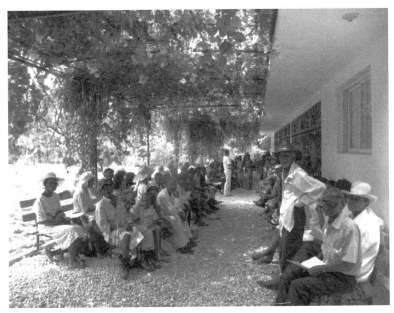

图 6.10　2010 年的新拉萨霍巴斯诊所。感谢 David Walton 提供。

伴组织"）的项目。我们认为不应把我们的重点从"伙伴"和诊所移到学术医疗中心，而应把教学医院嵌入一个从家庭和村庄（慢性病在此得到管理）延伸到现代的、安全的卫生设施中去的递送系统。

<h2 align="center">从海地到卢旺达</h2>

　　虽然卢旺达和海地的地理、历史、文化和政治经济截然不同，但它们有足够多的相似之处可予以比较。这两个国家同样多山，都有大约1000 万人口生活在面积大致相当于马里兰州的区域。两者都以农村和耕地为主，都是咖啡等热带作物的出口国。尽管海地森林砍伐的范围要大得多，但两国都在与生态退化作斗争。他们还同样具备结构性暴力的历史：都受到贫困、失业、外国干涉、后殖民的动荡与暴力以及严重的疾

病负担的困扰。

在 2008 年，卢旺达的卫生和发展指标大部分比海地略差一些，如表 6.2 所述。在 1994 年，当卢旺达被种族灭绝和战争吞没时，情况要糟得多。1994 年末，卢旺达处于一片废墟之中。许多医院和诊所遭到破坏或摧毁，另有一些被直接弃用。大部分卫生工作人员被杀害了，或去了难民营。这些定居点还受到霍乱和其他"营地"流行病的影响，同时艾滋病、肺结核和疟疾的发病也呈上升趋势。那里有世界上最高的儿童死亡率，营养不良非常普遍。许多发展专家已准备把这个小国认定为一个命定的败局，一个失败的国家，一项无望的事业。但今天，卢旺达是撒哈拉以南非洲唯一一个在走向 2015 年之前实现与卫生有关的千年发展目标的国家。超过 93％的卢旺达婴儿接种了十一种疾病疫苗——在种族灭绝之后的一年，只有 25％的婴儿接种了五种。在过去的十年中，分娩死亡减少了 60％以上。艾滋病、肺结核和疟疾所造成的死亡人数骤降；5 岁以下儿童的死亡率也是如此。该国要走的路还很长，但是在我们回顾这些数据时发现，这已经是有史以来世界各地死亡率下降最迅速的纪录①。

表 6.2　卢旺达与海地的各项健康与发展指标，2008 年

2008 年指标	卢旺达	海地
5 岁以下儿童死亡率	每 1000 名活产儿中 112 名	每 1000 名活产儿中 72 名
出生时预期寿命	50 岁	61 岁
成人识字率	65％	62％
人均国民总收入	410 美元	610 美元
成人 HIV 患病率	2.8％	2.2％

来源：UNICEF，"At a Glance：Haiti，"www. unicef. org/infobycountry/haiti ＿ statistics. html；and UNICEF，"Rwanda：Statistics，"www. unicef. org/infobycountry/rwanda ＿ statistics. html。

---

① 有关这些数据及其出处的综述以及对这些因果论说法的评估，参见 Paul Farmer，Cameron T. Nutt，et al. ，"Reduced Premature Mortality in Rwanda：Lessons from Success，" *British Medical Journal* 346（2013）：f65。Neal Emery 在 *Atlantic Monthly* 上写了一篇对我们报告的简明扼要的总结（"Rwanda's Historic Health Recovery：What the U. S. Might Learn，" 20 February 2013）。

卢旺达重获和平与繁荣并且建设了非洲大陆最好的卫生系统之一的故事，越来越被誉为发展成功的范例①。正如海地所显示的那样，如果要理解这一进程，我们就要采取一种既有广阔的地区视野又有深刻的历史洞察力的眼光，以对卢旺达动荡的历史与人口健康之间的关系进行分析。

历史概述

卢旺达的历史仍然存在争议。大众媒体倾向于过分强调卢旺达的"部落"：胡图人和图西人。但宣称种族或部落之间有明确的划分可以掩盖巨大的、植根于卢旺达历史和政治经济的社会复杂性。与该区域的许多其他国家不同（如肯尼亚、乌干达或坦桑尼亚），沦为殖民地之前的卢旺达是一个单一的王国，具有单一的语言卢旺达语②。虽然卢旺达受殖民前的历史很大程度上依赖于口头传承，但人们普遍认为，"图西族"和"胡图族"的身份存在于与世隔绝的尼伊津亚（Nyiginya）王国。在 1897 年德国在此设立第一个欧洲殖民政府前，这一王国涵盖了现代卢旺达的领土之大部分③。学者仍在争论是否是图西族牧民在大约 15 世纪来到了这个由与之不同的胡图族人群居住的地区。

无论是否有两个真正不同的人群，这些身份在殖民之前的几个世纪都是流动的：它们更多是基于社会经济地位和职业而非生理特征来被划分④。

---

① 参见 David Dagan，"The Cleanest Place in Africa，" *Foreign Policy*，October 19，2011，www. foreignpolicy. com/articles/2011/10/19/rwanda _ the _ cleanest _ place _ in _ africa（accessed September 10，2012）；and "Africa Rising：The Hopeful Continent，" *Economist*，December 3，2011，www. economist. com/node/21541015（accessed September 10，2012）。

② 卢旺达与邻国布隆迪有着许多历史上的相似之处。布隆迪是南部的一个小山国，有着政治暴力的历史在其前殖民时代，也是一个单一语言的单一王国。

③ Jan Vansina，*Antecedents to Modern Rwanda：The Nyiginya Kingdom*（Madison：University of Wisconsin Press，2004），126 - 139.

④ Mahmood Mamdani，*When Victims Become Killers：Colonialism，Nativism，and the Genocide in Rwanda*（Princeton，N. J. ：Princeton University Press，2001），50 - 59.

"图西族"最初是卢旺达的一部分牧民社区所使用的族称;"胡图人"则如历史学家让·范西纳(Jan Vansina)所述,"是一个由精英们使用的有贬低意味的词,暗指农民的粗鲁或粗野的行为"[1]。"胡图人"一词后来演变成了对农民的一个指称[2]。在胡图族人和图西族人之间,社会流动和异族通婚都是常见的;值得注意的是,卢旺达语"kwihutura"("Tutsization",图西化)表示增加财富、成为图西族的新成员[3]。人类学家使用的"部落"一词不适用于卢旺达人。与胡图族和图西族之间"古老的敌意"的普遍说法相反,在殖民前,没有证据表明这两个群体之间存在系统性的暴力[4]。

欧洲殖民者将这些族群身份物化为了优生学概念[5]。当德国在 1885 年的柏林会议上"赢取"了卢旺达殖民地时,很少有欧洲人涉足这片土地。德国殖民者抵达这个人口稠密的王国后,处心积虑地把不平等予以制度化,以作为一种控制方式:通过与王国现有的王室和行政系统的图西统治者结成联盟,德国人可以维持远程控制,而不必担心卢旺达出现统一的民族主义起义。当 1897 年反图西人的运动在该国西北部取得进展时,这一划分被进一步加强[6]。

第一次世界大战后,比利时人从德国人手中"赢取"了这片领土,并以种族主义的意识形态与伪科学来继续支持这个现实政治(realpolitik)式

---

① Vansina, *Antecedents to Modern Rwanda*, 134.

② Frederick Cooper, *Africa since 1940: The Past of the Present* (Cambridge: Cambridge University Press, 2002), 8; Peter Uvin, *Aiding Violence: The Development Enterprise in Rwanda* (West Hartford, Conn.: Kumarian Press, 1998), 14 - 15.

③ Mamdani, *When Victims Become Killers*, 53 - 54, 70.

④ Philip Gourevitch, *We Wish to Inform You That Tomorrow We Will Be Killed with Our Families: Stories from Rwanda* (New York: Farrar, Straus and Giroux, 1998), 59。关于用"古老的敌意"来形容卢旺达胡图和图西关系的例子,参见 James C. McKinley Jr., "In Congo, Fighting Outlasts Defeat of Mobutu," *New York Times*, October 13, 1997, http://partners.nytimes.com/library/world/101397congo-kabila.html (accessed September 10, 2012)。

⑤ Mamdani, *When Victims Become Killers*, chap. 2.

⑥ Vansina, *Antecedents to Modern Rwanda*, 215.

的"分而治之"政策。比利时科学家带着磅秤、卷尺和卡尺测量卢旺达人的体貌特征,并传播种族区隔理论。他们声称,图西族人身材高大,具有"高贵的"、鹰钩鼻的、高加索人种的面部特征;胡图族人身材矮小,面部特征"粗糙""野蛮",比如鼻子更宽。比利时人利用这些种族的区别进一步发展了欧洲种族理论家朱塞佩·塞吉(Giuseppe Sergi)和查尔斯·加布里埃尔·塞利格曼(Charles Gabriel Seligman)提出的"含米特假说"——这一假说声称,图西族人是来自中东的白种游牧民族"含米特人"的后裔①。新生的欧洲政治意识形态和冲突也对卢旺达殖民地社会认同的虚构神话与神秘化造成了影响。卢旺达首任主教莱昂·克拉斯(Monsignor Léon Classe)使得罗马天主教会与比利时殖民者结成了战略同盟。他警告任何用"粗鲁的"胡图族人取代图西族统治者的企图都将"使整个国家直接陷入无政府状态以及严重的、反欧洲的共产主义当中"②。

1933 年,比利时行政人员进行了人口普查并颁发了民族身份证。每个卢旺达人都被识别为胡图族(83%)、图西族(16%)或特瓦族(1%)③。这些身份证减少了胡图族人成为图西族人的可能性;图西人在天主教学校中能获得更多的专属教育机会,在行政工作和政治领域有排他性的就职机会。记者菲利普·古勒维奇(Philip Gourevitch)指出,在这个种族隔离的殖民地国家,"'族群'成为了决定卢旺达人生存状态的特征","共同的民族身份的理念逐渐化无乌有"④。

数十年来被系统地排斥在政治和经济权力之外的遭遇,在大多数胡图人中逐渐灌注了不满,他们开始呼吁社会革命。二战后,比利时殖民

① C. G. Seligman and Brenda Z. Seligman, *Pagan Tribes of the Nilotic Sudan* (London: Routledge, 1932), 4.

② Gourevitch, *We Wish to Inform You*, 56.

③ Jacques J. Maquet and Marcel d'Hertefelt, *Élections en société féodale: une étude sur l'introduction du vote populaire au Ruanda-Urundi* (Brussels: Académie Royale des Sciences Coloniales, 1958), 86.

④ Gourevitch, *We Wish to Inform You*, 57.

政府被置于联合国的托管之下，国际社会迫使该国独立的压力日渐上升。一群胡图族知识分子在 1957 年发表了一本名为《胡图人宣言》（*Hutu Manifesto*）的信奉含米特神话的小册子，主张因为图西族人是外国侵略者，所以卢旺达应该由占多数的胡图族进行统治①。

在比利时人离开卢旺达之前的几年里（也正是在图西族精英开始拥护民族主义独立的理想之后），比利时管理者们背弃了图西人，转而与胡图人结盟，声称对历史上曾被压迫的人们致以新的尊重。比利时上校居伊·洛吉耶斯特（Guy Logiest）幻想自己是一个民主化的拥护者，说他有"一种放下傲慢，揭露这压迫性的、不公正的贵族统治的骗局的愿望"②。1959 年，当胡图族革命者率领的起义造成 1 万名图西人死亡时，比利时军队袖手旁观，洛吉耶斯特上校拒绝了卢旺达国王派兵镇压革命者的请求。次年，洛吉耶斯特把图西族官员替换为了胡图族人，主持了共同选举——在这次选举中，胡图族人赢得了占压倒性多数的高级职位。有组织的暴力行为、肆意逮捕和对图西人财产的征用，导致大约数以万计的图西人陷入流亡③。

卢旺达共和国于 1962 年正式成立。胡图族的统治精英们运用暴力与区分性的修辞把图西人描绘为致使大多数人遭受贫困的罪魁祸首④。然而，即使卢旺达采取歧视性政策、暴力屠杀频繁、人民获得社会服务的机会极为有限，国际发展界的一些人士还是称赞卢旺达建立了稳固的民主制度，是发展的模范。国际援助在 1982 年和 1987 年之间占据了该国 70％以上的公共开支，巩固了总统卡伊班达（Kayibanda，1962—1973）和哈比亚利马纳（Habyarimana，1973—1994）的政权——与此同时，他们把卢旺达的大部分财富集中到了一小群胡图精英的手中。世界银行贷

---

① Catharine Newbury, *The Cohesion of Oppression: Clientship and Ethnicity in Rwanda, 1860—1960* (New York: Columbia University Press, 1989), 209, 191.

② Gourevitch, *We Wish to Inform You*, 60.

③ Newbury, *The Cohesion of Oppression*, 197.

④ Gourevitch, *We Wish to Inform You*, 63.

款支持的基础设施项目不同程度地惠及了卢旺达北部，包括哈比亚利马纳总统的家乡吉塞尼（Gisenyi）省①。国际技术顾问设计的发展项目贯穿于政府自上而下的行政框架②。通过关注死亡率和国内生产总值等指标，援助团体或许可以宣称在卢旺达取得了一些进展——即使这个小国成为了非洲大陆的第三大武器进口国③。

在 1990 年代初，哈比亚利马纳政权开始武装、训练胡图族民兵，同时通过无线电广播煽动种族仇恨的言论。然而，捐助国政府尤其是法国继续向该政权提供援助。由于国际市场的咖啡价格暴跌，包括大多数胡图人在内的该国国民日益贫困。政府继续使用少数的图西族人作为贫困化的替罪羊。

1994 年 4 月 6 日，哈比亚利马纳总统的飞机被击落，胡图族民兵开始了系统性的种族屠杀。在一百天的过程中，将近 100 万图西人和温和派胡图人丧生④。虽然种族灭绝是精心策划的——屠杀目标清单在广播中播报——但杀戮本身是分散的。一项研究估计，14％至 17％的胡图族成年男性人口参与了屠杀⑤。国家遭受了重创；大部分基础设施遭到破坏。根据美国和其他世界强国的命令，一支由罗密欧·达莱尔（Romeo Dallaire）将军率领的小型联合国维和部队首先被禁止保护卢旺达人民，然后匆忙撤出⑥。

紧随杀戮之后的是大规模的、遍及国境内外的流民。卢旺达爱国阵线（Rwandan Patriotic Front）这支由来自乌干达的图西人难民领导的军

---

① Uvin, *Aiding Violence*, 54, 124.

② A. Nkeshimana, "Vulgarisation agricole: Défiance d'un système," *Dialogue* 123 (1987): 83 - 86, quoted in *Aiding Violence*, 151.

③ Uvin, *Aiding Violence*, 45; Farmer, *Partner to the Poor*, 415.

④ Fiona Terry, *Condemned to Repeat? The Paradox of Humanitarian* Action (Ithaca, N. Y.: Cornell University Press, 2002), 155.

⑤ Scott Straus, *The Order of Genocide: Race, Power, and War in Rwanda* (Ithaca, N. Y.: Cornell University Press, 2006), 118.

⑥ See Roméo Dallaire, *Shake Hands with the Devil: The Failure of Humanity in Rwanda* (New York: Carroll and Graf, 2003).

事力量驱逐了胡图族民兵，随后近 200 万难民（主要是胡图族人）逃离该国。在毗邻的扎伊尔（现在是刚果民主共和国）东部，人道主义团体建立了庞大的难民营，以设法减轻难民的痛苦。但是这些避难所很快成为了延续暴力的场所，因为种族灭绝的领导人利用难民营作为集结部队的基地，在难民营内或者越界进入卢旺达继续杀戮。人道主义援助小组起初未能厘清局势，无法有效地作出反应[1]。一位前人道主义救济工作者菲奥娜·特里（Fiona Terry）指出，流亡救援组织发现了来自英国、南非、以色列、阿尔巴尼亚以及其他地方的进口武器进入难民营的空运提单[2]。人道主义者还无可奈何地目睹了在难民营中发生的霍乱疫情，大约有12000人因此丧生[3]。为数不多的向该地区派出的外国军事行动不是同样无能就是更糟。例如，1994 年 6 月，法国将维和部队部署到卢旺达。然而，古勒维奇和其他观察家报告说，虽然杀戮在卢旺达爱国阵线所控制的地区停止，但在法国军队所占据的西南部仍然有增无减[4]。我们很难想出一个有目的的社会行动招致未预期的后果的更加生动的例子。而这种混乱恰恰是一部分人（种族屠杀的设计者）所预期的后果；这些人有的在军营中，有的在其他场所寻求避难。

在种族灭绝的余波平息之后，卢旺达启动了重建进程。2000 年，爱国阵线领袖保罗·卡加梅成为了总统，并平息了卢旺达境内残余的政治暴力。过渡政府废除了"胡图人"和"图西人"的标签，以及殖民时期、后殖民时期的民族身份证[5]。裁定有罪或无罪以及伸张正义的挑战是巨

---

[1] Linda Polman, *The Crisis Caravan: What's Wrong with Humanitarian Aid?* (New York: Metropolitan Books, 2010), 27.

[2] Terry, *Condemned to Repeat?* 163.

[3] A. K. Siddique, K. Akram, K. Zaman, S. Laston, A. Salam, R. N. Majumdar, M. S. Islam, and N. Fronczak, "Why Treatment Centres Failed to Prevent Cholera Deaths among Rwandan Refugees in Goma, Zaire," *Lancet* 345, no. 8946 (1995): 359 – 361.

[4] Gourevitch, *We Wish to Inform You*, 161.

[5] Stephen Kinzer, *A Thousand Hills: Rwanda's Rebirth and the Man Who Dreamed It* (Hoboken, N. J.: Wiley, 2008), 226.

大的；卢旺达设备简陋的监狱已多年来人满为患，刑事司法系统本身也参与了种族灭绝，或被其毁灭。许多受指控的谋杀犯在被称为"盖卡卡"（gacaca）的社区法庭审判之后，就被遣返到他们的社区——和监禁相比，盖卡卡更多地判处社区服务作为惩罚①。

尽管卢旺达仍然是外国援助的受助国，但它已经宣布了在 2020 年前成为不受援助的中等收入国家的目标②。作为一个人口稠密、深居内陆、经济体系由于依赖少数出口货物而强烈受到国际物价涨落影响的国家，卢旺达现正寻求发展以服务为重点的知识经济，试图成为东非的信息技术中心（其以新加坡和韩国作为发展模型）。为此，卢旺达加入了东非共同体（一个区域自由贸易组织），将其官方的第二语言从法语改为英语，并在科技教育和宽带网络方面投入巨资。其大学生人数从 1991 年的 5000人增加到 1999 年的 44000 人③。在 1995 年到 2010 年之间，人均国内生产总值几乎翻了两番④。公共资金的支出越来越透明，政府官员也坚持严格的问责标准。

卢旺达并非没有受到批评——有些人谴责该国对言论自由的限制。但是，尽管卢旺达在后殖民、后种族灭绝的时代局势依然高度紧张，现任政府已设法维持稳定和经济增长。纵观全局，很少有人会质疑卢旺达自 1994 年以来取得的显著成就。卢旺达最大的进步或许就体现在卫生保健递送以及建立卫生系统。其成功的原因之一，是采取了以触及农村地区的大多数贫困人口为重点的医疗保健模型——与前文所述的将社区干

---

① U. S. State Department，Bureau of Democracy，Human Rights，and Labor，"2010 Human Rights Report：Rwanda," 2010 Country Reports on Human Rights Practices，April 8，2011，12，www. state. gov/j/drl/rls/hrrpt/2010/af/154364. htm（accessed August 13，2012）.

② Republic of Rwanda，Ministry of Finance and Economic Planning，Rwanda Vision 2020，July 2000，www. gesci. org/assets/files/Rwanda _ Vision _ 2020. pdf（accessed February 15，2013）.

③ Josh Ruxin，"Rwanda 15 Years On," *New York Times*，April 11，2009.

④ Daniel Isenberg，"The Big Idea：How to Start an Entrepreneurial Revolution," *Harvard Business Review*，June 2010.

预与公立诊所和地区医院系统联系在一起的海地中部模型相类似。

卢旺达的 PIH: Inshuti Mu Buzima

2002 年，已经在海地开展过合作的克林顿防治艾滋病行动（现为克林顿基金会健康通道倡议）和 PIH 开始讨论拓展到撒哈拉以南非洲地区的问题。然而，由于 PIH 同时在俄罗斯、秘鲁、美国和其他国家开展工作，以及在海地承担的责任与日俱增，PIH 担心拓展会导致人力过于单薄。

尽管如此，应卢旺达政府的邀请，PIH 于 2005 年开始在卢旺达的东部省开展工作。PIH 将与公立部门密切合作：受 PIH 支持的医疗设施将雇佣来自波士顿、海地和其他地方的临床医生和管理人员，以及国家卫生部的雇员。新建的以及翻修过的医院和诊所也将隶属于卫生部。PIH 的试点项目如果被证明有效，将会扩展到全国范围。从长远来看，卫生部将逐步全面接管受 PIH 支持的设施，而 PIH 的目标是"自行脱离工作"——试图在该国建立一个长期致力于解决农民（多为贫困人口）健康问题的姊妹机构来完成工作目标。

Inshuti Mu Buzima 比许多其他 PIH 的姊妹组织更接近 Zanmi Lasante。俄罗斯的 PIH 几乎完全把重点放在囚犯的结核病上，秘鲁城镇地区的 PIH 也几乎完全聚焦于结核病，然而卢旺达的 PIH 试图证明全面的初级保健（包括对艾滋病、结核病和疟疾的医疗）可以在两个资源贫乏的农村地区实现有效且公平的递送。这些地区有 50 万居民，但在 PIH 到来之前没有医生。非政府组织大多设在城镇地区，在人口众多的小村庄中几乎没有执行能力。当时的全国艾滋病控制委员会负责人指出，卢旺达有 150 多个与艾滋病有关的非政府组织，然而只有不到 150 人在首都基加利以外进行艾滋病治疗。而全卢旺达需要这种医疗的人估计有 10 万之多。与卫生部，以及包括联合国儿童基金会与全球防治艾滋病、结核病和疟疾基金在内的其他伙伴一道，PIH 计划扩大艾滋病治疗和检测，同时帮助卫生部在该地区建立一个全面的公立卫生系统。

这些计划遭到一些权威的怀疑和反对——在 1998 年 Zanmi Lasante 开始收纳患者进行 ART 治疗时，也遭到过同样的反对。一些人声称，艾滋病的病耻感会阻碍人们进行检测；另一些人则认为，ART 过于昂贵或过于复杂，无法按照 PIH 和卢旺达卫生部所计划的那种规模铺开。但是，鉴于 Zanmi Lasante 在海地发起艾滋病平等倡议的经验，我们怀疑这些说法是否可信。包括莱安德雷博士在内的 ZL 的医生和项目经理前往卢旺达，帮助招募和培训社区卫生工作者、护士、医生、药剂师和项目经理。

2005 年 4 月，Inshuti Mu Buzima 开始在鲁文卡瓦维（Rwinkwavu）的一所废弃的医院工作。鲁文卡瓦维是一个村庄，靠一条接近坦桑尼亚边境的未铺设的公路与外界相通。这座曾一度受比利时矿业公司资助的医院已大部分被遗弃，并被棚户区居民占据；一些护士每天治疗少量的门诊病人。医院的墙上布满了涂鸦，传递着诸如"艾滋病将会解决掉你们当中那些我们没杀掉的人"等等信息[①]。

在重建基础设施（如图 6.11 所示，有一间新的实验室，一个规模更大、库存充足的药房，一间手术室）的同时，IMB 的工作人员扩大了社区和医院护理的规模。在 IMB 到达之前，在其服务区域的六间医疗机构中，只有不到 100 名患者接受 ART 治疗。在第一年，IMB 收纳了 1000 多人进入一个 ART 项目，使用了在海地中部首创的基于社区的模式：每个病人都与有偿的社区卫生工作者配对，此人通常是病人的邻居，每日进行一次或两次家访、观察服药的情况，确保患者获得食物（每一个接受治疗的患者在开始的六个月内都有资格得到食物包）、住房、交通、儿

---

① 此处是指用艾滋病毒作为战争武器。大屠杀期间，艾滋病毒检测呈阳性的男性被命令强奸指定的女性。Elisabeth Rehn and Ellen Johnson Sirleaf, *Women, War, and Peace: The Independent Experts' Assessment on the Impact of Armed Conflict on Women and Women's Role in Peace-Building* (New York: United Nations Development Fund for Women, 2002), 52.

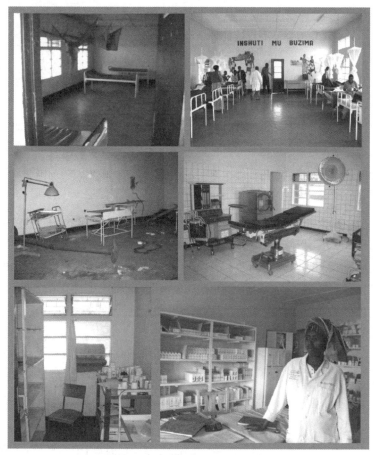

图 6.11　卢旺达的 Rwinkwavu 区医院，IMB 升级之前和之后：住院病房（上图），手术室（中图），药房（下图）。

童就学以及其他形式的心理—社会援助。所有的服务都是免费提供给病人的。与海地一样，治疗的可及性导致了艾滋病例检出量的增加：截至 2008 年，IMB 支持的机构已经检出了 8 万多人感染艾滋病毒。同年，在 IMB 支持的站点中，一项对 223 名参加了两年基于社区的 ART 治疗的病人进行的调查显示，他们当中 98％的人病毒载量（＞500 拷贝数/mL）

受到了抑制①。相比之下，欧洲和北美的一项元分析发现，只有 75％到 85％的患者在受到治疗时显示出相似的病毒载量抑制②。此外，当晚期艾滋病和结核病患者、营养不良的儿童以及癌症患者重获健康时，工作人员和社区成员感到惊讶、欢欣鼓舞——这又是"拉撒路效应"的例子。病人从卢旺达各地甚至邻国聚集而来，在 IMB 支持的机构中接受护理。

向社区卫生工作者支付酬劳一直是全球公共卫生专家和公共部门领导人在卫生预算较少的情况下争论不休的话题。在海地、卢旺达、秘鲁和俄罗斯，PIH 的工作显示，有偿雇佣社区卫生工作者可以显著改善病人对治疗的依从性。为了回答有关成本的问题，克林顿基金会在 2006 年审查了 IMB 的支出，发现有偿的"伙伴"占 IMB 劳动力成本的 9.3％和总运营成本的 4.2％。该项研究估计，为卢旺达的每一名艾滋病患者支付一名卫生工作者的费用将耗资每人每年 3 美元至 5 美元③。这一数字和提高对一线药物（二线抗逆转录病毒药的成本要高得多）的依从性所节约的资金相比微不足道，跟提升患者生存率的程度相比更是不足挂齿。此外，通过对社区卫生工作者的补贴，医疗卫生项目可以为穷人创造有意义的工作。这不仅有益于个人，而且对他们的家庭、社区和当地经济

① 是 Partners In Health 未发表的数据，由 Paul Farmer 在 *Anthropology* 1825 (Harvard University, Fall 2008) 的课堂上讲授。这些初级数据所展示的趋向，不久被更大规模的数据证实了。参见 Michael Rich et al., "Excellent Clinical Outcomes and High Retention in Care Among Adults in a Community-Based HIV Treatment Program in Rural Rwanda," *Journal of Acquired Immune Deficiency Syndromes* 59, no. 3 (2012): e35-e42; see also Molly F. Franke et al., "Malaria Parasitemia and CD4 T Cell Count, Viral Load, and Adverse HIV Outcomes among HIVInfected Pregnant Women in Tanzania," *American Journal of Tropical Medicine and Hygiene* 82, no. 4 (2010): 556 - 562。

② The Antiretroviral Therapy (ART) Cohort Collaboration, "HIV Treatment Response and Prognosis in Europe and North America in the First Decade of Highly Active Antiretroviral Therapy: A Collaborative Analysis," *Lancet* 368, no. 9534 (2006): 451 - 458, esp. 453, table 2.

③ Government of Rwanda, Ministry of Health; Partners In Health; and Clinton Foundation, Rwanda Rural Health Care Plan: A Comprehensive Approach to Rural Health, November 2007, 30 - 36.

都有利。关于向社区卫生工作者付酬的辩论继续存在着，这在很大程度上是由于缺乏可用资金来向卢旺达和其他地方卫生部门的专业人员助手支付报酬。

起初，许多外国观察员宣称文化对基于社区的护理构成了障碍。他们质疑"伙伴"在一个十年前刚刚被种族灭绝所撕裂的社会中能发挥多少效用。但这种宣称也是夸大其词的。卫生部已开始为社区卫生工作者举办大规模的全国招聘和培训计划，并将45000人部署在了全国各地[①]。它旨在建立一个公平的医疗保健制度，使其不仅横跨全国，而且从医院延伸到卫生中心乃至病人和潜在受益者的家庭——这是卢旺达在打破贫穷—疾病恶性循环方面取得成功的重要原因之一。在保健递送方面的成功（正如为其助力的经济部门的发展一样）需要众多非政府组织的辛勤、热情的工作，以及各路同道提供慷慨的资助。但这也需要公共部门为增强国家卫生系统在这项事业中发挥大多数居中协调的作用，使整体发挥出大于各部分之和的效果。

应当指出的是，卢旺达卫生部和IMB多年来相互学习，因为双方的使命不同但相辅相成——"优先为穷人服务"并不总是同建立涵盖穷人、富人和中间阶层的社会保障体系相等同。为社区卫生工作者培训和付津贴而展开的斗争就是一个例子。保险计划的模式以及病患付费所起到的作用是另一个例子。2006年，卫生部宣布全国实施一项基于社区的互助健康保险计划。卢旺达政府要求所有公民购买健康保险。每年的保费因地区而异，但在PIH工作的农村地区，每年的费用为1000卢旺达法郎（略少于2美元）。对于参保成员来说，大多数初级护理的共付医疗费是每次150卢旺达法郎（约0.27美元）；住院时，病人支付药物费用、诊

---

① Government of Rwanda，Ministry of Health，Health Sector Strategic Plan：July 2009-June 2012，34，http：//transition. usaid. gov/rw/our _ work/for _ partners/images/ rwandahealthsectorstrategicplanii. pdf（accessed September 2，2012）．

疗费和住院手续费的 10％①。没有购买互助健康保险的人需承担全额医
疗费用。到 2008 年底，国家卫生部报告显示 95％的卢旺达人参加了互助
健康保险②。

与之相对照的是，IMB 自 2005 年以来在其支持的六个网点提供免费
护理服务。IMB 认识到，在其服务区域的大部分人口穷困到负担不起保
险费的程度，而医疗点收费（point-of-care fees）构成了赤贫病人就医的
重大障碍。因此，他们没有设法从病人身上收回费用。然而，卢旺达政
府寻求建立一个统一的卫生筹资系统；和以前的用户费用成本回收系统
相比，互助健康保险计划扩大了病人获得护理的机会。继卫生部牵头后，
2006 年，IMB 医疗点也采用了互助健康保险系统。按照卫生部的标准，
艾滋病门诊与检测、ART 疗法、结核病护理与产前检查不收取共付医
疗费。IMB 还为当地干部认为太穷而无法支付的人支付保险费和共付
费③。IMB 为其服务区域的互助健康保险账户提供额外资金，以支持 5
岁以下儿童的免费护理以及寻求疟疾诊断或护理的病人。为消除参加
互助健康保险的附加费用（比如拍摄保险卡上的照片），IMB 还建立了
专门的设施。因此，一大部分（但不是全部）的共付医疗费在 IMB 站
点获得了减免。

尽管 IMB 努力降低病人的开支负担，共付医疗费仍然妨碍了病人获
得医疗服务，即使对于参加了互助健康保险的人来说也是如此。例如，
最近的一项评估发现，虽然互助医疗制度增大了覆盖面，但最贫穷的
20％的人口仍然面临着巨大的健康支出，同时由于共付医疗费的存在，

---

① Government of Rwanda，Ministry of Health；Partners In Health；and Clinton
Foundation，Rwanda Rural Health Care Plan，14.

② Claude Sekabaraga，Agnes Soucat，F. Diop，and G. Martin，"Innovative Financing
for Health in Rwanda：A Report of Successful Reforms," *Improving Human
Development Outcomes with Innovative Policies*（Washington，D. C.：World Bank，
2011），http：//siteresources. worldbank. org/AFRICA EXT/Resources/258643 -
1271798012256/Rwanda-health. pdf（accessed March 31，2012）.

③ PIH 在既有的全球抗击艾滋病、结核病和疟疾基金以及其他为弱势群体提供赠款的
公共和私人基金之外，提供了补充。

其获取医疗的机会也在减少[1]。

卢旺达种族灭绝期间以及之后均显露了外国援助中隐藏的陷阱；IMB从一开始就试图避开这一陷阱。与 1994 年前卢旺达援助项目中的技术官僚倾向、反对参与的文化形成对比的是[2]，IMB 的工作是植根于当地社区的，事项的轻重缓急需要经由"伙伴"和其他社区成员的确认和重新评估。该项目中只保留了很少的流亡者：这些流亡者在基勒赫（Kirehe）、鲁文卡瓦维和布塔罗（Butaro）的乡村卫生设施的校园里生活与工作，但 99% 的 IMB 工作人员是卢旺达人。最后，IMB 设法避免 1990 年代早期在卢旺达的国际发展组织共同体中所存在的技术官僚还原论，它致力于以生物—社会的视角来探讨健康问题。除了生物因素外，IMB 还试图打破妨碍人民获取医疗服务的社会与经济障碍；它帮助病人获得更好的住所、足够的食物，正如为他们制定正确的治疗方案一样。这种做法不仅旨在改善保健、教育以及经济增长指标，而且承认了卢旺达的部分最贫穷民众的尊严。

2007 年，卢旺达卫生部要求 IMB 拓展至卢旺达北部的布雷拉（Burera），该地区比 IMB 已经开展过工作的地区都要更贫困一些。2008 年，IMB 开始支持整个地区的 15 个卫生中心，并开始建立一家新的地区级医院。该医院由本地工人建造，设计上考虑最大限度地减少传染病的空气传播，以及优化病房之间的病人流动。布塔罗医院于 2011 年 1 月正式开业，并充当了其他地区的模范（见图 6.12）。

到 2011 年 3 月，IMB 已扩大到支持或直接管理位于卢旺达 30 个地区的 3 所医院、36 个健康中心。约有 6000 名患者在其中 3 个区接受 ART 治疗。在 IMB 的网点率先针对艾滋病人使用的开源电子病历系统，

---

[1] Chunling Lu, Brian Chin, Jiwon Lee Lewandowski, Paulin Basinga, Lisa R. Hirschhorn, Kenneth Hill, Megan Murray, and Agnes Binagwaho, "Towards Universal Health Coverage: An Evaluation of Rwanda Mutuelles in Its First Eight Years," *PLoS ONE* 7, no. 6 (2012): e39282, www. plosone. org/article/info% 3Adoi%2F10. 1371%2Fjournal. pone. 0039282 (accessed September 20, 2012).

[2] 参见 Uvin, *Aiding Violence*。

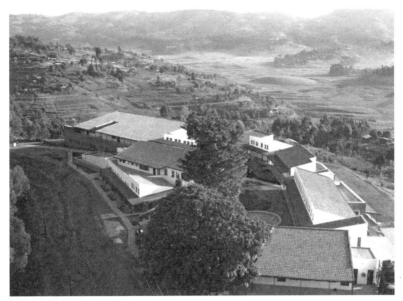

图 6.12　卢旺达的布塔罗医院。

被卫生部采纳并推广到全国的公立医疗机构。或许最重要的是，IMB 已经与卢旺达政府建立了长期伙伴关系，帮助其设计、实施并完善它的创新性的"地区卫生系统增强体系"（District Health System Strengthening Framework）——这一体系借鉴了 IMB 的卫生递送模型。与海地中部一样，该模型是在社区卫生工作者的帮助下，将医院、诊所与农村社区相连接。它是一个能够提供急、慢性疾病治疗的平台，不论病因是传染性的还是非传染性的。对艾滋病起作用的模式应该也同样适用于癫痫、充血性心力衰竭、精神分裂症及其他主要精神疾病或糖尿病[1]。社区卫生工作者还可以提高对癌症和创伤患者的后续护理质量，正如他们提高疫

---

[1] Aaron D. A. Shakow, Gene Bukhman, Olumuyiwa Adebona, Jeremy Greene, Jean de Dieu Ngirabega, Agnès Binagwaho, "Transforming South-South Technical Support to Fight Noncommunicable Diseases," *Global Heart* 7, no. 1 (2012): 35 – 45.

苗接种运动或自愿性计划生育的成功率一样。

全国范围内推广基于社区的护理仍面临着重大的挑战。即使卢旺达政府支持对社区卫生工作者进行补贴，它也可能无力支持新的公务员队伍。这一决定甚至可能因为违反限制国家公务员规模的政策，而使得卢旺达被取消获取国际信贷的资格。全球公共卫生界对于是否该为接受ART 的病人提供食物仍然存在争议，而且这种服务几乎吸引不到资助。一些国际资助者继续建议各国政府通过医疗点收费以弥补医疗开支，并就滥用医疗服务产生道德风险的危险（哪怕是在有多种因素长期妨碍患者获取医疗的地区）发出警告。

IMB 在卢旺达的工作表明，在有稳固的政府且政府致力于扩大农村贫民获取医疗机会的非洲国家，海地农村地区所取得的成效是可以复制的。自从 2005 年在卢旺达开始工作以来，健康伙伴组织也在莱索托和马拉维农村建立了类似的、规模较小的项目。它们采用了相同的模式，以改善癌症、精神疾病和其他慢性病（包括癫痫、心脏病和糖尿病）患者的境遇（见第 11 章对抗击非传染性疾病和外科疾病的新近努力的讨论）。在布隆迪和利比里亚，一些姐妹组织也采用了 PIH 模式以提供综合保健服务①。在以上每一个案例中，特别是在卢旺达，与公共部门的密切合作都有助于确保 PIH 及其伙伴的努力能够在任何存在着困扰贫困与边缘人群的健康问题的地方扩展并长期持续下去。

---

① 在布隆迪的姐妹组织叫做 Village Health Works，参见 Natasha Rybak，" 'Village Health Works' in Burundi," *Medicine and Health*, *Rhode Island* 90, no. 11 (2007)：356 - 357；Tracy Kidder, *Strength in What Remains*：*A Journey of Remembrance and Forgiveness* (New York：Random House, 2009)。利比里亚的姐妹组织是 Tiyatien Health，参见 R. Panjabi, O. Aderibigbe, W. Quitoe, et al., "Towards Universal Outcomes：A Community-Based Approach to Improve HIV Care in Post-Conflict Liberia," abstract no. CDB0306, Seventeenth International AIDS Conference, Mexico City, August 3 - 8, 2008, www. iasociety. org/Abstracts/A200717482. aspx (accessed September 10, 2012)。

从卢旺达回到海地：在 2010 年地震之后

2010 年 1 月 12 日，一场 7.0 级地震摧毁了海地，尤其是首都太子港。对死亡人数的估计从 22 万到 31.6 万不等；伤者达 30 万名以上[1]。据估计约有 60% 的联邦、行政和经济基础设施被毁。大约有 230 万人流离失所，其中包括 30.2 万名儿童[2]。海地的这场灾难不论是在生命损失还是经济损失方面都超过了近几十年来的任何其他自然灾难（如图 6.13 所示）[3]。

地震给公共卫生和教育基础设施造成了严重的损失。393 家卫生设施中的 84 家遭到破坏或摧毁，其中包括 20 所医院。中央医院（国家级的教学和转诊医院）严重受损。临近的护理学校的倒塌导致了当时正在考试的两个班级的护理学生和他们的老师丧生[4]。这对本已人手不足的海地卫生系统来说是严重的打击。此外，海地 23% 的学校，包括太子港 80% 的学校受到影响。许多政府建筑遭到破坏、公共部门工作人员丧生，进一步削弱了海地政府对这场灾难的应对能力[5]。

海地地震后开展的援助活动是有史以来最大规模的人道主义救济工

---

[1] "Haiti," *New York Times*, December 24, 2012, http://topics. ny times. com/top/news/international/countriesandterritories/haiti/index. html （accessed February 15, 2013）.

[2] United Nations, Office of the Secretary-General's Special Adviser on Community-Based Medicine and Lessons from Haiti, "Key Statistics: Facts and Figures about the 2010 Earthquake in Haiti," www. lessonsfromhaiti. org/lessons-from-haiti/key-statistics/ （accessed March 5, 2013）.

[3] Eduardo A. Cavallo, Andrew Powell, and Oscar Becerra, Estimating the Direct Economic Damage of the Earthquake in Haiti, Inter-American Development Bank Working Paper, Series IDB-WP-163, February 2010.

[4] Rudy Roberts, *Responding in a Crisis: The Role of National and International Health Workers — Lessons from Haiti* （London: Merlin, August 2010）.

[5] United Nations, Office of the Secretary-General's Special Adviser on Community-Based Medicine and Lessons from Haiti, "Key Statistics: Facts and Figures about the 2010 Earthquake in Haiti," www. lessonsfromhaiti. org/lessons-from-haiti/key-statistics/ （accessed March 5, 2013）.

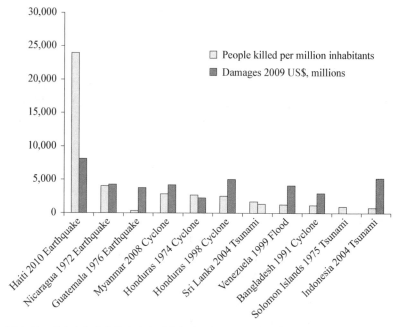

30,000

25,000

☐ People killed per million inhabitants
■ Damages 2009 US$, millions

20,000

15,000

10,000

5,000

0

Haiti 2010 Earthquake
Nicaragua 1972 Earthquake
Guatemala 1976 Earthquake
Myanmar 2008 Cyclone
Honduras 1974 Cyclone
Honduras 1998 Cyclone
Sri Lanka 2004 Tsunami
Venezuela 1999 Flood
Bangladesh 1991 Cyclone
Solomon Islands 1975 Tsunami
Indonesia 2004 Tsunami

图 6.13　重大灾害造成的生命和财产损失：与 2010 年海地地震相对照。资料来源：
Eduardo A. Cavallo, Andrew Powell, and Oscar Becerra, Estimating the Direct
Economic Damage of the Earthquake in Haiti, Inter-American Development Bank
Working Paper, Series IDB-WP-163, February 2010。

作之一。双边与多边捐助者认捐了 54 亿美元；超过半数的美国家庭为人
道主义应对行动作出了贡献①。ZL 工作人员在数小时内作出了反应，帮
助中央医院重振活力并保持正常运转，在太子港的 4 家国内流离失所者
营地开办了诊所，并为数以千计的从市内迁往中央高原的受灾人员提供
照料。虽然 ZL 不是一个救济组织，但它的海地员工和数十年来在海地
提供保健服务的经验使得该组织在开展援助方面处于有利位置。另有数

---

① United Nations, Office of the Secretary-General's Special Adviser on Community-Based
Medicine and Lessons from Haiti, "Assistance Tracker," www. lessonsfromhaiti. org/
assistance-tracker/ (accessed April 30, 2013).

以千计的医疗、外科和公共卫生专业人员前往海地参加人道主义工作。

地震发生后的几周里，有不计其数的生命被拯救。但与此同时，当地和国际救援队伍在试图照料那些在地震之前就已经老化和资金不足的卫生设施中的伤员时面临着巨大的挑战。地震可被视作是一起"慢加急性"的事件：

> 海地长期以来面临的社会和经济问题导致了其医疗和公共卫生方面的困难。地震是使这些慢性问题急性发作的一次危机：在医学术语中被称为"慢加急性"病（acute-on-chronic）。不管是考察卫生、教育、饮用水还是安全便宜的住房，都可以得出相似的结论：首先，公共部门的巨大弱点使得成规模地提供基本服务极其困难；第二，在已承诺的地震援助当中，能够经由解决以上核心缺陷的机制抵达需求者的援助比例不足。换言之，尽管善意和慷慨有余，但海地的发展和重建机制并不足以有效地处理现有的"慢加急性"问题。①

重建进程已被证明是更具挑战性的。到 2012 年底为止，双边和多边捐助者承诺在 2010 年—2012 年支付的大约 30.1 亿美元或 56％的重建资金已经到位。但是，只有 10％的援助被输送给海地政府或海地的机构②（这一数字虽低，但是 10％跟地震刚发生后只有 0.3％的人道主义援助达至海地政府相比已经是一种改善了）。数以千计的外国承包商和非政府组织在缺乏协调的情况下并行工作。许多迁置和重建行动停滞不前。海地临时重建委员会（Interim Haiti Reconstruction Commission）的成立（一个由海地总理共同主持的多边机构，负责监督和协调地震后的外国援助）

---

① Paul Farmer，*Haiti after the Earthquake*（New York：PublicAffairs，2011），122.

② United Nations，Office of the Secretary-General's Special Adviser on Community-Based Medicine and Lessons from Haiti，"Key Statistics：Aid to Haiti after the January 12，2010，Earthquake，"www. lessonsfromhaiti. org/lessons-from-haiti/key-statistics/（accessed April 30，2013）.

力图提高透明度，以及将资金引导到关键的重建项目上，但它面临巨大的挑战①。它的受命期在 2011 年结束。在地震发生两年半后，据公布的估计结果显示，仍有超过 35 万人在国内的临时难民营中流离失所②。更糟糕的是，在 2010 年 10 月，海地爆发了霍乱（该病在该国已消失 100 多年）。这很快成为近年来世界上最大规模的流行病；多年来在清洁用水和卫生领域的缺乏投资助长了其迅速蔓延的态势③。

尽管社会、政治背景不同，1994 年种族灭绝之后的卢旺达和地震后的海地有没有可比性呢？这两个国家同样遭受了巨大的生命损失和存在严重的境内流民（在卢旺达也有境外流民）问题。这两个事件都是慢加急性的：在普遍贫穷、政府虚弱或是掠夺成性、卫生和教育基础设施不发达的历史情境中突增了自然或非自然灾害。两个国家都面临着国际援助的双刃剑：亟须的恢复重建工作和投资被援助所造成的意外后果削弱——这种援助往往效率低下、协调不善，有时因绕过了其本地受益者的政府与组织而削弱了当地的潜力。

在海地继续沿着漫长的复苏道路前进的同时，卢旺达在重建基础设施、实现稳定以及鼓励经济发展方面取得的进展令人瞩目，值得提出几个经验：首先，卢旺达始终坚定地关注政府的透明度和建立问责制，这有助于其自身计划的有效实施，并有助于吸引持续的外国投资。第二，卢旺达制订了明确的国家发展计划，促进了捐助者与执行伙伴之间的协调。定期进度审查能够评估援助实效并使得执行伙伴的责任可被追究④。

---

① Jean-Max Bellerive and Bill Clinton，"Finishing Haiti's Unfinished Work," *New York Times*，July 11，2010，www. nytimes. com/2010/07/12/opinion/12 clinton-1. html （accessed August 13，2012）.

② International Organization for Migration，"Displacement Tracking Matrix," http：// iomhaitidataportal. info/dtm/ （accessed November 19，2012）.

③ Centers for Disease Control and Prevention，"Update：Outbreak of Cholera — Haiti，2010," Morbidity and Mortality Weekly Report （MMWR） 59，no. 48 （December 10，2010）：1586 - 1590.

④ Dorothy E. Logie，Michael Rowson，and Felix Ndagije，"Innovations in Rwanda's Health System：Looking to the Future," *Lancet* 372，no. 9634 （2008）：256 - 261.

不愿意按照政府计划工作的非政府组织有时被要求离开该国。第三，帮助穷人的发展战略旨在通过基础设施投资和修建减少不平等现象，以求以前被忽视的农村社区（正如健康伙伴组织所服务的人群）有平等的机会获取保健和教育。卢旺达政府还在其公务员体系中使两性平等制度化。它最近超越了瑞典，成为了世界上女性公务员比例最高的国家①。

　　尽管卢旺达按照国际标准来看仍然属于贫穷国家，但其政府为海地提供了人道主义财政援助。卢旺达外交部还设立了南南合作办事处，以促进政府间合作。一些海地政府官员访问了卢旺达的对口单位，了解其重建战略并分享了经验。2010 年末，健康伙伴组织建立了一个独立的海地—卢旺达委员会，以帮助两国分享从自然或非自然的灾害中恢复的经验，并更好地解决赤贫问题。

　　海地和卢旺达之间的伙伴关系只是南南合作中的一个例子。同样，健康伙伴组织在这些国家中的工作仅仅是在资源贫乏地区提供有效的卫生保健递送的一个例子。我们希望这些案例突出了全球医疗保健递送的关键性的、可以在别处复制的一些要素。下一章将基于此章所阐述的一系列主题，介绍全球健康递送科学的概念。

推荐阅读

Farmer，Paul. *Haiti after the Earthquake*. New York：PublicAffairs，2011.
——. *Infections and Inequalities*：*The Modern Plagues*. Berkeley：
University of California Press，1999.
——. *The Uses of Haiti*. Monroe，Maine：Common Courage Press，1994.
Farmer，Paul，Cameron T. Nutt，Claire M. Wagner，Claude Sekabaraga，Tej
Nuthulaganti，Jonathan L. Weigel，Didi Bertrand Farmer，Antoinette
Habinshuti，Soline Dusabeyesu Mugeni，Jean-Claude Karasi，and Peter C.
Drobac. "Reduced Premature Mortality in Rwanda：Lessons from Success. "

---

① Claire Devlin and Robert Elgie，"The Effect of Increased Women's Representation in Parliament：The Case of Rwanda," *Parliamentary Affairs* 61，no. 2（2008）：237 – 254.

British Medical Journal 346 (February 9, 2013): 20 - 22.

Gourevitch, Philip. *We Wish to Inform You That Tomorrow We Will Be Killed with Our Families: Stories from Rwanda*. New York: Farrar, Straus and Giroux, 1998.

Government of Rwanda, Ministry of Health; Partners In Health; and Clinton Foundation. *Rwanda Rural Health Care Plan: A Comprehensive Approach to Rural Health*, November 2007, 30 - 36.

Hallward, Peter. *Damming the Flood: Haiti and the Politics of Containment*. London: Verso, 2010.

Lu, Chunling, Brian Chin, Jiwon Lee Lewandowski, Paulin Basinga, Lisa R. Hirschhorn, Kenneth Hill, Megan Murray, and Agnes Binagwaho. "Towards Universal Health Coverage: An Evaluation of Rwanda Mutuelles in Its First Eight Years. " *PLoS ONE* 7, no. 6 (2012): e39282.

Mamdani, Mahmood. *When Victims Become Killers: Colonialism, Nativism, and the Genocide in Rwanda*. Princeton, N. J. : Princeton University Press, 2001.

Rich, Michael L. , Ann C. Miller, Peter Niyigena, Molly F. Franke, Jean Bosco Niyonzima, Adrienne Socci, Peter C. Drobac, Massudi Hakizamungu, Alishya Mayfield, Robert Ruhayisha, Henry Epino, Sara Stulac, Corrado Cancedda, Adolph Karamaga, Saleh Niyonzima, Chase Yarbrough, Julia Fleming, Cheryl Amoroso, Joia Mukherjee, Megan Murray, Paul Farmer, and Agnes Binagwaho. "Excellent Clinical Outcomes and High Retention in Care among Adults in a Community-Based H IV Treatment Program in Rural Rwanda. " *Journal of Acquired Immune Deficiency Syndromes* 59, no. 3 (2012): e35 - 42.

Trouillot, Michel-Rolph. *Haiti, State against Nation: The Origins and Legacy of Duvalierism*. New York: Monthly Review Press, 1990.

Uvin, Peter. *Aiding Violence: The Development Enterprise in Rwanda*. West Hartford, Conn. : Kumarian Press, 1998.

Vansina, Jan. *Antecedents to Modern Rwanda: The Nyiginya Kingdom*. Madison: University of Wisconsin Press, 2004.

Walton, David A. , Paul E. Farmer, Wesler Lambert, Fernet Leandre, Serena P. Koenig, and Joia S. Mukherjee. "Integrated HIV Prevention and Care Strengthens Primary Health Care: Lessons from Rural Haiti. " *Journal of Public Health Policy* 25, no. 2 (2004): 137 - 158.

Wilentz, Amy. *The Rainy Season: Haiti — Then and Now*. New York: Simon and Schuster, 2010.

第7章　在全球推广有效的递送模型

金墉，迈克尔·波特，约瑟夫·拉蒂甘，丽贝卡·温特劳布
马修·巴西利科，卡西娅·范德霍夫，霍尔斯坦，保罗·法默

前一章探讨了海地和卢旺达农村地区的健康伙伴组织（PIH）、Zanmi Lasante、Inshuti Mu Buzima 的医疗保健递送模型。PIH 及其姊妹机构在公共部门开展工作，促成了病患护理的转型和贫困地区人民整体健康状况的改善。PIH 是许多在资源匮乏环境中发现提供高质量医疗服务之道的组织之一。但是它的模型是可以泛化的吗？在本章中，我们将回顾和考虑全球健康递送（Global Health Delivery，GHD）的一般原则。

我们从哈佛大学的全球健康递送项目入手来讨论，这是一个旨在发现和传播有效的医疗保健递送原则的学术合作项目。本章考察了该小组制定的战略框架，并提供了该项目案例研究的一系列案例。本章的其余部分拓宽了关注重点，探讨了加强卫生系统的前景，这一战略将 GHD 框架扩展到区域或国家（或全球）层面。在简要回顾了几个国家的卫生系统后，本章最后讨论了医疗服务的一个基本组成部分：必要的人力资源。总的来说，我们要总结从业者和决策者所学到的重要经验教训，并介绍全球医疗保健递送这门新兴科学。

有效的全球卫生递送原则

全球健康递送项目是哈佛大学的商学院、医学院和公共卫生学院与布莱根妇女医院共建的项目。该项目已然成形，用以弥补有关资源贫乏

地区医疗保健递送的知识盲点。针对这些地域的许多全球健康项目已见成效，但是对于这些项目如何提供优质医疗的系统分析却不多见。换句话说，我们缺少一门全球医疗保健递送的科学。有鉴于此，GHD正在针对包括伊朗、肯尼亚、巴西、印度尼西亚等国家在内的麻疹疫苗接种、抗疟药物生产和艾滋病毒咨询及检测情况开展一系列案例研究。虽然这只是个新兴的领域，但是其提供的分析颇具启发性。在这里，我们讨论四大原则，这些原则共同合成了有效的全球保健递送的战略框架：

> 适应当地情境；
> 构建护理递送价值链；
> 利用共享的递送基础设施；
> 共同促进保健递送和经济发展。

适应当地情境

各类地方因素（诸如气候、劳动力市场特征、人口趋势）都形塑着特定环境中的疾病负担和保健获取渠道。正如第6章所解释的，"健康伙伴组织"的战略从一开始就以地方性知识为指导。其对于康热医疗可及性的特定结构性障碍的清醒认知（失业、食物和清洁饮水供给不足、卫生基础设施劣质、运输成本高，以及住房条件差）引导其采取了以伙伴为基础的医疗递送模型，并提供全包式的社会服务。这类创新方案在很多方面都为健康伙伴组织和ZL取得好的门诊绩效奠定了基础。

医疗项目如何适应当地情况？评估疾病负担的地方概貌是必不可少的第一步：在不同国家和地区之间，疾病流行率和传播方式往往差异很大。例如，2003年，肯尼亚的艾滋病流行率在全国估计为6.7%，但其各省的流行率差别很大，在从东北部省份的接近0%到尼扬扎省的接近

15.1%的范围内浮动①。在尼扬扎省内，主要城市之间以及城乡之间的流行率也迄今一直存在很大差异。认识到流行率的地理差异对于任何保健递送战略都是至关重要的。

政治也在始终影响护理供给和服务的可及性。不稳定、不安全或侵夺会对医疗服务产生深远的影响，并危及医疗供给者的工作。海地就是一个例子：如第 6 章所述，精英控制和政治动荡的历史打乱并破坏了加强国家卫生体系的各项努力。而且，公共卫生是以提供公共服务为基础的。公共部门往往是穷人的唯一保健提供者。饮用水和清洁空气等公共产品是对人口健康的必要投入；如果这两项条件不能满足，伤寒等水传播疾病和哮喘等污染相关疾病可能会更加普遍。清洁用水也是人工喂养艾滋病毒阳性母亲的孩子的必要条件，她们应避免母乳喂养。在缺乏用水安全的贫困环境中成功进行人工喂养需要额外的干预措施，如水净化技术。

经济状况在决定护理可及性和疾病负担方面也起着重要的作用。虽然贫穷与健康之间的联系众所周知②，但是理解贫困与不平等如何通过确切的地方机制部分地影响疾病模式和医疗服务可及性是全球医疗保健递送科学的关键出发点。例如，无法负担抵达当地诊所的交通费的患者可能需要额外资源，来帮助他们借车或在偏远的农村地区租用驴子③；

---

① Livia Montana, Melissa Neuman, and Vinod Mishra, Spatial Modeling of HIV Prevalence in Kenya, Demographic and Health Research, U. S. Agency for International Development, DHS Working Paper 27 (2007), 15, www. measuredhs. com/pubs/pdf/WP27/WP27. pdf (accessed October 12, 2012).

② Sudhir Anand and Amartya K. Sen, "Concepts of Human Development and Poverty: A Multidimensional Perspective," in *Human Development Papers* 1997: *Poverty and Human Development* (New York: United Nations Development Programme, 1997), 1 – 20; Jeffrey D. Sachs, "Health in the Developing World: Achieving the Millennium Development Goals," *Bulletin of the World Health Organization* 82, no. 12 (2004): 947 – 949; Paul Farmer, *Infections and Inequalities: The Modern Plagues* (Berkeley: University of California Press, 1999).

③ Paul E. Farmer, Simon Robin, St. Luc Ramilus, and Jim Yong Kim, "Tuberculosis, Poverty, and 'Compliance': Lessons from Rural Haiti," Seminars in Respiratory Infections 6, no. 4 (1991): 254 – 260.

赤贫的病人也需要儿童照料和家人食物方面的帮助。

社会和文化因素，如性别差异和与疾病有关的病耻感，也影响着当地的医疗保健图景。边缘人群的健康需求（比如，在1980年代ZL开始在康热村服务的棚户区居民，或在印度孟买的性工作者[1]）常常得不到健康服务提供者的回应。与特定疾病（如精神疾病或被忽视的热带疾病）相关的耻感可能会阻止患者寻求治疗[2]。在这种情况下，卫生服务提供者可能需要加强和扩大他们的病例发现工作，并更加注重保密性以获得患者的信任。当地的宗教实践也会影响求医和提供服务。例如，在海地，结核病和艾滋病等疾病长期以来常常被归为巫术所致[3]。这种替代性的病因解释可能导致个人避开生物医学解决方案。

案例简介 1. 北方邦的小儿麻痹症：地方情境的重要性

通过粪—口传播的肠道病毒引起的脊髓灰质炎会导致瘫痪。幸运的是，自1950年代以来便宜的疫苗已经可以买到。但到了1985年，印度的疫苗覆盖率仍低于人口的50%。

在1990年代，印度政府通过设立全国免疫日大大扩大了根除脊髓灰质炎的努力。在全国范围内，该项目取得了令人印象深刻的

---

① 例见 Amit Chattopadhyay and Rosemary G. McKaig, "Social Development of Commercial Sex Workers in India: An Essential Step in HIV/AIDS Prevention," *AIDS Patient Care and STDs* 18, no. 3 (2004): 159 - 168。

② 第8章讨论了寻求心理健康护理的障碍。关于与被忽视的热带病有关的耻辱感，请参阅第11章以及 Peter J. Hotez, David H. Molyneux, Alan Fenwick, Jacob Kumaresan, Sonia Ehrlich Sachs, Jeffrey D. Sachs, and Lorenzo Savioli, . "Control of Neglected Tropical Diseases," *New England Journal of Medicine* 357, no. 10 (2007): 1018 - 1027。

③ Paul Farmer, "Sending Sickness: Sorcery, Politics, and Changing Concepts of AIDS in Rural Haiti," *Medical Anthropology Quarterly* 4, no. 1 (1990): 6 - 27; Paul Farmer, "Bad Blood, Spoiled Milk: Bodily Fluids as Moral Barometers in Rural Haiti," *American Ethnologist* 15, no. 1 (1988): 62 - 83。

成果：超过 1 亿名儿童接种了疫苗，覆盖率超过了 94%[1]。

　　尽管该运动在全国范围内成功地减少了脊髓灰质炎病例（如地图 7.1 所示），但部分地区的疫苗接种率仍然很低。到 1990 年代末，官员们发现北方邦一些地区的疫苗覆盖率低于 20%。民族志调查显示，居民并不认为小儿麻痹症是一种主要的健康问题；许多人问为什么要针对脊髓灰质炎而不是其他紧迫的健康需求进行干预[2]。在印度教为主的印度，北方邦是一个穆斯林占主导地位的地方，有着对外界的干预持怀疑态度的传统。十年前，这里的计划生育和免疫运动被一些人解释为企图消灭穆斯林社区，这加剧了当地人对卫生保健人员的不信任[3]。北方邦也是印度最贫穷的邦之一，腹泻病负担很重，大大降低了口服脊髓灰质炎疫苗的疗效[4]。

　　2002 年，北方邦经历了脊髓灰质炎的再度流行[5]。国家运动在该地取得的不同成就说明了地方因素在促进医疗保健递送方面的作用，从 2011 年起，该运动调整为以社区为基础，成功地消除了印度的脊髓灰质炎。

---

① 取自 Andrew Ellner, Sachin H. Jain, Joseph Rhatigan, and Daniel Blumenthal, "Polio Elimination in Uttar Pradesh," HBS no. GHD-005（Boston: Harvard Business School Publishing, 2011）, Global Health Delivery Online, www. ghd online. org/cases/（accessed October 10, 2012）。

② 同上，亦见 Government of Uttar Pradesh, "Human Development," chap. 5 in *Annual Plan for 2006 - 2007 for the State of Uttar Pradesh*, ed. Planning Department（Government of Uttar Pradesh, 2005）。

③ Ellner, Jain, et al. , "Polio Elimination in Uttar Pradesh." Rob Stephenson and Amy Ong Tsui, "Contextual Influences on Reproductive Health Service Use in Uttar Pradesh, India," *Studies in Family Planning* 33, no. 4（2002）: 312。

④ Nicholas C. Grassly, Christophe Fraser, Jay Wenger, Jagadish M. Deshpande, Roland W. Sutter, David L. Heymann, and R. Bruce Aylward, "New Strategies for the Elimination of Polio from India," *Science* 314, no. 5802（November 17, 2006）: 1150 - 1153.

⑤ "Infected Districts, 2000 - 2005," *National Polio Surveillance Project*, 2012, www. npspindia. org/infecteddistricts. asp（accessed October 10, 2012）. Ellner, Jain, et al. , "Polio Elimination in Uttar Pradesh. "

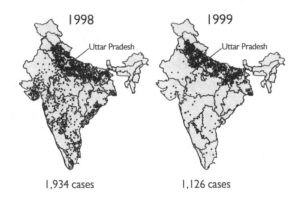

1998   1999

Uttar Pradesh   Uttar Pradesh

1,934 cases   1,126 cases

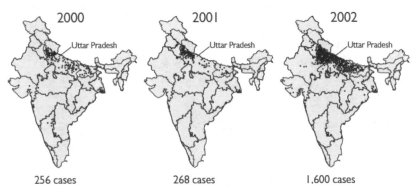

2000   2001   2002

Uttar Pradesh   Uttar Pradesh   Uttar Pradesh

256 cases   268 cases   1,600 cases

地图 7.1　脊髓灰质炎病例在印度的分布情况，1998—2002。资料来源：Andrew Ellner，Sachin H. Jain，Joseph Rhatigan，and Daniel Blumenthal，"Polio Elimination in Uttar Pradesh，" HBS no. GHD-005（Boston：Harvard Business School Publishing，2011），Global Health Delivery Online，www. ghdonline. org/cases/；data from National Polio Surveillance Project，www. npspindia. org/。

　　这些只是必须考虑的当地情况的一些例子。因为每一个地方的情况都不同，所以无法详尽列举出一个适用于任何地方的考虑因素清单。但重要的是要强调民族志和辨别的核心地位，以此作为全球医疗保健递送的起点。从业人员面临的挑战是要开展民族志研究，辨别当地情境中重要的一些方面，因地制宜地实施项目。

这种做法可能会偏离全球公共卫生政策。例如，在 ZL 开展工作之前，世界卫生组织和其他国际卫生权威机构从未建议过（现在也经常不建议）向社区卫生工作者支付报酬，但 ZL 发现有偿"伙伴"为治疗复杂的疾病（例如结核病、艾滋病和某些恶性肿瘤）提供了一流的家庭护理[1]。在一种情况下形成的习惯和方案可能会被全球卫生权威机构制度化（参见第 2 章中的理论解释）而罔顾地方情境的复杂性。全球政策可以为保健递送提供战略和标准，但必须根据当地情况进行调整，以尽量减少意外的不良后果。

构建护理递送价值链

有效保健递送的第二个原则是根据治病价值（value for patients，定义为每项成本的总体健康结果）来选择和调整卫生干预措施[2]。该定义不同于考虑孤立干预措施的成本效益的标准做法。例如，针对艾滋病的保健递送涉及预防、检测和筛查、分期、延迟病程进展、启动抗逆转录病毒疗法、持续疾病管理和临床恶化管理等主要活动。采用以价值为基础的取向做出的项目设计，会反映出这一整套活动以及它们之间的联结，

---

① 关于对社区卫生工作者支付报酬的不同观点的概述，请参阅 Uta Lehmann and David Sanders，*Community Health Workers：What Do We Know about Them*？（Geneva：World Health Organization，2007），www. who. int/hrh/documents/community _ health _ workers. pdf （accessed October 12，2012）；Paul E. Farmer，Fernet Léandre，Joia S. Mukherjee，Marie Sidonise Claude，Patrice Nevil，Mary C. Smith-Fawzi，Serena P. Koenig，Arachu Castro，Mercedes C. Becerra，Jeffrey Sachs，Amir Attaran，and Jim Yong Kim，"Community-Based Approaches to HIV Treatment in Resource-Poor Settings," *Lancet* 358，no. 9279 （2001）：404 – 409；Joseph W. Carlson，Evan Lyon，David Walton，Wai-Chin Foo，Amy C. Sievers，Lawrence N. Shulman，Paul Farmer，Vania Nosé，and Danny A. Milner Jr.，"Partners in Pathology：A Collaborative Model to Bring Pathology to Resource Poor Settings," *American Journal of Surgical Pathology* 34，no. 1 （2010）：118 – 123。

② Michael E. Porter，"What Is Value in Health Care？" *New England Journal of Medicine* 363，no. 26 （2010）：2477 – 2481；Michael E. Porter and Elizabeth Olmsted Teisberg，*Redefining Health Care：Creating Value-Based Competition on Results* （Boston：Harvard Business Review Press，2006）。

比如信息和资源流动。价值取向强调干预措施的整合，创造共享的递送基础设施。

护理递送价值链（CDVC）是一个可以在护理递送的各个步骤中最大化治病价值的概念工具。CDVC 将护理看作一个系统，而不是离散的干预手段。对于特定的医疗状况，CDVC 制定了相关的卫生服务活动，突出了护理流程以及不同提供者和服务之间的联系。因此，CDVC 培养了一种对于价值创造的系统分析，将医疗状况定义为一系列相互关联的情况。其秉持的原则是认为不同干预措施的协调一致可使患者获得更高的疗效价值，从而可使项目经理在医疗保健递送和卫生干预措施变得更加整合的情况下最大化这一价值。

如图 7.1 所示，每个 CDVC 从监测和预防开始，经过诊断、准备、干预、恢复等过程，最终以监督管理结束。监测和预防包括追踪患者的状况，评估风险，采取措施预防、减轻疾病或伤痛的恶化。监测和预防后的活动是随着时间的推移对医疗状况进行管理，以维持预期的结果并最小化病症复发的可能性。在护理周期的每个阶段，还有三类辅助活动：告知和鼓励参与，衡量病程，以及进入护理场所。这些活动有助于整合护理周期。这一整合视角对于管理预防和治疗工作至关重要。

通过强调特定干预的价值与整个卫生系统相联系，CDVC 反映了一个从更广阔的生物社会视角看待医疗保健递送的认知方式。通过识别出患者信息治疗获取渠道之类的因素，以及在资源有限的环境中尤为重要但当今的保健提供组织往往考虑不到的因素，保健提供者可以借由 CDVC 的框架来分析总体保健递送流程，检查服务设施，设计地区扩展，改进现有指标，分析成本。虽然大多数医疗供给机构已经划分了管理病人病情的不同活动，但 CDVC 提供了一个可以理解和潜在地改善整个护理系统的通用语言[1]。

---

[1] Porter and Teisberg, *Redefining Health Care*, 203 - 206.

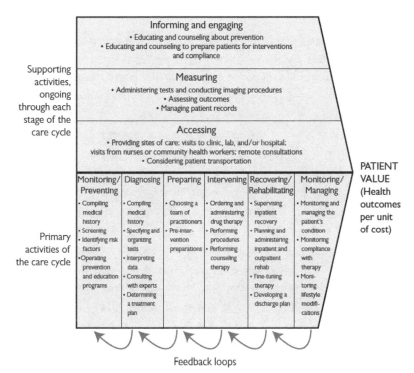

Feedback loops

图 7.1 护理递送价值链。摘自 Michael E. Porter and Elizabeth Olmsted Teisberg，
Redefining Health Care：*Creating Value-Based Competition on Results*（Boston：
Harvard Business Review Press，2006）。

案例简介 2. "艾滋病防治学术模型"（AMPATH）：护理递送价值链

　　1989 年，美国印第安纳大学医学院和肯尼亚莫伊大学医学院
在肯尼亚西部省启动了一项旨在扩大医疗服务及培训美国和肯尼
亚临床医生的联合项目。最初的几年中，该项目主要提供初级保
健服务。然而，到了 1990 年代后期，一个明显的趋势是这种伙伴
关系如果不提供艾滋病护理就不能满足该省的卫生需求。1992 年，

一家主要的教学医院记录了 85 名艾滋病死亡人数。到 2000 年，该
数字已达 1000 多人。

作为回应，他们创建了"艾滋病防治学术模型"，针对疾病周
期的不同阶段开展艾滋病防治工作。AMPATH 提供者提供艾滋
病毒咨询和检测、抗逆转录病毒疗法、治疗机会性感染（包括结
核病）。该项目将将病人转介给肿瘤治疗（卡波西肉瘤是撒哈拉以南
非洲地区最常见的机会性感染之一），提供生殖健康服务，并提供
产前护理，以减少母亲和胎儿之间的艾滋病毒传播。它还为急需
的病人提供食物和社会支持。为了解决与艾滋病相关的许多问题
（机会性感染、性传播感染、贫困、耻辱）AMPATH 制定了一整
套综合干预措施，包括预防、诊断、治疗和临床处理并发症。在
头三年，项目从最初只有 1 个病人增加到 1000 多人（见图 7.2）。
到 2008 年，该项目已累计治疗 6.8 万多名患者，并开办了 17 个
中心。AMPATH 已成为肯尼亚最大的抗逆转录病毒治疗提供者。

尽管如此，2007 年的一项调查显示，AMPATH 服务区 85％
的居民并不知道自己的艾滋病病毒感染状况。AMPATH 确诊的
艾滋病患者得到了极好的照顾，但其他人仍然无法获得服务。该
项目的服务不足以解决艾滋病毒传播问题。一个名为"家庭咨询
和测试"的试点项目已经启动，上门提供信息、测试和咨询服务。
该项目覆盖了 19054 名符合条件的居民中 95％的人，其中 96％的
人接受了艾滋病毒检测。到 2010 年，AMPATH 在整个服务区扩
大了这项服务。人们对艾滋病感染的知识水平显著提高，患者数
量也显著增加。到 2011 年，通过扩展在护理递送价值链最前端的
服务——加强对艾滋病毒状况的了解和提供预防传播的咨询——
AMPATH 帮助的患者人数超过了 12 万人[①]。

---

① 取自 Peter Park，Arti Bhatt，and Joseph Rhatigan，"The Academic Model for the
Prevention and Treatment of HIV/AIDS," HBS no. GHD 013（Boston：Harvard
Business School Publishing，2011），Global Health Delivery Online，www. ghdonline. org/
cases/（accessed October 10，2012）。

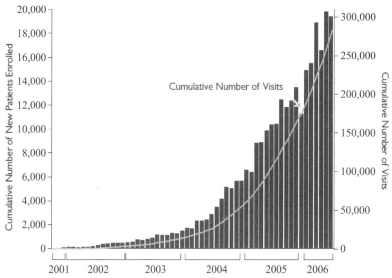

图 7.2 AMPATH 艾滋病项目规模：累计访问和新病人的数量，2001—2006。摘自 Peter Park，Arti Bhatt，and Joseph Rhatigan，"The Academic Model for the Prevention and Treatment of HIV/AIDS，" HBS no. GHD-013（Boston：Harvard Business School Publishing，2011），Global Health Delivery Online，www. ghdonline. org/cases/。

利用共享的递送基础设施

许多不同的干预措施需要同样的卫生基础设施来进行有效的服务递送。例如，尽管疟疾和锥虫病的治疗在合成、生化性质和剂量方面均有不同，但它们都依赖于采购系统、强有力的供应链、融资、管理、临床工作人员和治疗设施。

大多数成功的全球健康项目特别注重尽可能利用共享的递送基础设施，这为供给者和患者双方都带来明显的好处。供给方通过使用相同的医院和诊所、运输方式、实验室和供应链来同时提供多种干预措施，可以节省时间和资源。例如，在同一个药房中协调大量不同药物的储存和分发，要比针对每一种干预设立彼此分离的不同药剂系统更节约人力和资源。事实上，让不同干预手段利用共享的递送基础设施可以为整个卫生系统带来规模经济和更高的效率①。

患者也受益于共享递送基础设施。很多人去卫生机构时不知道自己有哪种疾病，这在贫困的地方很常见。能够提供一系列服务的诊所（服务包括初级卫生保健、针对导致高发病率和高死亡率的特定疾病的特殊护理）将会更好地应对不同的病人需求。一名同时感染了结核病和艾滋病的病人（2000年在撒哈拉以南非洲的结核病病例中，约有30%是由艾滋病毒感染引起的②）最好能够在一个可检测艾滋病并可转到隔壁诊室治疗结核病的诊所就医。在转诊点合适的情况下，病人在护理更为综合和集中的地方可得到更便捷的服务。特别是在三级医疗中心之外，患者可以更便捷和更少花费地使用共享的递送基础设施。

案例简介 3. BRAC 的农村结核病项目：共享递送基础设施

自孟加拉国于 1971 年独立后不久，BRAC（之前被称为孟加拉国农村进步委员会）就推动了农村经济的发展。不久之后，BRAC 领导层意识到了医疗保健与发展之间的联系。他们开始通过培训名为 shasthya shebikas 的女性社区卫生工作者的领袖，来投资当地的健康服务系统。shebikas 推行基层健康教育项目，并教授社区成员如何针对小型医疗需求发放药物。BRAC 为 shebikas 提供了持续的培训以及后勤和临床支持，每个人服务 250 户到 300 户家庭。

1980 年代初，BRAC 的工作人员将结核病确定为孟加拉国农村最紧迫的健康需求之一。从一个 25 万人的地区开始，BRAC 在现有的 shebikas 网络基础上建立了结核病控制试点项目。在定期的

---

① Michael E. Porter, "A Strategy for Health Care Reform: Toward a ValueBased System," *New England Journal of Medicine* 361, no. 2 (2009): 109 - 112.

② Elizabeth L. Corbett, Catherine J. Watt, Neff Walker, Dermot Maher, Brian G. Williams, Mario C. Raviglione, and Christopher Dye, "The Growing Burden of Tuberculosis: Global Trends and Interactions with the HIV Epidemic," *Archives of Internal Medicine* 163, no. 9 (2003): 1009 - 1021.

家访中，shebikas 筛查结核病并积极发现病例，将疑似病例转诊到
治疗机构，并为确诊结核病人提供咨询，帮助他们坚持治疗。患
者完成治疗后，shebikas 被予以报酬。BRAC 还将此计划纳入政府
卫生系统：公共部门设施尽可能提供药品和实验室能力。在公共部
门能力不足的情况下，BRAC 根据政府指导方针建立自己的实验
室。在治疗和报告程序等方面，shebikas 都遵循政府的国家结核病
项目的方案。

BRAC 的结核病项目被认为是成功的，并于 1991 年扩大到 10
个分区。到 2006 年，它已经有一个拥有 8300 多万居民的服务区。
那年，BRAC 治疗了 87000 名结核病患者，治愈率达 92%。今天，
BRAC 的工作被广泛认为是结核病控制的典范。其工作模式是以
BRAC 的众多受过训练和有薪资的 shebikas 网络为基础，并与公
共部门卫生系统相结合，展示了在全球健康服务中利用共享的递
送基础设施的巨大好处①。

共同促进保健递送和经济发展

无论在富国还是穷国，贫穷和不平等往往是健康不佳的主要危险因
素。第 2 章和其他章节所描述的结构性暴力的概念，突显了大规模社会
力量如何经由某些机制在穷人和弱势群体中被身体化为疾病和残疾②。
减贫本身是一个至关重要的目标，它也是建立一个强大的卫生系统的基
础：如果没有现代化的基础设施、健全的劳动力队伍、良好的教育系统、
用水和卫生系统、有活力的经济，就不能建立可以为所有需要的人长期

---

① 取自 Maria May, Joseph Rhatigan, and Richard Cash, "BRAC's Tuberculosis
Program: Pioneering DOTS Treatment for TB in Rural Bangladesh," *HBS* no. GHD-
010 (Boston: Harvard Business School Publishing, 2011), Global Health Delivery
Online, www. ghdonline. org/cases/ (accessed October 10, 2012)。

② 例见 Paul Farmer, *Pathologies of Power: Health, Human Rights, and the New
War on the Poor* (Berkeley: University of California Press, 2003)。

提供高质量护理的卫生系统[1]。反之,一个国家的人口健康是可持续发展的重要前提[2]。可预防和治疗的疾病(如艾滋病和结核病)如果得不到干预,就会削弱一国的劳动力和公务员力量[3]。没有接受寄生虫病治疗(以及营养不良、腹泻疾病和呼吸道疾病治疗)的儿童会存在长期的发育缺陷,这会导致其成年后有技能缺陷和只能从事低薪工作[4]。

因此,健康服务和经济发展之间具有协同作用。谨慎的全球保健递送项目能最大限度地产生促进经济增长的溢出效应。例如,购买当地生产的物资会加强需求;尽可能雇佣当地员工和创造就业机会有助于降低失业率。加强实体基础设施(道路、桥梁)和公共工程(水、卫生、电力)可以改善医疗服务,同时也促进经济交易。除了疏通救护车通道和

---

① 例见 Phyllida Travis, Sara Bennett, Andy Haines, Tikki Pang, Zulfiqar Bhutta, Adnan A. Hyder, Nancy R. Pielemeier, Anne Mills, and Timothy Evans, "Overcoming Health-Systems Constraints to Achieve the Millennium Development Goals," *Lancet* 364, no. 9437 (2004): 900 - 906; and Jeffrey D. Sachs, "Beware False Tradeoffs," Foreign Affairs Roundtable, January 23, 2007, www. foreignaffairs. com/discussions/roundtables/how-to-promote-global-health (accessed October 12, 2012). See also Paul Farmer, *Haiti after the Earthquake* (New York: PublicAffairs, 2011)。

② World Bank, *World Development Report 1993: Investing in Health* (Oxford: Oxford University Press, 1993), 116; Macroeconomics and Health: Investing in Health for Economic Development, Report of the Commission on Macroeconomics and Health (2001 年 12 月 20 日由 Jeffrey D. Sachs 向世界卫生组织总干事 Gro Harlem Brundtland 汇报)(日内瓦:世界卫生组织, 2001 年), http: //whqlibdoc. who. int/publications/2001/924154550x. pdf (2012 年 10 月 12 日访问); Matt Bonds, "A Note from the Millennium Villages Project, Rwanda: Breaking the Disease-Driven Poverty Trap," *Consilience: The Journal of Sustainable Development*, no. 1 (2008): 98 - 111。

③ Alex de Waal, *AIDS and Power: Why There Is No Political Crisis — Yet* (London: Zed Books, 2006).

④ Edward Miguel and Michael Kremer, "Worms: Identifying Impacts on Education and Health in the Presence of Treatment Externalities," *Economet-rica* 72 (2004): 159 - 217; Catherine Nokes, Sally M. Grantham-McGregor, Anthony W. Sawyer, Edward S. Cooper, and Donald A. P. Bundy, "Parasitic Helminth Infection and Cognitive Function in School Children," *Proceedings: Biological Sciences* 247, no. 1319 (1992): 77 - 81。

促进供应链物流，农村地区的道路改善可以促进贸易，使劳动力市场更具活力。换句话说，精心设计的全球健康项目能够在减贫和加强健康系统之间产生积极的反馈循环。

案例简介4. A到Z米尔斯纺织有限公司：改善健康和经济

经实验证明，经过杀虫剂处理的蚊帐（ITN）在定期使用并定期修补或更换的前提下可以减少疟疾传播。1991年在冈比亚进行的初步有效性研究表明，使用这些蚊帐可以使5岁以下儿童的死亡率降低60％[①]。

在2000年，国际疟疾控制组织承诺扩大使用蚊帐，但使用率仍然偏低。一个问题是，当ITN最初被开发时，蚊帐需要每6个月用杀虫剂处理。最近，东京的住友化学公司等制造商开发了至少3年有效的长效杀虫蚊帐。住友的产品叫Olyset。2006年，"遏制疟疾伙伴关系"（一个于1998年成立的加强和协调全球防治疟疾工作的多边联盟）呼吁要在2010年前实现在易感人群中长效杀虫蚊帐的覆盖率达80％。

为了增加获得蚊帐的机会、提高当地的生产能力，住友选择在撒哈拉以南非洲地区与公共和私营企业合作。例如，住友与坦桑尼亚阿鲁沙的"A到Z米尔斯纺织有限公司"合作，而不是将制造环节限制在自己的工厂。米尔斯纺织有限公司是非洲最大的ITN生产商之一，十多年来一直生产蚊帐（仅在2002年产量就达600万个）。在与住友合作之后，2008年，米尔斯纺织有限公司的年产量扩大到超过1900万个免税的Olyset蚊帐。当需求继续超过产量时，住友和米尔斯改为股份各占一半，在阿鲁沙北部建立另一家工厂（见图7.3）。这些努力共创造了5300多个受薪职位，其

---

① Pedro L. Alonso, Steve W. Lindsay, Joanna R. M. Armstrong Schellenberg, Andres de Francisco, F. C. Shenton, Brian M. Greenwood, M. Conteh, K. Cham, Allan G. Hill, Patricia H. David, Greg Fegan, and A. J. Hall, "The Effect of Insecticide-Treated Bed Nets on Mortality of Gambian Children," *Lancet* 337, no. 8756 (1991): 1499 – 1502.

中 90％由妇女任职，并且造福了周围社区约 24000 人。与米尔斯合作也降低了住友的运输和分销成本。这个成功故事强调了健康和商业部门之间潜在的协同效应①。

全球卫生保健的这四项原则——适应当地情境、构建护理递送价值链、利用共享的递送基础设施、共同促进健康递送和经济发展——提供

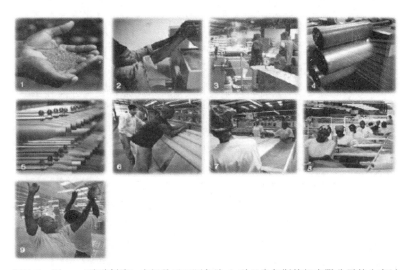

图 7.3 Olyset（聚酯树脂）在坦桑尼亚阿鲁沙 A 到 Z 米尔斯纺织有限公司的生产过程。（1）母料，（2）熔融颗粒，（3，4）纱线挤出，（5）卷轴，（6）编织，（7）切割，（8）缝纫，（9）质量控制。摘自 William Rodriguez and Kileken ole-MoiYoi, "Building Local Capacity for Health Commodity Manufacturing：A to Z Textile Mills Ltd. ," HBS no. GHD-009（Boston：Harvard Business School Publishing，2011），Global Health Delivery Online. http：//www. ghdonline. org/cases/。感谢 A to Z Textile Mills Ltd, Arusha，Tanzania 提供。

---

① 取自 William Rodriguez and Kileken ole-MoiYoi, "Building Local Capacity for Health Commodity Manufacturing：A to Z Textile Mills Ltd. ," *HBS* no. GHD-009（Boston：Harvard Business School Publishing，2011），Global Health Delivery Online. www. ghdonline. org/cases/（accessed October 12，2012）。

了一个指导方案设计和资源配置的战略框架。然而，它们只是迈向建立全球保健递送这一有力学科的第一步，这个目标的实现还需要对各种创新取向进行进一步研究。

下一节将讨论推广上述模型系统的挑战。从这些案例研究中得出的经验是否具有普遍性？在国家或全球范围内加强卫生系统的状况如何？

卫生系统强化

界定卫生系统

建立能为每一个需求者提供全面优质护理、有灵活适应力的卫生系统，是一项困难的、复杂的和需要大量资源的任务，需要几年甚至几十年的时间才能做好。但许多从业人员仍将此奉为全球健康工作的圣杯（喻指珍贵而得之不易的事物）[1]。虽然我们在这里谈论的大多数例子都局限于卫生部门，但是卫生系统的功效主要取决于社会政策、公共工程、环境条件、经济发展等诸多因素。虽然改善医疗保健递送和实施健康部门改革可以解决许多导致高发病率和高死亡率的主要疾病问题，但长远来看，改善人口的健康状况需要大规模的社会变革。

卫生系统由负责在特定地区提供保健和改善健康的机构和人员组成。2007 年世卫组织的一份报告《人人有责：加强卫生体系以改善健康成果》突出强调了卫生系统运作的六个基本组成部分：提供服务，卫生人员，信息，医疗产品、疫苗和技术，融资，领导和治理（见图 7 - 4）[2]。

---

① World Health Organization, *Everybody's Business*: *Strengthening Health Systems to Improve Health Outcomes* (Geneva: World Health Organization, 2007), www. who. int/healthsystems/strategy/everybodys _ business. pdf (accessed October 10, 2012).

② 同上。现代信息系统是有效和高效的卫生保健服务的一个支柱。利用信息技术创新（从电子医疗记录到移动医疗技术），可以以较低的成本提高医疗系统的性能。强大的监控和信息系统可以检测新出现的威胁，并使医护人员能够迅速作出反应。有关评论，请参阅 Hamish Fraser, Paul Biondich, Deshen Moodley, Sharon Choi, Burke W. Mamlin, and Peter Szolovits, "Implementing Electronic Medical Record Systems in Developing Countries," *Informatics in Primary Care* 13, no. 2 (2005): 83 - 95.

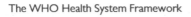
The WHO Health System Framework

System Building Blocks

Overall Goals / Outcomes

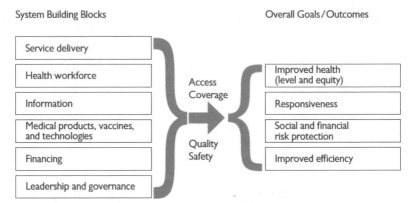

图 7.4　世界卫生组织概述的卫生系统框架。资料来源：World Health Organization，Everybody's Business：Strengthening Health Systems to Improve Health Outcomes（Geneva：World Health Organization，2007），3。

墨西哥前卫生部长胡里奥·弗伦克（Julio Frenk）指出卫生系统与其所服务的人口之间的动态关系，扩展了这一定义：

从动态的角度来看，人口不是该体系的外部受益者，而是它的一个重要组成部分。这是因为，在健康方面，人们扮演着五个不同的角色：（一）作为患者，有特定的护理要求；（二）作为消费者，对于对待他们的方式有所期待；（三）作为纳税人，是最终的融资来源；（四）作为公民，可以要求具有获得护理的权利；（五）最重要的是，作为健康事业的共同缔造者，做出求医、遵守处方，以及可能促进或损害自身健康或他人健康的行为。这个视角的重要性在于，它为通过人口干预改善卫生系统开启了大门。①

——————————

① Julio Frenk，"The Global Health System：Strengthening National Health Systems as the Next Step for Global Progress，" *PLoS Medicine* 7，no. 1（2010）：eI000089.

通过考虑患者在卫生系统中扮演的许多角色，弗伦克避开了由供给方向患者提供医疗保健这一单向描述。他认为，良好的卫生系统会利用其服务的人群来提供更好的护理。例如，尤其对老人而言，家庭往往是慢性病管理的主要照料者①。ZL 和 BRAC 所分别采取的伙伴模型和 shebika 模型，提供了另外两个将当地社区整合到医疗保健递送的例子。下一节将探讨将供给者和患者双方的贡献整合到一起来加强卫生系统的做法。

对角线取向（Diagonal Approach）

尽管大多数全球健康从业者和政策制定者都有加强卫生系统的长期目标，但在短期内，许多人会优先考虑更有针对性的干预措施。这一方面的争论与第 4 章中讨论的初级卫生保健与选择性初级卫生保健的争论相呼应：提倡垂直疗法的人倾向于针对特定疾病的干预，而提倡水平取向的人则倾向于对初级卫生保健系统的改善和投资。

根除脊髓灰质炎的努力阐明了这一区别。自 1988 年以来，世界卫生组织、联合国儿童基金会、扶轮基金会，以及最近的比尔和梅琳达·盖茨基金会发起了一项用口服疫苗根除小儿麻痹症的持久运动。在全球范围内，报告的病例从 1988 年的超过 35000 名减少到 2003 年的不足 700人②（例如，我们在前一节讲了印度的脊髓灰质炎疫苗接种运动，并在地图 7.1 中予以说明）。自那以后的十年里，尽管该病重新引起了注意并有数百万美元的资金被用于治疗，在西非和中非的几个国家每年都有1000 到 2000 个病例被记录在案。2009 年，23 个以前消除了脊髓灰质炎的国家由于病毒的跨国传播而被重新感染。今天，在尼日利亚北部及阿

---

① Arthur Kleinman，"The Art of Medicine. Catastrophe and Caregiving：The Failure of Medicine as an Art," *Lancet* 371，no. 9606（2008）：22 - 23.

② World Health Organization，"Polio Eradication：Now More Than Ever，Stop Polio Forever," January 15，2004，www. who. int/features/2004/polio/en/（accessed October 15，2012）.

富汗和巴基斯坦边界的持续的传播区域是根除脊髓灰质炎运动的重点①。脊髓灰质炎疫苗接种是一种典型的垂直干预：消除小儿麻痹症会使人们不再遭受这种致残和致命疾病的折磨，这也将是现代医学的一件功劳。但是，评论家质疑，为什么当艾滋病、结核病、疟疾等传染性疾病以及被忽视的热带疾病（暂且不论非传染性疾病、精神障碍、孕产妇死亡，以及其他全球健康重点事项）每年夺去数百万人的生命时，要花费数百万美元来抗击每年只有几千人发病和几百人死亡的疾病？②另外，当我们可以通过加强卫生系统来防治小儿麻痹症、艾滋病或其他疾病时，为什么要专注于个别疾病？

　　对纵向和横向干预做出折衷并进行概念化表达的一种方式叫做对角线取向。胡里奥·弗伦克和其他人认为，针对特定疾病的干预措施如果运作良好，也可以加强卫生系统③。换句话说，垂直项目也可以是水平项目。第6章探讨了结核病和艾滋病治疗如何与全面护理和综合服务相结合，改善了海地中部高原的初级卫生保健④。健康伙伴组织和ZL防治结核病和艾滋病的努力加强了当地卫生体系。弗伦克在墨西哥注意到了类似现象。墨西哥政府发起了一个名为"机遇"（Opportunidades）的有条件现金转移计划。为了有现金转移资格，各个家庭需要证明他们的孩子在正常上学，并接受了一揽子基本医疗保健（包括发育监测、营养补

---

① World Health Organization, "Poliomyelitis: Fact Sheet No. 114," October 2012, www. who. int/mediacentre/factsheets/fs114/en/ (accessed January 22, 2013).

② Isao Arita, Miyuki Nakane, and Frank Fenner, "Public Health: Is Polio Eradication Realistic?" *Science* 312, no. 5775 (May 12, 2006): 852 – 854; *Associated Press*, "Is It Time to Give Up on Eradicating Polio?" March 1, 2007, www. msnbc. msn. com/id/17405219/ns/health-infectious_diseases (accessed October 10, 2012).

③ Julio Frenk, "Bridging the Divide: Global Lessons from EvidenceBased Health Policy in Mexico," *Lancet* 368, no. 9539 (2006): 954 – 961.

④ Farmer, Léandre, et al. , "Community-Based Approaches to HIV Treatment in Resource-Poor Settings"; David A. Walton, Paul E. Farmer, Wesler Lambert, Fernet Léandre, Serena P. Koenig, and Joia S. Mukherjee, "Integrated HIV Prevention and Care Strengthens Primary Health Care: Lessons from Rural Haiti," *Journal of Public Health Policy* 25, no. 2 (2004): 137 – 158.

充和常见传染病治疗）。所有这些保健可被认为是垂直的干预措施。但是，在穷人中实施"机遇"计划改善了健康指标（如孕产妇死亡率下降），并且全面优化了卫生系统的运作[1]。对角线取向的这些和其他例子表明，在全球保健递送的健全原则（如前面所述的那些原则）的指导下，健康举措可以在对导致高死亡率和发病率的特定原因做出反应的同时，也更加普遍地加强卫生系统。

公共部门的作用

无论在富裕国还是贫困国，政府在提供医疗保健服务方面发挥着重要的作用，特别是对于那些往往被私营部门医疗保健市场遗忘的穷人和弱势群体而言。正如第 4 章所述，1980 年代和 1990 年代结构调整时期的卫生部门私有化使一些发展中国家的最贫困人口获得照料的机会减少[2]。即使是微小的用户费用也能阻止穷人获得医疗服务[3]。当私人医疗服务提供者缺乏消费者（病人）时，他们倾向于转移到能够收回成本的市场。因此，在发展中国家私人提供者集中到了城市中心。例如，近年来，海地有三台 CAT 扫描仪，都在首都太子港的私人医疗机构[4]。

---

[1] Frenk，"Bridging the Divide."

[2] 参见 Jim Yong Kim, Joyce V. Millen, Alec Irwin, and John Gershman, eds., *Dying for Growth: Global Inequality and the Health of the Poor* (Monroe, Maine: Common Courage Press, 2000)。

[3] Médecins Sans Frontières, No Cash, No Care: How "User Fees" Endanger Health, MSF Briefing Paper on Financial Barriers to Healthcare, March 2008, 6, 23, www. msf. org/msf/fms/article-images/2008－00/Nocash No careMSFapril2008. pdf (accessed October 10, 2012); Rob Yates, "The Removal of Health User Fees in Africa — Key Lessons from Sierra Leone," *One World Link*, January 12, 2011, http://ebookbrowse.com/one-world-link-jan-2011 － 1-talk-by-rob-yates-dfid-pps-d110597915 (accessed October 12, 2012).

[4] 例见 Jason Beaubien, "State-of-the-Art Hospital Offers Hope for Haiti," National Public Radio, January 27, 2012, www. npr. org/2012/01/27/145909633/state-of-the-art-hospital-offers-hope-for-haiti (accessed October 10, 2012)。本文指出，Partners In Health 和海地卫生部在海地中部高原最大的城市 Mirebalais 建造的新医院也有一台 CAT 扫描仪，这是海地农村和公共卫生系统中的第一台。

这类保健市场失灵是众所周知的[1]。许多政策制定者和从业人员都认为，如果卫生系统要向穷人提供大规模长期的综合性服务，政府必须发挥主导作用。2005 年《巴黎援助有效性宣言》和 2008 年《阿克拉行动议程》都建议，全球卫生行动应与公共部门有直接或间接合作。150 多个国家政府、主要的双边和多边捐助机构和非政府组织都签署了这些文件[2]。

由民主政府领导的发展中国家强化公共卫生体系有何优势？首先，政府是唯一能够将健康尊为一种权利来进行提供的机构。《世界人权宣言》等国际公约可在原则上宣布健康权，但在实施方面却没有多大作用[3]。只有政府可以保证所有公民都能获得为了健康度过一生所需的必要卫生服务。其次，民主政府对公民的负责程度通常高于非国家医疗保健提供者对其服务对象的负责程度。例如，非政府组织依赖于出资者并对其负责。如果一个主要的捐助者撤回对为性工作者提供避孕药具的艾滋病项目的支持，那么依靠这个捐赠者的非政府组织可能会被迫减少这种服务，即使他们所服务的人群会因此而境况恶化[4]。

---

[1] Jeffrey D. Sachs, *The End of Poverty: Economic Possibilities for Our Time* (New York: Penguin, 2005); Thomas W. Pogge, "Human Rights and Global Health: A Research Program," *Metaphilosophy* 36, nos. 1 - 2 (January 2005): 182 - 209.

[2] "The Paris Declaration on Aid Effectiveness and the Accra Agenda for Action, 2005/2008," Organisation for Economic Co-operation and Development (OECD), www. oecd. org/ development/aideffectiveness/34428351. pdf (accessed October 10, 2012).

[3] 有关健康作为人权的概念，请参阅第 9 章。

[4] 例如，PEPFAR 原则上不支持那些关联到非常容易感染艾滋病病毒的商业性工作者的项目。这项政策反映了美国的国内政治压力，其不把性工作视为结构性暴力——贫穷与失业，性别差距，城市化——的结果，而视为个人选择。欲了解更多有关美国支持全球艾滋病项目的政治学信息，请参阅 John W. Dietrich, "The Politics of PEPFAR: The President's Emergency Plan for AIDS Relief," *Ethics and International Affairs* 21, no. 3 (Fall 2007): 277 - 292; and Peter Piot, Michel Kazatchkine, Mark Dybul, and Julian Lob-Levyt, "AIDS: Lessons Learnt and Myths Dispelled," *Lancet* 374, no. 9685 (2009): 260 - 263. 让性工作者获得预防和治疗服务是缓解艾滋病流行的重要组成部分，泰国的国家艾滋病项目是典型例证。例见 Sarun Charumilind, Sachin H. Jain, and Joseph Rhatigan, "HIV in Thailand: The 100% Condom Program," *HBS* no. GHD-001 (Boston: Harvard Business School Publishing, 2011), Global Health Delivery Online, www. ghdonline. org/cases/ (accessed October 10, 2012)。

相比之下，各国政府不太容易受到捐助者任性意志的影响，他们可以根据证据和当地需求而非全球健康的流行趋势来设计项目。因此，他们要负责提供广泛的健康服务而非由捐助者支持的特定干预措施。而且，政府也被期待要为其公民提供长期的服务，而不管外国援助如何增减变化。因此，公共部门的卫生系统往往比私人部门有更大的可持续性。当资金枯竭、非政府组织转身离开时，政府依然存在。

政府通常也最适合提供大型的甚至是全国规模的服务，这可以确保像农村贫困人口这样的弱势群体不会被排除在外。由于医疗保健递送可以形成规模经济，政府可以凭借其行政命令和权力范围，通过建立健全的国家卫生系统来利用规模经济的效能。此外，各国政府可以协调和整合各种卫生保健提供者的努力，以确保在一个特定的国家中，保健服务能够有效和公平地进行。如果没有全国性的递送策略，私营部门的卫生保健提供者可能会聚集在富裕的城市地区，无法形成通过协作和卫生系统强化才能形成的规模经济。例如，据估计，有 1 万个非政府组织在海地工作，而正如前总理加里·康尼尔（Garry Conille）所呼吁的那样，经由更好的协调，这些努力发挥的作用会超过它们各部分的总和①。政府可通过共享的递送基础设施来整合公共和私人卫生保健的努力，培养更有效和公平的卫生系统。如表 7.1 所示，我们总结了 8 个原因，来解释为什么在民主国家中通过公共部门工作是明智的做法。

有效公共卫生系统的案例

印度喀拉拉邦建立了一个强有力的公共卫生系统，取得了令人印象深刻的健康成果。尽管自 1980 年代中期以来私营部门的健康工作一直在扩大，但公共项目在协调该邦的卫生系统，并为大部分的卫生保健供应和培训负责。喀拉拉邦公共部门工作方式将预防、免疫接种、母婴护理

---

① Erika Bolstad and Jacqueline Charles，"Haiti Prime Minister Conille：Donor Aid Needs Revision," *Miami Herald*，February 9，2012，www. miamiherald. com/2012/02/08/2630579/haiti-prime-minister-conille-donor. html（accessed October 12，2012）.

表 7.1　民主国家设立公共部门卫生保健系统的优势

权利	只有国家可以为包含健康权在内的权利提供担保
责任制	政府对民众负有责任，且民主国家具有公众参与的途径；而绝大多数非政府组织最终是对捐赠者负责的
愿景	公共部门的健康系统有责任满足民众的所有健康需求，而不是提供一种单一的干预措施
持续性	公共部门倾向于一直存在；而即使是强有力的非政府组织也会最终丧失它的资金来源
规模	公共部门的触及范围最为广泛，往往是最弱势人群唯一潜在的获取医疗的来源
效率	在公共部门——最大规模的卫生系统中，规模效应在共享递送基础设施的过程中体现得尤为明显
合作	公共部门具备全国范围的眼光，并居于一个能够平衡各方需求、尽可能减少重复劳动的位置
全球承诺	《巴黎援助有效性宣言》（2005）和《阿克拉行动议程》（2008）为卫生保健系统扩张中的国家递送系统的公共部门所有权以及利用率最大化提供了保证

放在比治病更优先的位置[1]（相比之下，许多基于市场的卫生系统，例如美国的系统，在预防保健方面表现不佳）。喀拉拉邦在教育方面也投入了大量资金，其中包括健康教育，该邦的女性识字率达到 87%，高于印度其他地区和大多数发展中国家[2]。

这一模式已经实现了良好的健康成果和低廉的成本：喀拉拉邦在2000 年的人均卫生保健费用为 28 美元，新生儿死亡率为 14‰，妇女预期寿命为 76 岁，男性为 70 岁[3]。相比之下，2000 年，美国的人均健康投入为 4703 美元，新生儿死亡率为 7‰，女性的预期寿命为 80 岁，男性

---

[1] Puthenveetil G. K. Panikar, "Resources Not the Constraint on Health Improvement: A Case Study of Kerala," *Economic and Political Weekly* 14, no. 44 (1979): 1803.

[2] Kavumpurathu R. Thankappan, "Some Health Implications of Globalization in Kerala, India," *Bulletin of the World Health Organization 79*, no. 9 (2001): 892 - 893.

[3] 同上。

为 74 岁①。另外，由于喀拉拉邦的全民医疗保健计划，据许多人估计，其公民甚至是农村居民拥有某些在发展中国家当中最好的获得医疗服务的途径②。例如，喀拉拉邦的女性中有 97% 的人在医院或其他机构分娩③。

对于喀拉拉邦模式来说，至关重要的是社会部门的高支出：在整个 1990 年代，邦预算中有 15% 分配给了卫生部门，25% 分配给了教育部门④。这些高比例可能取决于政府的总体预算数额不大。人均支出数字突出表明，在建立有效的国家卫生保健系统后，实现良好健康结果所需的投资并不大。当然，还是存在一些与喀拉拉邦模式相关的负面或复杂性的因素。该邦的自杀率在印度排名第一；另外，随着获得护理的机会增加，报告的发病率也增加了⑤。正如阿马蒂亚·森所说，后一种发现可能反映了在健康服务扩大之前缺乏病例报告能力。⑥ 这种生物社会的复杂性已经在其他地方得到了详尽的阐述⑦，这在全球健康工作中很常见。尽管如此，喀拉拉邦还是示范了强有力的公共部门卫生系统的一些

① 2010 年，美国的人均卫生支出为 8362 美元；对于这一数字和 2000 年的卫生支出数据，请参阅 "Health Expenditure per Capita（current US $），" World Bank Databank，2013，http：//data. world bank. org/indicator/SH. XPD. PCAP（accessed January 30，2013）。关于美国婴儿死亡率和预期寿命的 2000 年数据来自 Thankappan，"Some Health Implications of Globalization，" 892。关于美国医疗保健费用的分类，请参阅 Meena Seshamani，"Escalating Health Care Costs，" *Health Reform，Department of Health and Human Services*，March 2009。

② Panikar，"Resources Not the Constraint，" 1803.

③ Thankappan，"Some Health Implications of Globalization，" 892.

④ 同上。

⑤ Murphy Halliburton，"Suicide：A Paradox of Development in Kerala，" *Economic and Political Weekly* 33，nos. 36 - 37（1998）：2341 - 2346；Amartya Sen，"Health：Perception versus Observation，" *British Medical Journal* 324，no. 7342（2002）：860 - 861.

⑥ Sen，"Health：Perception versus Observation. "

⑦ Paul Farmer，"Social Medicine and the Challenge of Bio social Research，" in Innovative Structures in Basic Research：Ringberg Symposium，4 - 7 October 2000（Munich：Generalverwaltung der Max-Planck-Gesellschaft，Referat Press-und Öffentlichkeitsarbeit，2002），55 - 73，http：//xserve02. mpiwg-berlin. mpg. de/ringberg/talks/farmer/farmer. html（accessed October 12，2012）。

好处。

尽管古巴可能是一个极端的例子，但是它的卫生系统长期赢得了很高的赞誉，甚至得到了一些不太可能的崇拜者（比如世界银行前行长詹姆斯·沃尔芬森）的赞赏。按照许多标准，古巴拥有某些在发展中国家和发达国家当中最好的健康指标[1]。全国卫生系统为所有古巴公民提供免费护理，特别是像喀拉拉邦系统一样的初级卫生保健和预防性服务[2]。国家卫生服务的基石是家庭医生，其像全科医生一样提供初级保健服务，并担任特殊服务的把关人[3]。由于全国培训计划遍布各地，在人口达1100万的古巴有超过6.5万名医生，大约每175人中有1名医生（美国每375人中有1名医生）[4]。甚至古巴的农村也有医生和护士以及专门的医疗设施。事实上，长久以来古巴一直是熟练卫生专业人员的输出国。在海地2010年的地震之后，古巴的医疗队是最大和最投入的外援之一。它也被证明是持续时间最长的外援：尽管绝大多数非政府组织和外国救援队早已离开了这个国家，但大部分的古巴医疗队成员仍留在海地，积

---

① 2001年，世行行长詹姆斯·沃尔芬森正式称赞古巴的卫生系统做了"出色的工作"（引自 Pol De Vos, "'No One Left Abandoned': Cuba's National Health System since the 1959 Revolution," *International Journal of Health Services* 35, no. 1 [2005]: 189)。2000年古巴的人均国内生产总值仅为1100美元，但预期寿命为76岁，产妇死亡率为每10万活产儿29例，婴儿死亡率为每千名活产儿7例。墨西哥的国内生产总值是古巴的五倍，但其预期寿命为73岁，孕产妇死亡率为每10万活产儿109例，每千名活产儿24例。古巴的健康指标实际上与其邻国的健康指标惊人地相似：美国的预期寿命为77岁，孕产妇死亡率为每10万活产儿8例，婴儿死亡率为每千名活产儿9例。美国人均国内生产总值是古巴的三十五倍以上。参见 De Vos, "'No One Left Abandoned.'" 2000年美国的预期寿命、儿童死亡率和GDP数据来自 World Bank, *World Development Report 2003: Sustainable Development in a Dynamic World: Transforming Institutions, Growth, and Quality of Life* (Oxford: Oxford University Press, 2003)。美国孕产妇死亡率数据是1998年的数据，来自 World Bank, *World Development Report 2000/2001: Attacking Poverty* (Oxford: Oxford University Press, 2001)。

② Jerry M. Spiegel and Annalee Yassi, "Lessons from the Margins of Globalization: Appreciating the Cuban Health Paradox," *Journal of Public Health Policy* 25, no. 1 (2004): 97.

③ De Vos, "'No One Left Abandoned,'" 193.

④ Spiegel and Yassi, "Lessons from the Margins of Globalization," 96, 88.

极从事控制霍乱和加强该国陷入困境的卫生系统[1]。与喀拉拉邦的制度一样，古巴模式也有其缺陷，最显著的是它与该国政府的关系。但是，其模式的组成部分并不是共产主义体系所特有的：任何政府都可以采取家庭医生的方法，或者增加对预防性和初级保健的重视。

正如第 6 章所述，卢旺达也成为加强国家卫生系统的典范。卢旺达卫生部采取以社区为基础的方法来应对艾滋病和许多其他导致高发病率和高死亡率的疾病，卫生部鼓励协调和一体化，要求非国家保健提供者在国家的全国战略中工作[2]。事实上，卢旺达卫生部长阿尼斯·比纳格瓦赫（Agnes Binagwaho）博士经常禁止不与公共部门卫生系统一起工作的外国倡议行动进入该国。这一政策帮助卢旺达的卫生系统更加有效和公平；多家保健提供者通过合作伙伴关系进行的努力已经超出了预期。卢旺达的健康指标已经大大改善：5 岁以下儿童的死亡率从 2000 年的每千人 196 人下降到 2007 年的每千人 103 人[3]。卢旺达是唯一的一个接近于为所有艾滋病患者提供全面抗逆转录病毒治疗的发展中国家[4]。该国的这些成功和许多其他方面成绩部分源自建立强大的国家卫生系统的战略[5]。侧重于加强公共部门卫生系统的取向不适合于所有地方。在脆弱的或掠夺性的国家，政府可能既没有意愿也没有能力为其公民提供卫

[1] Farmer，*Haiti after the Earthquake*，175 and passim.

[2] Rwanda National HIV and AIDS Monitoring and Evaluation Plan，2006 - 2009，National AIDS Control Commission（Rwanda），2006，http：//test. aidsportal. org/atomicDocuments/AIDSPortalDocuments/rwanda％20m％20 and ％20e. pdf（accessed October 12，2012）.

[3] Ranu S. Dhillon，Matthew H. Bonds，Max Fraden，Donald Ndahiro，and Josh Ruxin，"The Impact of Reducing Financial Barriers on Utilisation of a Primary Health Care Facility in Rwanda，" *Global Public Health* 7，no. 1（2012）：72.

[4] Fabienne Shumbusho，Johan van Griensven，David Lowrance，Innocent Turate，Mark A. Weaver，Jessica Price，and Agnes Binagwaho，"Task Shifting for Scale-Up of HIV Care：Evaluation of Nurse-Centered Antiretroviral Treatment at Rural Health Centers in Rwanda，" *PLoS Medicine* 6，no. 10（2009）：e1000163.

[5] Jessica E. Price，Jennifer Asuka Leslie，Michael Welsh，and Agnes Binagwaho，"Integrating HIV Clinical Services into Primary Health Care in Rwanda：A Measure of Quantitative Effects，" *AIDS Care* 21，no. 5（2009）：608 - 614.

生服务。在这样的地方，非国有保健提供者有时充当了护理的最后可依赖者。尽管如此，非政府组织和其他私人提供者发现，在包括海地在内的许多具有挑战性的地方（在这些地区，政治不稳定和公共服务供应的虚弱无力已成为常态）与政府合作是可能的，也是富有成果的。特别是，地方政府的领导能力和整体稳定性可能会比国家政府更具有连续性，而国家政府则面临更频繁更激烈的选举周期。腐败是人们反对与发展中国家政府合作时最常提出的论点之一，但在地区一级可能情况稍好。此外，腐败指控往往意味着结束而不是开启关于如何加强地方机构和医疗保健服务能力的谈话。与公共部门的合作虽然困难，但却为发展中国家政府加强透明度和问责制的基础设施建设提供了机会。腐败通常是因缺乏电脑记账、会计师、训练有素的公务员甚至可靠的电力而有了滋生的可能[1]。第10章指出，对地方公共和私人机构予以陪伴，为全球健康工作和总体的外国援助提供了一个颇具吸引力的取向。

美国卫生系统

凭借其先进的设施和程序，美国卫生系统被形容为"世界上最先进的护理系统"。但它也背负着两项负担：成本不断上涨难以维系、获得高质量医疗的机会分配不公[2]。美国虽然财力和实力雄厚，却是唯一不能保证全民加入健康保险的高收入西方国家[3]。2010年，约有5000万人没有健康保险，尽管当年的《平价医疗法案》旨在减少这种情况[4]。按照年龄和收入分层，与有保险的个人

---

[1] Farmer, *Haiti after the Earthquake*, 369.

[2] Alan M. Garber and Jonathan Skinner, "Is American Health Care Uniquely Inefficient?" *Journal of Economic Perspectives 22*, no. 4 (2008): 27.

[3] Gerard F. Anderson and Bianca K. Frogner, "Health Spending in OECD Countries: Obtaining Value per Dollar," *Health Affairs* 27, no. 6 (2008): 1718.

[4] U.S. Census Bureau, "Income, Poverty, and Health Insurance Coverage in the United States: 2010," press release, September 13, 2011, www. census. gov/news room/releases/archives/income _ wealth/cb11 - 157. html (accessed October 12, 2012).

相比，未入保险的人在未来的死亡风险高出 25%。据医学研究所估计，每年有 18000 个美国人由于缺乏及时的照顾而过早死亡①。这种差距主要发生在穷人之中。医疗保健被认为是商品而不是权利，因此对大多数美国人来说是基于其支付能力进行配给。与一些国家明确地配给医疗保健不同（许多美国人口头上反对此做法），美国是用价格配给来直接把那些支付不起的人排除在外。

除了对准入和公平的担忧之外，美国的卫生系统也受到效率低下的困扰②。尽管 2010 年人均卫生保健支出为 8300 美元，是其他高收入国家人均支出的两倍多③，但美国的总体健康状况却常常不佳④。有几项指标比其他高收入国家的情况更糟，例如世界卫生组织的《2000 年世界卫生报告》将美国的卫生保健系统排在世界第 37 位⑤。尽管必须谨慎使用跨国比较⑥，但美国的中等排名令人

① Institute of Medicine, Committee on the Consequences of Uninsurance, *Hidden Costs*, *Value Lost*: *Uninsurance in America* (Washington, D. C.: National Academies Press, 2003), 1-11.

② Peter Singer, "Why We Must Ration Health Care," *New York Times*, July 15, 2009, www. nytimes. com/2009/07/19/magazine/19healthcare-t. html? page wanted =all (accessed January 23, 2013).

③ 关于美国医疗保健支出的影响存在争议。David Cutler 在 *Your Money or Your Life*: *Strong Medicine for America's Healthcare System* (New York: Oxford University Press, 2004) 中指出，过去五十年来美国医疗系统的重大改进在很大程度上证明了高昂成本的正当性。相反，Alan Garber 和 Jonathan Skinner 在他们的文章 "Is American Health Care Uniquely Inefficient?" 中，哀叹美国医疗系统的低效率和不可持续的成本上涨。

④ 参见 Gerard F. Anderson and Jean-Pierre Poullier, "Health Spending, Access, and Outcomes: Trends in Industrialized Countries," *Health Affairs* 18, no. 3 (1999): 178-192; and Marcia Clemmitt, "U. S. Spends a Lot on Health But Doesn't Know What It Buys," *Medicine and Health* 54, no. 22, suppl. (May 29, 2000): 1-4.

⑤ World Health Organization, *World Health Report 2000 —Health Systems*: *Improving Performance* (Geneva: World Health Organization, 2000), 155. The United States ranked behind countries as diverse as Italy (rated 2), Japan (10), Saudi Arabia (26), Canada (30), and Costa Rica (36).

⑥ 正如 Garber 和 Skinner 所警告的那样，"跨国比较支出和健康结局是常见的，但也是效用有限的，因为我们无法充分控制各国潜在的健康差异——例如，美国人比英国人更可能患有糖尿病或肥胖症"（"Is American Health Care Uniquely Inefficient?", 28）。

> 不安：2006 年，婴儿死亡率排名第 39 名，成年女性死亡率第 43 名，成年男性死亡率第 42 名，预期寿命排名第 36 名①。
>
> 虽然有时似乎全球健康递送的语言和美国医疗改革没有什么共同点，但在过去的几十年里，医疗保健递送战略已经从发展中国家输入到美国，成为"逆向创新"事例，通常在降低成本的同时改善弱势群体的健康结果。第 11 章介绍了几个这样的例子，并对美国的卫生体系进行了更深入的分析。

但现状离理想状态还相去甚远。在 21 世纪初，全球健康努力中的公私伙伴关系仍然不常见。尽管一些国家，如卢旺达，已经努力协调非国家医疗保健倡议与国家项目的关系，但大多数发展中国家的公立和私立医疗体系分别运行。例如，在这些环境下提供相当一部分卫生服务的非政府组织很少与公共部门卫生系统一起工作。如果不进行协调，两大护理系统的并行可能导致效率低下，获得服务的渠道不均衡，护理标准存在差距②。在某些情况下，包括非政府组织在内的私人提供者可能通过提供高薪使医护人员的劳动力市场发生偏向，而无意中破坏了公共部门的卫生举措③。此外，非政府组织和其他外国倡议对其捐助者负责，其自身的优先事项往往不同于政府的优先事项和国家战略。

但非政府组织也可以与当地政府和国家政府合作，通过公共部门的卫生系统加强医疗保健服务能力。这种做法的一个成功的实践者是克林顿健康通道倡议（CHAI，原为克林顿防治艾滋病行动），其目标之

---

① Christopher J. L. Murray and Julio Frenk, "Ranking 37th — Measuring the Performance of the U. S. Health Care System," *New England Journal of Medicine* 362, no. 2 (2010): 98 - 99.

② Paul Collier, *The Bottom Billion: Why the Poorest Countries Are Failing and What Can Be Done about It* (New York: Oxford University Press, 2007), chap. 7; see also Farmer, *Haiti after the Earthquake*.

③ Laurie Garrett, "The Challenge of Global Health," *Foreign Affairs* 86, no. 1 (February 2007): 14 - 38, www.foreignaffairs.com/articles/62268/laurie-garrett/the-challenge-of-global-health (accessed October 12, 2012).

一是通过改善供应链管理、农村卫生基础设施、实验室系统和医护人员的培训平台来加强公共部门卫生系统。CHAI自述要通过建立卫生部门的地方政府能力来"自行脱离工作"[1]。这种做法符合《阿克拉行动议程》和《巴黎援助有效性宣言》。虽然不适合所有情境,但全球健康从业人员将很好地寻求建立能够长期加强国家卫生系统的公立—私立部门伙伴关系。

健康事业人力资源

人力资源是卫生系统的重要组成部分。如果没有受过良好训练并有适度报酬的医生、护士、实验室技术员、药剂师、社会工作者、社区卫生工作者和许多其他类型的人员来有效公平地向所有需求者提供护理,任何卫生系统都无法运转。然而世界各地的卫生保健工作者人数过低。根据世界卫生组织的资料,全球还需新增超过 400 万名医护人员来弥补现有的人手短缺;该组织估计将需要新添 240 万名工作者来实现千年发展目标(在第 11 章中探讨)[2]。发达国家和发展中国家都面临这样的短缺问题,尽管后者更为严重[3]。卫生保健工作者与人口规模的比例说明了这种不平衡:美国平均每千人拥有 24.8 名卫生保健工作者;在非洲,这个比例是 2.3/1000[4]。还有显著的区域不平等。马拉维拥有 260 名医

① Clinton Foundation,"Our Work in Africa," http://africa.clinton foundation.org/our_work.php (accessed March 27,2011).
② World Health Organization,*World Health Report* 2006:*Working Together for Health* (Geneva:World Health Organization,2006),xv,xix.
③ 例如,如果医疗培训继续按照目前的速度进行,那么到 2020 年,美国可能会面临 80 万护士和 20 万医生的短缺。参见 Garrett,"The Challenge of Global Health";U. S. Department of Health and Human Services,*Projected Supply*,*Demand*,*and Shortages of Registered Nurses*,*2000-2020* (Washington,D. C.:Health Resources and Services Administration,2002),13;and Richard A. Cooper,"Weighing the Evidence for Expanding Physician Supply," *Annals of Internal Medicine* 141,no. 9 (2004):705-714.
④ World Health Organization,*World Health Report 2006*,xvii.

生和 1300 万人口，在农村地区几乎每几十万人中都找不到 1 名医生[1]。卫生人员稀缺意味着许多诊所和医院无法及时提供优质的医疗服务。在加纳，有一份报告发现，77％的卫生设施无法提供二十四小时紧急服务，包括对分娩产妇的护理[2]。在全世界建立一支强大的医疗保健队伍将需要新的医疗机构进行医学教育，并对已有的医疗机构进行改进。在整个人口超过 10 亿人的非洲大陆，只有 66 所医学院[3]。2008 年，非洲医学院提供了约 8000 名医生，其中许多人移民到富裕国家以获得更好的工资和工作[4]。历史上是由政府开办的医疗和护理学校培训发展中国家的大多数卫生专业人员，但最近私立学校已经开始发挥更大的作用。例如，在东地中海地区，私营部门在 1980 年占所有医疗培训机构的 10％，在 2005 年占近 60％[5]。私营部门的增长在很大程度上是由于在结构调整时代社会部门支出被减少。从根本来说，政府和私营机构的更大投资对于实现世界卫生组织的目标必不可少，该目标提出要建立"流水线式的（跨越式的）初级、中级和高级教育机构和卫生服务设施，提供包括辅助人员、技术人员、专业人士在内的一系列工作者。"[6] 要想在二十年的时间里弥补这一培训差距，所需的成本大概是平均每个国家每年要投入8800 万美元，这将需要每人每年增加 1.60 美元的健康支出[7]。除了培训更多的医生、护士和药剂师之外，"任务转移"计划也可以帮助解决人力资源短缺的问题。2008 年的一项研究发现，在 4 个国家，不同培训水平

---

[1] A. S. Muula，"Case for Clinical Officers and Medical Assistants in Malawi," *Croatian Medical Journal* 50，no. 1 (2009)：77 - 78.

[2] Garrett，"The Challenge of Global Health."

[3] World Health Organization，*World Health Report 2006*，44.

[4] Fitzhugh Mullan，Seble Frehywot，et al.，"Medical Schools in SubSaharan Africa," *Lancet* 377，no. 9771 (2011)：1113 - 1121；Fitzhugh Mullan，"The Metrics of the Physician Brain Drain," *New England Journal of Medicine* 353，no. 17 (2005)：1810 - 1818.

[5] World Health Organization，*World Health Report 2006*，46.

[6] World Health Organization，*World Health Report 2006*，42.

[7] 同上，146。

的保健提供者对儿童疾病综合管理的服务质量差异不大①。特别是经过培训的社区卫生工作者可以提供一系列基本服务，如针对艾滋病和耐多药结核病等复杂的疾病以及某些恶性肿瘤病提供家庭护理和直接观察治疗②。如第 4 章所述，以社区为基础的初级保健，如中国的赤脚医生和印度的农村医生所提供的服务，几十年来已被证明是有效和低成本的。在海地、秘鲁、卢旺达、俄罗斯、美国等地的健康伙伴组织也采取了社区卫生工作者模式③。

　　培训大批社区卫生工作者可以以较低的成本快速完成。哥伦比亚大学地球研究所基于在 10 个撒哈拉以南非洲国家开展的"千禧村项目"，制订了在非洲额外培训 100 万名社区卫生工作者的计划（比例为非洲农村每 650 人中有 1 名社区卫生工作者），所需资金为每个服务对象 6.56 美元、每年 23 亿美元（包括现有的政府和捐助者支出）。在发展中国家其他地方复制这种努力将有助于提高卫生系统的能力。地球研究所的报告称："社区卫生工作者的重要性并不是一个新的认识，现在是把卫生工作者与更广泛的、在初级卫生保健层面上加强卫生系统的努力相结合的时候，要改善社区卫生工作者的资金筹措，并且广泛传播技术、诊断、治疗上的最新进展，以支持他们的工作。"④ 作为对专业培训计划的补充，以社区为基础的培训计划对弥补卫生保健工作者的差距、加强整个

---

① Luis Huicho, Robert W. Scherpbier, A. Mwansa Nkowane, Cesar G. Victora, and the Multi-Country Evaluation of IMCI Study Group, "How Much Does Quality of Child Care Vary between Health Workers with Different Durations of Training? An Observational Multicountry Study," *Lancet* 372, no. 9642 (2008): 910 - 916.

② Heidi L. Behforouz, Paul E. Farmer, and Joia S. Mukherjee, "From Directly Observed Therapy to Accompagnateurs: Enhancing AIDS Treatment Outcomes in Haiti and in Boston," *Clinical Infectious Diseases* 38, no. 5, suppl. (2004): S429-S436.

③ Walton, Farmer, et al., "Integrated HIV Prevention and Care Strengthens Primary Health Care."

④ One Million Community Health Workers: Technical Task Force Report, Earth Institute, Columbia University, 2011, www.millenniumvillages.org/files/2011/06/1mCHW _ TechnicalTaskForceReport. pdf (accessed October 12, 2012).

卫生系统至关重要。

但是，提高和扩大贫穷国家的培训能力并不能解决人力资源危机。"人才外流"现象加剧了医护人员的短缺：医护人员和其他卫生专业人员经常在国内和国外迁徙，寻求更高的工资或更优惠的工作条件。以下数据可能令人沮丧：自 1970 年以来，在赞比亚接受培训的 600 名医生中仅有 50 人留在了该国；在 1990 年代，在津巴布韦接受培训的 1200 名医生中仅有 360 名留了下来；从 1993 年至 2002 年，在加纳接受培训的 871 名医务人员中仅有 267 名留了下来[①]。因为资源不足的卫生系统工资微薄，缺乏医务人员接受培训时使用的工具和技术，卫生专业人员经常迁移到其他地方工作。这样的环境对于所有的医务工作者来说都是非常打击士气的。"在训练之前，我们认为医生是超人。……（在这里）我们只是太平间的服务员。"一位在肯尼亚一家运行困难的医院工作的医生说[②]。

城市中心的非政府组织和私营执业者通常会提供高于国家卫生系统的薪酬。机会或设施的缺乏会吸引农村地区的卫生保健工作者进入城市[③]。富裕国家的医疗保健人员短缺（由于老龄化人群日益增长的健康需求而被放大）也吸引了贫穷国家的医生和护士迁入。在美国约有五分之一的医生是在外国受训。美国每年为外国护士颁发 5 万份特殊签证，而每年

① Garrett，"The Challenge of Global Health."

② Giuseppe Raviola，M'Imunya Machoki，Esther Mwaikambo，and Mary Jo DelVecchio Good，"HIV，Disease Plague，Demoralization，and 'Burnout'：Resident Experience of the Medical Profession in Nairobi，Kenya，" *Culture*，*Medicine*，*and Psychiatry* 26，no. 1（2002）：55 – 86.

③ Suwit Wibulpolprasert，"The Inequitable Distribution of Doctors：Can It Be Solved?" *Human Resources for Health and Development* 3，no. 1（January 1999）：2 – 39，www. moph. go. th/ops/hrdj/hrdj6/pdf31/INEQUIT. PDF（accessed January 30，2013）.

约有 15 万名申请者被美国护士学校拒之门外①。较富裕国家的医院招聘人员往往可以直接向发展中国家的医疗专业人员发送招聘广告②。某些富裕国家对发展中国家的卫生专业人员的流失难辞其咎。包括美国在内的这些发达国家可以通过扩建国内护士学校和医学院来满足不断增长的需求，而无需从国外引进医生和护士，从而帮助减少导致人才流失的拉动因素。

扭转人才流失需要穷国富国都进行实质性的改革和投资。当然，医疗专业人员有权寻求更好的机会和选择。要留住医务人员，发展中国家必须能够提供具有竞争力的薪酬、附带福利（如折扣房屋）和专业的医疗环境，包括现代化的医疗设施（重症监护室、手术室）、充足的药品和诊断工具、相当多的助手人员、持续的医学教育和培训项目。一项研究发现，诸如培训、进修假期、专业支持等非经济激励措施是影响 4 个撒哈拉以南非洲国家的医务人员留存率的最重要因素。换句话说，让医生和护士不要迁往富裕地区的最好办法是加强卫生系统：当卫生专业人员得到公平的报偿、身边围绕着训练有素的同事，并且可以使用现代医疗工具和设施时，许多人选择留在他们接受培训的国家③。

如果不对发展中国家的培训和健康基础设施进行投资，并改革吸引卫生专业人员从贫困地区转移到富裕国家的制度架构，人才流失可能会继续削弱较贫穷国家的卫生系统。它减少了医生和护士的供应，也使首先对这些人员进行培训的投资（多由资金短缺的政府投入）打了水漂。因此，人才流失对卫生部门产生不利影响。这些卫生部门经常被指责在

---

① Suwit Wibulpolprasert, "The Inequitable Distribution of Doctors: Can It Be Solved?" *Human Resources for Health and Development* 3, no. 1 (January 1999): 2 - 39, www. moph. go. th/ops/hrdj/hrdj6/pdf31/INEQUIT. PDF (accessed January 30, 2013).

② Garrett, "The Challenge of Global Health."

③ Barbara Stilwell, Khassoum Diallo, Pascal Zurn, Marko Vujicic, Orvill Adams, and Mario Dal Poz, "Migration of Health-Care Workers from Developing Countries: Strategic Approaches to Its Management," *Bulletin of the World Health Organization* 82, no. 8 (August 2004): 595 - 600.

健康方面支出不够①，尽管有些部门的预算还不如美国一家医院的预算多②。尤其是在那些健康专业人员无法找到满意工作条件的地方，当地的贫困人群更是受害者。因此，人才流失说明了经济差距和其他大规模社会力量如何影响全球人口的健康，简言之，它是结构性暴力的例证。

结论

本章探讨了新兴的全球健康递送科学，其旨在确定和推广全球健康递送的有效模式。全球健康递送项目提供了几个基本的卫生服务提供原则：适应当地情境、构建护理递送价值链、利用共享的递送基础设施、共同促进健康递送和经济发展。它还提供了实践这些原则的案例研究，强调了改善或破坏医疗保健递送质量的项目特征。该章还考察了国家和跨国界卫生系统的加强情况，并指出对角线措施是应对导致高死亡率和发病率的特定病症，同时也加强初级医疗保健递送的供给能力的一个颇具吸引力的战略。最后一部分考察人力资源的状况，这是卫生系统强化的一个关键组成部分，也是全球政治经济构成全球健康断层的一个典型例子。

贯穿整个章节的一个主题是全球健康工作中所常见的生物社会复杂性。下一章将以这一主题为基础，分析在面对两个复杂和关键的全球健

---

① 例见 Roger Bate and Kathryn Boateng, "Honesty Is a Virtue," *Foreign Affairs Roundtable*, January 24, 2007, www. foreignaffairs. com/discussions/roundtables/how-to-promote-global-health (accessed October 15, 2012)。劳里·加勒特认为 Bate 和 Boateng 的批评是"对贫穷国家……不公正的指责"，并指出"几乎每一个目标国家在过去 3 年中都显著增加了国内生产总值在健康方面的花费百分比。所以他们的批评已经过时了"。(Garrett, "The Song Remains the Same," *Foreign Affairs Roundtable*, January 24, 2007, www. foreignaffairs. com/discussions/roundtables/how-to-promote-global-health [accessed October 15, 2012])

② 保罗·法默指出，马拉维和海地的卫生部门的全部预算都低于波士顿布莱根女子医院的预算 (Farmer, "Challenging Orthodoxies: The Road Ahead for Health and Human Rights," *Health and Human Rights: An International Journal* 10, no. 1 [2008]: 7)。

康挑战（即精神疾病和耐多药结核病）时发展疾病负担指数和其他量化
工具的一些困境。

推荐阅读

Berwick, Donald M. "Disseminating Innovations in Health Care." *Journal of the American Medical Association* 289, no. 15 (2003): 1969 - 1975.

Ellner, Andrew, Sachin H. Jain, Joseph Rhatigan, and Daniel Blumenthal. "Polio Elimination in Uttar Pradesh." *HBS* no. GHD-005. Boston: Harvard Business School Publishing, 2011. Global Health Delivery Online, www. ghdonline. org/cases/.

Frenk, Julio. "The Global Health System: Strengthening National Health Systems as the Next Step for Global Progress." *PLoS Medicine* 7, no. 1 (2010): ei0000089.

Garrett, Laurie. "The Challenge of Global Health." *Foreign Affairs* 86, no. 1 (2007): 14 - 38.

Grimshaw, Jeremy, and Martin P. Eccles. "Is Evidence-Based Implementation of Evidence-Based Care Possible?" *Medical Journal of Australia* 180, no. 6, suppl. (2004): S50 - S51.

Kim, Jim Yong, Paul Farmer, and Michael E. Porter, "Redefining Global Health Care Delivery," *Lancet* (20 May 2013) .

Kim, Jim Yong, Joseph Rhatigan, Sachin H. Jain, Rebecca Weintraub, and Michael E. Porter. "From a Declaration of Values to the Creation of Value in Global Health: A Report from Harvard University's Global Health Delivery Project." *Global Public Health* 5, no. 2 (2010): 181 - 188.

May, Maria, Joseph Rhatigan, and Richard Cash. "BRAC's Tuberculosis Program: Pioneering DOTS Treatment for TB in Rural Bangladesh." *HBS* no. GHD-010. Boston: Harvard Business School Publishing, 2011. Global Health Delivery Online, www. ghdonline. org/cases/.

Murray, Christopher. "A New Institute for Global Health Evaluations." *Lancet* 369, no. 9577 (2007): 1902.

Park, Peter, Arti Bhatt, and Joseph Rhatigan. "The Academic Model for the Prevention and Treatment of HIV/AIDS." *HBS* no. GHD-013. Boston: Harvard Business School Publishing, 2011. Global Health Delivery Online, www. ghdonline. org/cases/.

Porter, Michael E., and Elizabeth Olmsted Teisberg. *Redefining Health Care: Creating Value-Based Competition on Results.* Boston: Harvard Business Review Press, 2006.

Quigley, Fran. *Walking Together, Walking Far: How a U. S. and African Medical School Partnership Is Winning the Fight against HIV/AIDS.* Bloomington: Indiana University Press, 2009.

Raviola, Giuseppe, M'Imunya Machoki, Esther Mwaikambo, and Mary Jo DelVecchio Good. "HIV, Disease Plague, Demoralization, and 'Burnout': Resident Experience of the Medical Profession in Nairobi, Kenya. " *Culture, Medicine, and Psychiatry* 26, no. 1 (2002): 55 – 86.

Roberts, Marc J. , William Hsiao, Peter Berman, and Michael R. Reich. *Getting Health Reform Right: A Guide to Improving Performance and Equity.* New York: Oxford University Press, 2008.

Rodriguez, William, and Kileken ole-MoiYoi. "Building Local Capacity for Health Commodity Manufacturing: A to Z Textile Mills Ltd. " *HBS* no. GHD-009. Boston: Harvard Business School Publishing, 2011. Global Health Delivery Online, www. ghdonline. org/cases/.

Sanders, David, and Andy Haines. "Implementation Research Is Needed to Achieve International Health Goals," *PLoS Medicine* 3, no. 6 (2006): ei86.

Stilwell, Barbara, Khassoum Diallo, Pascal Zurn, Marko Vujicic, Orvill Adams, and Mario Dal Poz. "Migration of Health-Care Workers from Developing Countries: Strategic Approaches to Its Management. " *Bulletin of the World Health Organization* 8z, no. 8 (2004): 595 – 600. World Health Organization. *Everybody's Business: Strengthening Health Systems to Improve Health Outcomes.* Geneva: World Health Organization, 2007.

——. *World Health Report* 2006: *Working Together for Health.* Geneva: World Health Organization, 2006.

第8章 精神健康与多重抗药性肺结核病的独特挑战：对于疾病指标的批判性视角

安妮·贝克尔，安贾利·莫特吉，乔纳森·威格尔，
朱塞佩·拉维奥拉，萨尔曼·凯沙维，凯博文

本章考察了两项有必要进行仔细探查的主题：精神健康与多重抗药性肺结核。虽然人们很少将它们进行并列考察，但这对于探求全球健康的学界研究与实际操作所常见的张力与挑战提供了一个可孕育洞见的领地。这两种疾病是全球范围内都需要解决的当务之急，但却往往在全球健康领域的医生、研究者、政策制定者、投资人那里较少得到关注。两者都在全球年均的伤残调整生命年（本章将深入探讨的测量疾病负担的指标）总数中占据重要比例。但为何它们时常被放在边缘位置？它们对于忽略疾病的政治经济现象有何促成作用？

从另一层面来说，精神健康和多重抗药性肺结核也对传统的全球健康指标中简单直接的分类提出挑战。我们可以对神经精神类疾病的形形色色的表现方式进行量化吗？如果不能，应该如何设计项目分配资源，来减轻全球精神疾病的负担？多重抗药性肺结核可由空气传播，很易传染，也具高致死率，对于公共卫生从业者来说如同梦魇般令人忧心。而对治的方案却是复杂且昂贵的。那么，成本收益分析对于此病的挑战如何负有全权责任？这种复发性流行病的风险在全球病灾中处于什么位置？我们希望本章通过运用贯穿全书的理论视角以及进一步强调针对全球健康的批判社会学，能帮助读者更好地理解这两种复杂的、常被忽略的重要病症。

作为"异常案例"的精神健康

精神健康并不适宜于传统的国际健康、全球健康话语[①]。尽管全世界数千万人罹患精神障碍,用于减除相关病症、悲痛、损伤的保健资源却比例偏低,如表 8.1 所示。或许是受笛卡尔"心胜于身"二元论的影响,精神障碍常被放置到一个与影响其他器官系统的障碍疾病相分离的范畴中去[②]。现在通行的惯例是把生理疾病当作客观现实,而许多非专业人士认为神经精神性障碍的症状属于主观体验,因此并不牢固建立在医学领域的基础之上[③]。精神上的痛苦表现是有一个苦痛梯度的,无法轻易地被认可为某种独立的疾病,或是被涵括在传统生物医学的疾病分类中。精神健康这种异常案例生动地展示了既有疾病负担指标的复杂性与缺陷。

表 8.1　精神障碍的疾病负担与资源分配之间的关系

	精神障碍的疾病负担 (DALY 的百分比)[④]	拨给精神健康 的开支占比（%）[⑤]
低收入国家	7.88	2.26
中等偏下收入国家	14.50	2.26
中等偏上收入国家	19.56	4.27
高收入国家	21.37	6.88
所有国家	11.48	3.76

来源：Shekhar Saxena, Graham Thornicroft, Martin Knapp, and Harvey Whiteford, "Resources for Mental Health: Scarcity, Inequity, and Inefficiency," *Lancet* 370, no. 9590 (2007): 883。

[①] Giuseppe Raviola, Anne E. Becker, and Paul Farmer, "A Global Scope for Global Health Including Mental Health," *Lancet* 378, no. 9803 (2011): 1613 - 1615.

[②] 例见 Martin Prince, Vikram Patel, Shekhar Saxena, Mario Maj, Joanna Maselko, Michael R. Phillips, and Atif Rahman, "No Health without Mental Health," *Lancet* 370, no. 9590 (2007): 859 - 877。

[③] Byron J. Good, *Medicine, Rationality, and Experience: An Anthropological Perspective* (New York: Cambridge University Press, 1994), 116 - 128.

[④] 由精神障碍导致的伤残调整生命年（DALY）所占的百分比。DALY 的定义是过早死亡所导致的寿命损失年数与疾病伤残损失所导致的健康寿命损失年数之和。

[⑤] 是组内各国家在精神卫生领域开支占总卫生开支的百分比的中位数。

读者朋友们或许对美国等富裕国家的城市与郊区地区的精神健康问题更为熟知，大众媒体上对那些地方与日俱增的抑郁症与精神药物处方有诸多报道①。据统计，美国从 1980 年到 2000 年的抑郁症发病率增长了76％②。对氟西汀、帕罗西汀等抗抑郁药物的使用率从 1988 年到 2000 年增长了三倍。而且据估测，在美国每月 10.6％的女性和 5.2％的男性使用抗抑郁药③。

面对已记录的精神病况特别是抑郁症的迅速增长，一些人提出在很多情况下其实是美国的健康机构将常规的悲伤医疗化了。艾伦·霍维茨（Allan Horwitz）和杰罗姆·维克菲尔德（Jerome Wakefield）认为："现今所谓抑郁障碍的大爆发其实并不主要源于实际病况的增长，相反，这在很大程度上是人们将常规悲伤和抑郁障碍这两类独立的概念范畴进行合并的结果"④。大众传媒上的评论家们也详细考察精神病药物增长的现象，指出制药公司是通过支持扩展其药品针对的病征范围的研究并推销模仿药物来盈利⑤。悲痛和忧伤，可以说是完全落入社会常规范畴内的情绪状态，被放置到医学领域里。这一现象需要除了病人之外的健康护

① 美国疾病预防控制中心的一项研究分析了 2006 年至 2008 年间的数据，发现近十分之一的美国人患有抑郁症；参见 Centers for Disease Control and Prevention，"Current Depression among Adults：United States，2006 and 2008，" *Morbidity and Mortality Weekly Report* (MMWR) 59，no. 38 (October 1，2010)：1229 - 1235。

② Allan V. Horwitz and Jerome C. Wakefield，*The Loss of Sadness：How Psychiatry Transformed Normal Sorrow into Depressive Disorder* (New York：Oxford University Press，2007)，4；Arthur Kleinman，*Rethinking Psychiatry：From Cultural Category to Personal Experience* (New York：Free Press，1988)，53 - 75.

③ Centers for Disease Control and Prevention，National Center for Health Statistics，Health，United States，2007：With Chartbook on Trends in the Health of Americans (Washington，D. C.：U. S. Government Printing Office，2007)，88，www. cdc. gov/nchs/data/hus/hus07. pdf♯summary％20 (accessed October 16，2012).

④ Horwitz and Wakefield，*The Loss of Sadness*，6.

⑤ 参见 Louis Menand，"Head Case：Can Psychiatry Be a Science？" *New Yorker*，March 1，2010，www. newyorker. com/arts/critics/atlarge/2010/03/01/100 301 crat atlarge menand (accessed September 18，2012)。"Me-too" 药物是现有药物的替代版本，其化学结构略有改变；这种药物使制药公司能够从竞争对手生产和销售成功但仍在专利期的药品中夺取市场份额。

理从业者、政策制定者、管理者共同进行审慎的批判，即反思现代健康体系如何被经济和政治利益利用[①]。

但是，过度治疗的故事主导公共舆论也是不恰当的。精神疾病确实代表着美国乃至全球未被遏制的人类苦难之一大成因。例如，某项2005年的研究发现在欧洲27％的成人在之前的一年内至少患有一种精神障碍[②]。大量的族群和社会经济不平等也塑造了美国、欧洲以及多数富裕国家的精神障碍患者的求助模式、获得护理渠道、治疗结果[③]。无论在富国穷国，神经精神性疾病未得到充分诊断，抗抑郁药也未得到充分运用[④]。

许多低收入国家经历了精神病的高发病率。2004年，世界卫生组织发现东亚和东南亚是世界上人均神经精神性疾病发病率最高的地区[⑤]。既有研究将12％到15％的全球疾病负担归为神经精神障碍（尤其是使人慢性失能的抑郁症），这比诸如肺结核的全球传染病或诸如癌症、心脏病

[①] Arthur Kleinman, "Culture, Bereavement, and Psychiatry," *Lancet* 379, no. 9816 (2012): 608 - 609.

[②] Hans-Ulrich Wittchen and Frank Jacobi, "Size and Burden of Mental Disorders in Europe: A Critical Review and Appraisal of 27 Studies," *European Neuropsychopharmacology* 15, no. 4 (2005): 357 - 376.

[③] 例见 Amy Schulz, Barbara Israel, David Williams, Edith Parker, Adam Becker, and Sherman James, "Social Inequalities, Stressors, and Self Reported Health Status among African American and White Women in the Detroit Metropolitan Area," *Social Science and Medicine* 51, no. 11 (2000): 1639 - 1653; Kenneth Wells, Ruth Klap, Alan Koike, and Cathy Sherbourne, "Ethnic Disparities in Unmet Need for Alcoholism, Drug Abuse, and Mental Health Care," *American Journal of Psychiatry* 158, no. 12 (2001): 2027 - 2032; Anne E. Becker, Debra L. Franko, Alexandra Speck, and David B. Herzog, "Ethnicity and Differential Access to Care for Eating Disorder Symptoms," *International Journal of Eating Disorders* 33, no. 2 (2003): 205 - 212。

[④] WHO World Mental Health Survey Consortium, "Prevalence, Severity, and Unmet Need for Treatment of Mental Disorders in the World Health Organization World Mental Health Surveys," *Journal of the American Medical Association* 291, no. 21 (2004): 2581 - 2590.

[⑤] World Health Organization, The Global Burden of Disease: 2004 Update (Geneva: World Health Organization, 2008), 62, www. who. int/healthinfo/global _ burden _ disease/GBD _ report _ 2004update _ full. pdf (accessed November 26, 2012) .

的慢性病所占份额都高①。换言之，在中低收入国家，神经精神性疾病在因残疾损伤的健康生命年中占比为 26.8%②。

但由于对全球精神疾病进行量化和记录报道的复杂性，这些数字也许低估了精神病的真实负担。例如，妇女和青少年这两类脆弱群体的精神疾病症状与求助行为经常是更不可见的、更少得到报道的③。在中低收入国家，由于专业性精神健康服务的稀缺（以及相关资源集中于城市中心），统计发病率也尤为困难。另外，将美国精神病学会所广泛使用的《精神障碍诊断与统计手册（第五版）》（DSM）这一分类手册（这手册原本针对以欧美人为主的人群）用于其他人群是否具有有效性也值得商榷。这些诊断指标在跨越多样的文化和社会情境时，其临床适用性是有限的，因为精神病所呈现出的现象表征多种多样，用于描述悲苦的词汇也具有文化特殊性。

传统的公共卫生指标也没有考虑到与精神疾病相关的共病风险。2007 年《柳叶刀》上发表的一系列研究描绘了精神疾病（抑郁症、药物滥用、自杀、创伤后应激障碍）如何与生理疾病聚群而生④。例如，研究者发现精神障碍提升了罹患诸如肺结核和性传播感染病等传染病，以及冠心病、中风、糖尿病等非传染性疾病的风险⑤。反过来，许多生理

---

① Christopher J. L. Murray and Alan D. Lopez, "Alternative Projections of Mortality and Disability by Cause, 1990 - 2020：Global Burden of Disease Study," *Lancet* 349, no. 9064（1997）：1501 - 1502.

② Vikram Patel, "Alcohol Use and Mental Health in Developing Countries," *Annals of Epidemiology* 17, no. 5, suppl.（2007）：S87.

③ Schulz, Israel, et al., "Social Inequalities, Stressors, and Self Reported Health Status."

④ *The Lancet Series on Global Mental Health*, London, September 2007, www. thelancet. com/series/global-mental-health（accessed October 15, 2012）.

⑤ Prince, Patel, et al., "No Health without Mental Health," 868. 海地的第一例霍乱病例体现了这种令人遗憾的共同发病现象：研究人员认为，一名 28 岁的男子患有严重的未经治疗的精神疾病，是第一位感染霍乱的海地人；他于 2010 年 10 月 13 日在阿蒂博尼特河谷家中去世。Louise C. Ivers and David A. Walton, "The 'First' Case of Cholera in Haiti：Lessons for Global Health," *American Journal of Tropical Medicine and Hygiene* 86, no. 1（2012）：36 - 38.

疾病——比如艾滋病和疟疾——增加了病人产生精神障碍的风险①。这些恶性的疾病聚群说明了将精神健康服务纳入保健体系中的重要性。《柳叶刀》的作者们在文章结尾重申了世卫组织在 2001 年的世界卫生报告中提出的命题："没有精神健康，就无健康可言"②。

在全球预计有 4 亿人遭受精神障碍，其中多数重度患者都未得到需要的服务③。很多人因穷困无法获得服务。穷人获取精神保健服务之渠道的缺失实则加剧了他们罹患精神疾病的风险。在 2003 年的研究中，维克拉姆·帕特尔（Vikram Patel）和凯博文总结道："不安全感与绝望的体验、迅速的社会变迁、遭遇暴力与生理疾病的风险等因素使得穷人成为易得常见精神障碍的弱势群体"④。饥饿与营养不良、不佳的工作生活条件、城市的人口密集、乡村的隔离等因素也促成了全世界贫困人口面临更大的患精神病风险。换句话说，结构性暴力使穷人易受精神困扰⑤。在《世界精神健康：低收入国家的问题与当务之急》这一作品中，人类学家罗伯特·德加勒及其合作者追溯了加固这一关系的社会机制：

> 诸如长期的饥饿、性剥削、普遍的失业等根植于社会结构的问题，就像精神健康专业人士所更熟知的、给人带来巨大压力的生命危机事件（诸如丧亲之痛）那样，对人的精神健康产生了巨大的影响。当我们考虑精神健康时，必须考虑到一系列相关的力量，即便

---

① Prince，Patel，et al.，"No Health without Mental Health," 868.
② 同上；World Health Organization，*World Health Report* 2001 — *Mental Health*：*New Understanding*，*New Hope*（Geneva：World Health Organization，2001），www. who. int/whr/2001/en/whr01 _ en. pdf（accessed October 15，2012）.
③ WHO World Mental Health Survey Consortium，"Prevalence，Severity，and Unmet Need. "
④ Vikram Patel and Arthur Kleinman，"Poverty and Common Mental Disorders in Developing Countries，" *Bulletin of the World Health Organization* 81，no. 8（2003）：609.
⑤ Raviola，Becker，and Farmer，"A Global Scope for Global Health. "

它们初看上去并不是精神病问题①。

　　换言之，许多社会经济状况使得穷人易得传染性和慢性生理疾病，也同时使他们难逃精神疾病之扰。

　　社会边缘群体承担了疾病负担的冲击。例如，女性经历了更高比例的慢性精神疾病。传统上，女性工作时间长，但无法获得充足的报酬，也欠缺男性所能获得的社会支持，她们面临着与神经精神类疾病相关的多重社会脆弱性②。中国在精神健康方面的性别不平等就是一例：女性自杀率比男性高出25%。穷人的孩子也有类似高风险。一些伤害性的早年经历——主要源于营养不良的发展损耗（Development attrition）、缺乏教育、童工、童妓等——增加了年轻人患有慢性精神障碍的风险。世卫组织估计10%到20%的青少年儿童受到精神问题影响，5岁以上的人得病之十大病因中，五项是精神问题③。自杀率通常在年轻人中最高。自杀在中国和一些欧洲国家的15岁—34岁人口的死因排序中属于第一或第二位，是美国这一年龄群人口死亡的第三位因素④。高自杀率也存在于中国、日本以及许多其他国家的老年人之中。精神健康知识的短缺仍然是一大挑战。例如，许多国家，特别是非洲和东南亚都缺乏可靠的自杀率数据（见地图8.1）。

　　在有些情况下，神经精神类疾病的污名与脆弱性会导致违反基本人

---

① Robert Desjarlais, Leon Eisenberg, Byron Good, and Arthur Kleinman, eds. , *World Mental Health: Problems and Priorities in Low-Income Countries* (Oxford: Oxford University Press, 1996), 31.

② 同上，183。关于针对妇女的性别偏见的社会后果的更多信息，参见 Amartya Sen, "Missing Women: Social Inequality Outweighs Women's Survival Advantage in Asia and North Africa," *British Medical Journal* 304, no. 6827 (1992): 587 - 588。

③ World Health Organization, *World Health Report* 2001 —*Mental Health*, 36.

④ 有关中国和欧洲青年自杀作为主要死因的统计数据，参见同上，39。关于美国的统计数据，参见 Centers for Disease Control and Prevention, National Center for Injury Prevention and Control, Web-Based Injury Statistics Query and Reporting System, www. cdc. gov/injury/wisqars/index. html (accessed September 18, 2012)。

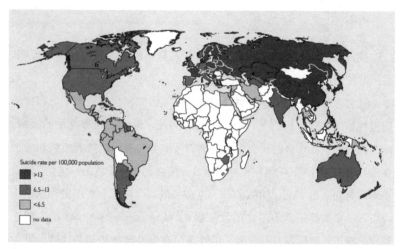

地图 8.1　每 10 万人口的自杀率，2007 年。感谢 Bamse/Wikimedia Commons 提供；感谢 World Health Organization 提供数据。

权。维克拉姆·帕特尔等人写道："精神疾病污名大到让患者不能找到工作、完成学业、结婚、独立生活、让保险公司支付其看病花销"[1]。他们描写了"Erwadi 惨剧"这一尤其令人震惊的事件：20 多名精神病患者在印度一家疗愈寺庙的大火中，因为被绑在床上，惨然丧生[2]。发达国家也并不缺少精神障碍的污名事例。维克拉姆·帕特尔等人指出，这种污名和其他与健康相关的污名一样，都源于无知和忽略。一个社会越是对某种疾病所知甚少、无以应对，就越会谴责患者。随着精神健康信息的传播与治疗方案的部署，污名会相应地减少[3]。

---

① Vikram Patel, Benedetto Saraceno, and Arthur Kleinman, "Beyond Evidence: The Moral Case for International Mental Health," *American Journal of Psychiatry* 163, no. 8 (2006): 1313.

② 同上。

③ 同上，1314。然而，这一观点一直存在争议。例如，Ethan Watters 在他的著作 *Crazy Like Us : The Globalization of the American Psyche* (New York: Free Press, 2010) 中认为，对精神疾病进行严格的生物学理解有时会增加耻辱感。

要想改变现在精神疾病被忽视的地位，就必须有充足的资源与政治投入。许多贫困国家每年的人均精神健康服务支出仅有几美分。如地图8.2所示，这些国家也大多急缺精神健康专业人士。在坦桑尼亚这个有4400万人口的国度，仅有20名经过训练的精神病学家，人均精神健康支出不到5美分①。而在美国，2001年用于精神健康和药物滥用的花费是1040亿美元，仅占总体健康支出的7.6％。这就是全球精神健康不平等地貌的冷峻图景②。

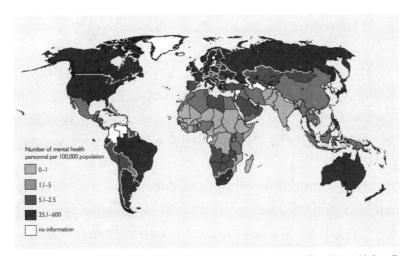

Number of mental health
personnel per 100,000 population

0–1
1.1–5
5.1–2.5
25.1–600
no information

地图8.2 心理健康人力资源：每10万人中精神科医生、心理学家、护士和社会工作者的人数，2005年。资料来源：Shekhar Saxena, Graham Thornicroft, Martin Knapp, and Harvey Whiteford, "Resources for Mental Health: Scarcity, Inequity, and Inefficiency," *Lancet* 370, no. 9590 (2007): 880。

---

① Desjarlais, Eisenberg, et al. , *World Mental Health* , 54.
② Tami L. Mark, Rosanna M. Coffey, Rita Vandivort-Warren, Hendrick J. Harwood, Edward C. King, and the MHSA Spending Estimates Team, "Trends: U. S. Spending for Mental Health and Substance Abuse Treatment, 1991 – 2001," *Health Affairs* 24 (2005): 133; Thomas Insel, "Assessing the Economic Costs of Serious Mental Illness," American Journal of Psychiatry 165, no. 6 (2008): 663 – 665.

然而，有越来越多的令人信服的证据证明，精神健康服务可以一种高效而不昂贵的方式被纳入保健体系之中，即便操作的障碍较大。德加勒及其合作者如此记录了南非的社区治疗项目：

> 填充资源与需求之鸿沟的一个方法是训练基层保健工作者，来让他们识别并治疗病人的精神健康问题。针对哥伦比亚和厄瓜多尔的基层保健人员和护士的基础训练课程已证明这些人可以为病人提供精神保健。基层保健人员受到初级的运用基本检查技术的训练后，更能够判断患者的情绪状态，并推荐适宜的护理①。

尼泊尔社区精神卫生项目也展示了将精神健康服务纳入保健体系的前景②。此项目开始于 1984 年，当时尼泊尔只有 22 名精神病学家，只有 3 人在首都加德满都之外工作。项目开始培训地方性的卫生工作者来评估、治疗四个遥远的、几乎没有精神健康服务资源的喜马拉雅地区的精神障碍。莎拉·阿克兰（Sarah Acland）在项目的案例分析中写道："此项目目标是通过把精神卫生护理整合到既有的社区卫生体系，使其惠及农村穷人。操作方式是训练卫生工作者，来识别和管理精神与神经的混乱。"③ 到 1993 年，卫生站共统计出 421 个患者、数千次病人来访，其中 4878 例为癫痫，557 例为精神错乱，1124 例为抑郁症④。此项目通过既有的、虽然还比较脆弱的卫生基础设施来传递精神健康服务，取得了低

---

① Desjarlais, Eisenberg, et al., *World Mental Health*, 30。这里所提到的项目是对自然灾害的应对，但作者认为，这些例子可以为在资源贫乏的卫生系统中实施精神卫生保健服务提供典范。

② 关于尼泊尔社区精神健康项目的详细资料摘自 Sarah Acland, "Mental Health Services in Primary Care: The Case of Nepal," in *World Mental Health Casebook: Social and Mental Health Programs in Low-Income Countries*, ed. Alex Cohen, Arthur Kleinman, and Benedetto Saraceno (New York: Kluwer Academic/Plenum, 2002), 121–153。

③ 同上，129。

④ 同上，141。

价减少精神神经残障的成就。

　　一些精神卫生项目也采取了类似的社区取向。20 世纪六七十年代，托马斯·兰博（Thomas Lambo）及其同事为尼日利亚的精神病人设立了以村庄为基础的护理项目，效果显著①。智利的一个全国治疗项目也通过将相关服务纳入既有的初级卫生保健体系减少了抑郁症的发病率②。由于精神与生理疾病相互交织，针对两类疾病的努力也可相互增效。社区精神卫生项目也在海地农村提供了多年治疗③。2010 年该国地震造成了广泛的神经精神性悲痛，相关工作者们发挥了治疗作用。ZL 的精神卫生与社会心理项目中心理学家人数迅速从 3 名增加到 17 名，社会工作者与助理也从 20 人增到 50 人④。虽然治疗还是供不应求，但这些治疗团队与海地卫生部协作推进着国家的精神健康治疗、增强培训能力。

① T. Adeoye Lambo, "Patterns of Psychiatric Care in Developing African Countries: The Nigerian Village Program," in *International Trends in Mental Health*, ed. Henry P. David (New York: McGraw-Hill, 1966), 147 – 153; Olabisi A. Odejide, L. Kola Oyewunmi, and Jude U. Ohaeri, "Psychiatry in Africa," *American Journal of Psychiatry* 146, no. 6 (1989): 708 – 716.

② "Mental en Chile: 10 Anos de Experiencia," *Revista Panamericana de Salud Publica* 18, nos. 4 – 5 (2005): 346 – 358. Graciela Rojas, Rosemarie Fritsch, Jaime Solis, Enrique Jadresic, Cristóbal Castillo, Marco González, Viviana Guajardo, Glyn Lewis, Tim J. Peters, and Ricardo Araya, "Treatment of Postnatal Depression in Low-Income Mothers in Primary-Care Clinics in Santiago, Chile: A Randomised Controlled Trial," *Lancet* 370, no. 9599 (2007): 1629 – 1637; Ricardo Araya, Graciela Rojas, Rosemarie Fritsch, Jorge Gaete, Maritza Rojas, Greg Simon, and Tim J. Peters, "Treating Depression in Primary Care in Low-Income Women in Santiago, Chile: A Randomised Controlled Trial," *Lancet* 361, no. 9362 (2003): 995 – 1000.

③ Raviola, Becker, and Farmer, "A Global Scope for Global Health."

④ Giuseppe Raviola, Eddy Eustache, Catherine Oswald, and Gary Belkin, "Mental Health Response in Haiti in the Aftermath of the 2010 Earthquake: A Case Study for Building Long-Term Solutions," *Harvard Review of Psychiatry* 20, no. 1 (2012): 71.

自杀在中国

忽视心理健康服务的一个悲惨后果是自杀行为[①]。然而，凯博文、帕特尔和其他人解释了特定语境下的社会和经济力量——而不仅仅是精神疾病——如何在不同的环境中塑造了自杀的地方样貌[②]。中国提供了一个特别发人深省的图景，说明这些（社会和经济）力量如何导致了绝望和死亡。

世卫组织估计，在中国每年每 10 万人中有 14 例自杀病例[③]。其他人则质疑报告的统计数据的有效性，并计算出每 10 万人中 28.72 人的自杀率（或每年超过 32 万人）[④]。在以上任意一种情况下，这都是世界上最高的自杀率之一，也是中国第五大死亡原因[⑤]。这一问题在 15 岁至 34 岁的年轻人中尤为严重，因为自杀是导致他们死亡的主要原因（占死亡人数的比例为 19%），而女性的自杀率比男性高出 25%。后一个数字显示出与国际惯例——男性自杀率平均是女性的 3.5 倍（如图 8.1 所示）[⑥]——的背离。在中国 90% 的自杀事件发生在农村地区。这些统计数字表明，生活在农村地区的年轻女性自杀的几率最大。即使面对跨文化情境下转译和量化他人精神痛苦的挑战，所有可用的指标都描绘出一个关于中国农村人口的突出景象，他们面临着沉重的精神疾病负担，而

① World Health Organization, *World Health Report* 2001 — *Mental Health: New Understanding, New Hope* (Geneva: World Health Organization, 2001), x, www. who. int/whr/2001/en/whr01 _ en. pdf (accessed October 15, 2012).

② Vikram Patel and Arthur Kleinman, "Poverty and Common Mental Disorders in Developing Countries," *Bulletin of the World Health Organization* 81, no. 8 (2003): 611 – 612。Arthur M. Kleinman, "Global Mental Health: A Failure of Humanity," *Lancet* 374, no. 9690 (2009): 603 – 604.

③ World Health Organization, *World Health Report* 2001 — *Mental Health*, 37.

④ Michael R. Phillips, Huaqing Liu, and Yanping Zhang, "Suicide and Social Change in China," *Culture, Medicine, and Psychiatry 23*, no. 1 (1999): 25, 30.

⑤ "Women and Suicide in Rural China," *Bulletin of the World Health Organization 87*, no. 12 (December 2009): 885, www. who. int/bulletin/volumes/87/12/09 – 011209/en/index. html (accessed October 15, 2012).

⑥ World Health Organization, *World Health Report* 2001 — *Mental Health*, 37.

没有获得心理疾病卫生保健的途径。

　　为什么自杀风险按照这些人口学和地理学的界限划分？近代中国社会经济的快速转型，是个体（尤其是农村地区的年轻女性）做出这种绝望行为的社会背景①。1.5 亿多的国内迁徙人口（大多是男性）从农村转移到城市，削弱了对养育子女和赡养年迈双亲的已婚妇女予以照顾的社会支助系统。此外，在过去三十年的市场化改革中，中国人口的健康状况已经发生了诸多方面的变化：抑郁症和药物滥用等精神障碍在增加，而艾滋病、性传播疾病和暴力也是如此。这种社会剧变是诱发心理疾病的已知的危险因素②。

　　在中国，市场经济将医疗服务从"团体型"保险模式转变为"个体化"的保险。这种突然的政策转变冲击了医疗卫生系统：无力承担所需费用的病人无法到农村医院和诊所就诊。以社区为基础的医疗模式，这一长期以来作为中国卫生系统的标志和优势的模式，在新的消费体制中挣扎③。即使绝望的人克服了精神疾病带来的耻辱感，他们也往往无法获得及时的、负担得起的和高质量的医疗护理。农村地区缺少紧急救护服务，加上极其致命的自杀方式（例如使用农业用杀虫剂）也导致自杀率高的现象④。一些人

---

① 自 1978 以来，中国政府开始实施经济改革，如贸易自由化、鼓励私营企业和向外国直接投资开放。随着经济增长的大幅提升和人们生活水平的改善，收入不平等和公共服务投资不足的现象急速加剧。关于新自由主义与支持社会服务（如卫生保健）之间联系的更多信息，参见第 4 章。

② 在 1990 年代动荡的政治和经济转型之后，一些后苏联国家成为了世界上自杀率最高的国家。拉脱维亚和立陶宛的自杀率均高于每 10 万人中有 40 人（世界最高），在 15 个自杀率最高的国家中，有 9 个国家曾是苏联的一部分（所有国家的自杀率均在每 10 万人中有 15 人以上）。参见 José Manoel Bertolote and Alexandra Fleischmann, "A Global Perspective in the Epidemiology of Suicide," *Suicidology 7*, no. 2 (2002): 6 - 8.

③ Phillips, Liu, and Zhang, "Suicide and Social Change in China," 40.

④ 在中国，服用杀虫剂和药物过量造成的中毒占自杀身亡事件的 32.3% 至 66.6%。参见 Jianlin Ji, Arthur Kleinman, and Anne Becker, "Suicide in Contemporary China: A Review of China's Distinctive Suicide Demographics in Their Sociocultural Context," *Harvard Review of Psychiatry* 9, no. 1 (2001): 4。

估计，在中国，不到 40% 的自杀与可诊断的精神疾病有关①。

在中国社会，女性社会地位低下可能有助于解释该国自杀的性别差异。杀害女婴的故事和对妇女及女童的普遍偏见并不陌生②。阿马蒂亚·森 1992 年的文章《消失的女性》强调了在许多发展中国家中性别偏见带来的潜在影响。尽管男性的死亡率高于女性是一种自然趋势，但在一些低收入和中等收入国家，女性有更高的死亡率。森将这种倒置的比例归因于在中国、印度和巴基斯坦等国家女性获得的卫生保健、社会支持和关注的缺失。

除了上述之类项目的增多，世卫组织在 2010 年发布的《精神健康差距行动计划》中鼓励要向发展中国家的精神神经疾病、药物滥用等患者提供服务③。这类障碍的治疗方案可以通过与鼓励社区卫生工作者提供服务的任务转换项目相挂钩的方式，在资源匮乏地带低价实施④。这种

---

① 虽然这个统计数字可能是由两个原因——高度污名化的疾病的求助模式、识别和治疗精神疾病的能力有限的卫生系统——而导致的人为结果，在中国与神经精神疾病相关的自杀率可能低于全球估计值（估计有 90% 的自杀与该病有关）；参见同上，1。

② M. Giovanna Merli and Adrian E. Raftery, "Are Births Underreported in Rural China? Manipulation of Statistical Records in Response to China's Population Policies," *Demography* 37, no. 1 (2000): 109–126; Penny Kane and Ching Y. Choi, "China's One-Child Family Policy," *British Medical Journal* 319, no. 7215 (1999): 992–994.

③ World Health Organization, mhGAP Intervention Guide for Mental, Neurological, and Substance Use Disorders in Non-Specialized Health Settings: Mental Health GAP Action Programme (mhGAP) (Geneva: World Health Organization, 2010), www. who. int/mental _ health/publications/mhGAP _ intervention _ guide/en/index. html (accessed September 18, 2012).

④ Vikram Patel, Gregory Simon, Neerja Chowdhary, Sylvia Kaaya, and Ricardo Araya, "Packages of Care for Depression in Low-and Middle-Income Countries," *PLoS Medicine* 6, no. 10 (2009): e1000159; Vikram Patel and Martin Prince, "Global Mental Health: A New Global Health Field Comes of Age," *Journal of the American Medical Association* 303, no. 19 (2010): 1976–1977; Dan Chisholm, Crick Lund, and Shekhar Saxena, "Cost of Scaling Up Mental Healthcare in Low-and Middle-Income Countries," *British Journal of Psychiatry* 191 (2007): 528–535.

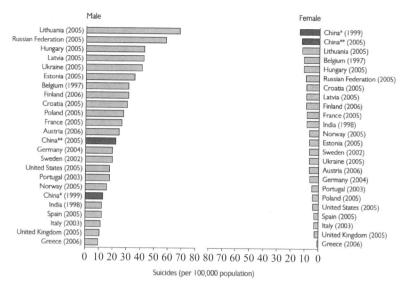

Male

Lithuania (2005)
Russian Federation (2005)
Hungary (2005)
Latvia (2005)
Ukraine (2005)
Estonia (2005)
Belgium (1997)
Finland (2006)
Croatia (2005)
Poland (2005)
France (2005)
Austria (2006)
China** (2005)
Germany (2004)
Sweden (2002)
United States (2005)
Portugal (2003)
Norway (2005)
China* (1999)
India (1998)
Spain (2005)
Italy (2003)
United Kingdom (2005)
Greece (2006)

Female

China* (1999)
China** (2005)
Lithuania (2005)
Belgium (1997)
Hungary (2005)
Russian Federation (2005)
Croatia (2005)
Latvia (2005)
Finland (2006)
France (2005)
India (1998)
Norway (2005)
Estonia (2005)
Sweden (2002)
Ukraine (2005)
Austria (2006)
Germany (2004)
Portugal (2003)
Poland (2005)
United States (2005)
Spain (2005)
Italy (2003)
United Kingdom (2005)
Greece (2006)

0 10 20 30 40 50 60 70 80 80 70 60 50 40 30 20 10 0

Suicides (per 100,000 population)

*Selected rural and urban areas in China
**China: Hong Kong Special Administrative Region

图 8.1 按性别分列的某些国家和地区的自杀率。括号中的日期表示截至 2008 年的最新统计数据的年份。资料来源：China-Profile，"Suicide Rates in China，Selected European Countries，and the USA，2008，" www. china-profile. com/data/fig ＿ suiciderates ＿ 1. htm。感谢 World Health Organization 提供数据。

取向一经规模化，就会为减轻全球精神疾病负担做出很大贡献[1]。

尽管前景不错，但人们对于如何减少慢性精神病还是缺少把握，也争议不断。凯博文长久以来对医疗化的批判，向所有旨在为边缘人群推广精神健康服务或任何健康护理的提议提出了重要的问题：

医疗化过程对于生物医学饱受争议的一些特性负有责任。生物医学的势力范围不断扩大，而越来越多的生活问题被带入这一领域、

---

① Gary S. Belkin，Jurgen Unützer，Ronald C. Kessler，Helen Verdeli，Giuseppe Raviola，Katherine Sachs，Catherine Oswald，and Eddy Eustache，"Scaling Up for the 'Bottom Billion'：'5×5' Implementation of Community Mental Health Care in Low-Income Regions," *Psychiatric Services* 62，no. 12（2011）：1494 - 1502.

受其庇护。酗酒、其他形式的药物滥用、肥胖症、老化、儿童虐待、暴力，所有这些问题现在都被表述成了健康或心理健康问题。医疗化让我们寻求生活问题的基因根源，评估其他的个体化风险因素并由此寻找治疗之道。然而，人一旦被赋予病人角色，就兼获医疗化的污名与保护。医疗化误导性地让我们为复杂的社会问题寻求灵丹妙药；它也将影响上述行为的政治经济问题模糊化了①。

作为精神病学家的凯博文把创伤后应激障碍作为苦痛医疗化的一个例子做了分析。他并不质疑经历过政治或战争创伤的人们获得治疗服务的重要性，但他注意到这类创伤如何被巧妙地包装和商品化为 DSM 中的创伤后应激障碍症。"你无法让第三方的支付者来帮助政治创伤受难者，但却可以让他们为抑郁障碍、焦虑障碍或创伤后应激障碍来买单。每一个我们能想象到的心理问题都在 DSM 上被列为一种疾病，这恰恰是因为提供补偿的合法形式是治疗疾病而非回应不幸。因此，现实中存在着疾病概念运用的政治经济学。"②

我们有必要为了改善精神病诊断与护理而考虑这些批判。这些批判并不是为了削弱精神健康服务或整体上的现代医学，而是往往与倡导全球健康平等、扩充全球的心理健康服务渠道而并驾齐驱③。凯博文的观点与第 2 章中本书的整体观点相呼应，重在指出全球健康从业者与学者必须培养批判性自我反省的习惯，以最佳地应对这个工作领域内常见的生物社会复杂性。

---

① Arthur Kleinman, *Writing at the Margin: Discourse between Anthropology and Medicine* (Berkeley: University of California Press, 1995), 38; Arthur Kleinman, "Medicalization and the Clinical Praxis of Medical Systems," in *The Use and Abuse of Medicine*, ed. Marten W. De Vries, Robert L. Berg, and Mack Lipkin Jr. (New York: Praeger Scientific, 1982), 42 - 49.

② Kleinman, *Writing at the Margin*, 182.

③ Patel and Kleinman, "Poverty and Common Mental Disorders in Developing Countries."

全球精神健康事业面临的另一挑战是：在富有影响力的精神病学杂志里，鲜见非西方国家精神疾病研究。2001年的一个调查发现，六大顶尖国际精神病学期刊里90％以上的文章源于欧美社会[1]。伊森·沃特斯（Ethan Watters）在2010年的著作《像我们一样疯狂：美式心理疾病的全球化》中，在凯博文批判的基础上详细考察了西方精神健康实践如何使得确认具有文化特殊性的精神悲痛和障碍更加困难。他巧妙地引入了文化精神病学家和医学人类学家的主流文献[2]。取自DSM的分类范式被全球普及之后，产生了未预料结局：使全球临床诊断的精神障碍形式仅限于欧美人群中通行的疾病表征。沃特斯认为这一现象是全球化的产物，例如在1990年代中期的中国香港地区就出现了类似于美国的神经性厌食症症状的病人[3]。他也与一些同行共同指出西医对精神疾病的生物学还原论窄化了临床诊断的神经精神病的表象范围。即便在欧美国家，一些心理异常现象常被排斥在临床试验之外，临床诊断中不被识别，也未得到有效治疗[4]。

这些例子都引发人们关注跨越边界地分类疾病，并跨越多重情境地发展具有广泛临床适用价值的干预手段所面临的挑战。凯博文指出，临床医学必须与有关疾病和健康的地方性知识及实践相整合，才能完成有效的、文化上适宜的治疗适应与创新。但是虽然精神疾病表现多样，其背后必然存在某种经由特定社会力量调控的生物过程[5]。抑郁症、精神分裂症等重大精神障碍在不同的地方情境中虽然发病过程和所传达的意义有差异，但却可在全球范围内被识别和部分地治愈[6]。

---

① Vikram Patel and Athula Sumathipala, "International Representation in Psychiatric Literature," *British Journal of Psychiatry* 178（2001）：407.
② Watters, *Crazy Like Us*. Arthur Kleinman, *The Illness Narratives：Suffering, Healing, and the Human Condition*（New York：Basic Books, 1988）.
③ Watters, *Crazy Like Us*, 2 - 64.
④ Arthur Kleinman, Veena Das, and Margaret Lock, eds. *Social Suffering*（Berkeley：University of California Press, 1997）.
⑤ Kleinman, *The Illness Narratives*, 128.
⑥ Kleinman, *Rethinking Psychiatry*, 11.

从知识社会学的角度来看，欧美界定精神疾病的霸权揭示了历史和政治经济模式如何塑造了制度性认可的对疾病的"客观"认知，以及个体的"主观"疾痛体验[①]。世卫组织或美国精神病学会确认的医学知识在全球范围内漫散到个体的主体性之中，这是对第 2 章提到的福柯之生命权力概念的展示。这是规训过程，如福柯所述：人的身体和主体性受到同一社会内部与不同社会之间的权力与知识流体的调控，被界定和重新界定。

例如，DSM 在 1952 年初次发布之后经历了多次修改，2013 年出了第五版。每一代的重新修订都在一定程度上刷新了我们对特定情绪状态的标志、症状、体验如何落入障碍范畴并延循发展的理解。某些行为模式被更新为病态，某些行为却又被划入常态。第一版 DSM 把同性恋视为精神障碍，而在 1974 年这种划分被移除。但之前臭名昭著的这一障碍范畴显示了所谓归类精神疾病的"科学"努力如何易受政治与偏见的影响。有关 DSM 内容的争议延续至今。

DSM 的作者们努力以严格实证主义的态度来完成决策。但精神疾病的深远的生物社会复杂性使这种任务——它无疑对提高全球精神健康护理的有效性和平等很有必要——问题重重。人们一旦表述特定范畴和类型的精神疾病，就一定会在某种程度上根据一套规范来把神经精神痛苦的多元主体体验简化和物化。当然，对精神病的分类和测量工具再不完美，也对理解精神障碍的负担，并动员政治意愿和资源来减轻相随苦痛发挥必不可少的作用。

DALY：优点与局限

介绍 DALY

伤残调整生命年（DALY）是比死亡率、发病率等综合性统计指标

---

① 同上，49。

更能捕捉细节性与复杂性的疾病负担测量指标。它量化了个体因疾病或损伤而损失的健康，计算的是"某年早逝或残疾而导致的损失未来健康生命年的当前价值"[1]。健康经济学家克里斯多夫·穆雷（Christopher Murray）和合作者在设计出这一指标之后，非常惊讶地获知，用它来分析全球疾病负担时竟发现精神疾病是全球几大致残病因之一[2]。

穆雷的团队在 1990 年代早期提出了伤残调整生命年的概念，这是测量因残疾（疾病）和早逝（死亡）导致的疾病负担的综合指标。这一分析工具使得学者与决策者可以识别不同疾病在总体全球疾病负担中所占份额，指导全球健康中优先事项与资源的分配[3]。穆雷团队在设计指标时遇到了复杂的伦理和实际问题。如何量化一年中（相对于当年未能存活）因疾病所致的苦痛的数量？如何将一个富裕国家中儿童的发病率与死亡率与贫穷国家老年女性的相应指标进行对比？

为了能够对不同的疾病体验进行比较，研究者们请一个独立的专家小组对不同残疾等级按照从 0 到 1 的尺度赋予权重，0 代表完全健康，1

表 8.2　DALY 伤残等级和严重性权重

伤残等级	严重性权重	标志情况
1	0.00 - 0.02	面部白癜风；体重身高之比小于 2 倍标准差
2	0.02 - 0.12	水泻，严重喉咙痛，严重贫血

---

① Dean T. Jamison, Joel G. Breman, Anthony R. Measham, George Alleyne, Mariam Claeson, David B. Evans, Prabhat Jha, Anne Mills, and Philip Musgrove, eds., *Priorities in Health*; *Disease Control Priorities Project* (Washington, D. C.: World Bank, 2006), 43.

② 《1993 年世界发展报告》发现，如果以 DALY 来衡量，精神疾病占全球疾病负担的 8.1% 以上；参见 World Bank, *World Development Report* 1993; *Investing in Health* (Oxford: Oxford University Press, 1993)。

③ Christopher J. L. Murray, "Quantifying the Burden of Disease: The Technical Basis for Disability-Adjusted Life Years," *Bulletin of the World Health Organization* 72, no. 3 (1994): 429.

伤残等级	严重性权重	标志情况
3	0.12 - 0.24	桡骨严重骨折，不育，勃起功能障碍，类风湿性关节炎，心绞痛
4	0.24 - 0.36	膝盖以下截肢；耳聋
5	0.36 - 0.50	直肠阴道瘘，轻度精神发育迟滞，唐氏综合征
6	0.50 - 0.70	重型单相抑郁症，失明，截瘫
7	0.70 - 1.00	精神病活动期，痴呆，严重偏头痛，四肢瘫痪

资料来源：Christopher J. L. Murray and Alan D. Lopez, eds. , *The Global Burden of Disease*：*A Comprehensive Assessment of Mortality and Disability from Diseases*，*Injuries and Risk Factors in 1990 and Projected to 2020* (Cambridge，Mass. ：Harvard University Press，1996)，40。

相当于死亡[1]。表 8.2 显示了这个小组得出的某些结论。这些分类至今仍被用于比较因损伤或死亡损失掉的健康生命年。

这个团队也设计了年龄权重，从出生到 25 岁的健康生命的相对价值不断增长，之后乃至老年逐渐减少（见图 8.2)[2]。这个年龄权重系统也被用于估算全球疾病负担，研究者们援引"广泛的社会偏好"来将年轻成人的生命价值赋予比儿童和老人更高的价值[3]。评论家们指出这一算法紧密沿循年龄与经济生产力之间的关系：有更大潜力制造经济生产力的年龄的价值高过这种潜力小的年龄[4]。穆雷团队考虑到男女预期寿命

---

① Christopher J. L. Murray, "Quantifying the Burden of Disease：The Technical Basis for Disability-Adjusted Life Years," *Bulletin of the World Health Organization 72*，no. 3 (1994)：439.

② 同上，434 - 436。

③ 正如作者所说明的那样，"如果个人被迫在让一名 2 岁的儿童还是一名 22 岁的人多活一年之间做出选择，那么大多数人更愿意拯救那个 22 岁的人"。Christopher J. L. Murray and Alan D. Lopez, eds. , *The Global Burden of Disease*：*A Comprehensive Assessment of Mortality and Disability from Diseases*，*Injuries*，*and Risk Factors in 1990 and Projected to 2020*，vol. 1，*Global Burden of Disease and Injury Series* (Cambridge，Mass. ：Harvard University Press，1996)，13。

④ Sudhir Anand and Kara Hanson, "Disability-Adjusted Life Years：A Critical Review," *Journal of Health Economics* 16，no. 6 (1997)：691.

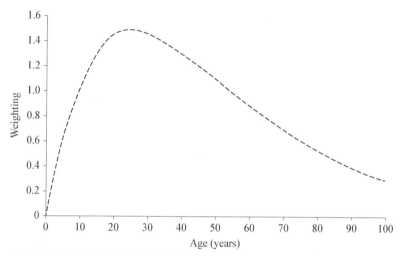

图 8.2 　一种可用于计算全球疾病负担的年龄加权机制。资料来源：Christopher J. L.
Murray, "Quantifying the Burden of Disease: The Technical Basis for Disability-Adjusted
Life Years," *Bulletin of the World Health Organization 72*, no. 3（1994）：436。

之差，假设女性比男性的平均寿命多 2.5 年。他们不用性别和年龄之外
的其他相关社会维度来判定因残或亡所致生命年的损失量[1]。例如，虽
然疾病对家庭的影响是公认的疾病后果，但没被纳入这一指标。

　　穆雷强调他们对 DALY 的用途的设定指引着指标设定。用途有四
点：确立健康护理的优先事项、确立研究的优先事项、识别需要定向健
康干预的弱势群体、优化干预评估[2]。事实上，DALY 的两大用途是
分析跨国性的疾病负担、基于成本效益分析来分配资源。世界银行于
1992 年发起、1996 年和 2000 年更新的全球疾病负担研究推动了这
一指标的创造与使用。穆雷和艾伦·洛佩兹（Alan Lopez）所写的著
名报告《全球健康负担》中运用 DALY 评定了 1990 年的死亡与残疾

---

① Murray, "Quantifying the Burden of Disease," 431-433.
② 同上，429。

情况，从此这一报告被决策者、从业者、研究者广泛运用。该报告也让大家注意到大多数的早逝和残疾发生在贫穷国家。团队人员也惊奇地发现肺结核、精神障碍、交通事故是 1990 年伤残调整生命年的三大主因。

或许世界银行《1993 年世界发展报告》是对穆雷团队开发的描述全球疾病负担新数据的最重要运用，它把穆雷等人的工作放在首要位置。报告把成本效益分析推崇为全球健康政策制定与资源分配决策的主要工具，在第 4 章中做了详细探讨。本章之后将探讨成本效益分析的影响。

统计 DALY 涉及到很多参数（包括多种疾病的发病率），研究者们通常缺乏充足数据，特别是来源于农村、资源匮乏地区的数据更少。针对这些情况，研究者使用来自具有可比性的其他地区的数据来建立 DALY 模型。这种推断有时是大胆假设，比如用南非一国的数据来推断大多数非洲撒哈拉地区的伤残调整年[1]。一些熟悉非洲大陆的多元疾病模式和病痛体验的人们是用充满怀疑的态度来看待这类简化统计的。另外，即便数据可以获取，其有效性也是难以确定的，很多资源匮乏地区的伤残上报能力是极其有限的。

但是设计一个类似 DALY 这样的普遍性指标不可避免地要做简化。这个指标虽然有缺点，但为全球健康的学术研究和实际操作打开了崭新的、批判性的天地，引发大家关注包括精神障碍在内的被忽视的疾病，也推动了健康资源的合理化分配。它的确促进了疾病负担估算的准确化，并为决策者与操作者提供指导。比如，坦桑尼亚的莫洛哥罗的卫生官员们在获得一些资金后，结合使用 DALY 和其他测量工具，提升了全国健康资源的分配。图 8.3 展示了效果：健康支出与疾病负担的主要来源得到了更紧密的匹配。

---

[1] Richard S. Cooper, Babatunde Osotimehin, Jay S. Kaufman, and Terrence Forrester, "Disease Burden in Sub-Saharan Africa: What Should We Conclude in the Absence of Data?" *Lancet* 351, no. 9097 (1998): 209.

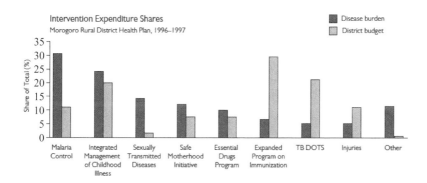

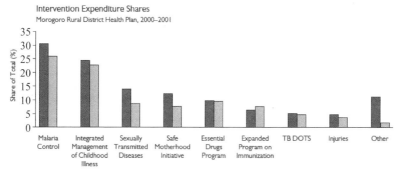

图 8.3 在坦桑尼亚的莫洛哥罗地区，在使用 DALY 和其他指标分析之前和之后的预估疾病负担和相应的健康支出。摘自 Don de Savigny，Philip Setel，Harun Kasale，David Whiting，Graham Reid，Henry Kitange，Conrad Mbuya，Leslie Mgalula，Harun Machibya，and Peter Kilima，"Linking Demographic Surveillance and Health Service Needs — The AMMP/TEHIP Experience in Tanzania," in Proceedings of the MIM Africa Malaria Conference，Durban，South Africa，March 1999。

　　2000 年，穆雷团队使用 DALY，根据健康支出的成本收益来评定世界上的健康体系等级①。这项评比中，法国名列第 1 位，美国排在第 37 位。结果使许多卫生专家感到震惊，也成为推动某些改革的动力。比如，

---

① World Health Organization，*World Health Report* 2000 — *Health Systems：Improving Performance*（Geneva：World Health Organization，2000）.

卫生部门可用评比结果来请求获得更多资源①。墨西哥当时的卫生部长胡里奥·弗伦克运用评比结果来寻求支持，建立也能为穷人提供健康护理的普遍的健康保险项目②。六年后，研究者再次运用 DALY 指标发现，该项目增加了穷人的获取护理渠道，同时减少了用于处理国家健康体系不良状况的开支③。DALY 指标的使用让成本效益分析既成为健康护理改革（以为亟需服务的人们谋求福利）的催化剂，也是这一改革的指示器。

解密 DALY

DALY 指标对于全球健康政策和实践的贡献不胜枚举。对这一指标的应用，使得全球健康政策与实践更加具备实证根基，并且关注到了之前被忽略的疾病与人群。但我们也要注意到量化疾病负担时的复杂性。每一种独立于情境之外的疾病指标都是基于将疾病的主观性的、多个方面的体验简化为客观指标。凯博文写道："客观指标一经使用，就把生物性的变化当作可替换的、与不幸体验和苦痛承受相分离的东西来加以测量。"④ 这种分离会歪曲病人的生命体验。阿马蒂亚·森观察到："在很多情境中，知觉本身也是疾病的一部分。头痛、恶心、眩晕本身就是疾

① Elizabeth Lowry, "Strong Medicine," *University of Washington Alumni Magazine*, December 2007, 4, www. washington. edu/alumni/columns/dec07/content/view/79/1 (accessed October 15, 2012).

② Julio Frenk, "Bridging the Divide: Global Lessons from Evidence-Based Health Policy in Mexico," *Lancet* 368, no. 9539 (2006): 954 - 961.

③ Gary King, Emmanuela Gakidou, Kosuke Imai, Jason Lakin, Ryan T. Moore, Clayton Nall, Nirmala Ravishankar, Manett Vargas, Martha María Téllez-Rojo, Juan Eugenio Hernández Ávila, Mauricio Hernández Ávila, and Héctor Hernández Llamas, "Public Policy for the Poor? A Randomised Assessment of the Mexican Universal Health Insurance Programme," *Lancet* 373, no. 9673 (2009): 1447 - 1454.

④ Arthur Kleinman, "A Critique of Objectivity in International Health," in Kleinman, *Writing at the Margin*, 81.

病，而不仅仅是疾病的一种症状。"① 疾痛体验内在的主观性明显被 DALY 和其他测量疾病负担的传统指标忽略了。

另外，在很多文化中，苦痛不仅是个体体验，而且同时是，甚至更多的是人际间的经历，这也是 DALY 难以敏感捕捉到的另一维度的疾病负担。凯博文的"社会苦难"概念就反映了一个事实：疾病负担不仅施加于个体身上，也经由大规模社会力量的塑造降临于家庭与社区。

> 社会苦难源于政治、经济、制度性的权力施于个人之影响，也反过来源于这些形式的权力如何塑造了人们对社会问题的反应。……暴行所引发的创伤、苦痛、紊乱是健康问题，但也是政治和文化问题。同样地，贫穷是导致疾病和死亡的一大风险因素，但这只不过是"健康是一种社会指征和社会过程"的另一种说法而已②。

DALY 仅仅考虑个人损失的健康生命年，因而忽略了由社会苦难概念所包含的疾病影响。

我们应当对 DALY 的特定原理和假设进行更为细致的考察。例如，使用疾病测量指标评估对某一个体的健康干预时应考虑哪些人口学特征？穆雷提倡将考虑范围限于年龄与性别。他并没有使用"支付意愿"这一常被经济学家们用于福利分析的、青睐富人的指标，而是使同量加权指标获得认可，这是一项值得赞叹的成就③。他说："几乎所有人都会同意

---

① Amartya Sen, "Objectivity and Position: Assessment of Health and Well-Being," in *Health and Social Change in International Perspective*, ed. Lincoln C. Chen, Arthur Kleinman, and Norma C. Ware (Cambridge, Mass.: Harvard School of Public Health, 1994), 123.

② Arthur Kleinman, Veena Das, and Margaret Lock, "Introduction," in Kleinman, Das, and Lock, *Social Suffering*, ix.

③ 例见 Andreu Mas-Colell, Michael D. Whinston, and Jerry R. Green, *Microeconomic Theory* (New York: Oxford University Press, 1995), chap. 3。

类似种族、宗教、政治信仰这样的属性对于健康指标的建构并无影响。"
他举例说："无论一名 40 岁女性住在波哥大的贫民窟还是波士顿的富人
郊区,她的早逝对于估算全球疾病负担的影响是均等的。"① 当然所有人
都应受到这一指标的均等对待。但即便我们同意不应当基于以金钱衡量
的生产力来比较不同个体,我们仍然可以问问是否这两种死亡真的是一
回事。如果这名女性是家里照顾年迈父母和孩子的唯一养护者(这在哥
伦比亚很常见),那会怎样?如果苦痛一如凯博文所说,是个体性的以及
社会性的现象,她的离去与承担不同责任的波士顿郊区女性相比,将会
给生活共同体带来更大的负担。这并不是说与富裕社区相比,死亡在贫
穷社区会造成更大的摧毁性影响,而是说疾病的影响力(诸如 40 岁女性
的早逝)因时空而发生很大变化。

我们不仅要看 DALY 如何将不同个体视为同等,也要看它如何区分
其差异。它给男女分配了不同的存活潜力。穆雷写道:"这种差异不全是
生物性的,而更多源于年轻男性的非故意伤害死亡,以及吸烟之类的高
风险因素。在低死亡率的高收入群体中,男女预期寿命的差距显著缩
小。"② 与收入等级相关的生活选择显然会作用于预期寿命的差异。但
DALY 的年龄权重设置将男性存活潜力固化为低于女性,这会产生很多
未预料结局。例如,如果女性有更长的预期寿命,我们会估算其早逝所
带来的损失大于男性,女性同期群的疾病负担也更大。基于此发现,决
策者也许会更倾向于为女性健康问题投入更多资源,而这也将更加增
高其存活潜力。这一相互强化的循环圈将有可能会加大男女健康的不
平等。

DALY 最引人争议的要素之一,是由早逝造成的时间损失的权重,
其设计者参考同期群寿命表减寿年数(CEYLL)来做此估算③。CEYLL
是由个体的同辈或同期群——即与此人在同时代居于同一国家的人(例

---

① Murray, "Quantifying the Burden of Disease," 431.

② 同上,434。

③ 同上,432。

如 20 世纪初至 1950 年代的美国女性）——的预计寿命来决定。美国人的预期寿命远远高于大多数非洲人，由此估算的撒哈拉以南非洲地区的人因早逝损失的时间少于前者。换句话说，这种 DALY 应用以数字化的、潜在的也是规范化的表达方式，将美国一名 30 岁男性的死亡视为比非洲一名 30 岁男性的死亡更大的损失。虽然这并非设计者的本意，但使用具有地区差异的预期寿命会造成的潜在后果，就是资源分配更多向会使有更大存活潜力的人（诸如富人）早逝的疾病倾斜。

因此，DALY 的算法其实有很多复杂性。地区性的不同权重常常会扭曲贫困地区疾病负担的本质。事实上，正如苏底尔·阿南德（Sudhir Anand）和卡拉·汉森（Kara Hanson）所说，把人应对疾病的能力从 DALY 的测量中排除出去，改变了疾病负担概念的本质。"穆雷界定的疾病'负担'……看起来更像是疾病的量化总计，而非我们通常理解的'负担'。……如要测量疾病的实际'负担'，必须收集在患者的年龄和性别之外的、有关其生活状况的更多信息，诸如由公共服务、个人收入、家庭和朋友所提供的支持。"[1] 他们坚持认为，DALY 的语义谬误有实质性的道德影响：它会使最缺乏应对疾病能力的人处于劣势。

为了避免将尼日利亚人的生命估值为低于日本人，决策者们用标准化最长预期寿命而非同期群平均值来计算 DALY。这些预期寿命常为 80 年（或女性更长），远高于许多发展中国家的平均预期寿命。阿南德、汉森发现，用这些数字来计算疾病负担和干预的成本效益，"潜在假设了单靠健康干预就能把预期寿命延长到更高的级别。显然，要想实现预期寿命增至 DALY 计算所用的级别，必须改变许多非卫生领域的状况"[2]。仅测量与健康相关的变量的指标会遮盖更广阔的决定健康的社会因素以及大规模社会变迁对健康后果的影响。

DALY 也考虑了一些健康的社会决定因素，区分年龄权重就是一个

---

[1] Anand and Hanson，"Disability-Adjusted Life Years," 687.

[2] 同上，688。

最为显著的方式。穆雷写道："在所有社会，社会角色因年龄而异。年轻人和老人都依赖社会的其他成员来获得生理的、情感的、经济的支持。由于不同年龄的人承担的角色、依赖的程度有差别，对存活于特定年龄的时间赋予不同的估值，或许是适宜的。"① 在 DALY 的算法里，一个人在 2 岁的生命年的价值只相当于 25 岁（最有价值的年份）的 20%，在 70 岁的生命年相当于 25 岁的 46%②。但穆雷忽略了在不同社会与人群中年龄与社会角色之间关系的深远变化。在低收入家庭为主的社区里，年轻人通常很小就开始做工，比如在家庭农场里干活，以使其能无债务地独立经营。另外，在很多社区（包括高收入社区），老人通常是直到临终之前都自我照顾，而非依赖中年人或政府项目来养护。

这些例子都激发我们思考：疾病负担指标应该用个体生产力来权衡生命价值吗？穆雷说："人力资本理论将个人视为具有维护成本和预期产出的机器。对于这台人力生产机器来说，每一年龄的时间价值应与其生产力成正比。"③ 但我们应把残疾主要作为生产力的功能还是"人类的功能限制"来测量？它是否应当包含痛苦、污名以及残疾与病痛对个体及其社区带来的其他影响？为什么年龄性别这样的对健康结果有不同影响的特质会被纳入 DALY 算法的考虑之中，而其他特质（比如个体的社区责任）却被排除在外？这部分根植于 DALY 体现的价值观——将生产力和经济发展的最大化视为重中之重。那么，这些是测量疾病负担应持的正确价值观么？量化地描述"健康"或"疾病负担"显然会简化与这类概念相关的社会复杂性。穆雷指出，我们唯一能做的就是批判性地考察测量指标，以使这种简化能体现可最佳运用指标的价值观。

鉴于 DALY 所面临的诸种挑战，引入并使用这一指标所产生的未预料结局也就不足为奇了。全球的精神疾病负担即为一例。2007 年 9 月版

---

① Murray, "Quantifying the Burden of Disease," 434.

② Anand and Hanson, "Disability-Adjusted Life Years," 690.

③ Murray, "Quantifying the Burden of Disease," 435.

的《柳叶刀》里，一些学者指出运用 DALY 所做的估算"让大家关注到了精神障碍对于公共卫生的重要性"。精神障碍在 2007 年的全球疾病负担中估计占了 14%。但这些作者也批判了精神与生理疾病之间的划分："由于（穆雷与合作者）强调精神与生理障碍对于残疾和死亡分别所起的作用，他们或许强化了使精神健康疏离于改善健康、减少贫困的主流努力之外的现象。由于未充分认识到精神疾病与其他健康状况之间的关联，精神障碍的负担很可能被低估了。"[1] 虽然 DALY 的设计者们并未有意固化精神和生理状况的区分，但这种未预料结局却内在于全球健康及其他复杂的社会领域之中。

研究者们可用 DALY 来估算竞争性的健康干预的相对价值，因此它也促使大家广泛基于成本效益来进行资源分配。世界银行在《1993 年世界发展报告》中倡导将成本效益作为提升发展中国家健康状况的核心策略："对不同健康干预和医疗流程加以成本效益测量——计算成本与健康收益（所获伤残调整生命年）的比例——为我们实现健康支出的物有所值提供了重要的指导。"[2] 由于 DALY 是对疾病负担的复合型测量，决策者可更加精确地比较不同干预的成本效益。

成本效益分析虽可用于理解全球疾病负担并改善健康系统的资源分配，它也会带来非预料的甚至适得其反的结果。下一节将细致考察一个案例：在秘鲁控制多重抗药性肺结核的政策形成过程中成本效益分析如何被使用与滥用。

多重抗药性肺结核与成本效益分析的局限

肺结核是一种可治愈的、通过空气传播的感染性疾病，它每年致使 170 多万人丧生。多重抗药性肺结核（MDRTB）是由对异烟肼和利福平

---

[1] Prince，Patel，et al.，"No Health without Mental Health."

[2] World Bank，*World Development Report* 1993，iii，5.

（四种抗肺结核一线药物中的两种药物）产生耐药性的结核杆菌引发[1]，大约每年有 50 万人被感染[2]。尽管可使用短程化疗的欧美国家在 20 世纪后半期就已灭绝肺结核病，但在很多发展中国家这一流行病却未被减退。即便在全球健康之黄金时代的今天，仅有不到 1％的多重抗药性肺结核患者可以得到高收入国家标准疗法那样的治疗[3]，其余的人继续传播该病，直到死去或在极少数情况下康复。

自 20 世纪中期以来就有人研究抗药性肺结核的成因和结果，1990 年代早期临床文献中开始出现针对多重抗药性肺结核的控制策略[4]。在美国一系列的该病爆发性流行期间，相应的治疗计划得到发展和推广：通过结核菌培养和药物敏感测试来诊断，使用二线抗结核

① Marian Goble, Michael D. Iseman, Lorie A. Madsen, Dennis Waite, Lynn Ackerson, and C. Robert Horsburgh Jr., "Treatment of 171 Patients with Pulmonary Tuberculosis Resistant to Isoniazid and Rifampin," *New England Journal of Medicine* 328, no. 8 (1993): 527 - 532.

② World Health Organization, *Multidrug and Extensively Drug-Resistant TB* (M/XDR-TB): 2010 *Global Report on Surveillance and Response*, Report no. WHO/HTM/TB/2010. 3 (Geneva: World Health Organization, 2010), http://whqlibdoc. who. int/publications/2010/9789241599191 _ eng. pdf (accessed September 20, 2012).

③ Salmaan Keshavjee and Paul E. Farmer, "Picking Up the Pace: Scale-Up of MDR Tuberculosis Treatment Programs," *New England Journal of Medicine* 363, no. 19 (2010): 1781 - 1784.

④ Jim Yong Kim, Joia S. Mukherjee, Michael L. Rich, Kedar Mate, Jaime Bayona, and Mercedes C. Becerra, "From Multidrug-Resistant Tuberculosis to DOTS Expansion and Beyond: Making the Most of a Paradigm Shift," *Tuberculosis* 83, nos. 1 - 3 (2003): 59 - 65; Keshavjee and Farmer, "Picking Up the Pace"; Salmaan Keshavjee, Kwonjune Seung, et al., "Stemming the Tide of Multidrug-Resistant Tuberculosis: Major Barriers to Addressing the Growing Epidemic," in *Institute of Medicine*, *Addressing the Threat of Drug-Resistant Tuberculosis: A Realistic Assessment of the Challenge. Workshop Summary* (Washington, D. C.: National Academies Press, 2009), 139 - 236, www. iom. edu/~/media/Files/Activity%20Files/Research/Drug Forum/IOM _ MDRTB _ whitepaper _ 2009 _ 01 _ 14 _ FINAL _ Edited. pdf (accessed October 15, 2012); Eva Nathanson, Paul Nunn, Mukund Uplekar, Katherine Floyd, Ernesto Jaramillo, Knut Lönnroth, Diana Weil, and Mario Raviglione, "MDR Tuberculosis — Critical Steps for Prevention and Control," *New England Journal of Medicine* 363, no. 11 (2010): 1050 - 1058.

剂，控制感染，直接观察药物服用。这一策略有效控制了该病的爆发，1992 年疾病控制与预防中心将这一计划定为多重抗药性肺结核的标准疗法①。

同时，世卫组织开始推荐使用直接观察下的短程督导化疗（DOTS）来治疗肺结核：观察病人服药，确保其遵守治疗流程（CDC 的指导方案也推荐这类观察，只不过在这里服的是一线药物）②。世界银行在《1993年世界发展报告》中高度认可了 DOTS，认为其成本效益极高，这与同阶段国际卫生领域里对选择性初级卫生保健的强调是一致的（见第 4章）③。但 DOTS 对于第一疗程未治愈的病人采取重复一线治疗的办法，尽管病人产生了有抗药性的疾病。这与美国和其他地方采取的策略是有差别的。我们可以通过秘鲁在抗击多重抗药性肺结核方面的努力，来了解这种政策的影响。

1990 年代末，全球肺结核方面的权威人士盛赞了秘鲁的国家肺结核项目（此项目以 DOTS 为基础），并视之为该地区的典范。世卫组织的出版物（诸如《肺结核治疗观察家》）为秘鲁项目的高治愈率喝彩，虽然它们也留意到在其他国家由于 DOTS 项目的不良实施而出现了一些耐药病例④。当时秘鲁未把抗药性疾病当作头等的公共卫生问题。

① Thomas R. Frieden，Paula I. Fujiwara，Rita M. Washko，and Margaret A. Hamburg，"Tuberculosis in New York City — Turning the Tide," *New England Journal of Medicine* 333，no. 4（1995）：229 - 233；Centers for Disease Control and Prevention，"National Action Plan to Combat Multidrug-Resistant Tuberculosis: Meeting the Challenge of Multidrug-Resistant Tuberculosis. Summary of a Conference；Management of Persons Exposed to Multidrug-Resistant Tuberculosis," *Morbidity and Mortality Weekly Report*（MMWR）41，no. RR-11（June 19，1992）：1 - 71.

② Arata Kochi，"Tuberculosis Control — Is DOTS the Health Breakthrough of the 1990s?" World Health Forum 18，nos. 3 - 4（1997）：225 - 232；World Health Organization，*Treatment of Tuberculosis：Guidelines for National Programmes*（Geneva：World Health Organization，1997）.

③ World Bank，*World Development Report* 1993，63.

④ World Health Organization，"WHO Global Tuberculosis Program," *TB Treatment Observer*，no. 2（March 24，1997）.

健康伙伴组织在秘鲁的姐妹组织叫做 Socios En Salud。那里的员工惊讶地发现，在秘鲁首都利马北部的贫民窟里出现了多重抗药性肺结核病人。他们对 DOTS 治疗下依然患有肺结核的病人做了初步的评估，发现超过 90％的受试者带有多重抗药性肺结核的菌株[①]。有的卫生专家认为这些病人属于"问题病人"，是他们不严格遵守 DOTS 疗程导致了治疗失败。有个叫查劳的男人（图 8.4 是他与家人的照片）可能是被家人传染了抗药性肺结核，他因疗效不佳而被安排在这样的文件上签字："我因治疗中感到恶心多病不再接受治疗，我退出治疗。"[②]（他后来通过 Socios En Salud 得到了正确的治疗，我们很难估计有多少人没有像他这么幸运，未能得到恰当的医疗干预。）尽管这些政策将治疗失败归咎于病人，几十年的临床试验却展示出只用 DOTS 来抗击耐药菌株是低效或无效的[③]。这一点在美国与苏联阻止多重抗药性肺结核爆发的经历中也得

① Mercedes C. Becerra, Jonathan Freeman, Jaime Bayona, Sonya S. Shin, Jim Yong Kim, Jennifer J. Furin, Barbara Werner, Alexander Sloutsky, Ralph Timperi, Paul E. Farmer, et al., "Using Treatment Failure under Effective Directly Observed Short-Course Chemotherapy Programs to Identify Patients with Multidrug-Resistant Tuberculosis," *International Journal of Tuberculosis and Lung Disease* 4, no. 2 (2000): 108 - 114.

② Paul Farmer, "Social Medicine and the Challenge of Biosocial Research," in *Innovative Structures in Basic Research: Ringberg Symposium 4 - 7* October 2000 (Munich: Generalverwaltung der Max-Planck-Gesellschaft, Referat Press-und Öffentlichkeitsarbeit, 2002), 55 - 73, http://xserve 02. mpiwgberlin. mpg. de/ringberg/talks/farmer/farmer. html (accessed October 12, 2012).

③ Kwonjune J. Seung, Irina E. Gelmanova, Gennadiy G. Peremitin, Vera T. Golubchikova, Vera E. Pavlova, Olga B. Sirotkina, Galina V. Yanova, and Aivar K. Strelis, "The Effect of Initial Drug Resistance on Treatment Response and Acquired Drug Resistance during Standardized Short-Course Chemotherapy for Tuberculosis," *Clinical Infectious Diseases* 39, no. 9 (2004): 1321 - 1328; Paul E. Farmer and Jim Yong Kim, "Resurgent TB in Russia: Do We Know Enough to Act?" *European Journal of Public Health* 10, no. 2 (2000): 150 - 153; Paul E. Farmer, Alexander S. Kononets, Sergei E. Borisov, Alex Goldfarb, Timothy Healing, and Martin McKee, "Recrudescent Tuberculosis in the Russian Federation," in *The Global Impact of Drug-Resistant Tuberculosis*, by Harvard Medical School and Open Society Institute (Boston: Program in Infectious Disease and Social Change, Department of Social Medicine, Harvard Medical School, 1999), 39 - 83; （转下页）

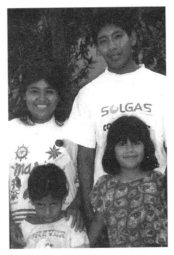

图8.4　秘鲁利马的一个"结核病家庭"，其困境赤裸裸地描绘了DOTS治疗的局限性。在拍摄这张照片时，母亲和父亲患有活动性肺结核，另外8名家庭成员要么患有结核病，要么死于结核病。当标准的DOTS方案未能改善父亲的健康时，父亲感染了一种多重耐药的结核病株，他被贴上违纪者的标签，并被命令写一张正式的便条（如图所示），说明他已退出治疗。感谢Partners In Health提供图片。

到了说明。但秘鲁并未采取类似于疾病控制与预防中心在 1992 年倡导的那样的多重抗药性肺结核治疗策略，而是采纳了世卫组织和泛美卫生组

（接上页）Rudi Coninx，Gaby E. Pfyffer，Christine Mathieu，D. Savina，Martine Debacker，Fizuli Jafarov，I. Jabrailov，Ali Ismailov，Fuad Mirzoev，Rodolphe de Haller，and Françoise Portaels，"Drug Resistant Tuberculosis in Prisons in Azerbaijan：Case Study," *British Medical Journal* 316（1998）：1423－1425；Michael E. Kimerling，Hans Kluge，Natalia Vezhnina，Tiziana Iacovazzi，Tine Demeulenaere，Françoise Portaels，and Francine Matthys，"Inadequacy of the Current WHO Re-Treatment Regimen in a Central Siberian Prison：Treatment Failure and MDR-TB," *International Journal of Tuberculosis and Lung Disease* 3，no. 5（1999）：451－453；Centers for Disease Control and Prevention，"Primary Multidrug-Resistant Tuberculosis — Ivanovo Oblast，Russia，1999," *Morbidity and Mortality Weekly Report*（MMWR）48，no. 30（August 6，1999）：661－663；Michael E. Kimerling，"The Russian Equation：An Evolving Paradigm in Tuberculosis Control," *International Journal of Tuberculosis and Lung Disease* 4，suppl. 2（2000）：S160－S167.

织的建议,在国家肺结核项目中对 DOTS 第一次疗程未治愈的病人提供重复疗程①。

为什么全球的公共卫生权威未在资源匮乏地区推荐提供有效的多重抗药性肺结核疗法?第 5 章考察了一些阻碍 21 世纪中期以前在穷困国家推广艾滋病治疗的傲慢论调。在 1990 年代,许多公共卫生专家对于多重抗药性肺结核做出了相似的判断,宣称该病将需要昂贵且复杂的治疗,世卫组织与其他地方的决策者认定这类治疗并不适于资源匮乏地区。世卫组织在 1996 年的一份报告中得出了如下结论:"在发展中国家,多重抗药性肺结核患者通常因在贫困国家无法得到有效治疗而死去。"② 1997 年,该机构再次重申了上述结论,并将治疗成本纳入到其对薄弱的卫生基础设施的关切:"多重抗药性肺结核的治疗太过昂贵,穷国无法负担。它将转移人们对具有药物敏感性的疾病的关注以及投入的资源。"③ 这些论断将受到秘鲁利马贫民窟的考验。

Socios En Salud 使用的模型非常接近于 ZL 在海地创造的模型(见第 6 章)。它建立了"DOTS 附加"项目,在既有的 DOTS 疗法之外加入了二线药物的使用、痰液培养的监测、药物敏感测试、直接观测的个体化

① Jaime Aréstegui Benavente, Gilberto Martinez Freitas, and Ana Maria Yamunaque Morales, "Seminario taller nacional: Evaluación del programa de control de tuberculosis ano 1991," in *Seminario Sub Regional Andino de Evaluación y Control de Tuberculosis*, ed. Ministerio de Salud (Lima: República del Perú, Programa Nacional de Control de la Tuberculosis, 1992), 47.

② World Health Organization, *Groups at Risk: WHO Report on the Tuberculosis Epidemic 1996* (Geneva: World Health Organization, 1996), 2 (emphasis added).

③ World Health Organization, *WHO Report on the Tuberculosis Epidemic 1997* (Geneva: World Health Organization, 1997) (emphasis added)。大约在这个时期,许多公共卫生专家声称多重抗药性肺结核是无法治疗的,部分原因是成本过高;关于这场讨论,参见 Michael D. Iseman, David L. Cohn, and John A. Sbabaro, "Directly Observed Treatment of Tuberculosis — We Can't Afford Not to Try It," *New England Journal of Medicine* 328, no. 8 (1993): 576–578; and Veronica L. C. White and John Moore-Gillon, "Resource Implications of Patients with Multidrug Resistant Tuberculosis," *Thorax* 55, no. 11 (2000): 962–963。

治疗①。最初一组病人有 75 位，由于带有高度耐药的肺结核菌株而长期患病，其中多人曾被记录为 DOTS 的不履行者或"问题病人"②（感染的菌株主要对 6 种药物耐药）。病人在 1996 年 9 月到 1999 年 9 月之间开始了治疗，周期最少为 18 个月，服用 5 种或以上的药物。医生根据马萨诸塞州实验室机构对病人药物敏感测试的结果来决定药物种类。社区卫生工作者每天至少会去病人家里看望一次，观察服药，提供营养与经济支持，也关照到病人其他的医疗的、精神的、社会性的需要③。

正如图 8.5 戏剧性地所展示的，该项目获得了 83% 的治愈率，这与迄今为止医院场景所报告的治愈率同高④。有关美国在 1980 年代末和 1990 年代初爆发的多重抗药性肺结核的报告记录了 65% 的病人疗效良好⑤。Socios En Salud 把治疗引入社区，成功地缩减了成本，并降低了该病在医院和诊所传播的风险，同时保障了治疗质量⑥。尽管该机构行动之初受到很多抗拒，后来的多年中秘鲁国家肺结核项目在利马与全国推

---

① 有关 DOTS 附加模型的更多讨论，参见 Julie Talbot，Joseph Rhatigan, and Jim Yong Kim, "The Peruvian National Tuberculosis Control Program," *HBS* no. GHD-002 (Boston: Harvard Business School Publishing, 2011), Global Health Delivery Online, www. ghdonline. org/cases/（accessed October 16, 2012）。

② Carole Mitnick, Jaime Bayona, Eda Palacios, Sonya Shin, Jennifer Furin, Felix Alcántara, Epifanio Sánchez, Madeleny Sarria, Mercedes Becerra, Mary C. Smith Fawzi, Saidi Kapiga, Donna Neuberg, James H. Maguire, Jim Yong Kim, and Paul Farmer, "Community-Based Therapy for Multidrug-Resistant Tuberculosis in Lima, Peru," *New England Journal of Medicine* 348, no. 2 (2003): 119, 122.

③ Paul E. Farmer, Jim Yong Kim, Carole D. Mitnick, and Ralph Timperi, "Responding to Outbreaks of Multidrug-Resistant Tuberculosis: Introducing DOTS-Plus," in *Tuberculosis: A Comprehensive International Approach*, ed. Lee B. Reichman and Earl S. Hershfield (New York: Decker, 2000), 447 – 469.

④ Mitnick, Bayona, et al. "Community-Based Therapy for Multidrug-Resistant Tuberculosis in Lima, Peru," 119, 122.

⑤ Goble, Iseman, et al., "Treatment of 171 Patients with Pulmonary Tuberculosis Resistant to Isoniazid and Rifampin."

⑥ Farmer, Kim, et al., "Responding to Outbreaks of Multidrug-Resistant Tuberculosis: Introducing DOTS-Plus."

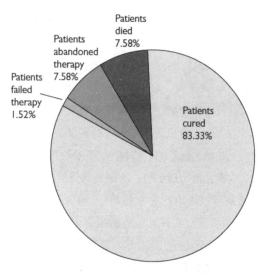

Total of seventy-five MDRTB patients

图8.5 使用DOTS附加方法进行治疗的来自秘鲁的75例不可治愈多重抗药性结核病患者的结果。数据来自 Carole Mitnick, Jaime Bayona, Eda Palacios, Sonya Shin, Jennifer Furin, Felix Alcántara, Epifanio Sánchez, Madeleny Sarria, Mercedes Becerra, Mary C. Smith Fawzi, Saidi Kapiga, Donna Neuberg, James H. Maguire, Jim Yong Kim, and Paul Farmer, "Community-Based Therapy for Multidrug-Resistant Tuberculosis in Lima, Peru," *New England Journal of Medicine* 348, no. 2 (2003): 119, 122。

广了这种模式，取得良好效果[①]。

　　曾对秘鲁多重抗药性肺结核的爆发持忽略态度的人不仅包括国家肺结核项目的员工，还有国际公共卫生权威。尽管俄罗斯、拉脱维亚、爱沙尼亚、菲律宾取得了多重抗药性肺结核的成功治疗，世卫组织直到

---

① Sonya S. Shin, Martin Yagui, Luis Ascencios, Gloria Yale, Carmen Suarez, Neyda Quispet, Cesar Bonilla, Joaquin Blaya, Allison Tayloe, Carmen Contreras, and Peter Cegielski, "Scale-Up of Multidrug-Resistant Tuberculosis Laboratory Services, Peru," *Emerging Infectious Diseases* 14, no. 5 (2008): 701–708.

1990 年代末期才开始支持 DOTS 附加项目，这还是经由疾病控制与预防中心、健康伙伴组织等组织做出了大量的倡导和努力之后做出的改变①。绿灯委员会是由多个机构联合而在世卫组织内部组成的工作小组（后来受到世卫组织、控制结核伙伴同盟的支持），使用协同采购和融资策略来把 1997 年—1999 年间的二线肺结核药物成本降低了 98%②。绿灯委员会评审多重抗药性肺结核治疗项目的计划书，为其认可的项目提供高质量的药物和技术支持。截至 2004 年，全球共有 1.63 万名病人受批可获得全程的二线治疗；2008 年此数字增为 4.63 万人③。

　　但批准不等于实施。事实上，从 2000 年到 2009 年，只有大约 2 万名病人（在 6 万多名受批者中）通过绿灯委员会的渠道获得了高质量的药物治疗。同期，全球新增了 500 万个多重抗药性肺结核病例，约有 150 万人死亡④。图 8.6 显示了该病治疗的需求者与实际获得者之间巨大的落差。

　　几方面问题造成该进程的缓慢。尽管绿灯委员会和其他组织通过协调谈判使一些二线药物大大降价，但其他药物依然昂贵。而且最初被放在谈判桌上协商的药物也在近十年来提升了成本——标准的 5 种药物疗

---

① 参见 Michael D. Iseman, "MDR-TB and the Developing World — A Problem No Longer to Be Ignored: The WHO Announces 'DOTS Plus' Strategy," *International Journal of Tuberculosis and Lung Disease* 2, no. 11 (1998): 867; Stop TB Partnership, *The Global Plan to Stop TB*, *2006–2015*: *Actions for Life*, *Towards a World Free of Tuberculosis* (Geneva: World Health Organization, 2006), http://whqlibdoc.who.int/publications/2006/9241593997_eng.pdf (accessed October 15, 2012); Paul E. Farmer and Jim Y. Kim, "Community-Based Approaches to the Control of Multidrug-Resistant Tuberculosis: Introducing 'DOTS-Plus,'" British Medical Journal 317, no. 7159 (1998): 671–674。

② Rajesh Gupta, Jim Yong Kim, Marcos A. Espinal, Jean-Michel Caudron, Bernard Pecoul, Paul E. Farmer, and Mario C. Raviglione, "Responding to Market Failures in Tuberculosis Control," *Science* 293, no. 5532 (August 10, 2001): 1051.

③ Salmaan Keshavjee, "Role of the Green Light Committee Initiative in MDR-TB Treatment Scale-Up," presentation at the World Health Organization ministerial meeting, Beijing, April 3, 2009, www.who.int/tb_beijingmeeting/media/press_pack/presentations/day3_presentation4.pdf (accessed October 15, 2012).

④ Salmaan Keshavjee and Paul E. Farmer, "Time to Put Boots on the Ground: Making Universal Access to MDR-TB Treatment a Reality," *International Journal of Tuberculosis and Lung Disease* 14, no. 10 (2010): 1222.

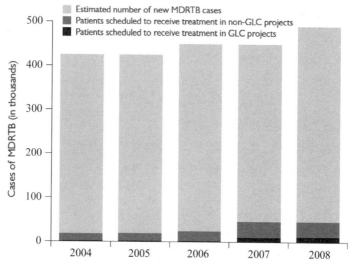

图 8.6　接受治疗的多重抗药性结核病患者与需要治疗的患者数量对比，2004—2008。由绿灯委员会（GLC）认可的和未认可的被安排好要接受多重抗药性结核病治疗的病人人数，只占估计需要接受治疗病人人数的一小部分。资料来源：Salmaan Keshavjee, Kwonjune Seung, et al. , "Stemming the Tide of Multidrug-Resistant Tuberculosis: Major Barriers to Addressing the Growing Epidemic," in Institute of Medicine, Addressing the Threat of Drug-Resistant Tuberculosis: A Realistic Assessment of the Challenge. Workshop Summary （Washington, D. C. : National Academies Press, 2009）, www. iom. edu/~/media/Files/Activity％20Files/Research/DrugForum/IOM _ MDRTB _ whitepaper _ 2009 _ 01 _ 14 _ FINAL _ Edited. pdf。

程大约每个病人每年需要花费 3000 美元——其适用性也是零星而有限的[1]。另外，技术援助（比如有关提升实验室能力的建议）常与资源和实物支援不相匹配。饱受抗药性肺结核流行病困扰的地区最需要技术援助，而它们也几乎无一例外地是世界上最穷的地方[2]。在资源匮乏地区，

---

[1] Médecins Sans Frontières, *DR-TB Drugs under the Microscope: The Sources and Prices of Medicines for Drug-Resistant Tuberculosis*, 2011, www. doctorswithout-borders. org/publications/reports/2011/Report _ Summary _ DR-TB _ Drugs _ Under _ the _ Microscope. pdf（accessed October 15, 2012）.

[2] Keshavjee and Farmer, "Time to Put Boots on the Ground."

控制抗药性疾病的诊断与治疗措施是存在的，可以提供卫生服务的保健护理模型也是存在的。但缺失的是实际的服务递送，其规模要足够大到能应对全球不断复发的多重抗药性肺结核流行病。

针对在全球健康中运用 DALY 这类指标，这个例子揭示了什么？一个教训就是大范围地使用任何干预（即便干预有极高的成本收益，也受到全球公共卫生权威的认可）会产生未预料的、有时是伤害性的结局。特别是当其实施策略缺乏类似于严密监管和评估这样的反馈回路时，其负面后果就表现得更为突出。如果我们仔细查阅有关肺结核抗药性的文献并回顾许多国家抗击多重抗药性肺结核的经历，就可能会预言无限制地使用 DOTS 将随着大多数微生物致病体的出现激发抗药性。如果我们一直保持监测和评估，或许就能更早侦测出抗药性的发展，帮助从业人员在多重抗药性肺结核广泛传播之前对其施以控制。

这个事例也揭示了，要将多重抗药性肺结核等疾病涉及的生物社会复杂性简化为符合决策框架（此处为成本效益分析）的可量化的属性（伤残调整生命年、干预成本等等），会面临怎样的困难。DOTS 之所以会受到全球公共卫生权威的青睐，很大程度上是因为它的成本收益较高。《1993 年世界发展报告》提出短程化疗"有极高的成本收益"，相应的政府干预和补贴是合理的[1]。世卫组织也强调 DOTS 的成本收益，并在发展中国家力推[2]。但是通过严守 DOTS 流程来对第一次疗程后未治愈的病人进行一线药物的再治疗，秘鲁的国家肺结核项目虽被世卫组织视为肺结核控制的典范[3]，却无意中激发了耐药性疾病的流行。

为什么这个模范国家项目未能识别和应对本国的多重抗药性肺结核流行病？第 2 章所写的韦伯有关官僚制的洞见为我们提供了答案。这个案例显示官僚制理性是双刃剑。DOTS 因其目标明确且规则系统，而能够具有较高的成本收益并得到快速实施，它促使秘鲁的全国项目成为世

① World Bank, *World Development Report* 1993，116.
② World Health Organization, *Treatment of Tuberculosis.*
③ World Health Organization, "WHO Global Tuberculosis Program" (1997).

界上最佳的肺结核项目之一。该疗法提供了清晰的指导和基准，提升了肺结核治疗的质量与效率，扩充了诊疗的范围，并提升了从业人员的士气。但它也妨碍了从业人员对耐药性疾病的敏捷应对。当临床治疗被理性化为一整套固有的程序，这就限制了卫生工作者应对偏离于常规的疾病时的能动性。得了多重抗药性肺结核的人被谴责为问题病人。一如韦伯的洞察，官僚制理性虽提升效率，却产生僵化，理性的"铁笼"让从业人员忽略了耐药性肺结核的出现。

它也使国际公共卫生决策者看不到抗药性的风险。多重抗药性肺结核疗法首次于 2006 年出现在世卫组织的终止肺结核战略里①。或许 DOTS 的成本收益在一定程度上导致公共卫生权威低估了抗药性结核病与日俱增的威胁。第 4 章里讲过，在结构性调整项目的年代，降低成本被放在首要位置。对多重抗药性肺结核流行病的迟钝应对，也反映出在一个大型的官僚机构中推行政策改变是何等困难。可以说，机构越大，官僚化越发达，理性的"铁笼"就越具有约束力。世卫组织和其他国际卫生实体势必成为这类机构。

结论

DALY 和成本收益分析之类的量化工具是全球卫生决策者、从业者、研究者所必要的工具。准确测量健康负担可以揭示被忽略的健康问题（诸如全球精神健康与结核控制），促使根据最急迫的需求来理性分配资源。但在开发这类工具时会有张力与权衡。

虽然 DALY 的算法有清晰的理论基础，它必然体现特定价值观，比如格外强调生产力最大化。若要有效和公平地运用它来设置健康领域的优先事务，必须考虑这个因素。DALY 没有测量疾痛体验中许多重要的

---

① Mario C. Raviglione and Mukund W. Uplekar, "WHO's New Stop TB Strategy," *Lancet* 367, no. 9514 (2006): 952-955.

维度，诸如悲伤、士气低落、污名、附带的痛苦。由于资源匮乏地区在医疗求助和充分确定病例方面存有很多社会障碍，能否准确计算出由 DALY 界定的疾病负担也是有问题的。DALY 的效度是以准确病例统计为基础，因此必须带着质疑精神来对待输入的数据。DALY 是全球卫生从业人员的工具箱中有益的新增项，却不能成为唯一。对 DALY 和其他量化工具的局限性与潜在假设的说明应当贯穿于对其所生成的数据的解读。这些数据也应与其他类型的，特别是来自再社会化学科的数据并用，以求获得对全球疾病负担更全面准确的描绘。

另外，这类工具简化了全球健康中深层的生物社会复杂性，如被不加批判地使用，会带来未预料的乃至伤害性的后果。决策者广泛应用成本效益分析的模式，曾导致人们无法有力应对全球多重抗药性肺结核的流行。把决策、服务供给、有力的监督和评估、生物社会研究、倡议、培训联系起来，建立批判性的反馈回路，可提升和增强量化工具，以推进全球健康平等。

推荐阅读

Acland，Sarah. "Mental Health Services in Primary Care：The Case of Nepal. " *In World Mental Health Casebook*：*Social and Mental Health Programs in Low-income Countries*，edited by Alex Cohen，Arthur Kleinman，and Benedetto Saraceno，121 - 153. New York：Kluwer Academic/Plenum，2002.

Anand，Sudhir，and Kara Hanson. "Disability-Adjusted Life Years：A Critical Review. " *Journal of Health Economics* 16，no. 6 (1997)：685 - 702.

Desjarlais，Robert，Leon Eisenberg，Byron Good，and Arthur Kleinman，eds. *World Mental Health*：*Problems and Priorities in Low-income Countries*. New York：Oxford University Press，1996.

Dye，Christopher，Brian G. Williams，Marcos A. Espinal，and Mario C. Raviglione. " Erasing the World's Slow Stain：Strategies to Beat Multidrug-Resistant Tuberculosis. " *Science* 295，no. 5562 (March 15，2002)：2042 - 2046.

Good，Byron J. *Medicine*，*Rationality*，*and Experience*：*An Anthropological Perspective*. New York：Cambridge University Press，1994.

Horwitz, Allan V. , and Jerome C. Wakefield. *The Loss of Sadness: How Psychiatry Transformed Normal Sorrow into Depressive Disorder.* New York: Oxford University Press, 2007.

Jamison, Dean T. , Joel G. Breman, Anthony R. Measham, George Alleyne, Mariam Claeson, David B. Evans, Prabhat Jha, Anne Mills, and Philip Musgrove, eds. *Disease Control Priorities in Developing Countries.* 2nd ed. New York: World Bank and Oxford University Press, 2006.

Ji, Jianlin, Arthur Kleinman, and Anne Becker. "Suicide in Contemporary China: A Review of China's Distinctive Suicide Demographics in Their Sociocultural Context. " *Harvard Review of Psychiatry* 9, no. 1 (2001): 1 - 12.

Keshavjee, Salmaan, Irina Y. Gelmanova, Alexander D. Pasechnikov, Sergey P. Mishustin, Yevgeny G. Andreev, Askar Yedilbayev, Jennifer J. Furin, Joia S. Mukherjee, Michael L. Rich, Edward A. Nardell, Paul E. Farmer, Jim Y. Kim, and Sonya S. Shin. " Treating Multidrug-Resistant Tuberculosis in Tomsk, Russia. " *Annals of the New York Academy of Sciences* 1136 (2008): 1 - 11.

Keshavjee, Salmaan, and Paul Farmer. "Tuberculosis, Drug Resistance, and the History of Modern Medicine. " *New England Journal of Medicine* 367 (2012): 931 - 936.

Kleinman, Arthur. "A Critique of Objectivity in International Health. " *In Writing at the Margin: Discourse between Anthropology and Medicine*, by Arthur Kleinman, 68 - 92. Berkeley: University of California Press, 1995.

———. *Rethinking Psychiatry: From Cultural Category to Personal Experience.* New York: Free Press, 1988.

Murray, Christopher J. L. "Quantifying the Burden of Disease: The Technical Basis for Disability-Adjusted Life Years. " *Bulletin of the World Health Organization* 72, no. 3 (1994): 429 - 445.

Murray, Christopher J. L. , and Alan D. Lopez, eds. *The Global Burden of Disease: A Comprehensive Assessment of Mortality and Disability from Diseases, Injuries, and Risk Factors in 1990 and Projected to 2020.* Vol. 1, Global Burden of Disease and Injury Series. Cambridge, Mass. : Harvard University Press, 1996.

Pablos-Mendez, Ariel, Mario C. Raviglione, Adalbert Laszlo, Nancy Binkin, Hans L. Rieder, Flavia Bustreo, David L. Cohn, Catherina S. B. Lambregtsvan Weezenbeek, Sang Jae Kim, Pierre Chaulet, and Paul Nunn (for the World Health Organization-International Union against Tuberculosis and Lung Disease Working Group on Anti-Tuberculosis Drug Resistance Surveillance) . "Global Surveillance for Antituberculosis Drug Resistance,

1994 - 1997. " *New England Journal of Medicine* 338, no. 23 (1998): 1641 - 1649.

Patel, Vikram, Ricardo Araya, Sudipto Chatterjee, Dan Chisholm, Alex Cohen, Mary De Silva, Clemens Hosman, Hugh McGuire, Graciela Rojas, and Mark van Ommeren. "Treatment and Prevention of Mental Disorders in Low-income and Middle-income Countries. " *Lancet* 370, no. 9591 (2007): 991 - 1005.

Patel, Vikram, and Arthur Kleinman. " Poverty and Common Mental Disorders in Developing Countries. " *Bulletin of the World Health Organization* 81, no. 8 (2003): 609 - 615.

Patel, Vikram, Benedetto Saraceno, and Arthur Kleinman. " Beyond Evidence: The Moral Case for International Mental Health. " *American Journal of Psychiatry* 163, no. 8 (2006): 1312 - 1315.

Prince, Martin, Vikram Patel, Shekhar Saxena, Mario Maj, Joanna Maselko, Michael R. Phillips, and Atif Rahman. " No Health without Mental Health. " *Lancet* 370, no. 9590 (2007): 859 - 877.

Sen, Amartya. " Missing Women: Social Inequality Outweighs Women's Survival Advantage in Asia and North Africa. " *British Medical Journal* 304, no. 6827 (1992): 587 - 588.

第9章 价值观与全球健康

阿俊·苏里，乔纳森·戚格尔，卢克·梅塞克，玛格丽特·索普·巴西利科，
马修·巴西利科，布里奇特·汉娜，萨尔曼·凯沙维，凯博文

在大的复杂性背后，有更大的简单性。

——古斯塔夫·古铁雷斯神父

全球健康（在本书中被形容为新近出现的由一系列问题、机构和愿景共同组成的复杂系统）一直以来被描述为"我们这个时代最伟大的道德运动之一"。[①] 这样的描述可能也符合一些读者的直觉：在制定关于全球健康工作的重要决策时，几乎总是包含了一个道德维度的考量。日益加剧的全球不平等，绝对与相对贫困的重负，每年数以百万计的人死于本可避免的死亡——当今世界这些令人不安的问题鼓舞着越来越多的学生投身于全球发展和卫生事业，因其似乎具有独一无二的正当性。这种道德感的存在根基是什么？通过考察这种行为背后的道德动机，能否有助于我们改善全球健康的实践工作，恰如我们从其他当代社会运动和传染疾病大流行等各种事件中收获良多？

本章节通过关注全球健康研究所时常触及的一些道德议题来回答上

---

① Arthur Kleinman and Bridget Hanna, "Religious Values and Global Health," in *Ecologies of Human Flourishing*, ed. Donald K. Swearer and Susan Lloyd McGarry, Center for the Study of World Religions (Cambridge, Mass.: Harvard University Press, 2011), 76.

述这些问题。本章的目的之一是追溯与全球健康议题相关的道德思考的知识谱系。是否每一个人都享有健康的权利？谁应当为那些身患疾病和残疾的人提供必要的医疗保障？这些古老的问题并没有一个简单答案。"人权"（其中包括享有医疗保健的权利）这一概念就拥有丰富悠长的历史，并弥漫于全球健康领域的最初阶段。

　　本章节的另一个目的是检视那些激励着从业人员、研究员、政策制定者和教师去从事全球健康事业的道德框架。本章节中所提到的每一种取向都在积极推动着全球健康平等运动的参与。人权的框架占据了本章节的大部分内容，因为这是在全球健康实践中被最广泛运用的取向。但是"人权"的范畴并未包括所有人投身于此的动机，我们也并无意于将其置于其他取向之上，或是对全球健康所涉及的不同价值观进行等级划分。

　　许多致力于社会公平和全球健康平等运动的个体无疑受到强烈持久的道德奉献精神的驱动，这种奉献精神根植于每个生命都是有尊严的这一根深蒂固的信念，并不能用纯理性来进行解释。从事高质量的初级诊疗和疾病预防的古巴家庭医生，为地方和全球的医疗手术提供后勤支持的、就职于紧急救护组织的美国管理人员，在孟加拉国农村地区为肺结核病人提供家庭照护的 BRAC 组织的志愿者们（见第 7 章），奋战于全球健康工作的一线，可能不会停下来思索这项事业的道德根源。在富裕或贫穷国家的活动家们可能不会花许多的时间去思考关于健康保障权利的基础理论，尽管他们常常在使用人权的理念去倡导政策的变革。本章节绝不会试图去低估自发的道德动机的正确性。恰恰相反，我们希望通过检验一些促使他人投身全球健康事业的道德框架，使学生和从业人员能够更好地理解他们个人职业选择时的兴趣驱动之来源。

　　另一个剖析人们行为背后动机和道德观的原因在于，正如凯博文和布里奇特·汉娜（Bridget Hanna）所说，全球健康是一项非常困难的工作。它需要仔细审视可防范的病痛和死亡，全球不平等的受困扰人口分布比例，以及诸多现代性失效的案例。这些问题都不是能够被简单解决的。"当那些从事全球健康事业的一线工作者们遭遇孤独、贫穷、疾病和其他的个人考验之时，是什么给予了他们力量和勇气？"凯博文和汉娜这样问道。而他们给出的答案是："这是一项道德实践，根植于我们内心深处的信念给予的力量。"① 批判式的自我反思（准确地说是检验自我的价值观、动机、成就与失败）可以帮助从事这项事业的人积极面对随之而来的个人痛苦和道德危机，而不是深陷犬儒主义或者消极悲观的情绪。凯博文这样描述：

> 学会看到整个世界、病人及其医生所具有的分裂与隐藏价值观，这对于与技术能力相配合的实务性人际交往技巧（包含善良、尊重、同理心、沟通能力）来说是一种智识上的增补，两者共同构建出了身为一名医生的应有之义。批判性地反思我们生命中真正重要的东西所具有的复杂和讽刺之处，能够丰富我们的生命，这种对事实敏感性的训练和教化让我们对超越医学领域之外的生活的其他部分保持警醒。在那里，正如在诊所中所发生的，不确定性、危险、快乐与失望情绪的平衡是完全彻底地与我们的分裂自我、隐藏的价值观并生共存。②

培养这种敏锐的察觉能力需要终生的努力，这不是本书或任何一本书能完成的任务。然而，我们希望这本书后续的讨论能够帮助从事全球健康事业的学生和从业者能够培养批判式的自我反思能力，以应对未来可能面对的各种挑战。

---

① 同样参见 Kearsley A. Stewart, Gerald T. Keusch, and Arthur Kleinman, "Values and Moral Experience in Global Health: Bridging the Local and the Global," *Global Public Health* 5, no. 2 (2010): 115 - 121。
② Arthur Kleinman, "The Art of Medicine: The Divided Self, Hidden Values, and Moral Sensibility in Medicine," *Lancet* 377, no. 9768 (2011): 805.

道德框架和全球健康

功利主义

"追求最大多数人的最大利益"是功利主义的一条准则，也被称为"最大幸福原则"。19 世纪英国的功利主义哲学家杰里米·边沁（Jeremy Bentham）和约翰·斯图尔特·密尔（John Stuart Mill）等人曾尝试从人类幸福原则出发重新阐释道德哲学：一种行动如果能够为尽可能多的人带来最大化利益（这里被定义为人的幸福、快乐、安康）①，这种行动就是好的。当面临道德选择时，一个功利主义者可能会计算各种行动对他人可能造成的一切好的或坏的结果，并根据这种计算做出行动方案的最佳决策。这种取向可以推动渐进的社会改革：19 世纪英国的功利主义者即包括了女性权利、社会福利、全面民主制度、刑事法改革的早期捍卫者②。一个政治哲学家曾经写道："在最好的情况下，功利主义是反对偏见和迷信的强有力的武器，为挑战那些以道德的名义对我们宣称权威的人提供了标准和步骤。"③ 但是当大多数人被赋予了选举权，功利主义政策却引发了将多数人的利益凌驾于少数人权利之上的风险。在最坏的情况下，功利主义可能导致多数人的暴政。功利主义的另一个问题是如何衡量利益。如果愉悦感是最高的利益，为什么我们不简单地把人们连接

---

① 因功利主义根据行动的结果（而非行动背后的动因）来赋予其道德价值，它作为结果主义的道德理论而闻名。

② 相反，在 20 世纪保守派曾运用功利主义来辩明自由资本主义有利于增进大多数人的利益。参见 Friedrich Hayek, *Law, Legislation, and Liberty*, vol. 2, *The Mirage of Social Justice*（Chicago: University of Chicago Press, 1973），17 - 23; and Friedrich Hayek, *Studies in Philosophy, Politics, and Economics*（New York: Touchstone Books, 1969），173。

③ Will Kymlicka, *Contemporary Political Philosophy*（Oxford: Oxford University Press, 1990），11.

到给每个人的血液中注入吗啡的机器上①?

尽管功利主义的极端取向可能陷入自身的缺陷和困境中,但是实现最大多数人的最大福祉这一宗旨也确实合乎逻辑地持续激发着许多全球健康话语。举例来说,它向我们揭示了世界范围内健康后果与医疗服务可及性的不平等。我们该如何解释这样一个事实:每年有数以千万的人(几乎都生活在贫穷国家)死于在富裕国家很容易被治疗的疾病②? 我们是否理所应当接受这样的报道:1000 多个亿万富翁能够负担起各种各样的奢侈品消费,诸如豪掷 20 亿元买私人波音 787 梦想客机,而这笔钱其实可以为超过 190 万艾滋病病人提供一年的一线治疗③? 当超过 10 亿人每天的生活费都不足 1.5 美元,我们是否可以心安理得地享受类似于一瓶价值 1.5 美元的饮用水这样的俗世愉悦之物④? 一个功利主义者将不能容忍这样的不平等,期待医疗保健和支出能够得到更加公平的分配,让世界上更多的人均等地享受到健康优质的生活。这样的功利主义考量将会推动全球健康的平等化。

另一个在全球健康和发展的话语中运用功利主义原则的案例,是一位名叫彼得·辛格(Peter Singer)的哲学家为全球资源再分配和消除贫

---

① 这是 Robert Nozick 对他所称的"福利享乐主义"所进行的批判。他问,如果一台机器能产生最愉悦的感觉(包括"成就感"),我们会用它吗? 参见"The Experience Machine" in Robert Nozick, *Anarchy*, *State*, *and Utopia* (New York: Basic Books, 1977), 42 – 45。

② Robert E. Black, Saul S. Morris, and Jennifer Bryce, "Where and Why Are 10 Million Children Dying Each Year?" *Lancet* 361, no. 9376 (2003): 2226 – 2234. Jim Yong Kim, "Bridging the Delivery Gap in Global Health," *MIT lecture*, November 19, 2007, http://video.mit.edu/watch/bridging-the-delivery-gap-to-global-health-9317/ (accessed October 22, 2012).

③ "Antiretroviral (ARV) Ceiling Price List," Clinton Health Access Initiative (CHAI), last modified May 2012, http://d2pd3b5abq75bb.cloudfront.net/2012/07/12/15/03/07/163/CHAI_ARV_Ceiling_Price_List_May_2012.pdf (accessed October 22, 2012). 这是根据 d4T(30 毫克)、3TC(150 毫克)和 nvp(200 毫克)一线方案 2010 年的价格计算出的数字,每人每年花费 79 美元。

④ 这些问题在 Peter Singer 的书中被提出,参见 Peter Singer, *The Life You Can Save*: *Acting Now to End World Poverty* (New York: Random House, 2009), 10 – 11。

困而设计的一个简单有效的方案。他的论点建立在以下四个基本前提之上：

> 由于食物、住所和医疗保障的缺乏而导致的疾痛和死亡是应当避免的。
>
> 在不损害大多数人攸关利益的情况下，如果我们有能力去避免这些情况的发生却不去行动，就是错误的。
>
> 通过向医疗机构捐助，可以避免因缺少食物、住所和医疗保障而导致的疾痛和死亡发生，并且不会损害其他大多数人的攸关利益。
>
> 综上所述，如果你有能力却不向医疗机构捐助，就相当于做了一个错误的选择[①]。

辛格用一个具体的事例来进一步阐释自己的论点。他认为大多数人会同意在齐膝深的水池里救下一个溺水的孩子是每一个人应当承担的责任，这个行为无须人们牺牲任何重要性接近于生命的东西就可轻易做到。如果我们同意这一点，那么我们为什么不给那些救助全球资源匮乏地区儿童的福利机构进行捐助呢？另一个类似的例子也涉及拥有珍贵资产和拯救一条生命之间的对立：想象你看到一列火车正向一个在铁轨上玩耍的孩子驶去，你有能力使火车转向并保护那个孩子，尽管你的昂贵的布加迪跑车可能会因此被损毁，你会这样做么？又如果这辆车代表着你的养老储蓄金，你会这样做吗？辛格说他的几乎所有学生都同意会让火车转向。

辛格认为，这种责任也适用于去救助那些遭受本可轻易避免的疾病和营养不良的人。其论点表明，在这个即时通讯非常发达且全球资源流动日益迅速的时代，距离在道德上已经成了个随机的概念。也就是说，

---

① 这些问题在 Peter Singer 的书中被提出，参见 Peter Singer，*The Life You Can Save：Acting Now to End World Poverty*（New York：Random House，2009），15 - 16。

如果你没能给一位挨饿的孟加拉儿童寄 5 美金支票来扶危济困，就和对一个溺水儿童见死不救一样道德恶劣①。毕竟，如果你愿意牺牲一辆跑车或者自己的养老储蓄金去救助一个孩子，寄一张 5 美元的支票又有何难？"当我们可以用自己的储蓄去参加音乐会、买名牌鞋、享受美食美酒或者去地球的另一端度假（而不去捐助一个孩子），"辛格认为，"我们就是在做一件错误的事情。"② 辛格所列举的事例颇具煽动性——甚至带有一些加尔文主义色彩——同时许多人也认为他的观点矫枉过正了③。尽管如此，他的功利主义道德逻辑是直接指向平等的实现的。

辛格论证中的前提假设并不是无懈可击的。他所提出的第三个前提条件（对外援助的有效性）是一个饱受争议的话题，越来越多的文献在探讨失败的援助案例（在第 10 章中会进一步阐述）④。但是，这些批评的声音只是在关注援助落实的具体细节，并不涉及这项论证背后的道德力量。如果存在高效的援助实施模型——本书的论点是它们确实存在，至少存在于卫生部门——那么辛格所提出的挑战就依然是合理的。他的论点也包含了功利主义特有的其他张力。举例来说，辛格强调要着重于关注南亚地区"最贫穷"和"最亟需救助"的人，这一地区有着"数量最大的生活在赤贫状态的人群"。⑤ 尽管这个取向有合理性，但是也可能导致出现一种滑坡效应：这将会让人人都过上不那么悲惨的生活，但每

① Peter Singer, "Famine, Affluence, and Morality," in *International Ethics*, ed. Charles R. Beitz, Marshall Cohen, Thomas Scanlon, and A. John Simmons (Princeton, N. J.; Princeton University Press, 1985), 249-252.

② Singer, *The Life You Can Save*, 18.

③ Jeffrey A. Schaler, ed., *Peter Singer under Fire: The Moral Iconoclast Faces His Critics* (Chicago; Open Court, 2009).

④ Linda Polman, *The Crisis Caravan: What's Wrong with Humanitarian Aid?* (New York; Metropolitan Books, 2010); Dambisa Moyo, *Dead Aid: Why Aid Is Not Working and How There Is a Better Way for Africa* (New York; Farrar, Straus and Giroux, 2009); and William Easterly, *The Elusive Quest for Growth: Economists' Adventures and Misadventures in the Tropics* (Cambridge, Mass.; MIT Press, 2001).

⑤ Singer, *The Life You Can Save*, 7.

个人都无法过上优裕生活①。换言之，功利主义导致医疗资源的定额配给。这个议题富含着政治意涵（特别是贯穿在美国 2009—2010 年关于医保改革的争论中）和道德意涵（探讨何为生命的价值）。而且，由于美国体系是根据每个人的支付能力分配医疗资源配给份额，辛格认为这是每一个美国人每天都在现行的医保制度体系下所承受的东西——无论他们是否意识到了这一点②。

尽管招致了一些公正的批评，这种绝对平等的假设模型向我们描绘了一个与我们今天所生活的世界全然不同的世界。当今世界的收入不平等程度比整个 20 世纪都要更加严重：1％的最富有人口控制了全世界43％的财富；10％的最富有人口掌握着世界上 83％的财富，而 50％的最贫穷人口仅拥有世界 2％的财富③。当我们回顾历史时，美国镀金时代同样令人震惊的社会不平等情况可类比于此。对功利主义采取更切实中肯的阐释而非关注于极端假设——那是哲学家的兴趣所在，但在全球健康的情境下用处较少——将带来较温和的且可救助生命的医疗资源再分配。如果将世界上最富裕的人的一部分用于奢侈消费的财富用于穷人的医疗保障，那么数百万人的生命将被拯救。全世界 25 亿挣扎在极端贫困线以下的人（每天的生活费不足 2 美元）面临的收入缺口占经济合作与发展组织（OECD）所有成员国每年的国民生产总值的

---

① 这是 Derek Parfit 在他的 *Reason and Persons*（New York：Oxford University Press，1984）一书中对功利主义的主要批判。根据功利主义理论，他认为，如果一个国家能够将其人口增加一倍，同时使每个公民的福利减少一半，那么它就应该这样做。

② 辛格指出，美国的医疗保险制度已经通过给干预措施指定价格（只有一些美国人负担得起的价格）和优先给有保险的人服务（一项研究发现，没有保险的人比有保险的人车祸后的死亡率高出 37％）来分配护理。换句话说，美国的医疗保健系统是根据支付能力而不是其他可以称得上更公平的随机分配方法来进行配给的。参见 Peter Singer，"Why We Must Ration Health Care," *New York Times*，July 15，2009，www. nytimes. com/2009/07/19/magazine/19healthcare-t. html？ pagewanted ＝ all（accessed October 22，2012）。

③ "The Few：A Special Report on Global Leaders," *Economist*，January 20，2011，www. economist. com/node/17929075（accessed October 25，2012）.

不到 1%①。换句话说，将世界上最富裕地区的人的生活费标准降低1%，将会使最贫困人口的生活费达到至少每天 2 美元——这个目标虽小，但对于全球平等的实现却是迈出了一大步。

但是功利主义也会把我们带到不同的方向上去。和大多数的经济学理论及其工具模型一样，成本效益就是基于功利主义而提出的一个概念。可以以此来比较在各种干预措施中，哪些可以实现每花 1 美元便最大程度减少死亡和疾病（通常用伤残调整生命年来测量，即 DALY）。成本效益分析的目的在于最大化全球健康花费的影响力，换言之，就是实现最大多数人的最大化利益。但是成本效益分析也是一把双刃剑：它是以侵占稀缺资源（预设资源稀缺）为前提实现的利益最大化。这种预设（常具有误导性的、成本效益分析的首要原则）会导致人们做出一些只是反映或再生产了全球不平等，而不是根据需求的等级来分配资源的决定。如果那些贫穷的人足够幸运能够获得医疗保障，那么他们的保障也只是最基本和低廉的。换句话说，成本效益的逻辑可能导致我们陷入"适当技术"（appropriate technology）的陷阱。基于各地的能力和经济水平而选择和配置"适当"的资源是重要的，但与此同时，有一些资源（如在发达国家实行的疾病诊断标准）就被认为在发展中国家的医疗健康计划中"不适用"。加强医疗体系运行所须投入的长期的巨额的资金很可能由于太过昂贵而被取消。

但是如果一条生命被挽救或者一项疾病被预防了，这本身不就意味着干预措施是"有效的"吗？我们怎么能够将用于针对特定人群的短期干预措施的效力与建立一个强有力的医疗保障体系的效力相提并论呢？过去的十年已然展示了全球健康资金极具变动性（参见第 5 章和第 11 章），那么我们如何可以对资源稀缺这一预设进行重新想象？成本效益分析的问题也恰恰反映了功利主义存在的问题："成本"和"效益"是难以

---

① Thomas Pogge，*World Poverty and Human Rights*，2nd ed.（Cambridge：Polity Press，2008），10.

被准确测算的（恰如利益难以被测量），而且会存在的一个风险是，我们会不知不觉地基于当前的不平等现状来提出最初的预设和概念定义。

自由主义式的世界主义

世界主义是所有以如下理念为基础的理论的总称，即认定"所有人无论有怎样的政治立场都属于（或至少能够属于）同一个共同体，这个共同体应当被予以培育"。[1] 一位自由世界主义哲学家托马斯·博格（Thomas Pogge）曾经建立了一个关于全球公平的规范理论[2]。博格是哲学家约翰·罗尔斯（John Rawls）的学生，他在全球贫困和疾病的语境下延伸了罗尔斯政治自由主义的适用范围。罗尔斯在他 1971 年的著作《正义论》中提出了一个著名的思维实验，让我们去想象：每个人都生活在一道"无知之幕"背后，对于即将有的生活处境一无所知，这被称之为原始状态。他们将会出生在富裕的家庭还是贫困的家庭？他们是男孩还是女孩？健康还是残疾？罗尔斯认为大多数人如果能够设计在这道帷幕另一边的世界，都会赌自己有可能在上述选项的任何一端，而选择生活在一个公平的社会，一个出生在贫困、受歧视或其他先天不良的环境中的风险被降低的社会[3]。在这个社会中，不平等的安排仅有在其能让

---

① Pauline Kleingeld and Eric Brown，"Cosmopolitanism，" in *Stanford Encyclopedia of Philosophy*（Spring 2011），ed. Edward N. Zalta，http：//plato. stanford. edu/archives/spr2011/entries/cosmopolitanism（accessed October 25，2012）.

② Pogge，*World Poverty and Human Rights*，20 - 24.

③ John Rawls，*A Theory of Justice*（Cambridge，Mass.：Harvard University Press，1971），54. 罗尔斯认为社会益品（财富、权力、机会）和自然益品（健康、天赋、能力）在不同个体之间的分配乃是自然彩券的结果。拥有这类益品纯属运气，在道德上无道理可言。一名天生患有重度残疾的男孩不应因其糟糕的运气而被罚以无法得到补偿，而一名出身于富贵之家的女孩也不应通过在损害出身贫寒者利益的情况下囤积资源而获奖赏。仅有当财富和机会的再分配能够抵消人们在出生之时的社会与自然益品的随机分配时，公正方能实现。由此基本立场出发，罗尔斯认为如果我们都站在"无知之幕"背后而面临自然彩券的降临，将可设置大多数人都能同意的社会契约。他指出其将导致自由平等主义："所有的社会基本价值——自由和机会、收入和财富、自尊的社会基础——都要平等地分配，除非对其中一种或所有价值的一种不平等分配合乎每一个人的利益。"

社会中受惠最少的成员受益（比如为青少年提供培育才干的机会）时才能被接受。这是罗尔斯著名的"差异原则"，正是这个论点导致他赞成通过大规模的社会再分配让部分财富从富人流向穷人。但是罗尔斯将论点的范围仅限于单一民族国家，包括博格在内的几位新近政治哲学家曾对这一点提出质疑[1]。在博格看来，国家之间通过全球贸易、信息通讯和人口流动建立起的联结——更不用说疾病的传播已经消弭了国家的边界——使一种从全球体系视角出发的分析要比单一民族国家的分析视角更加贴切[2]。

博格借用罗尔斯的正义概念来代表公平，进一步批判现行的全球制度秩序，他断言，当代占据支配地位的经济和政治体系为了满足富人的利益而剥削穷人。"我并不认为我们强行施加的现行全球秩序并没有导致贫困或者伤害穷人，"博格这样写道，"只有当一个具有对抗性的制度具备下列条件时才能正当化其优先考虑一部分成员和团体的利益的理由，即其形成竞争结构的机制框架达到最低限度的公平。……而当今的全球制度秩序无法满足这些条件，这是因为谈判中的议价权极端不平等，而且这种不平等（本该避免地）再生产了巨大的贫困和经济不平等。"[3] 只有当所有比赛者在一个平等的竞赛场地上开展竞赛，并且使用相同的规则来竞争，这场竞争才能被认为是公平的。博格对这一观点并不避讳，他强调"全球制度在极端贫困持续存在方面的因果性作用"。[4]

对于博格来说，极端贫困长期存在的罪魁祸首是现有的全球政治经

---

[1] John Rawls, *A Theory of Justice* (Cambridge, Mass.: Harvard University Press, 1971), 401; Pogge, *World Poverty and Human Rights*, 111 - 114。罗尔斯晚期的作品谈到了不同国家之间的正义问题，但他从未将差异原则延伸至特定国家——他所认为的"独立"系统——的国界之外。参见 John Rawls, *The Law of Peoples*; With "The Idea of Public Reason Revisited"(Cambridge, Mass.: Harvard University Press, 2001)。

[2] 博格质疑如果其实是由个体国家本身来决定其发展或停滞，世界何以能被粗暴地分成富裕地区（"北半球"）和贫困地区（"南半球"）这两大地区。这个简单的例子可引导我们关注诸如贸易、外交政策、国际法等全球性力量和结构。

[3] Pogge, *World Poverty and Human Rights*, 15 - 16 (emphasis added).

[4] 同上，118。

济体系。大多数人会同意一个国家的经济精英将自己的意志强加于大多数人是不公平的，但是很少有人用同样的道德标准去质疑全球经济体系，尽管这种体系在财富分配和议价权力中所体现的不平等是类似的。如果富人们被告诫当今世界的经济体系安排是不平等的，"他们中的大多数人会视这样的言论荒谬可笑而不屑一顾"，博格这样写道①。他提到了世界贸易组织制定的国际贸易协定：富裕国家不断向贫穷国家施压，要求他们开放对外贸易，而《经济学人》指出前者的关税平均是后者的四倍，并估算如果富裕国家取消对贫穷国家的关税，那么那些贫穷国家可以额外再出口 7000 亿美元的商品②。除了这种双重标准体系之外，经济合作与发展组织成员国每年大约花费 3000 亿美元用于农业补贴③。从西方国家进口的商品被人为压低了价格，并且常倾销给发展中国家的农民。最近的一个例子是海地水稻作物滞销。在 2010 年 3 月，比尔·克林顿对外公开承认美国在 1990 年代向海地倾销低价水稻作物是自己的过失：

> 从 1981 年起美国就开始奉行一项政策，大概是直到去年我们才开始反思它，这项政策的内容是：我们富裕国家应把生产的大量剩余粮食卖给贫穷国家，从而缓解当地人自己生产粮食的压力，这样，他们就可以幸运地直接跃入工业时代了。但这种策略并不奏效。它也许可以让我所在的美国阿肯色州的一些农民获益，但也没有成效。这是一个错误。……海地因此无法生产足够的粮食供应给本国居民，我每天都生活在对此后果的内疚之中④。

---

① Pogge, *World Poverty and Human Rights*, 102.
② "The White Man's Shame," *Economist*, September 25, 1999, 89；同上，20.
③ Joseph E. Stiglitz and Andrew Charlton, *Fair Trade for All: How Trade Can Promote Development* (New York: Oxford University Press, 2005), 120.
④ "Hearing: Building on Success: New Directions in Global Health," *U.S. Senate Committee on Foreign Relations*, 111th Cong., 2nd sess., March 10, 2010, www.foreign.senate.gov/hearings/building-on-success-new-directions-in-global-health (accessed October 25, 2012).

博格也提到了嵌入全球市场体系之中的其他形式的不公平现象。众所周知，军火贸易商贸然向富裕和贫穷国家的臭名昭著的军事集团提供武器、军火和其他军需设备[①]。除此之外，《与贸易有关的知识产权协议》限制了获取科学与技术成果的全球可及性。举例来说，一些基本药品已经在发展中国家的临床实验中受到评估，但当有专利保护的药物成品被通过市场机制分售时，发展中国家无法获得这些成品[②]。博格收集了诸多这样的案例来支持自己关于全球平等的规范化理论：

> 这里说的道德立足点在小范围的语境下是显而易见的：假设你做一件事情可以获得 1 万美金，但预期结果是你的行为可能在拯救了三个人的同时杀死了另外两个人。但如果你另择行动，可以在拯救三个人的同时不会导致任何人丢去性命并且挣到 5000 美金，那么很明显前一个行为是不被允许的。世界贸易组织制定了这项协定而不采取一个带来更少负担的另行方案，即可类比于此。我们中的大部分人并没有察觉到我们政府选择了前者是如何在道德上出现了问题，这表示我们都潜在地将全球贫困者视为共有的资源，就像冰箱

---

① 例见 Carolyn Nordstrom 的关于追踪地雷来源的作品（*Shadows of War：Violence，Power，and International Profiteering in the Twenty-First Century* ［Berkeley：University of California Press，2004］）。她写道："如果存在任何奇怪的观念，即认为雇佣军和侵犯人权者只能从'非民主地区的来源'获得武器，那么任何在战区行走的人，包括我自己，都可以很容易地证明世界上所有主要销售商都能提供各种各样的武器。在我与英国排雷非政府组织哈洛信托公司（Halo Trust）一起访问过的安哥拉中部一平方公里的土地上，他们清除了 31 个国家生产的地雷。"（95）

② Peter Lurie and Sidney Wolfe，"Unethical Trials of Interventions to Reduce Perinatal Transmission of the Human Immunodeficiency Virus in Developing Countries," *New England Journal of Medicine* 337，no. 12（1997）：853 - 856；Brenda Waning，Ellen Diedrichsen，and Suerie Moon，"A Lifeline to Treatment：The Role of Indian Generic Manufacturers in Supplying Antiretro viral Medicines to Developing Countries," *Journal of the International AIDS Society* 13（2010）：35；Pogge，*World Poverty and Human Rights*，21. 这一主题在下述作品中被进一步探讨：Paul Farmer，"Rich World，Poor World," *Partner to the Poor*，ed. by Haun Saussy（Berkeley：University of California Press，2010）。

里的咖啡奶油一样的均质体：人们可以从中取出一部分，并假设长此以往所取会低于所存①。

因此根据博格的观点，全球经济体系有力维系着从根本上不公正的现状。

但是博格的批评并没有止步于此。博格通过强调全球制度、规范和商业实践通过何种方式支撑着那些实则触犯了其声称代表的人民的利益的政体，指出全球政治秩序也根植于不平等的制度安排。目前的国际体系倾向于认可那些享有丰富资源的国家的统治阶级（无论他们通过何种方式掌握政权）是合法的资源拥有者，可以在国际市场出售资源并获得收益。众所周知，博格称的"国际资源特权"（international resource privilege）的最终结果常常是使威权政府受益②。当国家领导人拥有实现自给自足的手段——诸如坐拥自然资源财富或国外援助——政府与公民之间通过代表公民利益和为其提供特定服务来换取收入（以税收形式）的、协商性的社会契约就会分崩瓦解③。博格认为国际资源特权实则成为引发国内战争或武装叛变的诱因，因为其他的权力争夺者们明白一旦夺权成功，利益回报将是丰厚的，且这种特权很容易被移交。此外，当像油田和钻石矿这样可以作为独立收入来源的资源能轻易被对手接管时，执政政府更会通过暴力和镇压来巩固权力。毕竟他们可以在弱监管的国

① Pogge，*World Poverty and Human Rights*，22.

② Jeffrey D. Sachs and Andrew M. Warner，"Sources of Slow Growth in African Economies," *Journal of African Economies* 6，no. 3（1997）：335 – 376；and Paul Collier and Benedikt Goderis，*Commodity Prices，Growth，and the Natural Resource Curse：Reconciling a Conundrum*，2007，Centre for the Study of African Economies Working Paper CSAE WSP/2007 – 15，http：//economics. ouls. ox. ac. uk/13218/1/2007 – 15text. pdf（accessed October 26，2012）.

③ 冷战期间，军事政权从美国及其盟友那里获得了大量的外国援助，以防止左倾团体掌权。例如，海地独裁者弗朗索瓦和让-克劳德·杜瓦利耶政府受到外国援助，因为他们将该岛贴上了抵御共产主义堡垒的标签，理由是古巴在距海地西北海岸仅几英里远的地方受到了安全威胁。

际军火市场购买"镇压的工具"。①

执政政府还经常可以受益于博格所说的国际借贷特权（international borrowing privilege）：以国家的名义，向外国债权方借贷的特权。这样的贷款体制会让那些尚未获得合法性的政权易于得到资源而强化其统治权，同时让整个国家（以及未来的政府）对政治精英中某位领导人的借款负有偿还责任。"任何继任的政府如果拒绝为一位腐败残暴、无民主无法制、专制又不受欢迎的前任政府还债，会受到其他国家银行和政府的严厉处罚，至少它会被排除在国际金融市场之外而失去借贷特权。"② 事实上，那些借了巨额国债的国家将会在未来失去借贷和争取援助机会、贸易伙伴的机会，尽管这些款项是由完全无视或违抗国民意志的政府花费的。而且正因为借贷特权可被授予大多数政府（无论其通过何种手段获得了政权），它进一步强化刺激了反叛者去推翻并取代现有的政府。从种族隔离的南非到刚刚成立政权的南苏丹，这类"恶债"都是普遍存在的，尽管有些人建议应该建立一个机制，使那些合法的继任政府能够否决前任政府的合法性，并在债务问题上享有公平的机会③。

博格还提到了使贫穷国家的贫困和冲突持久化的一些其他手段，比如：全球变暖问题主要由西方发达国家引起，却对发展中国家的农业生产带来不良的影响④；毒品贸易主要由发达国家需求推动，却在发展中国家内促使暴力和不稳定升级（特别是在拉美地区）⑤；全球的自然资源

---

① Pogge, *World Poverty and Human Rights*, 119.

② 同上，120。

③ 例见 Seema Jayachandran and Michael Kremer, "Odious Debt," *American Economic Review* 96, no. 1（2006）：82 - 85。

④ 乌干达总统 Yoweri Museveni 甚至认为，全球变暖可以理解为富国对贫穷世界的侵略行为。他一再要求对气候变化造成的损失进行赔偿，例如，半干旱的萨赫勒地区（许多乌干达农民的家园）作物产量下降。参见 "Drying Up and Flooding Out," *Economist*, May 10, 2007, www.economist.com/node/9163426（accessed October 25, 2012）。

⑤ 有关可卡因和其他毒品的需求如何助长中美洲有组织犯罪和政治不稳定的更多信息，参见 "The Tormented Isthmus," *Economist*, April 14, 2011, www.economist.com/node/18558254（accessed October 25, 2012）。

和公共物品（如海洋鱼类）日益稀缺匮乏。类似的例子不胜枚举①。其中一些伤害的来源是难以被减轻或抵消的，其他诸如国际资源和借贷特权可以通过政策改革来解决。

博格论证了当今主导性的经济和政治体系通过维持这种不公平的剥削现状损害着穷人的利益，他对此提出的改革方案不是建立在善意和慈善之上，而是强调公正性。很少有人会否认自己有不损害他人的义务，即政治哲学家们所说的"消极义务"。即使是最激进的自由主义者也承认有意侵害他人是违背道德的。博格的创见在于，他提出现有的全球体系架构正在大力地危害贫穷国家。博格表明，在发展中国家人们的贫穷和糟糕的健康状况常常被解释为不幸的境遇，而非通过政治抉择所创造和维持的特定的制度安排的结果。通过强调富裕人口如何支持并受益于这种损害了贫穷人口利益的制度，博格认为每个从现状中受益的人都牵涉其中。和辛格一样，博格也将论述延伸到了个体责任的领域。每一个参与了同样的全球体系安排的个人——无论是购买了中美洲垄断集团种植的香蕉，或西非残暴政权所仰靠的冲突钻石，或者只是享受现有的国际安全保障——都是道德上应该受到谴责的②。

博格的取向一定程度上是对我们所说的"结构性暴力"的一种替代表述。他向我们展示了富人和穷人之间的联系，以及这种联系如何导致了贫困、暴力和健康损害。这在根本上是一种关于公平性的论述：当嵌入当下全球体系中的不平等变得显而易见，博格推理说，向发展中国家的资源流动将不再成为一种慈善行为，而是天经地义如此。当那些富裕

---

① Singer, *The Life You Can Save*, 30. 有关过度捕捞的内容，参见 Sharon Lafraniere, "Europe Takes Africa's Fish, and Boatloads of Migrants Follow," *New York Times*, January 14, 2008, www. nytimes. com/2008/01/14/world/africa/14fishing. html? pagewanted＝all&＿r＝0 (accessed October 25, 2012); and Elisabeth Rosenthal, "Europe's Appetite for Seafood Propels Illegal Trade," *New York Times*, January 15, 2008, www. nytimes. com/2008/01/15/world/europe/15fish. html? pagewanted＝all (accessed October 25, 2012)。有关人的责任的内容，例见 Pogge, *World Poverty and Human Rights*, 31 - 32。

② Pogge, *World Poverty and Human Rights*, 121.

的人意识到他们日常生活中享受的特权也是由令穷人无法受到公平对待的结构调控着，许多人将被驱动去尝试改变这种体系。索利·本纳特（Solly Benatar）（一位致力于改善全球健康不平等的南非医生和伦理学家）也曾进行过同样的推论："因为富国及其国民深深卷入到致使社会不公和贫穷持久化的力量的生产和维系过程中，他们必须面对应缓解那些最深受其害的人的生活苦难的责任。"对这种关联的无视，根据本纳特的观点，是"匮乏的道德想象力"的结果①。

可行能力取向

在发展和全球健康的语境下，第三种要考虑的道德框架是所谓的"可行能力取向"（capabilities approach），这个框架最初由阿马蒂亚·森和玛莎·努斯鲍姆（Martha Nussbaum）提出（见图 9.1）。可行能力是繁荣的构成要素，是能够带来个体良态和国家社会公正的人类经验类别。森描述："基本的可行能力包括免于遭受饥饿、营养不良，可避免的疾病和过早死亡等剥夺的能力，以及与识字和计算能力、政治参与和言论自由权利等相关的自由。"②

努斯鲍姆更进一步，列出了一系列基本的人类可行能力：

1. 生命。生存年限达到人类生命正常年限……

2. 身体健康。能够保持健康。……获取充足的营养，有好的生活住所……

3. 身体完整。能够自由移动；避免遭受暴力攻击。……有机会满足性需求……

4. 感觉、想象力和思考。能够运用感官，能够想象、思考和推理……并接受必要的教育……

① Solomon Benatar，"Moral Imagination: The Missing Component in Global Health," *PLoS Medicine 2*，no. 12（2005）：e400.

② Amartya Sen，*Development as Freedom*（New York：Anchor Books，2000），36.

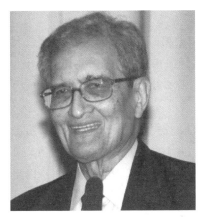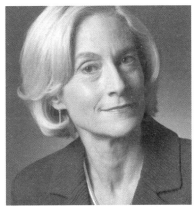

图 9.1　经济学家阿马蒂亚·森、哲学家玛莎·努斯鲍姆曾将人类能力理论应用于全球健康和发展学术研究。森的照片由 Elke Wetzig 拍摄；努斯鲍姆的照片由 Robin Holland 拍摄。

　　5. 情感。能与自身之外的事物和他人建立情感联系；能够去爱那些关心照顾自己的人。

　　6. 实践理性。能够形成善的概念认知，并且对于人生规划具有批判性反思的能力。

　　7. 从属关系：

　　a. 能够与他人共同生活，对他人表达认同和关怀……

　　b. 具备自尊和免辱的社会基础……

　　8. 其他物种。能够与动植物和其他自然界的生命和谐共处。

　　9. 娱乐。能够欢笑、游戏、享受娱乐活动。

　　10. 控制环境：

　　a. 政治上，能够有效参与治理自己生活的政治决策……

　　b. 物质上，能够持有财产……并且在与他人平等的基础上拥有财富……①

① 这段摘录自 Martha Nussbaum 的 "Capabilities as Fundamental Entitlements: Sen and Social Justice," *Feminist Economics* 9, nos. 2 - 3 (2003): 41 - 42。

尽管努斯鲍姆认为这个清单是可以继续扩充的，但她相信大多数人会同意如果一个人缺失上述能力中的任何一项便无法被称为拥有良好生活。如果人们的这些基本能力被剥夺，那么社会改革和政策变迁就成为必要。

这种可行能力取向也可以指导我们去挖掘和发展全球健康中所蕴含的价值来源。患病者之所以珍视药物，并不是因为药物本身的价值，而是因为药物让人免于病痛负担并能追求其他有意义的生活活动。森因此将发展重新想象为"扩展人类享有的真实自由的过程"。森不主张用国民经济总值和居民收入的增长来衡量发展水平，认为这些指标只是扩展人类自由的有用手段。他引导我们注重发展的"结果"，他称之为"实质自由"——享受人们有理由珍视的那种生活的可行能力①。从这种界定出发，发展涉及到要去解除那些阻碍了实质自由的藩篱屏障，这些屏障包括贫穷、歧视、国家暴力和压迫、医疗保障和受教育权利的缺失等，还有很多无法一一列举。

这种取向在道德和实践上具有吸引力。努斯鲍姆提出一个评估全球公正的规范化理论框架去评估全球公平，以自己的术语进行了亚里士多德式的本质主义论证②。她认为"对人类、人类功能和人类繁荣的确定表述"可以成为"最基本的衡量全球伦理和世界资源分配公平的标准"③。换言之，没有一个社会可以声称自己是公正的，如果它不能够使所有社会成员的人类繁荣各要素得到保障④。人类功能所达到的当前水平与完全实现人类繁荣（可行能力的实现）之间的鸿沟向政府和社会施

---

① Sen, *Development as Freedom*, 74. 在哲学术语中，透过行动的最终结果来判定其道德价值的取向被称为目的论推理，该取向在传统上被归为源于亚里士多德学说。

② 尽管 Sen 没有像努斯鲍姆一样详细提出规范性的立论，但他清晰表明可行能力取向应被用于评估社会进程和发展政策："由此看来，应主要根据某社会的成员享有的实质自由来评估社会的成功。"(*Development as Freedom*, 18)

③ Martha Nussbaum, "Human Functioning and Social Justice: In Defense of Aristotelian Essentialism," *Political Theory* 20, no. 2 (1992): 205.

④ Nussbaum, "Capabilities as Fundamental Entitlements," 36.

加了道德责任：

> 人类是这样一群物种，如被提供了适当的教育和物质的支持，就有能力实现最主要的人类功能。如果他们的基本能力被剥夺了养分、无法转化升级为我清单所列的更高级别的能力，他们便无法结出硕果，成长中断，在一定程度上只活成了自己的影子。这些人就仿佛是永远无法登上舞台表演的演员和从不能被演奏的乐章。……这一基本直觉支撑了亚里士多德学派的观点所发出的公共行动倡议：基本的、核心的特定人类权力有权利得到发展，并且可以向其他人（特别是政府，如亚里士多德学派所言）施加这一要求。①

世界上那 25 亿每天仅靠不到 2 美元维持生计的人该怎么办呢？还有那些身患残疾的、无法实现努斯鲍姆清单上某些能力的人该怎么办？这些群体还不是完整的人吗②？如果我们不对能力缺失者做任何补偿，那么努斯鲍姆将会回答"是的"，他们就像是被禁止上台的演员。这听上去有些残酷，但是努斯鲍姆是刻意要将标准设高，从而让人们在某些个体无法享受她列举的人类幸福生活的基本要素时感到人人有责。她强调全球的能力剥夺是促成社会和政治变革的动因。她同时也承认自己的能力清单并没有穷尽一切，而是一个"关于善的粗略宽泛的理论"③。

这种可行能力取向的视角如何给出了超越其他理论框架的启发呢？有一点在于，它提出了其他理论所忽视的一些不平等。举例来说，自由主义的视角（包括罗尔斯和博格的观点）从本质上聚焦于财富不均，这

---

① Nussbaum, "Human Functioning and Social Justice," 229.
② 这是对努斯鲍姆取向的一个常见批评。这项批评也在困扰所有自亚里士多德——他提出应该把最好的笛子给最好的演奏者——以来的目的论思想家。例见迈克尔·桑德尔在 "Honor and Resentment" 一文中对西得克萨斯的高中啦啦队残疾人权利案例的批判，参见 Michael Sandel, *Public Philosophy: Essays on Morality in Politics* (Cambridge, Mass.: Harvard University Press, 2005), 97 - 100。
③ Nussbaum, "Capabilities as Fundamental Entitlements," 40.

就隐蔽了其他方面的重要差异。虽然非洲裔美国人整体上比发展中国家中的大多数人要富裕，但是他们的平均寿命大大低于其他美国人[1]。同样的，尽管一些西欧国家的人均收入水平在世界上最高，但是当地的失业率高达 10％。对于失业，森的论述是其会产生"深远的削弱个体自由、创造力和技能的效果。"[2] 如果我们仅从最终的结果（比如过能够充分发展的生活、拥有一份有意义的职业）而非手段（比如挣钱）来看，我们可以看见一个截然不同的、或许更加全面的发展图景。用亚里士多德的话来说（根据森的引用）："财富显然不是我们所追求的善，因为它仅仅是为了追求别的东西而有用。"[3]

此外，可行能力取向描绘了限制人类实现自由、健康、公平就业和机会平等的结构性障碍。努斯鲍姆观察到："许多国家的女性虽然拥有名义上的政治参与权利，但是在可行能力的意义上却没有这种权利。""举例来说，她们出了家门就有可能遭受到暴力威胁。"[4] 贫穷可能限制某些个体获得公共医疗服务，因为他们没有可达医院的交通工具或者他们离开家庭的机会成本太高[5]。可行能力取向的提出阐明了在资源匮乏地区限制个体能动性的力量——人权理论取向会忽略这些力量，因其只考虑自由的过程（如投票权或受教育权），而不考虑这些自由权利如何实施（如影响投票权的社会因素，实现受教育权的政治经济基础等）。用努斯鲍姆的话来说："选择并不是纯粹自发性的，不可以脱离物质和社会条件

---

[1] Sen, *Development as Freedom*, 21 – 23. 虽然人们常常认为非裔美国人的预期寿命较短与暴力犯罪的发生有关，但事实上，最近的研究表明，缺乏社会服务，特别是卫生保健，是最重要的原因。

[2] 同上，21。

[3] Aristotle, *The Nicomachean Ethics*, trans. William David Ross, rev. ed. (Oxford: Oxford University Press, 1980), bk. 1, sec. 6, p. 7; 援引自 Sen, *Development as Freedom*, 14, 289。

[4] Nussbaum, "Capabilities as Fundamental Entitlements," 38.

[5] Paul E. Farmer, Simon Robin, St. Luc Ramilus, and Jim Yong Kim, "Tuberculosis, Poverty, and 'Compliance': Lessons from Rural Haiti," *Seminars in Respiratory Infections* 6, no. 4 (1991): 254 – 260; and Paul Farmer, *Infections and Inequalities: The Modern Plagues* (Berkeley: University of California Press, 1999).

而独立生长。"①

考虑可行能力也可以适应人类需求和偏好的多样性。仅仅聚焦于国民总体收入的公平无法兼顾个体的多样性需求。比如老年人需要摄取的卡路里比年轻人少，但是在老花镜和助听器等感官支持上有更大的需求；慢性病患者比健康的人需要获得更多的医疗保障②。尽管罗尔斯尝试过将需求的可变性融入自己的主张，但在某种层面上，自由主义机会平等的出发点很难与作为人类能动性基础的需求多样性保持一致。有些人曾经质疑罗尔斯的《正义论》排除了一些也许对穷人、残疾人以及其他弱势者来说最急需的社会需求③。通过寻求平等化地实施人类自由，可行能力取向考虑到了人类经验的某些异质性。

事实上，可行能力取向为个体在特定的基本条件得到满足的情况下用自己的方式定义美好生活留下了空间。功利主义所面临的问题是个体自述的偏好（即测定幸福感和效用感的指标）是灵活可变的。森也注意到了这样一个悖论：当国家提供更多医疗服务时，个体自己报告的发病率常常会提高④。儿童死亡率和产妇死亡率这些客观的健康指标可能标志着情况的改善，但同时人们的主观报告显示，随着人们对于更优服务的需求不断增长，人们对医疗保健体系的满意度在下降。这是适应性偏好的产物：穷人们对糟糕的医疗保障已经习以为常——他们接受了资源匮乏共识——而富人们对于满足自身需求的标准却在不断提高。我们该如何解决这个难题？可行能力取向会让我们勾勒出优质的医疗保健服务的轮廓，并要求每个人都能获得这些供给品。它并不排斥富人们有额外的医疗保障花销，但它要求在穷人中普及基本的医

① Nussbaum，"Human Functioning and Social Justice,"225.

② 同上，233。

③ John Gray, "Contractarian Method, Private Property, and the Market Economy," in *Liberalisms：Essays in Political Philosophy* (London：Routledge，1989)，161 - 198.

④ Amartya Sen, *Inequality Reexamined* (Cambridge, Mass.：Harvard University Press，1992)，127. Martha C. Nussbaum, *Sex and Social Justice* (New York：Oxford University Press，1999)．

疗保健服务。

正如本文在下一小节所述，将医疗保健视为人权也对功利主义构成了批评。可行能力取向与人权理论框架的不同之处在于，前者要求让人完整获得健康体验，而后者要求医疗服务的可及性。可行能力取向因此更具有干预主义的色彩，而它的批评者担心这可能会导致把精英大学和智库机构所制定的标准强加于世界范围内的受剥夺人口[①]。它也因其美好愿景而被称为乌托邦理论[②]。但是，这一点也许同样适用于所有审视现状的道德理论。

森和努斯鲍姆的志趣并不只是创立一套更加精准的测量标准去扩展关于发展的知识，他们也想提升能推动发展的策略和工具[③]。用森的话来说：“扩展自由既是（1）发展的首要目标，也是（2）发展的主要手段。”[④] 从一项引人注目的对英国人均寿命增长的观察研究中可以看到可行能力取向的政策意涵。在上世纪的两次世界大战期间，英国人均寿命显著增长，增长速度超过了战前、战后和两次世界大战间隔中的任何时期[⑤]。森用这个有悖于直觉的实证研究发现来论证公共服务供给在降低可避免的死亡率中所发挥的作用。特别是，尽管战时整体的食品供应量在下降，但是食物配给制度更加公平，这减少了因饥饿而死亡的人口数量。医疗保健在战时也被更广泛地普及：战时人口脆弱性导致英国政府为国民提供更多的医疗服务。这方面努力在 1948 年英国国民医疗保健制度（National Health Service）建立时达到顶峰。

诸如此类的聚焦于可行能力（在这个案例中关注的是能够拥有自然

---

① S. Charusheela, "Social Analysis and the Capabilities Approach: A Limit to Martha Nussbaum's Universalist Ethics," *Cambridge Journal of Economics* 33, no. 6 (2009): 1135 – 1152.

② Ingrid Robeyns, "In Defence of Amartya Sen," *Post-Autistic Economic Review*, no. 17 (December 2002), article 5, www. paecon. net/PAEReview/issue17/Robeyns17. htm (accessed October 30, 2012).

③ Sen, *Development as Freedom*, 33.

④ 同上，36。

⑤ 同上，50。

完整生命长度的能力）的实证研究发现，为政策制定者提供了重要的数据。森认为，这些案例都暗示了要增加国家主导的、给穷人和其他弱势群体提供食物配给与医疗保健服务。他也在一些发展中国家发现了类似的结果：随着政府在穷人中推广普及公共医疗保健服务，与之紧密关联的一个现象是印度喀拉拉邦的过早死亡率出现显著下降[1]。相关研究也将在哥斯达黎加、斯里兰卡和中国（经济改革前）出现的人均寿命增长部分归因于当地为穷人提供公共医疗保健服务[2]。但是森没有延伸这些结论，而是区分出不同国家采用"增长引发"和"扶持导致"的两种不同路径来增加人均寿命。森指出，一个单靠经济增长的基础实现国民健康显著改善的国家必定拥有"范围辽阔的增长进程和活跃广阔的经济增长"，并且以增加就业为增长导向[3]。举例来说，巴西和南非在过去的几十年中并没有明显扩充公共服务供给，但是在经济增长的同时出现了过早死亡率的显著下降。人均寿命作为一种根本的生物社会现象受到多种多样的、因时空而异的生物和社会因素的影响[4]。

森没有将"增长引发"和"扶持导致"这两种不同路径做优劣比较，而强调了它们的联系："人类能力的提升会恰好伴随生产力和挣钱能力的提高而发生。"[5] 所谓人类发展将带动经济增长的论点拥有悠长且复杂的历史，但在近年来再次受到青睐[6]。无论我们是否接受能力扩充和经济增长之间的因果联系，几乎没有人会否认这两个目标的实现是相互促进的。举例来看，苏底尔·阿南德和马丁·拉瓦利恩于 1993 年发表过一篇具有里程碑意义的论文，这篇文章尝试分析人均国民生产总值对人均寿

---

[1] Amartya Sen，"Health：Perception versus Observation，"*British Medical Journal* 324，no. 7342（2002）：860 - 861.

[2] Sen，*Development as Freedom*，47.

[3] 同上，46。

[4] 例见 Michael Marmot，"Health in an Unequal World，"*Lancet* 368，no. 9552（2006）：2081 - 2094.

[5] Sen，*Development as Freedom*，92.

[6] 一份具有里程碑意义的文件是世界银行发布的 *World Development Report* 1993：*Investing in Health*（Oxford：Oxford University Press，1993）。

命的影响①。他们发现两者的正相关性在很大程度可以被两个变量解释：
一个是穷人收入的增加，另一个是政府在公共卫生部门的财政支出。这
项研究证实，只要财富可以涓流而下惠及穷人，"增长引发"和"扶持导
致"的人类发展之间就能有良性循环。

努斯鲍姆引入了另一则案例来说明可行能力取向如何可能推进全球
健康和发展从业人员的工作。陈玛莎 1983 年出版的一本名叫《无声革
命》的书介绍了孟加拉农村在社会急剧变革时期推行的一个女性识字项
目②。最初，这个项目遵循联合国教科文组织的建议，在当地女性中发
起了一场分发免费阅读辅助资料的运动。努斯鲍姆将这个项目的第一阶
段形容为"自由主义"取向：女性被输入了必要的教育资源，就可以抓
住这个机会进行自我教育并提高社会地位③。根据陈的描述，这个项目
最初收效甚微：识字率并没有发生实质性变化，且女性的参与度也很
低④。后来这个项目改变为将农村妇女召集在一个公共区域中举行以讨
论为主的研讨会。陈发现这种取向在提高女性识字率方面更加成功，也
貌似促进了当地成立一些由女性运营的微型企业。努斯鲍姆用这个故事
说明了实践中的可行能力取向：第一阶段的措施止于识字本身——用她
的话说这只是获得其他社会产品的手段——而第二阶段关注的是妇女识
字的结果，即女性教育和赋权⑤。

无论在多大程度上我们愿意接受这些案例，可行能力取向带来了促
进公平的道义责任。根据这一框架，没有一个社会可以宣称自己是公平
的，除非这个社会中的每一个成员都能够运用和发挥使自己过上幸福人

---

① Sudhir Anand and Martin Ravallion, "Human Development in Poor Countries: On the
Role of Private Incomes and Public Services," *Journal of Economic Perspectives* 7,
no. 1 (1993): 133 – 150.

② Martha Alter Chen, *A Quiet Revolution: Women in Transition in Rural Bangladesh*
(Cambridge, Mass.: Schenkman Books, 1983).

③ Nussbaum, *Sex and Social Justice*, chap. 3.

④ Chen, *A Quiet Revolution*, 35.

⑤ 同上，8; Nussbaum, *Sex and Social Justice*, 92 – 93。

生的各方面要素。这项提议蕴含了将在下一章节介绍的人权理论的道德
力量。

　　不过可行能力的适用范围比人权更广，因此当这种视角被全球健康
和发展从业人员采用时，它引发非预期后果的风险也会越大。实际上，
努斯鲍姆的理论也存有一些本质主义倾向的缺陷，这包括对本土知识和
习俗的忽略。比如她毫无保留地谴责女性外阴割礼，认为这会增加女性
的健康风险（比如大出血的风险）、限制女性的性自由并且侵犯了人的尊
严①。上述的每一条论述都是有力的，但是在有些人看来，努斯鲍姆完
全没有考虑到将女性割礼予以正常化的历史与深层政治化的语境。也许
是因为这种行为长期遭受来自许多人（包括欧洲殖民者在内）的指责，
在非洲的一些地区，它具有了一种具有辩护意味的地方意义②。举例来
看，肯尼亚的基库尤族女人一直以女性割礼具有独特文化价值为由来为
其做辩护，它也与后殖民时期肯尼亚民族主义思潮交织在一起。即使这
种行为对于外来者是令人厌恶的，但是他们是否有权力告诉那些基库尤
族女人怎样做对她们才是最好的？然而，女性割礼确实经常引发瘘管、
在生育时很易撕裂的疼痛伤疤和其他一些严重的健康后果③。鉴于肯尼
亚复杂的阶级和性别发展动态和这个议题的政治化本质，那些支持女性
外阴割礼的基库尤族女人在多大程度上可以享有自主权、免于受到高压
政权和地方利益集团的胁迫与施压？在各种地区和跨地区的讨论中，对
外阴割礼之健康后果的担心占多大分量？这种行为在不同历史时期以及

---

① Nussbaum, *Sex and Social Justice*, 121 - 126.

② Sue Pedersen, "National Bodies, Unspeakable Acts: The Sexual Politics of Colonial
Policy-Making," *Journal of Modern History* 63, no. 4 (1991): 657 - 678. Kirsten
Bell, "Genital Cutting and Western Discourses on Sexuality," *Medical Anthropology
Quarterly* 19, no. 2 (2005): 125 - 148; and Lucrezia Catania, Omar Abdulcadir,
Vincenzo Puppo, Jole Baldaro Verde, Jasmine Abdulcadir, and Dalmar Abdulcadir,
"Pleasure and Orgasm in Women with Female Genital Mutilation/Cutting (FGM/
C)," *Journal of Sexual Medicine* 4, no. 6 (2007): 1666 - 1678.

③ Steve Feierman, Arthur Kleinman, Kearsley Stewart, Paul Farmer, and Veena Das,
"Anthropology, Knowledge-Flows, and Global Health," *Global Public Health* 5,
no. 2 (2010): 122 - 128.

完全不同的其他地方道德世界中该如何被看待？这些问题并没有简单的答案，也例证了全球健康和发展从业人员所面临的生物社会性的复杂挑战。

有人可能会问可行能力与人权有什么不同？前一种理论取向要求提供医疗保健和住所来提升身体健康能力，而后一种取向倡导人有获得医疗服务和住所的权利。这两种理论如何分化，其对全球健康和发展的实践可能的影响又是什么？人权和可行能力理论框架都定义了一系列关于道德体验的基本组成部分。不同之处在于，人权理论要求自由的特定进程得到保障（每个人都有途径获得医疗保障、有能力参与投票），而可行能力取向关注着这些权利所维护的体验能得到全然实现（每个人都能享受满意的医疗服务、对自己的生命拥有支配权）。换句话说，人权理论关注实现人类福祉的手段，可行能力关注其结果。两种理论框架都提供了人们要投身于全球健康与发展工作的强有力的理由——无论是在实施工具还是道德层面——尽管有时它们所提供的方案指向着不同的方向。

人权

将健康视为一项人权的信念为全球健康平等事业提供了强大的依据：因生而为人，每个人都应当有途径获得适宜的卫生服务。本节探讨了人权的理论、历史、实践，以及它与全球健康的关联。通过探讨理论与实践的互动，我们检视了人权框架如何可以为理解和提升全球健康平等提供工具。

人权简史

在西方政治哲学中，人权理论一贯都表述了人们天生被赋予的一系列权力。虽然在更古老的非西方传统中曾有过相似的概念，是 17 世纪和 18 世纪的欧洲哲学家们（包括约翰·洛克、让-雅克·卢梭、托马斯·潘恩）发展了自主理性的个体（在多数情况下是男性且往往只是有钱男性）应有某些自由和能力的理念①。这些哲学家把国家的强制性权力视为对个体自由和幸福的巨大威胁。因此，权利的概念被与特定个体脱离于国家控制的自由联系在了一起，权利代表国家不应僭越的个体边界②。

在西方思想和实践中，诸如法国《人权宣言》（1789）和美国《权利法案》（1791）等相关文本将这些理想奉为神圣。尽力保障个体有免受外来胁迫的自由，这种理念孕育了当今所说的"公民政治权"，其包括隐私、财产、自由言论、结社的权利③。"社会经济权"（包括获得食品、水、医疗保健、教育、就业的权利）的理念则萌生于 19 世纪和 20 世纪初的欧美社会改革的浪潮之中，至少在西方经典中成为与前者有关联但有差异的概念④。这两类权利范畴大致和以赛亚·柏林（Isaiah Berlin）区分的"消极自由"（诸如免于胁迫的自由）、"积极自由"（国家有义务提供自由和能动性所需的公共服务）相互对应⑤。

公民政治权和社会经济权的区分是较晚才出现的，18 世纪的权利理论家常常将两者混为一谈。许多公民政治权传统的先知（包括卢梭、潘恩、亚当·斯密、约翰·斯图尔特·密尔）也论证应有对重大社会经济权的保护。亚当·斯密的《国富论》（1776）倡导公办教育⑥；潘恩《人

---

① Micheline R. Ishay, *The History of Human Rights: From Ancient Times to the Globalization Era* (Berkeley: University of California Press, 2004), chap. 2.

② 同上，221。

③ Peter Uvin, *Human Rights and Development* (West Hartford, Conn.: Kumarian Press, 2004), 10.

④ 有人把社会和经济权利的范围扩展到包括下述内容："不饿死或死于分娩的权利；接受正确治疗的权利，甚至是对慢性难治性疾病如艾滋病或多重抗药性结核病亦如此；接受小学教育的权利；使用干净的水的权利。"（Paul Farmer，主题演讲，134th annual meeting of the American Public Health Association, Boston, November 5, 2006）

⑤ 参见 Isaiah Berlin, *Four Essays on Liberty* (New York: Oxford University Press, 1969).

⑥ 亚当·斯密写道："在一个文明和商业的社会里，普通人的教育也许需要公众的关注。"（*An Inquiry into the Nature and Causes of the Wealth of Nations* [New York: J. M. Dent, 1921], 265; originally published 1776.）

的权利》的第二部分提出福利国家的概念①；密尔的《政治经济学原理》
（1848）提出要有国家提供的教育和医疗保障、达到基本生活水平②。本
章的目标之一是论述这两种权利之间如何被划分的谱系历史。

在很多方面，二战引发了人权话语的另一分流③。例如，政治理论
家汉娜·阿伦特发现传统的人权理论在 20 世纪主权国家体系的溃败面前
是苍白无力的，正如反对殖民制的活动家们感到相应理论在"特殊制度"
面前苍白无力，以及倡导妇女选举权的领导者们认为将人权框架主要诉
诸男性而非所有人存在纰漏。阿伦特认为权利应独立存在，不依附于政
府是否有能力或意愿来支持这些权利，并针对希特勒治下的德国这样的
极权主义国家进行了讨论，后者曾在其境内迫害和杀害数以百万计的人。
无国籍的人们就不值得拥有权利吗？阿伦特写道："人权的概念是奠基于
假定一个人如此存在之上；然而，那些坚信人权概念的人一旦面临那丧
失所有其他特质与特殊关系（除了依旧是人之外）的人民，那么人权概

---

① Thomas Paine，*Rights of Man*，ed．Claire Grogan（Peterborough，Ontario：
Broadview Press，2011），179 - 303.

② 密尔在《论自由》（1859）一书中实则对个体自由与家长制对于培育"个性"——他
视之为人类成就的根源——的危险进行了充满激情的辩说（参见 Mill，*"On Liberty"
and Other Writings*，ed．Stefan Collini［Cambridge：Cambridge University Press，
1989］）。David Brink 指出密尔认为国家充当了为个人能有自我发展的机会保障其
所需的最低限度条件的角色：

    密尔的完美主义自由主义是经典自由传统思潮的一部分，即认为自由要素植根
于珍视个人理性能力之运用的善的概念。在密尔看来，善是由自我治理的形式组
成，而自我治理运用着使人成为道德主体的深思熟虑的能力。他总结说国家不能通
过常规性地运用家长制或说教式的干预来培育这种善。思想和行动的自由对这些审
慎权能的发挥至关重要。**但特定的积极条件——诸如健康、教育、体面的最低生活
水平、自我实现的公正机会——同样重要**。甚至在有些情况下，当没有家长制干预
人们的审慎权能就会被严重损害时，这种干预可具有正当性（黑体字由作者强调）
（David Brink，"Mill's Moral and Political Philosophy," Stanford Encyclopedia of
Philosophy［Fall 2008］，ed．Edward N. Zalta，http：//plato. stanford. edu/archives/
fall2008/entries/mill-moral-political/［accessed October 25，2012］）。

③ Asbjørn Eide，"Economic，Social，and Cultural Rights as Human Rights," in
Economic，Social，and Cultural Rights：A Textbook，ed．Asbjørn Eide，Catarina
Krause，and Allan Rosas（Dordrecht：Martinus Nijhoff，2001），13.

念必然崩溃。这个世界无法在人的纯粹抽象层面上发现任何神圣事物。"① 为了能使人权超越对国家公民权的依附性，阿伦特主张人人都应有"拥有权利的权利"，这是界定人之境况的行动模式所必需的权利②。在她看来，每个人从出生时便带入到世界的进行有意义的行动的能力——在公共空间开展，用语言表达，与其他自由个体进行互动③——是"拥有权利的权利"的规范基础④。换言之，我们需要一个能为能动性和创造性行动留有空间的人权新概念，而这个空间在 20 世纪的某些暴政中被撤销了。

　　二战时纳粹对犹太人的大屠杀激发全世界勉力防止类似暴行在未来重演。1945 年，国际军事法庭举行纽伦堡战争罪行审判（见图 9.2），处决了纳粹德国最闻名的军事与政治领导人。1948 年，联合国大会通过《世界人权宣言》，宽泛地列出了一套每个人与生俱来的基本权利。这些权利包括免受折磨的自由、进行政治集会和接受基础教育的自由，以及"……为维持他本人和家属的健康和福利所需的生活水准，包括……医疗和必要的社会服务"。换言之，这份宣言在公民政治权和社会经济权之间甚少做区分，试图超越已有的政治遗产，来"促进社会进步、实现拥有更多自由的更优生活水平"。此处在世俗意义上将权利视为具有普世性，写出了所有人的"内在尊严"和"人类大家庭的所有成员平等且不可剥

---

① Hannah Arendt，*The Origins of Totalitarianism*（New York：Harcourt，1973），299.

② Hannah Arendt，"'The Rights of Man'：What Are They?"*Modern Review* 3，no. 1（1949）：25 - 37.

③ 有关阿伦特的行动理论的简略概述，参见 Maurizio Passerind' Entreves，"Hannah Arendt,"*Stanford Encyclopedia of Philosophy*（Fall 2008），ed. Edward N. Zalta，http：//plato. stanford. edu/archives/fall2008/entries/arendt/（accessed October 25，2012）。

④ 这些基础是否具有规范性力量一直是一个很有争议的话题。例见 Peg Birmingham，*Hannah Arendt and Human Rights*：*The Predicament of Common Responsibility*（Bloomington：Indiana University Press，2006）；and Serena Parekh，*Hannah Arendt and the Challenge of Modernity*：*A Phenomenology of Human Rights*（New York：Routledge，2008）。

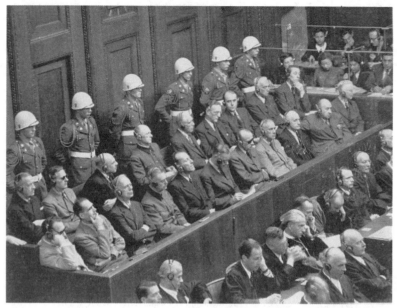

图 9.2 1945 年—1946 年纽伦堡战争罪审判向世界揭露了大屠杀的暴行。这些历史性的审判是《世界人权宣言》的前身。感谢 United States Holocaust Memorial Museum 提供（在本文中所表达的观点以及使用图像的情境，并不一定反映 United States Holocaust Memorial Museum 的观点或政策，也不意味着得到其赞同或认可）。

夺的权利"[1]。美国前第一夫人埃莉诺·罗斯福（Eleanor Roosevelt）（见图 9.3）是该宣言起草委员会的主席。联合国大会全票通过了该宣言[2]。

但这种共识维持了不长时间。冷战时期的分裂对人权话语也产生了影响。美国政府及其盟国主张公民政治权是不可剥夺的自由，苏联阵营

---

[1] United Nations, "The Universal Declaration of Human Rights," *Article 25 and Preamble*, www.un.org/en/documents/udhr/（accessed October 25, 2012）.

[2] Johannes Morsink, *The Universal Declaration of Human Rights: Origins, Drafting, and Intent*（Philadelphia: University of Pennsylvania Press, 1999）, 21 - 24. 六个国家都投了弃权票，都是前苏联国家。然而，这一弃权与对其投反对票有很大不同；事实上，这些国家认为，该文件在谴责法西斯主义和纳粹主义方面应走得更远。

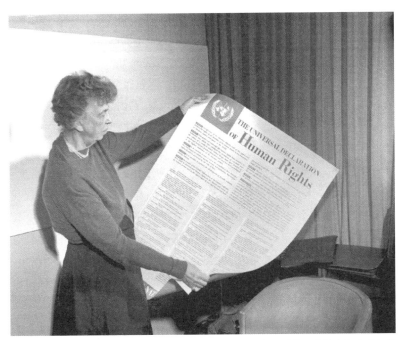

图 9.3 前第一夫人埃莉诺·罗斯福是联合国大会 1948 年通过的《世界人权宣言》的最伟大的捍卫者之一。感谢 Franklin and Eleanor Roosevelt Institute 提供。

强调维护社会经济权是国家的职责之一[1]。《经济、社会、文化权利国际公约》《公民权利与政治权利国际公约》这两大人权宣言代表着两种相互竞争的意识形态[2]。原本的设计是把两个公约作为《世界人权宣言》的附属性的《权利法案》。也有人曾期望《世界人权宣言》本身能包含这些条约。但在很大程度上由于冷战的张力，《世界人权宣言》只给出了原则

---

① Uvin，*Human Rights and Development*，11.

② Philip Alston，"Economic and Social Rights," in *Human Rights：An Agenda for the Next Century*，ed. Louis Henkin and John Lawrence Hargrove（Washington，D. C. ：American Society of International Law，1994），137，152. 联合国大会于 1966 年通过了《经济、社会、文化权利国际公约（ICESCR）》，该公约于 1976 年生效。陷入冷战政治的美国不是签字国。

性陈述，它的法律意涵由两大公约来角逐确定①。裂缝越来越深：美国没有签署《经济、社会、文化权利国际公约》，也不支持本国甚或他国人民的医疗保健权利②。

这些分野阻挠了实现全球人权的进程。例如许多人权组织在推进社会经济权方面进展缓慢。1980 年代，大赦国际（Amnesty International）并未"忽视（社会经济）权利的重要性"，但选择了"把我们的资源集中在公民政治权上，因为我们认识到只能在有限范围内获得具体成果"③。十五年后这一组织开始把社会经济权也作为工作的重点，但广受指责。例如，《经济学人》指出"鲜有权利具备真正的普世性，人们享有的权利名头越多，就越会弱化这些权利的意义"，警惕并反对"更模糊的社会改革事业"④。2001 年，迈克尔·伊格纳季耶夫（Michael Ignatieff）也针对任何普世化人权概念都要求的"最低纲领"提出了类似的观点。他指出，如果某个人权制度安排想在所有地方获得认可，其必须仅针对"任何生命（所必需的）的最低限度条件"提出倡议⑤。

也许社会经济权的清单可以被过分拉长。但我们如果想想象一套在不同文化情境中都相同的基本权利——类似于努斯鲍姆的能力清单——真的有那么困难吗？其实有可能化繁为简、列出最少的几项无论在什么文化下都必需的权利。很多人会同意所有人都应该得到基本的初级卫生服务，以

---

① Morsink, *Universal Declaration of Human Rights*, 15.

② Philip Alston, "U. S. Ratification of the Covenant on Economic, Social, and Cultural Rights: The Need for an Entirely New Strategy," *American Journal of International Law* 84, no. 2 (1990), 365 – 393.

③ Amnesty International, *Voices for Freedom: An Amnesty International Anthology* (London: Amnesty International Publications, 1986), 106.

④ "Human Rights: Righting Wrongs," *Economist*, August 16, 2001, www. economist. com/node/739385 (accessed October 25, 2012).

⑤ Michael Ignatieff, *Human Rights as Politics and Idolatry* (Princeton, N. J.: Princeton University Press, 2001), 56. 事实上，虽然伊格纳季耶夫的论点经常被用来从人权框架中消除社会和经济诉求，但他的标准——权利必须只涉及最低生活条件——实际上应该有利于把卫生保健（以及营养和住房）包括在内。

避免遭受可轻易预防的痛苦和死亡①。基本的住所、衣物、饮食、医疗保健并非某一文化或共同体中生命的存活要素，而是生命本身的要素。另外，许多社会经济权的主张相互之间可以协同促进。联合国人权事务高级专员纳瓦尼特姆·皮莱（Navanethem Pillay）曾写道："教育、健康、营养、水、卫生措施互相补足，对其中之一的投资可以优化其他项目的成果。"② 换言之，全方位地勉力保障基本权利能产生人类发展的良性循环③。

其他的批评家们注意到了用法律手段维护实施社会经济权的困难。人权观察是一家在全球运作的非政府组织。它尽力避免处理违犯社会经济权的案例，因为此类案例缺乏清晰明确的违犯者和补救措施④。这也是一项对于社会经济权的常见批判：侵权很少是由单个独立事件组成，难以轻易确定违犯者和补救措施，这使得法律行动困难重重、成本高昂或根本不可行⑤。

社会经济权利具有可诉性的判例有例可循。南非共和国政府诉艾林·格鲁特布姆案的判决认定南非政府在强制某贫民区居民搬离住所时未能提供替代住宅，因此违犯了南非《宪法》中对国家保障住宅权的规定⑥。

---

① Henry Shue, *Basic Rights: Subsistence, Affluence, and U. S. Foreign Policy* (Princeton, N. J.: Princeton University Press, 1980).

② United Nations Development Programme (UNDP), *Human Development Report 2003: Millennium Development Goals: A Compact among Nations to End Poverty* (New York: Oxford University Press, 2003), 85.

③ Matt Bonds, "A Note from the Millennium Villages Project, Rwanda: Breaking the Disease-Driven Poverty Trap," *Consilience: The Journal of Sustainable Development*, no. 1 (2008): 98 – 111.

④ Kenneth Roth, "Defending Economic, Social, and Cultural Rights: Practical Issues Faced by an International Human Rights Organization," *Human Rights Quarterly* 26, no. 1 (2004): 63 – 73.

⑤ Maurice Cranston, "Human Rights: Real and Supposed," in *Political Theory and the Rights of Man*, ed. David Daiches Raphael (Bloomington: Indiana University Press, 1967), 43 – 51.

⑥ The Constitutional Right to Housing in South Africa: The Government of the Republic of South Africa vs. Irene Grootboom, CCT11/00 (Constitutional Court of South Africa, October 4, 2000), www. case. hks. harvard. edu/casetitle. asp? caseNo =1627. 0 (accessed October 31, 2012).

但是，实践证明，采取法律行动来纠正侵犯社会经济权的问题非常困难，这在普遍贫困的情境中，以及在一个如托马斯·博格所言的发展果实分布不均等的世界中就更为艰难。学者们在持续探索如何使权利要求更具实质性①。一些人认为权利来源于立法，是"法律之子"；②另一些人认为权利是立法的道德根据，是"法律之父"。③ 在实践中其实两个方面并存，权利和法律的关系是动态性和互惠性的。倡导者们争取以立法来使人权的道德要求真实有效，公民则诉诸法律的权威来要求其权利可得到完全实现。

落实内在于人权的道德要求当然要求有更多立法。对人权的侵权嵌入于历史、政治经济安排、地方性习俗；它们也内在于暴力的结构，正是此结构使得贫困、所有权与议价能力的不平等、教育医疗和食物的不均等分配、歧视、污名、腐败、政治不稳定长期存在。侵犯人权是既地方性又跨越地方性的，因此是"更深层的权力病理学的表象症状"。④ 所有的人权倡议（不论是公民政治权还是社会经济权）都必须首先仔细审视大规模的社会力量如何具象为对贫困与丧失公民权之人个人能动性的实际约束⑤。至少是在全球健康和发展的情境中，在大多数情况下要想落实人权主张，必须有大范围的社会变迁。

---

① 例如，阿马蒂亚·森探讨了权利与法律之间的联系，他将权利定义为"该做什么"的伦理声明。社会契约要求公民维护对国家的某些义务（法律），以换取享有某些自由（权利）。可由法院审理的权利（可在法庭上强制执行的权利）一般来自法律，而法律反过来又可以使权利所体现的道德要求正规化。Amartya Sen, *The Idea of Justice* (London: Allen Lane, 2009), 357–358.

② Jeremy Bentham, *The Works of Jeremy Bentham*, vol. 8 (Edinburgh: William Tait, 1839), 523.

③ 这种区别是由 Tom Paine 提出的，两个世纪后，牛津法学哲学家·Herbert Hart 支持了这一区分。参见 Amartya Sen, "Agency, Inequality, and Human Rights," *The Daily Star*, December 29, 2006, www.thedailystar.net/2006/12/29/d61229090198.htm (accessed October 25, 2012)。

④ Paul Farmer, *Pathologies of Power: Health, Human Rights, and the New War on the Poor* (Berkeley: University of California Press, 2003), xiii.

⑤ 同上，i–51。

表 9.1 公民、政治权利与社会、经济权利之间的紧密关系：国际公约中的例证

公民权利与政治权利 国际公约（ICCPR）		经济、社会、文化权利 国际公约（ICESCR）
自决权（第 1 条）	←在两个条约中 均有→	自决权（第 1 条）
宗教信仰自由（第 18 条）	←在两个条约中 相似→	参与文化生活的权利（第 15 条）
和平集会权（第 21 条） 结社自由（第 22 条）	→暗含→	组织工会的自由（第 15 条）
生命权（第 6 条）	→暗含→	健康权（第 12 条）
言论自由（第 19 条） 政治参与的自由（第 25 条）	←提升←	受教育的自由（第 13 条）

当我们开始理解造成侵犯人权的权力关系时，公民政治权与社会经济权之间的分野、能力取向和权利取向之间的某些区分就会逐渐淡化。如果一名女性都难以在家里餐桌上放上全家人需要的食物，怎能奢求她去尽公民义务？如果一名男性每天忙于打两份工、养活一大堆子女，他怎能找到自我实现和培育个体性的途径？同样，如果一个政府资产和预算很有限，它怎能期冀促进住宅权和医疗保健权的保障？保障每一类权利——其边界并不固定（见表 9.1）——是人类幸福生活的必备而非充分的最低条件。由于不同名称的人权之间存有诸多关联和协同作用，整体性地促进人权保障将更加合乎伦理、更加人道，也更有力而高效。

作为人权的健康

健康权这一项更加模糊了人权话语中的分野。《世界人权宣言》引入了一个比较粗略和整体性的健康定义："人人享受为维持他本人和家属的健康和福利所需的生活水准，包括食物、衣着、医疗和必要的社会服务；在遭到失业、疾病、残废、守寡、衰老或其他不能控制的情况下丧失谋生能力时，有权享受保障。"《经济、社会、文化权利国际公约》提供了更为具体的落实健康和福利权利的目标：

（a）保证在不歧视的基础上有权得到卫生设施、物资和服务，特别是脆弱和边缘群体；

（b）保证能够得到最基本的、有充足营养和安全的食物，保证所有人免于饥饿；

（c）保证能够得到基本住所、住房和卫生条件，及保证充分供应安全的饮用水；

（d）根据世界卫生组织随时修订的《必需药品行动纲领》，提供必需药品；

（e）保证公平地分配一切卫生设施、物资和服务；

（f）根据流行病学的实际情况，采取和实施国家公共卫生战略和行动计划，解决整个人口的卫生关注；该项战略和行动计划应在参与和透明的基础上制订，并定期审查；在战略和计划中应包括一些方法，如健康权的指标和标准，用以随时监测取得的进展；制订战略和行动计划的过程及其内容，都应特别注意各种脆弱和边缘群体①。

该公约与《世界人权宣言》一样，主张提出一个宽泛的健康概念，其中包括一切有关的社会决定因素（诸如营养、获取护理、基本生活条件）和政治因素（诸如不歧视和参与）。正如雷切尔·哈蒙德和格瑞克·乌姆斯所述，扩展卫生服务是实现健康权的必要但非充分条件②。要能使这种意义深远的健康概念达至所有人的内心，必须在富裕和贫穷国家都发生政治改革、经济再分配、大规模社会变迁。简而言之，这将要求其他人权（社会、经济、公民、政治的权利）得到落实。用世界卫生组

---

① United Nations Economic and Social Council, Committee on Economic, Social, and Cultural Rights, "General Comment no. 14, The Right to the Highest Attainable Standard of Health," August 11, 2000, www. unhchr. ch/tbs/doc. nsf/0/40d009901358b0e2c1256915005090be? Opendocument（accessed October 25, 2012）.

② Rachel Hammonds and Gorik Ooms, "World Bank Policies and the Obligation of Its Members to Respect, Protect, and Fulfill the Right to Health," *Health and Human Rights* 8, no. 1 (2004): 23.

织艾滋病全球计划的前负责人乔纳森·曼恩的话说，"重新思考健康的分类将召唤对人权概念框架的重新思索"。[1] 但我们应把健康或获得卫生服务视为人权吗？

另外一种看法曾长期在世界上的很多地方、在全球健康和发展的话语中充当主流范式，即认为健康是一种商品，可以依据消费者的支付意愿来由市场进行最为有效的分配。如第 4 章所述，1978 年阿拉木图会议上形成的"人人享有卫生保健"的共识在日后逐渐消散，选择性初级卫生保健和结构调整计划意味着在 20 世纪八九十年代国际决策者的主流取向是以市场而非权利为基础进行卫生改革[2]。实际上，世界银行和国际货币基金组织作为结构调整时代的构造者倾向于全然回避人权话语。在近年来发表的 21 份世界银行减贫战略文件中，无一提到健康是人权[3]。世界银行网站描述艾滋病的流行是"威胁到人类幸福、社会经济进步、生产力、社会凝聚、国家安全的发展问题"，而不将其表述为人权问题[4]。也有学者指出多数在二战结束十年内成立的国际机构都类似地回避人权框架[5]。

---

[1] Jonathan M. Mann, "AIDS and Human Rights: Where Do We Go from Here?" *Health and Human Rights* 3, no. 1 (1998): 146.

[2] 允许市场在贫穷国家分配医疗保健的狂热信念或许最好地体现在 John S. Akin、Nancy Birdsall 和 David M. de Ferranti 的著作 *Financing Health Services in Developing Countries: An Agenda for Reform*, *1987 World Bank Policy Study* (Washington, D. C.: World Bank, 1987) 中——这份报告将新自由主义的全球健康措施具体化。

[3] 世界银行减贫战略文件可在 http://apps.who.int/hdp/database/PRSPwhat.aspx? (accessed October 25, 2012) 获取。

[4] World Bank, "The World Bank Holds Its Regional Annual Stakeholders Consultation on HIV/AIDS in Antananarivo," press release, March 31, 2008, http://web.worldbank.org/WBSITE/EXTERNAL/COUNTRIES/AFRICAEXT/MADAGAS-CAREXTN/0,, contentMDK: 21712111 ~ page PK: 1497618 ~ piPK: 217854 ~ theSitePK: 35635200. html? cid=3001 (accessed October 25, 2012).

[5] 例如，Leslie London 认为，"布雷顿森林机构对受援国的所有政策建议中，仅象征性地承认人权义务，当然也不涉及社会经济权利"。（"What Can Ten Years of Democracy in South Africa Tell Us?" *Health and Human Rights* 8, no. 1 [2004]: 13.）

世界银行高级顾问阿尔弗雷多·斯菲尔尤尼斯（Alfredo Sfeir-Younis）赞成一种推进人权的"渐进主义"取向：增长和经济发展归根结底将逐渐促进人权。他说："如果不创造财富，将无法看到人权的落实。"[1] 毫无疑问，在很多情况下增长提升了人权。如第7章所述，经济发展和医疗体系的增强之间有很多协同效应。但渐进主义取向能够证明为了促进增长而在短期内削减卫生服务（如结构调整计划所倡导的那般）正当合理吗？如果增长难以企及呢？在现实中，结构调整对于增长和卫生部门都造成了复杂的效果。在一些情况下，结构调整计划破坏了卫生服务的可及性[2]。鉴于这些教训，还能说静候经济发展带动人权是一种明智的做法吗[3]？

尽管市场导向在国际卫生史上的影响力有限，商品范式至今还在许多全球健康话语中保有活力。一个例子是成本效益分析：依据可预期的健康后果以及病人、服务供给方、保险公司，或其他公共和私人投资者的支付意愿来确立干预是否具有成本效益。由于它依据医疗保健消费者的支付意愿来分配护理服务，成本效益分析的预设前提是视健康为商品。这种分析法和我们已考虑的其他市场导向的医疗保健模型一样，都在富裕地区运作效果更佳，因在穷困地区的购买力匮乏会导致市场失效。权利导向的取向则根据需求等级来分配服务。健康经济学家盖伊·佳荣写

---

① World Bank，"Human Rights Day: Interview with Alfredo Sfeir-Younis," December 10, 2003， http: //web. worldbank. org/WBSITE/EXTERNAL/NEWS/0,, contentMDK: 20143686 ～ menuPK: 34457 ～ pagePK: 34370 ～ piPK: 34424 ～ theSitePK: 460700. html (accessed October 25, 2012) .

② Jim Yong Kim, Joyce V. Millen, Alec Irwin, and John Gershman, eds. , *Dying for Growth: Global Inequality and the Health of the Poor* (Monroe, Maine: Common Courage Press, 2000) .

③ 必须指出的是，这种对"渐进主义"的辩护不能被视为反映世界银行目前或过去的政策，尽管它往往与事实上的卫生部门结构调整战略相一致。然而，在《1993年世界发展报告》（在第4章中讨论）中，世行明确呼吁投资健康促进经济发展，这与阿尔弗雷多·斯菲尔尤尼斯概述的渐进主义逻辑背道而驰。尽管世界银行避免使用人权话语，但它的许多倡议支持实现人类发展的目标和实现其他人称之为权利的某些基本条件。

道："可接受的长期目标应是在发生特定疾病而需要近似治疗的病人中能均等运用医疗保健。"①

对于艾滋流行病的全球应对突显了在全球健康中商品范式和权利范式之间的分歧。如果单由市场来分配抗逆转录病毒药物，这些药将保持高价，仅由富人获得。但如第 5 章所述，从业人员、研究人员、政策制定者、活动家、公共人物组成的联盟把获取艾滋病治疗重新想象为人权，奋力在全球将此图景变为现实。历经数十年顽强的协商与倡导工作使得一线治疗价格从 20 世纪末的每人每年 1 万美金降低为 2007 年的每人每年 80 美金。但这些药物的价格对于二线治疗、儿科配方以及其他支持技术来说依然是重大障碍②。本书的核心论点就是几乎所有全球健康问题都需要重新想象：平等和人权的概念将有利于破除把资源匮乏共识和商品导向的医疗保健作为全球健康的首要原则的做法。

将健康重新想象为人权，并以富含雄心壮志的平等方略来落实这一图景，也将促进其他发展优先事项的解决。有证据在支持与阿尔弗雷多·斯菲尔尤尼斯提的渐进主义取向相异的做法：关切人权，特别是健康权将在一些情况下促进经济发展③。世界银行实则在 1993 年具有里程碑意义的《世界发展报告：投资于健康》中提到过这一点。论点很简单。人类发展基本资源（包括体力和人力资本）起初的不平等分配对增长产生负面效果，对于穷人来说这种负面效果会加倍④。在微观层面，穷人

---

① Guy Carrin, *Strategies for Health Care Finance in Developing Countries——With a Focus on Community Financing in Sub-Saharan Africa*, ed. Marc C. Vereecke (London: Macmillan, 1992), 68.

② Clinton Health Access Initiative, "Antiretroviral (ARV) Ceiling Price List."

③ Matthew H. Bonds, Donald C. Keenan, Pejman Rohani, and Jeffrey D. Sachs, "Poverty Trap Formed by the Ecology of Infectious Diseases," *Proceedings of the Royal Society*, Series B, 277 (2010): 1185–1192; Bonds, "A Note from the Millennium Villages Project, Rwanda." Jeffrey D. Sachs, *The End of Poverty: Economic Possibilities for Our Time* (New York: Penguin, 2005), 64–65.

④ Pundy Pillay, "Human Resource Development and Growth: Improving Access to and Equity in the Provision of Education and Health Services in South Africa," *Development Southern Africa* 23, no. 1 (2006): 63; Sen, Inequality Reexamined.

陷入养家糊口的生存斗争，"贫困的陷阱"——我们在第 10 章将探讨的概念——妨碍他们积累充足的资源来投资（经济增长的基础）①。但越来越多的证据表明可以通过增强医疗和教育体系、保障其他基本人权来打破这类陷阱②。健康、受过教育的个人更有可能找到薪资适宜的可靠工作，然后攒钱、投资、逐渐使家人脱离贫困。对人权工作进行整合性的补充性的投资，可以有助于打破贫穷和疾病的循环圈，为经济发展奠定基础。

以大多数标准来看，健康状况良好也是一个人成为积极公民的必备前提。长久以来哲学家们曾描述自由和自治的社会经济前提。约翰·罗尔斯基于这一传统提出充足的医疗保健对于确保政治和社会经济权都是必要的。他认为"基本益品"（包括医疗保健）"是公民作为自由的平等的人度过整个人生所需要的东西；它们不是这样的东西，即单纯合理地向往、欲求、喜爱甚或渴望的对象"。③ 医疗保健奠定了"一个社会的政治制度与法律秩序良好合宜所必备的前提条件"。这方面的例子不胜枚举。一个到了艾滋病晚期阶段的男性将难以在选举中投上一票、行使政治权利；一名为某一政党投票以换取一袋粮食、让孩子免受饥馑之苦的女性也将难以行使民主的自决权。

总而言之，人权框架可以帮助我们重新想象全球健康。权利话语可以拓宽既有的比较狭窄的健康与发展概念，将之放置到大规模社会力量的背景中，是此力量在决定哪些人身陷疾病、哪些人免受折磨④。广阔的人权取向开拓了有关健康度过整个人生所须的条件的讨论，而不是回转到令人厌倦的有关有限资源、成本效益、适当科技、关于资源匮乏共

---

① Sachs, *The End of Poverty*, 56.

② Bonds, "A Note from the Millennium Villages Project, Rwanda."

③ John Rawls, *Justice as Fairness: A Restatement* (Cambridge, Mass.: Harvard University Press, 2003), 58.

④ Paul Farmer, Margaret Connors, and Janie Simmons, eds., *Women, Poverty, and AIDS: Sex, Drugs, and Structural Violence* (Monroe, Maine: Common Courage Press, 1996), 316-322. 在许多国家，妇女感染艾滋病毒的一个重要风险因素是贫穷；因此，赋予经济和政治权力是一种非常有效的治疗方法。

识的其他表述的激烈争论中去。用温德尔·拜瑞（Wendell Berry）的话说："老鼠和蟑螂在供需定律下竞争生存，人类的特权是在正义和同情法则下生活。"①

批判与实践

在一个由贫穷和不平等分割的世界实施大胆的、以权利为基础的卫生举措遇到了诸多挑战，人权框架也遇到过批评。一些人引用人权的"抽象普遍性"来指出它没有考虑到地方性的需要、利益和政治环境。例如，人类学家哈里·英格伦记录了人权话语如何在问题更为复杂的马拉维被应用为一种通行的解决方案②。詹姆斯·弗格森（James Ferguson）也针对莱索托的发展团体作了类似的论证，描述了外来者是如何经常坚持关于非洲整体的已经过时的叙述，而不去理解当地的复杂性③。每当"公民社会"这个词只指涉地方精英、罔顾大多数穷人的人权需求时，"公民社会"（许多人权理论家希望国家能为此负责）的理念就会遭到破坏④。

---

① 参见 Wendell Berry，*What Are People For?*（Toronto：HarperCollins，1990），135。许多人（包括本章的几位作者在内）并不像拜瑞那样认为市场完全不能充当将医疗保障分配给贫病之人的有力工具。但他的观点无疑也很重要：我们应当从公正的角度开始分析全球健康（或任何重大社会挑战）和构想实施办法，而非像通常发生的那样倒过来行动。

② Harri Englund，*Prisoners of Freedom*：*Human Rights and the African Poor*（Berkeley：University of California Press，2006），47 - 70.

③ 根据弗格森的说法，发展工作者通常认为莱索托是一个农业社会，而实际上它主要是一个劳动力储备社会；南非的劳工政策比农业技术对贫困的影响更大。参见 James Ferguson，*The Anti-Politics Machine*："*Development*，"*Depoliticization，and Bureaucratic Power in Lesotho*（Minneapolis：University of Minnesota Press，1994），112 - 117.

④ John L. Comaroff 和 Jean Comaroff 写道："在不同文化历史产生的历史环境下被运用时"，公民社会的概念"很容易对当地的现实情况产生（很少的）影响"。（*Civil Society and the Political Imagination in Africa*：*Critical Perspectives*［Chicago：University of Chicago Press，1999］，17.）

其他评论家认为人权过于狭隘或过于个人主义，无法促进真正的人类繁荣。大多数人权理论以政治自由主义为基础，侧重于保护与社会相分离的个人①。但哲学家迈克尔·桑德尔在西方哲学悠久传统的基础上指出这种观点是对人性的错误总结：他指出人是社会人，我们的许多需求都依赖于并嵌入于我们所属的社区②。这一批判反映了马克思讲的类本质（species-being）概念。马克思认为，人类繁荣是以人们的社区成员资格、为有益于比个人需求更大的事物而进行的工作为基础的③。马克思主义者从而批判人权取向未能为广阔的、能够实现我们的类本质的社会变革提供平台④。

这些批评在关于人权的主流辩论中得到呼应。例如，前新加坡总理李光耀拒斥了西方关于个人拥有不可剥夺的、比社会需求更重要的个人权利的预设。李说："个人依照其喜好来行为或行为不当的权利的扩大，是以牺牲社会秩序为代价的。"他认为东亚的主要目标是建立"一个秩序良好的社会，让每个人都能享有最大的自由"。⑤ 他表明"亚洲价值观"

---

① 有些人可能会在此想到文化权利类别，其中包括维持一种语言或参与文化生活的权利等条款，并开始提出这种把人性本原理解为社会性和共同体性的观点。在某种程度上，这可能是正确的，但鉴于"权利"的语言仍然以个人而不是社区为衡量标准，马克思（Marx）、桑德尔（Sandel）、泰勒（Taylor）和其他人的观点之间以及整个人权讨论中可能仍然存在紧张关系。

② Michael J. Sandel, *Liberalism and the Limits of Justice* (Cambridge: Cambridge University Press, 1982), 55. Such critiques of individualism go back to Hegel and indeed to Aristotle.

③ Karl Marx, "On the Jewish Question," in *The Marx-Engels Reader*, ed. Robert C. Tucker, 2nd ed. (New York: Norton, 1978); 35.

④ 一些人权框架寻求缓解压迫的症状——管理不平等——而不是改变压迫制度本身。用马克思的话来说，权利指出的是货物分配上的不平等，而不是我们（全球）社会中更深更隐蔽的不平等。对他来说，这意味着生产方式上的不平等。简单地说，由于人权取向概述了一个基本的最低标准，它可能会分散人们对真正平等的更深远呼吁的注意力。在某种程度上，这一问题在本章前面所述的"能力取向"中得到了关注；然而，即使这个框架给出了其更全面的人类应该享有的东西的列表，它仍然涉及"最低标准"而不是"最大平等"的话语。例见 Alain Badiou, *The Communist Hypothesis* (London: Verso, 2010), 2。

⑤ Fareed Zakaria, "Culture Is Destiny: A Conversation with Lee Kuan Yew," *Foreign Affairs* 73, no. 2 (March-April 1994): 111.

与西方个人主义背道而驰。在此前后，也曾有其他持非常不同的政治观点的人对流行的人权理论的个人主义本质做了相似的批评①。

其中，阿马蒂亚·森反对了李的说法。森辩称，东亚地区的人口应该像欧洲和世界各国的人那样得到同样的保护，特别是在个人权利可能更容易被践踏的威权主义国家更是如此。此外，寻求在任一社会——更不用说像"西方的"和"亚洲的"这样宽泛的范畴——界定同质性的价值观，掩盖了当地道德经验的多样性和丰富性。值得注意的是，马克思的类本质概念以及西方政治思想中的其他由来已久的传统，也将社会奉为实现人类繁荣的关键场所②。

普遍的人权主张和地方道德世界之间的张力贯穿于这些批评，必须予以认真对待。解决这种张力的一种手段来自人类学的学科。（事实上，许多先前提到的批评家是人类学家。）③ 人类学把民族志（对地方道德世界的深描）与对大规模社会力量和主流话语（包括占主导地位的人权框架）进行批判性分析结合在一起。当全球卫生从业人员设法辨别出在某一地方情境中贫穷和健康状况不佳的原因和后果时，这些人类学工具可以帮助人们利用这类框架的道义力量，同时使项目和干预措施适应当地的多样性。

但将人权理论转化为实践会带来其自身的一系列挑战。例如，至

---

① Makau Mutua 也有类似的担忧，但也认为，责任的概念（与权利相对而言）在许多非洲社会都有共鸣。事实上，他认为，非洲对他人和对社区负责的概念可能会加强全球人权讨论。参见 Makau Mutua, *Human Rights: A Political and Cultural Critique* (Philadelphia: University of Pennsylvania Press, 2002)，71 - 94。另一些人还寻求人权与替代话语之间的和解。例如，查尔斯·泰勒承认，某一套准则可能有两种"互不相容的理由"，但他认为，"亚洲价值观"和人权有许多实质性重叠之处。参见查尔斯·泰勒，"Conditions of an Unforced Consensus on Human Rights"（这篇论文在卡内基道德和国际事务理事会 1996 年 3 月 24 - 27 日期间举办的以"The Growth of East Asia and Its Impact on Human Rights"为主题的工作坊中发表），2。

② 例见 Kymlicka, *Contemporary Political Philosophy*, chap. 6。

③ Feierman, Kleinman, et al., "Anthropology, Knowledge-Flows, and Global Health," 122 - 128。

今没有连贯统一的人权运动；相反，有许多不同的人权运动，其中一些对其预期受益者贡献甚少①。在其文章《为什么更多非洲人不使用人权语言》中，律师和人权倡导者赤帝·奥丁卡鲁（Chidi Odinkalu）提到了一个引人注目的现象：非洲人很少使用人权语言，而西方慈善团体、非政府组织和援助机构却把它泛用到了令人厌烦的地步②。为了解释这一现象，奥丁卡鲁写道，大多数人权组织倾向于将自己限制于公民和政治权倡议，未能解决（甚至承认）在其工作的环境中社会和经济权利受到的普遍侵犯——文盲、健康状况不佳、无家可归、失业——从而使其自身远离了非洲人争取社会正义和生存的运动。即使是那些承诺处理社会和经济权利的组织也往往无法提供这些权利。纳尔逊·曼德拉在 1998 年联合国大会的讲话中提到了人权修辞与实践之间的差距：

> 没有食物、工作、水和住所、教育、保健和健康的环境，不是自然力量所注定的结果或神灵诅咒的产物。……［这是］一些男人和女人们采取或拒绝采取的决定的后果，所有这些人将毫不犹豫地承诺他们对《世界人权宣言》的忠实支持③。

考虑到这些批评，各个组织如何能够有效地实施以权利为基础的

---

① Paul Farmer, "Never Again? Reflections on Human Values and Human Rights," in *Partner to the Poor: A Paul Farmer Reader*, ed. Haun Saussy (Berkeley: University of California Press, 2010), p. 494.

② Chidi Anselm Odinkalu, "Why More Africans Don't Use Human Rights Language," *Human Rights Dialogue* 2, no. 1 (1999), www. carnegiecouncil. org/publications/archive/dialogue/2 _ 01/articles/602. html/: pf _ printable (accessed October 25, 2012).

③ Nelson Mandela, "Address by President Nelson Mandela at the 53rd United Nations General Assembly," September 21, 1998, New York, http://db. nelsonmandela. org/speeches/pub _ view. asp? pg = item&ItemID = NMS631&txtstr (accessed October 9, 2012).

方案①?

就像南非共和国政府诉艾林·格鲁特布姆案的判决所证明的那样，法律提供了一种执行人权要求的手段。治疗行动运动（TAC）是一个利用法律行动主义推进权利取向医疗改革的组织。这是由扎基·艾奇麦特（Zackie Achmat）和马克·海伍德（Mark Heywood）成立的艾滋病活动家小组（图 9.4 是前者和曼德拉的合影）。当南非总统塔博·姆贝基建议以草药疗法而不是抗逆转录病毒疗法治疗艾滋病时，TAC 发起了一项坚持有效治疗的权利的草根运动。事实上，南非宪法保障每个公民享有包括艾滋病治疗在内的医疗保健的权利。TAC 在 2001 年首次起诉政府，赢得孕妇的治疗权利，包括产前护理和预防母婴传播艾滋病毒。由于国际上越来越多地就贫穷国家治疗艾滋病的紧迫性达成共识，TAC 深受其鼓舞并领导了进一步的法律斗争，随后，南非政府在 2003 年 8 月承诺提供普遍的抗逆转录病毒疗法。但是，2009 年，南非的 520 万名艾滋病感染者中（在世界上高居第一）只有不到一半的人接受了治疗，TAC 任重道远②。2010 年 6 月该组织杂志《平等治疗》的封面标题很能说明问题："治疗的斗争仍须继续"。

---

① 虽然我们的重点主要是以权利为基础的较小规模的努力，但在国家一级实现健康作为一项人权会是什么样子？一些国家的卫生系统提供全民医保，从某种意义上说，这是对健康权的一种证明。例如，在瑞典，政府为所有公民支付和提供全面的医疗保健。个人可以通过寻求私人医疗来补充公共福利，尽管绝大多数人不这么做。通过向所有公民提供保健服务，全民保健制度依赖于对健康的理解（有时是隐含的），即健康是人类经验的一种条件，而这一条件非常重要，不能留待个人和雇主的支付能力来决定。换言之，这种制度建立在健康作为一项人权的概念之上。事实上，瑞典政府在其卫生系统中使用权利语言。（例见 *The Constitution of Sweden* [Stockholm: Ministry of Justice, 2007]）在第 7 章中讨论的古巴和喀拉拉邦卫生保健系统提供了更加深入的例子，说明在全国范围内为促进健康权所作的努力。相比之下，在第 7 章和第 11 章中讨论的美国系统主要采取基于市场的方法。一个庞大而复杂的公共和私人支付者网络分担了美国医疗保健支出的负担（尽管不可持续的上升成本需要进行重大改革）。

② United Nations Children's Fund （UNICEF），"South Africa Country Profile: November 2009," www.unicef.org/southafrica/SAF _ children _ profile1109.pdf (accessed October 20，2012）.

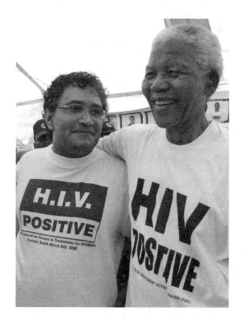

图 9.4　扎基·艾奇麦特是治疗行动运动的创始人，和提倡扩大获得艾滋病治疗机会的南非前总统纳尔逊·曼德拉在一起。由 Anna Zieminski/Agence France-Presse 拍摄，感谢 Getty Images 提供。

　　法律行动主义并不是使人权努力取得实质性成果的唯一途径。第 6 章描述的海地健康伙伴组织和 ZL 的工作，示范了一种不同类型的权利取向实践。这些组织的战略从一开始就植根于一种信念：世界上最贫穷的社区应该得到世界一流的医疗保健。换言之，它们的使命是实现人类健康权，迄今其模式体现了这一使命。首先，健康伙伴组织和 ZL 设法避免惩罚性的用户付费和其他"费用分担"设置，不将支付负担转嫁给最无力支付的人。这些组织不提供成本效益大师批准的廉价干预措施，而是提供尽可能优质的护理，为穷人提供优先选择。第二，健康伙伴组织及其伙伴组织设法克服护理的社会障碍，包括交通费用和食物缺乏等。他们的社会和经济权利项目提供了从教育到安全住房到清洁用水的补充性服务（如图 9.5 所示）。这些全包式服务有助于解决健康不良的一些社会和经济决定因素。最后，健康伙伴组织致力于在公共部门卫生系统中工作，因为只有政府才能将健康尊为一项人权，并实施项目，在全国范

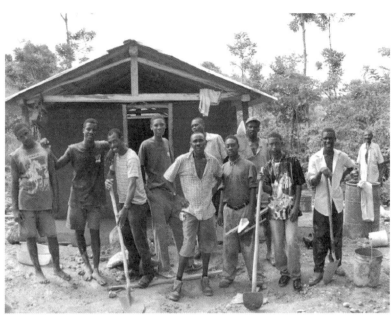

图 9. 5 在海地，健康伙伴组织和 ZL 制定的 "社会和经济权利方案" 改善了这类住房，以帮助应对造成其所服务人口健康不佳的一些决定性经济因素（的问题）。

围内保护公民的这一权利。

总而言之，人权取向确定了所有人都应该享有的最低生存标准。它可以作为一个有用的工具，使国家和非国有提供者对维护这些权利负责，从而有助于动员走向正义和公平的社会和政治方面的改革①。人权逻辑的道德力量来源于这样一种信念：深信在卫生保健、教育、就业、获得

---

① 以权利为基础的发展方针 "将国际人权框架的规范、标准和原则纳入发展计划、政策和进程"，各国和其他各方——包括捐助者—— "在不同的体制和政策领域负责和透明"。（A. Frankovits, introduction to *Human Rights in DevelopmentYearbook 2002: Empowerment, Participation, Accountability, and Non-Discrimination: Operationalising a Human Rights-Based Approach to Development*, ed. Martin Scheinin and Markku Suksi [Leiden: Martinus Nijhoff, 2002]: 3 - 14.）Peris Sean Jones, "On a Never-Ending Waiting List: Toward Equitable Access to Anti-Retroviral Treatment? Experiences from Zambia," *Health and Human Rights* 8, no. 2（2005）: 96.

信贷、言论自由、政治自决以及人类繁荣的许多其他组成部分等方面的全球不平等现象不是"模糊的"问题，它们侵犯了人类的基本尊严。通过提供一套描述人的基本需求的共同词汇（其对富人穷人、健壮者和病患全部适用），人权取向有助于将不稳定的情绪（如怜悯、同情和团结）转化为有意义的行动，为解决全球不平等问题助力①。公民社会（包括读这本书的学者和从业人员）的角色是，要让各地政府和其他负责保护弱势群体的机构能在市场失灵的时候承担起责任②。

宗教价值观和全球健康

虽然致力于人权——特别是社会和经济权利——促使一些人投身于全球健康公平的斗争，在全球健康史上另一套具有深厚历史根源和众多追随者的动力机制可以说具有宗教的性质③。在这里，"宗教"一词主要不是指制度化的宗教或宗教教义，而更多是指个人内心最初萌生的宗教性——其认可我们与他人关系的神圣性、我们关心受折磨的边缘人的敏感性、我们在世间做好事的愿望。威廉·詹姆斯把这些基本的人类情感看作是宗教灵感的心理生理学特征④。这种宗教性帮助许多在全球卫生领域工作的人在面对范围和规模如此之大的不公正和不公平时保持斗志，在面对这类工作所必然包含的日常的逆境、匮乏、孤独、失败时不言放弃。行动者并不是总能有意识地感觉到宗教价值观在全球卫生工作——以及所有形式的道德实践——中的作用，但这些价值观可以增强人们的志

---

① Farmer，"Never Again?" 494；Farmer，*Pathologies of Power*，22.

② 事实上，哲学家 Brian Barry 认为，人权的普遍道德力量要求较富裕的国家帮助较贫穷的国家保护其公民的人权。（*Why Social Justice Matters* [London：Polity Press，2005]，28.）

③ 本章节经世界宗教研究中心和哈佛大学出版社许可，改编自 Kleinman 和 Hanna 的 "Religious Values and Global Health"（73-87），并摘取了大量引文。关于全球卫生的宗教根源的更广泛的讨论，请参阅原文。

④ William James，*The Varieties of Religious Experience*（Cambridge，Mass.：Harvard University Press，1985；originally published 1902）.

气。深层的个人信仰往往会激发人们照顾和保护他人，特别是穷人和其他边缘人的冲动；它可以帮助我们把人类状况重新想象得更加美好公正。

但是，对于全球卫生工作的宗教基础，学者所做的理论化工作不足，许多从业者也很少提及。从启蒙时代到21世纪初的主要思想家（包括许多宗教思想家）都力图在世俗的哲学和法律传统中表述人权主张。生物医学文化也遮蔽了道德行为的宗教动机，因为宇宙论的说法被视为既不科学也不理性。

人道主义的历史（长期以来是属于传教士的领地）有时也略去了宗教动机。全球卫生被理解为源自医学和人道主义援助之间的结盟。在20世纪末世俗化人权语言逐渐兴盛时，宗教价值观并没有从全球卫生从业者和政策制定者的主体性中消失。相反，它们是激励许多人选择这项工作的持续的灵感来源。忽视宗教价值观在全球健康中的重要性，会遮蔽那些促使很多从业者坚持投身于这场全球健康平等的长征的、丰富的宗教和精神传统。

第3章讨论了基督教与国家权力（以及帝国权力）在殖民时期和后殖民时期的一些联系。这一遗产部分解释了为什么今天的全球卫生从业者会选择在个人叙事中略去自己的宗教信仰。甚至连阿尔贝特·施韦泽这样一位神学家和内科医生，都把自己的工作表述为对在殖民时期以上帝名义犯下的暴行的赔偿：

> 凡有一人以耶稣之名施加暴行，必须有人介入，以耶稣之名提供帮助。凡有一人抢劫，必须有人提供补偿；凡有一人诅咒，必须有人祝福。……当你谈论使命时，请传达一下信息：我们必须为我们在报纸上读到的所有可怕的罪行赎罪。我们必须为那些我们没有在报纸上读到的、更糟的、掩藏在寂静丛林之夜的罪行赎罪[①]。

---

① Albert Schweitzer, "The Call to Mission"（1905年1月6日星期日在阿尔萨斯斯特拉斯堡圣尼古拉斯教堂的布道），in *Schweitzer*, *Essential Writings*, ed. James Brabazon (Maryknoll, N. Y.: Orbis Books, 2005), 79-80.

任何关于宗教和全球健康的真诚描述都始于这种混杂的历史遗产。也许正是因为这个原因，在这里提到的许多人都倾向于用世俗语言来掩盖促使其投身于全球健康的宗教根源。本节将介绍其中的一些联系，以探讨宗教如何能成为一种具有生产力的道德力量。

事实上，全球健康公平运动如果可以被称为运动，它与19世纪末继美国基督教"第二次伟大觉醒"之后的道德运动有一定的相似之处①。其包括医疗传教士运动、美国童子军和女童子军、青年男子基督教协会、青年妇女基督教会、红十字会运动，以及我们现在所说的全球健康的初步努力。1863年，商人亨利·邓纳（Henri Dunant）因震惊于在第二次意大利独立战争期间在意大利Solferino战场的血腥场面，在瑞士创立了战时无宗派医疗援助的典型组织——红十字会。红十字标志起源于瑞士国旗，国旗是红底白十字。虽然国旗的白十字源于基督教符号，但红十字会选择了这个设计的主要原因在于它呼应着瑞士的中立状态②。但红十字可能对其创始人来说也有特定的宗教内涵。邓纳在加尔文传统中被抚养成人，在他的青年时期建立了青年基督徒协会的瑞士分支机构③。

在中国，19世纪中晚期的第一代医学传教士从宗教中汲取灵感，尽管他们在口头上和行动上都迅速决定他们必须在拯救灵魂之前先拯救身

---

① 19世纪美国民主宗教和福音运动的兴起被称为"第二次大觉醒"。（Jonathan Edwards和其他人经常被认为是17世纪40年代第一次大觉醒的领袖。）关于这些运动和第二次大觉醒的更多信息，参见Nathan O. Hatch, *The Democratization of American Christianity* (New Haven, Conn.: Yale University Press, 1989) （特别参见220-226页）。有关其他一些不同的观点，参见Jon Butler, *Awash in a Sea of Faith: Christianizing the American People* (Cambridge, Mass.: Harvard University Press, 1990)。

② 参见 *International Committee of the Red Cross* (ICRC), "The History of the Emblems," April 1, 2007, www. icrc. org/web/eng/siteeng0. nsf/html/emblem-history (accessed October 19, 2012)。

③ 有关邓纳的简介，请看诺贝尔奖网站（他于1901年获得诺贝尔和平奖）：http://nobelprize. org/nobel _ prizes/peace/laureates/1901/dunant-bio. html （accessed October 30, 2012）。

体。他们在中国建造了医学院和大学，旨在应对当时巨大的健康和社会苦难。怀着要帮助被称为"东亚病夫"的中国人的宗教信念，约翰·洛克菲勒资助了北京协和医学院的师资，目前它还是中国首要的医学研究机构①。爱德华·休谟（Edward H. Hume）则在湖南成立湘雅医学院，这也与传教士想要拓展到农村地区帮助患病穷人的志向有关②。

克拉拉·巴顿和美国红十字会

克拉拉·巴顿（Clara Barton）是著名的护士、废除死刑者和美国红十字会的创始人，她的传记展示了对世俗和宗教价值观的信守。巴顿接受过学校教师的培训，但她从小就为家庭提供护理服务。她第一次从事人道主义工作是在美国内战初期。在战争的前几个星期，她组织了一批志愿者，他们分发补给品，照顾伤员，最终由她负责管理为伤员提供医疗护理的医院。巴顿后来继续在美国进行护理和宣传工作，讲述她在内战期间的经历，并加入了妇女选举权和废除死刑的组织。在 1869 年，她去欧洲休养，并从疾病中康复，但很快又投入到红十字会在佛朗哥–普鲁士战争期间的人道主义工作中。回到美国后，她于 1881 年创办了美国红十字会分会。由于许多美国人怀疑美国将会再次发生国内战争，面对这些怀疑，巴顿将工作重点重新聚焦在赈灾救援的组织上，并扩展红十字会在美国海岸以外的分支③。

---

① Mary Brown Bullock, *An American Transplant*：*The Rockefeller Foundation and Peking Union Medical College* (Berkeley：University of California Press，1980)，2。参见 Carsten Flohr，"The Plague Fighter：Wu Lienteh and the Beginning of the Chinese Public Health System," *Annals of Science* 53 (1996)：361–380。

② 有关洛克菲勒基金会与北京协和医学院之间关系的更多信息，参见 Bullock, *An American Transplant*。关于休谟和耶鲁在中国的更多信息，参见 Lian Xi, *The Conversion of Missionaries*：*Liberalism in American Protestant Missions in China*，1907–1932 (University Park：Penn State University Press，1997)。

③ 有关克拉拉·巴顿的传记，参见美国红十字会网站上登载的 "Our Founder"，www.redcross.org/about-us/history/clara-barton (accessed October 20，2012)。

巴顿的来信显示她从宗教价值观中吸取了动力，尽管她对建制化宗教持保留态度。她在 1899 年写道：

我不知道我是否可以在任何教堂申请一个住所，因为我从来没有成为过任何教会的成员，但我的父亲在马萨诸塞州牛津镇伍斯特公司（Worcester Co.）听过胡西阿·巴卢（Hosea Ballou）在古老的普世派教会里传道奉献的布道，那个教堂就是他的家……而那个教堂是我周日的固定住所，午后的阴凉处和古老墓地旁又长又深的草地是关于它的记忆，我希望我生命中每一天的工作或多或少都与它的原则有关①。

在 1904 年，向牛津教会捐赠了一笔小额捐款的她更加直言：

（在牛津）很少有人比我更记得教会工作的艰辛和对古老信仰的爱。在我的晚年，我做了其他的事情，做了除向教会捐款之外的其他的工作，虽然我在其他方面承担了我应贡献的那一部分。对于我来说，亲爱的姐姐，只要稍微想一想，古老教会可以从我身上获得那些比我个人贡献的那微薄的几美元捐助更多的东西②。

巴顿的工作，虽然与在牛津教会的经历相关，却变成了对全世界处于危机之人的跨国服务的承诺。她的经历表明宗教价值观如何能够悄然但有力地塑造从事人道主义援助和全球卫生的个人的工作。

我们在第 4 章中提到的两个国际公共卫生领导人也是以不同的方式

---

① Clara Barton to Hosea Starr Ballou, April 19, 1899, Clara Barton Papers, 1862 - 1911, Andover-Harvard Theological Library, Harvard Divinity School, Cambridge, Mass. Hosea Starr Ballou 是 Hosea Ballou 的外甥的儿子。

② Clara Barton 写给 Jennie S. M. Nintur 的信，1904 年 10 月 6 日，Clara Barton Papers。巴顿经常称呼她的女性通信者为"姐姐"，但实际上 Nintur 不是她的亲戚。

从医学传教士运动中成长起来。哈夫丹·马勒，世界卫生组织总干事和1970年代初级卫生保健运动的魅力领袖，最初在印度担任医学传教士而开启了职业生涯①。他的父亲是一名浸信会牧师，马勒自己也称社会正义是一个"圣语"。②发起"儿童生存革命"的联合国儿童基金会负责人詹姆斯·格兰特出身于一个医学传教士家庭。格兰特的祖父曾是一名医学传教士，他的父亲也做过医学传教士的工作③。他的父亲曾任中国北京协和医学院的卫生和公共卫生系主任（在那里，格兰特被抚养长大），并致力于发展低成本的医疗培训模式，为著名的"赤脚医生"项目奠定了原型（见第4章）④。

最近，神学中的激进分支推动了全球卫生的创新。主要由在拉丁美洲和非洲的贫困地区工作的天主教神职人员所发展出的解放神学传统对健康伙伴组织的早期工作，包括本书三位作者的工作都有指导作用。巴西解放神学家李奥纳多·波夫曾说的"教会的选择是给予穷人优先选择权而使其脱贫"指导了该组织自1980年代初以来的战略⑤。穷人面临最沉重的残疾和疾病负担，这些苦难也会优先选择穷人。解放神学提请人们注意在富人和穷人中形塑风险的大规模社会力量⑥；由此对人权理论提出了隐含批判和补充——人权理论往往掩盖了暴力、贫穷、疾病和不平等的结构性根源⑦。

---

① Kleinman and Hanna，"Religious Values and Global Health."
② Marcos Cueto，"The Origins of Primary Health Care and Selective Primary Health Care," *American Journal of Public Health* 94, no. 11（2004）：1864 – 1874.
③ Peter Adamson，"The Mad American," in *Jim Grant：UNICEF Visionary*, ed. Richard Jolly（Florence, Italy：UNICEF, 2001）.
④ David Bornstein，*How to Change the World：Social Entrepreneurs and the Power of New Ideas*（New York：Oxford University Press, 2007），2005. 250.
⑤ Leonardo Boff，*Faith on the Edge：Religion and Marginalized Existence*, trans. Robert R. Barr（San Francisco：Harper and Row, 1989），23.
⑥ Gustavo Gutiérrez，*A Theology of Liberation：History, Politics, and Salvation*（Maryknoll, N. Y.：Orbis Books, 1973）. Gutiérrez 与 Paul Farmer 刚刚完成了一本书 *In the Company of the Poor*，这本书今年将由奥比斯出版社出版。
⑦ Farmer，*Pathologies of Power*, chap. 5.

正如医生和国际救援工作者在宗教价值观和教义中发现了精神寄托和新的理论角度一样，政策制定者也是如此。美国总统乔治·布什开创了历史上最雄心勃勃的健康倡议之一：总统防治艾滋病紧急救援计划。他经常以宗教术语表述他的全球卫生议程。2008 年 2 月在非洲六国访问期间，布什将该计划描述为"慈悲的使命"。[①] 在他的回忆录中，布什指出福音派牧师富兰克林·格雷厄姆（比利·格雷厄姆的儿子和非营利人道主义援助组织 Samaritan's Purse 的创始人）主要影响了他决定将大量美国资源投入全球抗艾斗争[②]。全球卫生政策的其他领导人——比如前参议院多数党领袖比尔·傅利斯（一位资深的医学传教士）、主教派国会议员吉姆·里奇（他在第三世界债务救济和艾滋病治疗方面的立法工作受到主教弗兰克·格里斯沃尔德的协助）——也公开描述过宗教价值观在激励他们的工作中的作用[③]。1995 年至 2005 年担任世界银行行长时，澳大利亚犹太人詹姆斯·沃尔芬森定期组织对话，请在贫困社区工作的宗教领袖和组织分享观点和专门知识[④]。《2000 年债务减免运动》植根于英国的教会，其从 19 世纪的废除死刑运动中吸取了灵感[⑤]。

医学传教士的许多努力，特别是那些除了提供直接服务外还注重建设或重建医疗基础设施或培训卫生工作者的工作，对整个发展中世界的卫生系统产生了长期影响。来自斯堪的纳维亚的路德会医疗使者仍然是

---

① 参见 Kaiser Family Foundation，"Bush Discusses PEPFAR during Visits to Rwanda, Ghana," February 20, 2008, http：//dailyreports. kff. org/Daily-Reports/2008/February/20/dr00050492. aspx（accessed October 19, 2012）。

② George W. Bush, *Decision Points*（New York：Crown, 2010），31 - 33.

③ Alex Hindman and Jean Reith Schroedel, U. S. Response to HIV/AIDS in Africa：Bush as a Human Rights Leader? Claremont Graduate University Working Paper, 2009, www. cgu. edu/PDFFiles/SPE/working papers/politics/humanrightspaper _ hindman _ schroedel. pdf（accessed October 19, 2012）.

④ James D. Wolfensohn, *A Global Life*：*My Journey among Rich and Poor*, *from Sydney to Wall Street to the World Bank*（New York：PublicAffairs, 2010）.

⑤ Paula Goldman, "From Margin to Mainstream：Jubilee 2000 and the Rising Profile of Global Poverty Issues in the United States and the United Kingdom"（PhD diss., Department of Anthropology, Harvard University, 2010）.

东非医疗系统的重要组成部分，即使斯堪的纳维亚的援助机构依靠这一长期传统为非洲的主要健康倡议提供资金①。位于印度韦洛尔、成立于 1900 年的基督教医学院和医院，自建成以来已经培训了几代从业者，并为穷人提供了照顾②。世界卫生组织估计，在非洲 30％至 70％的保健基础设施是由信仰组织建立和运作③。

这些关于宗教价值观在全球健康中的重要性的断言并不局限于犹太教和基督教传统。例如，佛教慈善基金会在对亚洲自然灾害的许多应对中发挥了重要作用④。其他信仰（比如伊斯兰教、印度教、儒学）也有帮助穷人、看护病人并提供最广义上的照料的悠久传统⑤。从事全球卫生工作、参与并设法减轻他人痛苦的冲动不仅来自神学和经文，它也深深埋藏在塑造道德个体的过程中——这是每个传统都可以引导和加强的过程。

全球卫生的先驱和领袖们以不同的方式运用宗教。有些人像施韦泽一样公开表达了对经文和哲学的反思。其他人则如马勒和格兰特，表现出一种深埋于其作为道德个体的早期发展过程中的宗教性虔诚。在生物心理的层面上，发自内心的宗教性感觉与宗教体验的躯体化可以塑造人们的选择和他们向往的理想。对许多全球卫生从业者来说，道德动机来源于可能连他们自己也未能明显意识到的鲜活的价值观。例如，这

---

① Gudran Dahl, *Responsibility and Partnership in Swedish Aid Discourse* (Uppsala: Nordic Africa Institute, 2001).

② Eugene P. Heideman, *From Mission to Church*: *The Reformed Church in America Mission to India* (Grand Rapids, Mich.: Eerdmans, 2001), 664.

③ World Health Organization, "Faith-Based Organizations Play a Major Role in HIV/AIDS Care and Treatment in Sub-Saharan Africa," press release, February 8, 2007, www. who. int/mediacentre/news/notes/2007/np05/en/index. html (accessed October 25, 2012).

④ Simon Montlake, "Taiwan Charity Has Global Reach," *Wall Street Journal*, March 11, 2010, http://online. wsj. com/article/SB10001424052748704353404575114661869717700. html (accessed October 19, 2012).

⑤ Warren Frederick Ilchman, Stanley Nider Katz, and Edward L. Queen II, eds., *Philanthropy in the World's Traditions* (Bloomington: Indiana University Press, 1998).

些价值观可能会在照料所固有的优先性上表现出来，这也许是促使人们决定从事全球卫生工作的根本推动力。例如，在泰国佛教的激励下，出现了一些不寻常的提供安慰性临终关怀的范例[1]。同样，中国儒学和新儒学的传统强调了照料的重要性：你越是深入地运用儒学进行自我培育，就越会发现对他人关怀的普遍语境，而不会进行盲目的自我推崇[2]。

宗教价值观或其他类型的价值观在照料生理学中起的作用是什么？正如凯博文在其他地方所详细讨论过的，对于照料他人的冲动和追求自私利益的冲动之间的冲击碰撞所产生的动态主体性过程，可以用"分裂的自我"的意象来对此加以概念化理解[3]。艺术作品中描绘过分裂的自我，比如毕加索画的《医学生头像》（此处转载，见图9.6）。[4]

图中的人物睁一只眼闭一只眼。睁眼是要看他人的苦难疼痛以及对照顾的需要；闭眼是要保护自己的利益，帮助培养个体繁荣和亲社会行为所必需的批判性自我反省的习惯。对宗教和道德冲动的躯体化感受塑造个人如何在这种分裂情况——这是全球卫生工作不可避免的一部分——下行为。如果没有这种感觉和激情，也许很少有人会有动力去从

---

[1] Waraporn Kongsuwan and Teris Touhy, "Promoting Peaceful Death for Thai Buddhists: Implications for Holistic End-of-Life Care," *Holistic Nursing Practice* 23, no. 5 (2009): 289 - 296; Yaowarat Matchim and Myra Aud, "Hospice Care: A Cross-Cultural Comparison between the United States and Thailand," *Journal of Hospice and Palliative Nursing* 11, no. 5 (2009): 262 - 268.

[2] the introduction to Arthur Kleinman, Yunxiang Yan, Jing Jun, Sing Lee, Everett Zhang, Pan Tianshu, Wu Fei, and Guo Jinhua, *Deep China: The Moral Life of the Person*, *What Anthropology and Psychiatry Tell Us about* China Today (Berkeley: University of California Press, 2011).

[3] Arthur Kleinman, *What Really Matters: Living a Moral Life amidst Uncertainty and Danger* (New York: Oxford University Press, 2006).

[4] Eugene Wang 关于黄永玉水墨作品的文章中包含了这幅画的复制品，参见 Eugene Y. Wang, "The Winking Owl: Visual Effect and Its Art Historical Thick Description," *Critical Inquiry* 26, no. 3 (2000): 435 - 473。Pablo Picasso 的《医学生头像》的绘画由纽约现代艺术博物馆（MoMA）所有，可以在 MoMA 的网站上看到，也可以在博物馆中看到。

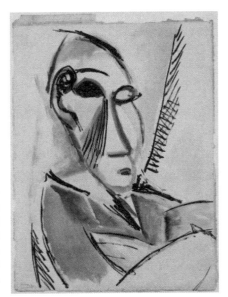

图9.6 《医学生头像》（*Study for Les Demoiselle d'Avignon*），Pablo Picasso 作于 1907 年 6 月，Digital image © The Museum of Modern Art/Licensed by Scala/Art Resource，N. Y. Gouache and watercolor on paper，$23^{3/4}$ x $18^{1/2}$ in。感谢 Museum of Modern Art，New York 提供。

事类似于推进全球健康平等这样艰难和复杂的工作。

我们无意于夸大宗教信仰在全球健康中的作用，也并不想说可对其遗产予以不加批判的认可。除了与殖民医学的联系之外，宗教价值观还影响了最近的一些有争议的政策，例如总统防治艾滋病紧急救援计划停止资助为性工作者——他们面临艾滋病毒感染的高风险，也往往处于贫穷和被社会边缘化的境地——提供医疗服务的团体。该计划还有一条所谓的要将至少三分之一的预防资金用于"禁欲"教育的政策[1]。我们也不是说坚守宗教信仰是上述任何人物唯一的或主要的动力。我们只是想指出，宗教冲动、宗教价值观和宗教机构仍然是全球健康格局的重要组成部分。

---

[1] John W. Dietrich，"The Politics of PEPFAR：The President's Emergency Plan for AIDS Relief，" *Ethics and International Affairs* 21，no. 3（Fall 2007）：277 - 292.

结论

本章介绍了一系列与全球健康相关的道德框架，我们的列举不可能
详尽完备。它试图说明在这样一个有巨大的生物社会复杂性和对个人要
求极高的工作中养成批判性自我反省的习惯的重要性。大多数读者会发
现他们自己的道德问题、挑战和愿望未被这里讨论的框架充分提及。但
我们希望，探索一些激励着其他各个层面上的全球卫生从业者的价值观
和理论，将有助于读者更好地了解自己对全球健康平等运动的兴趣和投
入。最重要的是，我们希望本章可以作为一个跳板，在此基础上大家可
以更深入地考虑参与这项工作的道德根源，这将巩固和支持未来世代的
从业者、决策者、研究人员、倡导者和教师所从事的全球健康前沿工作。

推荐阅读

Barry, Brian. *Why Social Justice Matters*. London: Polity Press, 2005.

Cranston, Maurice. "Human Rights: Real and Supposed." In *Political Theory and the Rights of Man*, edited by David Daiches Raphael, 43 - 51. Bloomington: Indiana University Press, 1967.

Englund, Harri. *Prisoners of Freedom: Human Rights and the African Poor*. Berkeley: University of California Press, 2006.

Farmer, Paul. *Pathologies of Power: Health, Human Rights, and the New War on the Poor*. Berkeley: University of California Press, 2003.

Gutierrez, Gustavo. *A Theology of Liberation: History, Politics, and Salvation*. Maryknoll, N. Y.: Orbis Books, 1973.

Kleinman, Arthur, and Bridget Hanna. "Religious Values and Global Health." In *Ecologies of Human Flourishing*, edited by Donald K. Swearer and Susan Lloyd McGarry, Center for the Study of World Religions, 73 - 90. Cambridge, Mass.: Harvard University Press, 2011.

Nussbaum, Martha. "Human Functioning and Social Justice: In Defense of Aristotelian Essentialism." *Political Theory* 20, no. 2 (1992): 202 - 246.

Pogge, Thomas. *World Poverty and Human Rights*. 2nd ed. Cambridge: Polity Press, 2008.

Sen, Amartya. *Development as Freedom*. New York: Anchor Books, 2000.

——. *The Idea of Justice*. London: Allen Lane, 2009.

Singer, Peter. *The Life You Can Save: Acting Now to End World Poverty*. New York: Random House, 2009.

第10章　评估国际援助

乔纳森·威格尔，马修·巴西利科，保罗·法默

在 21 世纪初，全球健康和发展项目的国际援助支出以前所未有的速率增长。从 1997 年到 2007 年的十年内，健康发展援助的支出从 84.2 亿美元增长到了 217.9 亿美元，几乎翻了三番（见图 10.1）[①]。艾滋病基金在不到二十年的时间内增长了 25 倍，从 1990 年的 2 亿美元（当时这笔钱几乎都未用于支持治疗）增长到 2007 年的 51 亿美元[②]。此外，如图 10.2 所示，发展援助的总支出（包括但不仅限于健康发展）在 2000—2010 年间增长逾 1 倍。

针对如此大规模的支出，在过去二十年内出现了关于援助效能的热烈争论。这些国际援助真的改善了目标受助人的命运吗？尽管有人质疑援助本身的效用，但大量的证据证明健康发展援助（如果有策略地递送）能够提升医疗质量和改进健康结果，甚至在世界上最贫穷的地方也能如此。我们在第 6 章和第 7 章中也描述了有效的全球健康递送的工作模型。因此，这一章的主导性问题将从"援助是否有效"转向"援助如何有效"，以及是否存在有效的援助服务的一般性通则？

[①] Nirmala Ravishankar, Paul Gubbins, Rebecca J. Cooley, Katherine Leach-Kemon, Catherine M. Michaud, Dean T. Jamison, and Christopher J. L. Murray, "Financing of Global Health: Tracking Development Assistance for Health from 1990 to 2007," *Lancet* 373, no. 9681 (2009): 2115. 亦见 Susan Okie, "Global Health: The Gates-Buffett Effect," *New England Journal of Medicine* 355, no. 11 (2006): 1084 - 1088.

[②] Ravishankar, Gubbins, et al. , "Financing of Global Health," 2118.

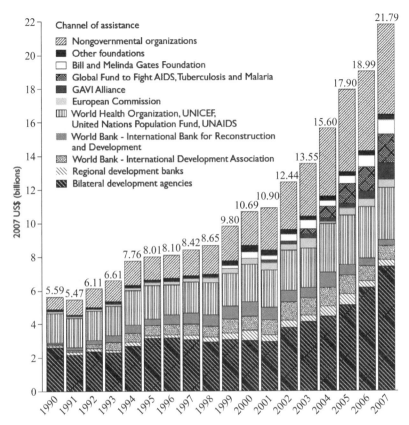

图 10.1 按援助渠道分类的 1990 年至 2007 年卫生发展援助。资料来源: Nirmala Ravishankar, Paul Gubbins, Rebecca J. Cooley, Katherine Leach-Kemon, Catherine M. Michaud, Dean T. Jamison, and Christopher J. L. Murray, "Financing of Global Health: Tracking Development Assistance for Health from 1990 to 2007," *Lancet* 373, no. 9681 (2009): 2115。

　　有两个不可不提的人物形塑了这方面的公共讨论: 一个是哥伦比亚大学的经济学家杰弗里·萨克斯, 另一个是前世界银行、现纽约大学的经济学家威廉·伊斯特利 (William Easterly)。在萨克斯 2005 年的著作《贫穷的终结: 我们时代的经济可能》中, 他估计截至 2015 年国际援助

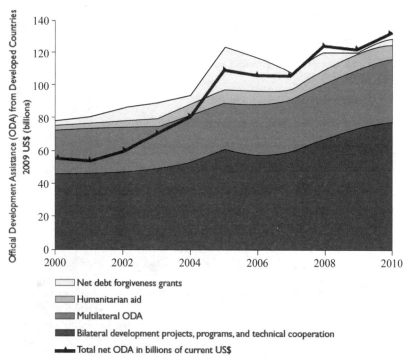

图 10.2　发达国家的官方发展援助，2000—2010。资料来源：United Nations，*Millennium Development Goals Report* 2011，www. un. org/millenniumgoals/11 _ MDG％20Report _ EN. pdf，p. 58。

中 1350 亿到 1950 亿的投入能够终结极端贫困①。尽管这看上去像是一个天文数字，但萨克斯指出这仅仅相当于第一世界国民生产总值的 0.54％——比联合国千年计划（UN Millennium Project）提出的发展援助占发达国家国民总收入 0.7％的比例还要少（联合国千年发展目标在

——————

① Jeffrey D. Sachs，*The End of Poverty：Economic Possibilities for Our Time*（New York：Penguin，2005），299.

第 11 章中详述）。萨克斯的论证奠基于贫困陷阱理论[1]。他宣称，许多贫困家庭之所以无法搭上发展阶梯的第一层，是因为它们在基本生存上花费了所有的收入，以至于既无任何积蓄也不能对生产力提升（如使用更好的农耕技术、更高产的种子等）、教育、卫生医疗以及其他脱离贫困的前提条件进行投资[2]。三位发展研究的学者总结了贫困陷阱的逻辑："你如果连靴子都没有，何以可能拎着鞋带把自己提起来。"[3] 根据萨克斯所言，国际援助能够为贫困家庭踏上发展阶梯的第一层弥补资源缺失。

　　除了贫困陷阱，萨克斯强调的另一个因素是差异化的负担或地理运气：如果一个国家由于热带气候而在巨大的疾病负担下挣扎，或由于多山、内陆和没有可通航河流的地形而承担巨额的运输成本，就会面临着经济活动和经济增长的明显阻碍。它如果有足够的投资便能够克服这种阻碍，瑞士的经济繁荣就是最好的例证。然而许多资金紧张的发展中国家都可能无法在缺少国际援助的情况下做出这些必要的投资[4]。指明贫困陷阱和地理因素是经济停滞的根源实际上是挑战了把腐败和政府无能当作非洲贫困国家发展障碍的常识性认知[5]。尽管萨克斯同意腐败会阻碍发展，但他指出政府管理和经济增长之间的联系被过分高估了，图10.3 即阐明了这一观点。总而言之，萨克斯是乐观的，但也是谨慎的：他认为只有在国际援助精细化为有效、透明、可问责的体系以有效疏通

---

[1] Sachs, *The End of Poverty*, 56. 亦见 Matthew H. Bonds, Donald C. Keenan, Pejman Rohani, and Jeffrey D. Sachs, "Poverty Trap Formed by the Ecology of Infectious Diseases," *Proceedings of the Royal Society*, Series B, 277 (2010): 1185 – 1192; Matt Bonds, "A Note from the Millennium Villages Project, Rwanda: Breaking the Disease-Driven Poverty Trap," *Consilience: The Journal of Sustainable Development*, no. 1 (2008): 98 – 111。

[2] Sachs, *The End of Poverty*, 19 – 20.

[3] Joseph Hanlon, Armando Barrientos, and David Hulme, *Just Give Money to the Poor: The Development Revolution from the Global South* (Sterling, Va.: Kumarian Press, 2010), 4.

[4] Sachs, *The End of Poverty*, 57 – 58.

[5] 同上，312. 尽管西方媒体强调非洲的腐败，但萨克斯指出，根据自由之家指数，非洲国家的腐败程度与全球其他低收入国家的平均水平相同。

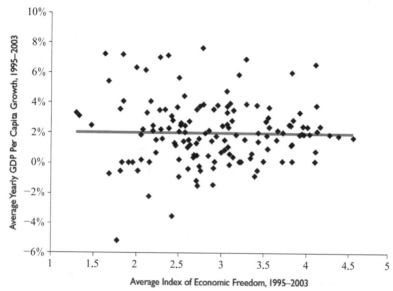

图 10.3 杰弗里·萨克斯认为，增长与治理之间没有紧密联系。他认为，腐败并不是经济增长不佳的重要决定因素。(其用经济自由指数作为衡量治理的标准：指数越高代表治理越好。)资料来源：Jeffrey D. Sachs, The End of Poverty：Economic Possibilities for Our Time (New York：Penguin, 2005), 320, figure 1. © 2005 by Jeffrey D. Sachs. Used by permission of The Penguin Press, a division of Penguin Group (USA) Inc. 数据来自 Marc A. Miles, Edwin J. Feulner Jr., and Mary Anastasia O'Grady, 2004 Index of Economic Freedom：Establishing the Link between Economic Freedom and Prosperity (Washington, D. C.：Heritage Foundation and Wall Street Journal, 2004)。

资源给需要帮助的人时，才能真正减少贫困[①]。

　　在伊斯特利 2006 年的著作《白人的负担：为什么西方的援助总是收效甚微》中，他反驳了萨克斯的乐观观点。伊斯特利将国际援助的历史书写为一系列失败的宏伟计划。他运用横截面数据统计方法比较和分析了援助服务项目，并指出这些援助不仅没有促进经济增长（见图 10.4），而且滋生了贫穷国家的依赖和腐败。例如，喀麦隆总统保罗·比亚

---

① Sachs, The End of Poverty, 320, 269.

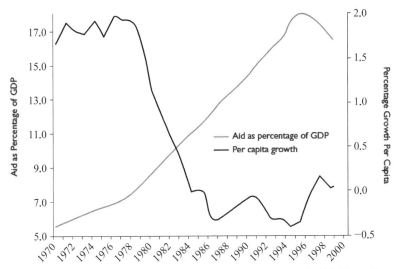

图 10.4 非洲的援助和增长（十年移动平均数），1970—1999。资料来源：William Easterly，*The White Man's Burden：Why the West's Efforts to Aid the Rest Have Done So Much Ill and So Little Good*（New York：Penguin，2006），46，figure 2. © 2006 by William Easterly。经 The Penguin Press，a division of Penguin Group（USA）Inc. 允许使用。

（Paul Biya）自 1982 年将国家收到的全部援助资金的 41% 化为己用[1]。伊斯特利同时还强调了国际援助中巨额的运营成本：在一些案例中，援助机构在日常管理费用（如工资和运输成本）上的花费比实际的援助投入还高[2]。

据伊斯特利所言，国际援助的本质问题是其方案都由美国和西欧的"计划者"们策划——援助计划的官员们试图在贫困和其他发展问题上强

---

[1] William Easterly，*The White Man's Burden：Why the West's Efforts to Aid the Rest Have Done So Much Ill and So Little Good*（New York：Penguin，2006），157.

[2] William Easterly and Tobias Pfutze，Where Does the Money Go? Best and Worst Practices in Foreign Aid，Brookings Global Economy and Development Working Paper no. 21，June 2008，19. 关于发展援助管理效率低下问题的更多信息，请参见 Giles Bolton，*Africa Doesn't Matter：How the West Has Failed the Poorest Continent and What We Can Do about It*（New York：Arcade，2008）。

加自上而下的解决方案。但在他看来，这些不加区别的一揽子治疗措施并不能激发经济增长和社会发展，发展和进步反而应归功于"调查者"的工作，即那些在贫困国家中创业或寻找扶贫和解决社会问题的创新性对策的人们。他在书中所举的例子中包含两例：穆罕默德·尤努斯（Muhammad Yunus）在孟加拉国开创小额贷款，以及加尔各答红灯区的性工作者们教育同伴如何使用避孕套并告知艾滋病的危险。伊斯特利认为市场可以起作用，但前提是不能对之加以自上而下的规划；民主也能起作用，但同样它必须自下而上发展，以免受到独裁者和掠夺性精英的控制。他也写道："底层贫困者的活力比顶层设计更具潜能。"① 伊斯特利的结论并没有给国际援助机构提供多少便捷途径，但他所要传达的总体信息是代理人必须将关注点从增长援助总投资转向对援助如何激励发展（如果确实如此）的审慎思考。他认为这将意味着越过政府并将资源直接流入私有部门②。

阿马蒂亚·森批判了伊斯特利的研究取向，他评论伊斯特利的论点常常夸大其词，忽视了国际救援的效果异质性：

为了阐明自己对经济援助的悲观观点，伊斯特利分析了大规模的横截面数据，同时也对特定的援助计划和项目进行了个案研究。这样的跨国比较已经成为了一种找出因果之间固有联系的研究风潮，但它们的说服力因难以比较多样化经验而大打折扣：国家之间会在横截面数据未涉及的很多变量上都有显著的差异。许多此类的研究也因为无法识别究竟是什么导致了什么而显得站不住脚。举例而言，一个国家的经济困难会激发捐助者提供更多的援助——就相关性而言这会显示出援助与不良经济表现之间存在相关，但用此相关性证明援助服务的负面效果是完全误解了因果关系。伊斯特利试图跳脱

① Easterly, *The White Man's Burden*, 108.
② 同上，370。

这些陷阱，但他为阐明自己对援助效应的全面悲观主义所用的统计关联并没有提供一幅清晰的因果图景。[1]

　　尽管他在方法论上有缺陷，但不得不承认伊斯特利对国际援助效应的批判性考察是这个长期未得到严谨审视的领域所亟需的东西[2]。

　　萨克斯-伊斯特利争论通常会被简单归结为对于国际援助的乐观主义和悲观主义之间的争论。但是如果只是把这个争论极化为"国际援助是否有效"的问题就会错失关键，因为这会过于草率地判断欠发展地区的卫生医疗与福祉之间的因果关系。萨克斯和伊斯特利都对国际援助的失败进行了复杂缜密的诊断。实际上，他们也都激发了对我们在开篇所提问题的探讨："国际援助何以有效？"

　　这个问题已经被许多试图检验并改进国际援助组织的学者和实践家提出[3]。麻省理工大学的贾米尔贫困行动实验室（J-PAL）就是其中一个

---

① Amartya Sen，"The Man without a Plan，"*Foreign Affairs*，March/April 2006，www. foreignaffairs. com/articles/61525/amartya-sen/the-man-without-a-plan? page ＝show（accessed November 15，2012）.

② Dambisa Moyo，*Dead Aid：Why Aid Is Not Working and How There Is a Better Way for Africa*（New York：Farrar，Straus and Giroux，2009）. 赞比亚经济学家Moyo加入了援助怀疑论者的行列，认为援助减少投资和储蓄，导致通货膨胀，抑制出口，并滋生依赖和腐败文化。她呼吁在五年内停止对非洲的所有援助，而是提供一系列以市场为基础的可刺激增长的改革：更自由和公平的贸易协定，参与资本市场，外国直接投资以及以小额贷款和风险融资模式来盘活穷人的非流动资产（例如缺乏法定所有权的土地）。对于 Moyo 而言，以市场为基础的改革是减少全球贫困的关键。有人认为，类似的逻辑推动了国际货币基金组织和世界银行 1980年代的结构调整改革，这种方法对许多采用者来说是适得其反的，正如第 4 章所表明的那样。

③ 前世界银行经济学家兼牛津大学现任教授保罗·科利尔在 *The Bottom Billion：Why the Poorest Countries Are Failing and What Can Be Done about It*（Oxford：Oxford University Press，2007）中讨论了这个问题。科利尔的大部研究都旨在确定在特定环境下运作的特定援助计划。例如，当一个国家出现转机时（例如结束内战），科利尔认为，外援像自然资源的暴利（比如发现石油）一样会让人们不能专注于建设新政府、改革机构的艰辛工作。援助起到了奖励的作用，官员可能花更多的时间寻求获得奖励而不是重建国家（同上，114）。他认为，技术援助（顾问，管理人员，工程师，法律顾问）可有益于冲突过后或出现转机的环境，有助于政府官员和民间社会力量求建立透明和可问责制的机构。因此，他建议在转机后的头四年进（转下页）

例子。在《贫困经济学：对抗击全球贫困措施的彻底反思》一书共同的
作者埃斯特·迪弗洛（Esther Duflo）和阿比吉特·班纳吉（Abhijit
Banerjee）的领导下，该实验室中的发展经济学家们以及其他许多合作机
构率先将随机对照实验（randomized controlled trails，RCT）引入了发展
经济学①。通过将发展干预的实施作为一种"治疗"，并将其与没有接受
发展干预的某一可对比人群组成的"控制组"进行比较，随机对照实验
使得经济学家们能够测量发展干预的独特效果。

　　举例而言，由经济学家迈克尔·克雷默（Michael Kremer）、爱德
华·米格尔（Edward Miguel）及其同事在肯尼亚进行的随机对照试验发
现那些接受驱虫治疗的儿童比那些没有接受治疗的儿童有更长的在校教
育年限，并且成年后的工资要比后者高出 20％。这项研究还估计出驱虫
治疗会使人的终身累计收入增加 2369 美金②。通过比较肯尼亚提供驱虫
药和不提供驱虫药的学校的对比，随机对照实验找到了被密切审视的干
预所具有的独特（在这个案例中也是意义深远的）效果。迪弗洛、班纳

　　（接上页）行这样的技术援助。然后，一旦建立了稳定的机构基础设施，再实施发
　　展援助。应该在较长时期内定期给以一定数量的援助，以便政府和其他受益者可以
　　将其用于大量投资。
　　　　科利尔确定了在特定情况下可行的其他援助方式。例如，内陆国家处于更加不
　　利的地位，因为它们面临着更高的运输成本，这阻碍了贸易。然而，它们可以从邻
　　国的溢出增长中受益：平均来说，一个国家增长 1％，可激发其邻国增长 0.4％（同
　　上，56）。然而，溢出取决于各国之间的交通联系：如果尼日尔的交通基础设施不
　　佳，而其邻国尼日亚的经济出现良好增长，那么它将受益较少。因此，改善内陆
　　国与其邻国之间的交通联系是援助项目的一个重点部分。总之，科利尔认为援助往
　　往是有缺陷的，但仍然是在贫穷国家实现增长的关键手段之一；需要更严格的审查
　　来确定在特定情况下有效的具体方案。
① Abhijit V. Banerjee and Esther Duflo, *Poor Economics: A Radical Rethinking of the
　　Way to Fight Global Poverty* (New York: PublicAffairs, 2011).
② Edward Miguel and Michael Kremer, "Worms: Identifying Impacts on Education and
　　Health in the Presence of Treatment Externalities," *Econometrica* 72, no. 1 (2004):
　　159 – 217. For an update on long-run health gains, Sarah Baird, Joan Hamory Hicks,
　　Edward Miguel, and Michael Kremer, *Worms at Work: Long-Run Impacts of Child
　　Health Gains, working paper*, Abdul Latif Jameel Poverty Action Lab, October
　　2011, www.povertyactionlab.org/publication/worms-work-long-run-impacts-child-
　　health-gains (accessed November 20, 2012).

吉和越来越多的其他发展经济学家已经在发展中国家进行了数千次的随机对照实验，以评估对医疗卫生、教育、农业、小额信贷、计划生育和其他发展面向进行干预的效果。他们的工作帮助我们更加精确和严谨地理解国际援助和当地政府所资助的发展项目的机制。

尽管随机对照试验在医疗研究中存在众所周知的局限[1]，但它确实为发展研究者和政策制定者提供了一个即使不完美却也有用的工具。然而，随机对照试验也提出了一些发展工作中的棘手问题。在诸多的案例中，全球卫生和发展干预已被证明在资源贫乏地区有效且可行。那些患有诸如艾滋病、癌症、霍乱等生死攸关疾病的人们急需治疗，而正如第6章中所述，这些治疗能被递送到全球各个地方。那么我们如何更好地实施递送？我们如何创造一门递送的科学？如今，那些被证明有效的医疗卫生、教育和其他发展面向的干预手段持续增多且增速远胜从前。我们一旦知道是什么在起作用之后，问题就变得更为聚焦：我们如何将有效的递送模型规模化？或者更广义而言，我们如何建立长期提供高质量医疗健康服务的系统——独立于国际援助的资源输入——并且激发起良性的社会循环和适当的经济发展？

陪伴取向和援助改革

应对这一挑战的方式之一已在本书多处的事例和个案研究中被讨论和佐证，那就是陪伴。陪伴取向意味着长期支持发展中国家（无论是公有部门还是私有部门），直到他们有能力递送服务并且最终改善国民生活。这意味着以足够的耐心、灵活性和坚韧的投入来帮助穷人与其在公

[1] Nick Black, "Why We Need Observational Studies to Evaluate the Effectiveness of Health Care," *British Medical Journal* 312, no. 7040 (1996): 1215 - 1218; Robert William Sanson-Fisher, Billie Bonevski, Lawrence W. Green, and Cate D'Este, "Limitations of the Randomized Controlled Trial in Evaluating Population-Based Health Interventions," *American Journal of Preventive Medicine* 33, no. 2 (2007): 155 - 161.

有和私有部门的合作伙伴，建立经济发展和医疗保健递送系统。除此之外，它承认（并且试图纠正）发展的不平等性以及与历史和地理相关的大规模社会力量的效果。

除了使服务递送充盈于特定服务计划，陪伴也为包括全球健康倡议在内的国际援助提供了总体性的策略。国际承包商和跨国 NGO 能够找到各种各样的方法来对其各类发展项目的目标受惠人予以陪伴。有时候这可能意味着对陷入困境资金不足的政府卫生和教育部门予以资金支持，或对地方公司进行投资，或从当地购买商品与服务①。并不存在一刀切的一揽子服务。众所周知，所有的社会行动都冒着结果不可预期的风险，当然不行动也有这样的风险。陪伴提供了一种为不可预见的结果做好准备的方式：通过适应地方语境和配合地方合作伙伴的领导，陪伴取向使得援助团体能够迅速地应对挑战。

那么什么才是陪伴呢？我们将陪伴取向凝练为八个原则②：

青睐被穷人视为代表其利益的机构

陪伴是从倾听开始的，以此确定目标受益人相信哪些机构能够代表他们的利益行动。穷人在地方语境中生活和学习经验，他们能够清楚地看到过往援助计划的成败。他们也通常知道存在怎样的发展机遇、怎样的机构联盟（公有和私有部门的、地方和国际的）最有可能有效地递送援助服务。陪伴取决于寻找到合适的合作伙伴，穷人是实现这一任务的必要商议对象。

---

① Paul Farmer, "Partners in Help: Assisting the Poor over the Long Term," *Foreign Affairs*, July 29, 2011, www.foreignaffairs.com/articles/68002/paulfarmer/partners-in-help? page＝show (accessed November 19, 2012).

② 有关陪伴取向，特别是海地情况的信息，请参阅联合国海地特使文件："Has Aid Changed? Channeling Assistance to Haiti before and after the Earthquake," June 2011, video presentation, by Katherine Gilbert, www. lessons from haiti. org/press-and-media/videos/presentation-accompany-haiti/; published report, www. lessonsfromhaiti. org/download/Report ＿ Center/has ＿ aid ＿ changed ＿ en. pdf (both accessed March 7, 2013).

资助公有部门履行职责

国际援助的一个无意却有害的结果——被保罗·科利尔等人所关注[1]——是对非政府组织的资助会抽干公有部门的资源和技能型人才。例如,在 2010 年 1 月的大地震之后,援助海地的 24 亿美金人道主义援助款项只有不到 1% 流入了海地政府[2]。尽管有时(贫困地区毁灭性的地震也许就是这样的时刻)政府并不是发展工作唯一的参与者,但他们在任何可能的时候都应该是这项工作的主角。声势浩大的实施工作通常需要来自国家政府和地方政府的合作;可持续的发展同样需要公有部门的努力,公有部门在援助工作者离开之后仍将长期存在于当地。那些担心受助国政府腐败与无能的捐助者们经常在无意间完成自我实现的预言。最好的强化能力、对抗腐败的办法就是通过陪伴实践支持建立透明而可问责的发展系统(详见后文对海地综合医院的介绍)。

将就业岗位的增加设置为检验成功的标准

各个发展领域(医疗卫生、教育、环境、能源、基础建设、贸易、金融)的捐助者以及全球健康平等项目的参与者都应该把增加地方就业岗位和向当地人传输能力放在首要位置。除了帮助个体和家庭实现自主权和基本福祉以外,就业能够给人以尊严、自我价值,以及追求专业化发展的机会。就业岗位的增加还能刺激地方经济,强化国家税收基础——这是稳健的公有医疗卫生系统的两个基石。

地方性地购买和雇佣

多数国际援助计划在受惠国以外购买商品、服务和人力,从而错失

---

① Collier, *The Bottom Billion*, 99 - 123.

② United Nations Office of the Special Envoy for Haiti, "Has Aid Changed?" 15, www. lessonsfromhaiti. org/download/Report _ Center/has _ aid _ changed _ en. pdf (accessed March 7, 2013).

了刺激地方发展的大好机会，甚至反倒削弱了地方经济（以人为制造低价进口商品与服务）。在海地大地震一年半之后，只有 2% 的重建合同被授权给了海地的公司①。但是地方性的购买和雇佣能够增加就业岗位、发展地方市场、增加税收以及刺激企业发展。一些商品也能够在当地获取原料。例如，所谓的即食治疗食物（第 11 章曾介绍这对母婴健康很重要）就能够在资源贫瘠之地通过使用当地农民的作物被制造出来。

与政府合作投资以建立健全的公民服务

公有部门的劳动力发展需要有透明的雇佣和解雇平台（包括绩效评估、对公务员持续性的培训计划，以及对劳动力需求的精确评估能力）才能得到最佳效果。这不仅适用于卫生工作者队伍，也同样适用于其他领域。但援助计划没有强化公务员队伍，而通常建立平行（或竞争性）结构并提供技术支持（经常是由捐助国派出一到两名专家），如此便不能帮助受惠国发展能增强其自身能力的稳健培训项目。在 2002 年，柬埔寨政府雇佣 700 名国际顾问的总花费是 5000 万—7000 万美元，仅略低于柬埔寨国内 16 万余位公务员的全部工资②。陪伴取向试图将现有的人力资源体系增强并现代化。

与政府合作向穷人提供现金资助

越来越多的证据表明，现金转移对于减少贫困、促进商品服务需求并以此刺激地方经济发展是有益的辅助手段。例如在南非，现金转移在减少贫富差距方面发挥了显著作用③。墨西哥有条件的现金转移计划（条件之

---

① Center for Economic and Policy Research，"Haitian Companies Still Sidelined from Reconstruction Contracts," April 19，2011, www. cepr. net/index. php/blogs/relief-and-reconstruction-watch/haitian-companies-still-sidelined-from-reconstruction-contracts (accessed November 14，2012).

② ActionAid International，*Real Aid：An Agenda for Making Aid Work*，2005，22，www. actionaid. org/sites/files/actionaid/real _ aid. pdf（accessed November 14，2012）.

③ Hanlon，Barrientos，and Hulme，*Just Give Money to the Poor*，38‑39.

一是需要参与家庭将他们的孩子送往诊所进行一套基础的卫生医疗干预）被证明能够提升儿童的健康水平[①]。现金转移计划并不是万能药，在没有健全的机构与服务平台的支持下难以生效。但它确实能够为"调查者"（用伊斯特利的话说）增权，并扩充发展援助和全球健康平等的工具箱。

支持将国际非政府服务供给者规范化

目前国际援助经常被委托给非政府组织（包括地方与国际组织）而非受惠国的政府部门。在海地这样一个只有 1000 万人口的国家竟有数以千计的非政府组织。多数的非政府组织（无论是在海地还是其他地方）做的都是宝贵的工作，但都缺少了协调合作和规范化，从而存在互相重叠、不公平、对所服务的社区无法负责等各种风险。所以它们工作的总计成效并不及各个部分成效的总和。为资金所扰的卫生部门以及他们所运营的公共诊所和医院都无法与资金充足的非政府组织匹敌，从而导致了国内人才流失，这有时与全球性人才流失具有同等危害性。将国际援助的努力进行协调，将更有助于使其为目标受惠人带来持续而有意义的生活改变。

为医疗保健设立循证标准以提供最佳服务

富有和贫穷的地区几乎总是以不同的医疗保健标准相区隔。通常是由预算和资金流而非提升服务质量与价值的策略来驱动服务落实，这意味着贫困地区所能获得的医疗保健服务微不足道。但是陪伴取向以追求公平作为前提，要求将资源贫瘠地区的医疗行业标准提升到资源富足地

[①] Juan A. Rivera, Daniela Sotres-Alvarez, Jean-Pierre Habicht, Teresa Shamah, and Salvador Villalpando, "Impact of the Mexican Program for Education, Health, and Nutrition (Progresa) on Rates of Growth and Anemia in Infants and Young Children: A Randomized Effectiveness Study," *Journal of the American Medical Association* 291, no. 21 (2004): 2563 – 2570; Paul Gertler, "Do Conditional Cash Transfers Improve Child Health? Evidence from PROGRESA's Control Randomized Experiment," *American Economic Review* 94, no. 2 (2004): 336 – 341. 亦见 Julio Frenk, "Bridging the Divide: Global Lessons from Evidence-Based Health Policy in Mexico," *Lancet* 368, no. 9539 (2006): 954 – 961.

区同样可接受的水平。

那么在实践中，陪伴意味着什么呢？我们可以看看美国红十字会助力太子港最大公立医院的事例。在灾难过后，红十字会通常会将很大一部分的资源投入到与非政府组织的合作上。但在 2010 年 1 月的地震之后，太子港综合医院内挤满了急需治疗挤压伤和其他相关并发症的病人，尽管医院本身也遭受重创。即使是在地震前，太子港综合医院也是在本国接待病人负荷量最大的医院之一，而医院医护人员的工资却比私立医院和非政府组织的工资要低[1]。为了帮助这些身处困境的医护人员，红十字会决定为工资提升计划投入 380 万美元的资金。但启动这样一个计划并不是易事：医院缺少美国责任规范所要求的、现代化的档案管理制度和完备的计算机系统，以记录员工的工作时长。安装和升级计算机系统并非红十字会的职责所在，但在这个独特的时间和地点，陪伴取向要求他们有足够的耐心来克服随时会遇到的障碍，并投资于解决根源性的问题——在这个案例中指的就是"透明的基础建设"发展滞后的问题[2]。

这个取向是以这样的一个理念为前提的：陪伴的艰辛工作与开放性的奉献是值得的，因为一个更加坚实耐久的医疗卫生系统能够更好应对所有的病症，无论来自各项目（如总统防治艾滋病紧急救援计划和全球抗击艾滋病、结核病和疟疾基金会）的国际援助如何涨涨落落。尽管在几个月后一项应急计划被制订了出来，但 2011 年出台了一项有关全球基金直到 2014 年前都不将通过新援助计划的决议，这提醒了我们强化卫生医疗系统的重要性，以及遵循陪伴要求的基本原则实现长期援助服务的必要性[3]。

---

[1] Farmer, "Partners in Help."

[2] 关于这个例子的更多信息，请参见 Paul Farmer, *Haiti after the Earthquake* (New York: PublicAffairs, 2011), 211。

[3] Betsy McKay, "Global Fund to Resume New Health Grants," *Wall Street Journal*, May 9, 2012, http://online.wsj.com/article/SB10001424052702304203604577393732617886576.html (accessed November 15, 2012).

除了红十字会援助一家残损的公立医院之外，还有许多国际援助计划运用陪伴取向的其他例子：与地方卫生部门合作的非政府医疗保健供给组织、从受惠国的当地农场购买商品服务而非进口商品服务的国际团队、以创造就业机会为先和对地方及全球性项目同时予以签约授权的捐助者等①。其中一个例子是寻求系统化和传播此类项目服务信息的全球健康递送项目（Global Health Delivery Project，GHD）的项目，在第7章中详述②。在哈佛大学一个小型团队的领导下，GHD在世界各地资源贫瘠之处都开展了关于医疗卫生服务的个案研究，以建立一门关于全球健康递送的科学③。但这些项目在国际援助领域内毕竟还是少数而非常规。因此陪伴取向牵涉到要对国际援助机制进行必要的改革、设定一套崭新的路规④。

　　即使是像萨克斯一样呼吁增加援助的支持者们，也倡导要对现有的国际援助体系进行基础性的改革。"如果我们想让富有国家纳税人同意在整个援助系统中投入更多资源，"他在书中写道，"我们必须首先展示出援助的资源流向是从富有国家直接输送到贫困国最急需的地方——农村、贫民窟、港口，以及其他重要的目标点。"⑤ 正如伊斯特利等人所指出

---

① Digicel 基金会在海地的教育援助提供了一个引人注目的陪伴例子。Digicel 于 2006 年建立其第一个移动电话网络，不到一年的时间，它在海地成立了基金会。Digicel 现在是该国最大的移动电话提供商，也成为海地农村教育工作的重要资助者，重建全国 20 多所学校。该基金会还支持与学校午餐计划和疫苗接种举措有关的合作伙伴。这种私营部门参与和慈善模式已经产生了持久的伙伴关系和有效的援助递送。有关更多信息，请参见 http：//fondationdigicel haiti. org/about/（accessed November 15，2012）。

② Jim Yong Kim，Joseph Rhatigan，Sachin H. Jain，Rebecca Weintraub，and Michael E. Porter，"From a Declaration of Values to the Creation of Value in Global Health：A Report from Harvard University's Global Health Delivery Project，" *Global Public Health* 5，no. 2（2010）：181 - 188. For a full list of GHD cases，see www. ghdonline. org/cases/（accessed November 15，2012）.

③ "Access to Life-Saving Health Information：Not a Luxury，a Necessity，" *Health and Human Rights*，January 5，2010，http：//hhrjournal. org/index. php/hhr/article/view/339/551（accessed November 15，2012）.

④ Farmer，*Haiti after the Earthquake*，165.

⑤ Sachs，*The End of Poverty*，269.

的，大部分国际援助都是碎片化、不透明、被高额管理成本稀释化的，而且也都附加着对捐助者而非目标受惠人更有利的条件①。简而言之，多数援助项目远没有达到它们本该有的效果。

援助方式能够指导国际援助从业者们设计出适合不同地方情境、长期有效，并且更接近终结极端贫困这一被广泛共享的愿景的项目。它还为伊斯特利所倡导的自下而上的援助项目设计了蓝图：陪伴应该始于（也终于）倾听目标受益人描述的问题和优先事项。第7章勾勒出了在贫困点进行医疗卫生服务的框架，而陪伴取向正是可以让这个框架高效运转起来的策略。陪伴取向在多数类型的发展工作中都能发挥力量。不同于传统的援助方式，陪伴是要保证与穷人同行，加强和提升既存公有和私有部门的努力，并代之以一种平行的援助架构，以促进医疗卫生和平等发展。

更多（优质）援助

在有效援助递送模型（包括陪伴取向在内）的指导下所加强和拓展的发展援助能够更好地达到援助目标。尽管在过去的几十年间援助花费持续增长，但这和贫困国的基本资金缺口相比仍然微不足道。本书的作者（同许多政策决策者、学者和从业者一样）相信诸多证据已证明增加国际援助服务总体来说是有用的，即使相关的机制需要改革。这些取向可以从倡导社会公正的努力（无论是"草根的"还是大规模的）中得到启示和补充，以促进平等和公正的发展。特别是已有证据表明，当全球健康项目是根据本书中提出的基本原则来递送时，能够有效地拯救生命、减轻世界上的苦难。

在提供的援助和需要的援助之间，估计每年一般存在 400 亿美元到

---

① 关于这些条件——包括"全球禁制通令"和卖淫承诺——的更多信息，请参见 Nils Daulaire, "Global Health for a Globally Minded President," *Health Affairs* 28，no. 2 (2009)：w199 - w204, http：//content. healthaffairs. org/content/28/2/w199. full. html (accessed November 15，2012)。

520 亿美元的差距①。萨克斯估计如果每年在国际援助中多投入 400 亿美元资金，就能为十余亿地球上最贫困的人口提供基本医疗卫生服务（他们每日的生计花费低于 1 美元）。而这些仅仅是美国每年在阿富汗战争中花费的 40％，也不足 2008—2009 年度对银行紧急援助金的 5％②。

对于很多人（包括对国际援助持审慎态度的人）而言，医疗卫生项目在整个发展援助中占有举足轻重的地位。恺撒家庭基金会（Kaiser Family Foundation）2009 年在美国进行的一项调查显示，52％的受访者认为政府在国际援助上已经花费了过多资金。但当他们被问及"改善发展中国家人口健康的努力"是否过多时，同意者比例下降到了 23％；当被问及抗击艾滋病的花费时，该比例又下降到了 16％。此外，有 39％的受访者支持美国政府在国际医疗卫生领域内维持原有的投入，另有 26％希望可以增加资金投入③。

我们同样有理由相信会有更多的美国人支持美国政府扩大在全球医疗卫生项目上的花费，只要他们能够了解相比政府在其他项目上的预算以及其他高收入国家的贡献而言，美国政府当下的资金投入是多么相形见绌。2010 年的一项研究发现许多美国人认为国际援助在联邦政府财政预算中占了将近 25％的比例，且希望能够将其削减到 10％（见图 10.5）④；另一项

---

① Prabhat Jha, Anne Mills, Kara Hanson, Lilani Kumaranayake, Lesong Conteh, Christoph Kurowski, Son Nam Nguyen, Valeria Oliveira Cruz, Kent Ranson, Lara M. E. Vaz, Shengchao Yu, Oliver Morton, and Jeffrey D. Sachs, "Improving the Health of the Global Poor," *Science* 295, no. 5562 (March 15, 2002): 2036.

② Jeffrey Sachs, "Development Aid in Five Easy Steps," *Project Syndicate*, May 26, 2010, www.project-syndicate.org/commentary/sachs166/English (accessed November 15, 2012).

③ Kaiser Family Foundation, "Americans Say Maintain or Increase Funding for Global Health and Development, But Take Care of Problems at Home First in the Recession," press release, May 7, 2009, www.kff.org/kaiserpolls/posr050709nr.cfm? RenderForPrint=1 (accessed November 15, 2012).

④ WorldPublicOpinion.org, "American Public Vastly Overestimates Amount of U.S. Foreign Aid," November 29, 2010, www.worldpublic opinion.org/pipa/articles/brunitedstatescanadara/670.php (accessed November 15, 2012).

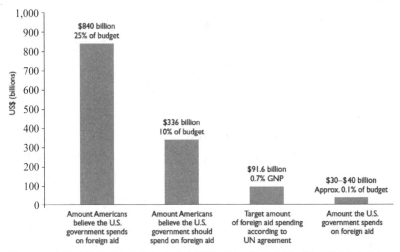

图 10.5　美国对外援助中的认知与现实情况对比。资料来源：WorldPublicOpinion.
org，"American Public Opinion of Foreign Aid," November 30, 2010, www.
worldpublicopinion. org/pipa/pdf/nov10/ForeignAid _ Nov10 _ quaire. pdf。

研究发现 69％的美国人认为相比其他高收入国家，美国在国际救援中的
投资占国民总收入更高的比例[1]。但实际上 2008 年美国的援助投资只占
了政府预算的1％（仅相当于当年国防开支的十三分之一），并且在全部
高收入国家中美国的对外援助投资占国民总收入的比例最低，仅有
0.18％，远低于 1970 年联合国大会制定的 0.7％的目标[2]（许多高收入
国家，如丹麦、瑞典、挪威，都已经远超 0.7％，2002 年这个标准被联
合国重申）。萨克斯估计美国可以向"底层 10 亿人民"提供 400 亿美元

①　Clay Ramsay，Stephen Weber，Steven Kull，and Evan Lewis，"American Public
Opinion and Global Health," WorldPublicOpinion. org，May 20, 2009, www.
worldpublicopinion. org/pipa/pdf/may09/WPO _ IOM _ May09 _ rpt. pdf（accessed
November 15, 2012）.
②　援助在美国政府预算中的百分比的信息参见 U. S. Global Leadership Coalition，
"Myths and Facts about the International Affairs Budget," www. usglc. org/wp-
content/uploads/2011/01/Myths-and-Facts-About-the-International-Affairs-
Budget. pdf（accessed November 15, 2012）。

的基础医疗卫生资金，但仍然未达联合国制定的标准，并且无论如何都远低于多数美国人在民意调查中所表示能够接受的水平①。

　　能够填平想象中的和实际的国际健康援助之间的鸿沟（也是允诺和递送之间的鸿沟）的策略将在本书的最后一章中详述。当然，发展中国家的政府才是国际健康平等运动的主角，其中多数已经开始在卫生领域投入大量资源。2001 年，数十名非洲国家领导人签署了《阿布贾宣言》（Abuja Declaration），承诺将医疗卫生支出在财政总支出中的份额提高到 15％。十年后非洲联盟国政府每年在医疗卫生方面的平均支出已经从人均 10 美元提升到 14 美元；相比 2001 年，27 个非洲联盟国 2009 年的医疗卫生支出预算得到了大幅提升②。卢旺达的全国艾滋病疾控委员会为政府在医疗卫生部门增加投入铺平道路，这是发展中国家中唯一一个几乎在全国范围内普及艾滋病预防和治疗的国家（见第 6 章）。卢旺达（两个在 2010 年之前实现《阿布贾宣言》目标的国家之一，也是非洲唯一朝着联合国千年发展目标奋进的国家）成为了通过将税收和更多源于公有部门和非政府组织的外国援助输入公共医疗卫生系统来强化该系统的典型③。如果想使国际健康项目能够有广泛而长期的影响，其他非洲国家和发展中国家的政府可能需要在医疗卫生服务中增加更多的支出。

　　毕竟资金短缺的政府部门在没有外部支持（来自于富裕国家或良好的可征税基础）或陪伴的情况下能够做的有限。一所哈佛附属教学医院的预算都远超了海地政府的财政预算。在 2010 年大地震后，一些非政府跨国卫生组织使海地卫生部的总预算提高了两倍多④。换言之，跨国

---

① Sachs，"Development Aid in Five Easy Steps."
② World Health Organization，"The Abuja Declaration: Ten Years On," 2011, 2, www. who. int/healthsystems/publications/Abuja10. pdf （accessed November 15, 2012）.
③ 同上。
④ Partners In Health，"Tackling Acute and Chronic Disasters," *Partners In Health* 2010 *Annual Report*，http: //parthealth. 3cdn. net/fdb 20 a0 a7ef 6b7 1153 _ （转下页）

非政府组织和其他追求平等发展的合作组织的运作和资源筹备依然对国际援助有很强的依赖。陪伴取向提供一个可以使国际援助更基于需求、更具适应性和长期持续性的模型。

推荐阅读

Acemoglu, Daron, and James A. Robinson. *Why Nations Fail: The Origins of Power, Prosperity, and Poverty*. New York: Crown, 2012.

Banerjee, Abhijit V., and Esther Duflo. *Poor Economics: A Radical Rethinking of the Way to Fight Global Poverty*. New York: PublicAffairs, 2011.

Collier, Paul. *The Bottom Billion: Why the Poorest Countries Are Failing and What Can Be Done about It*. Oxford: Oxford University Press, 2007.

Easterly, William. *The White Man's Burden: Why the West's Efforts to Aid the Rest Have Done So Much Ill and So Little Good*. New York: Penguin, 2006.

Farmer, Paul. "Partners in Help: Assisting the Poor over the Long Term." *Foreign Affairs*, July 29, 2011. www. foreignaffairs. com/articles/68002/paul-farmer/partners-in-help? page=show.

Sachs, Jeffrey D. *The End of Poverty: Economic Possibilities for Our Time*. New York: Penguin, 2005.

Sen, Amartya. "The Man without a Plan," *Foreign Affairs*, March/April 2006. www. foreignaffairs. com/articles/61525/amartya-sen/the-man-without-a-plan? page=show.

United Nations Office of the Special Envoy for Haiti. "Has Aid Changed? Channeling Assistance to Haiti before and after the Earthquake." June 2011. Video presentation, by Katherine Gilbert, www. lessonsfromhaiti. org/press-and-media/videos/presentation-accompany-haiti/; published report, www. lessonsfromhaiti. org/download/Report _ Center/has _ aid _ changed _ en. pdf.

（接上页）o6m6icn3q. pdf （accessed March 7, 2013）; Public Radio International (PRI), "Haiti: A Year and a Half after the Earthquake," *The World*, July 15, 2011, www. pri. org/stories/business/nonprofits/haiti-a-year-and-a-half-after-the-earthquake4907. html (accessed March 7, 2013); and United Nations Office of the Secretary-General's Special Adviser on Community-Based Medicine and Lessons from Haiti, "Assistance Tracker," www. lessons fromhaiti. org/assistance-tracker/ (accessed March 7, 2013). 有关海地地震后海地援助形式的更多信息参见 Farmer, *Haiti after the Earthquake*。

第11章 21世纪初的全球健康优先事项

保罗·法默，马修·巴西利科，凡妮莎·克里，玛德琳·巴拉德，
安妮·贝克尔，基恩·伯克汉姆，奥菲利亚·达尔，安迪·埃尔纳，路易丝·埃弗斯，
戴维·琼斯，约翰·米拉，乔亚·穆克吉，艾米·西弗斯，山本艾丽莎

> 我们所生活的世界充满危险和威胁，但同时这是一个人们能够
> 更好地理解困境的本质、科学进步更加坚实、可以抵御这些威胁的
> 经济和社会手段也更多的世界。我们不仅面临更多的问题，也有更
> 多的机遇来处理问题。

——阿马蒂亚·森，2000年东京人类安全国际研讨会

21世纪的第一个十年被称为"全球健康的黄金年代"。由于艾滋病
的流行，全世界将目光转向了穷人的疾病以及卫生保健中的不平等现象。
全球艾滋病运动促使全球健康成为一个不同于国际健康（和之前的殖民
医学）的领域，将长期治疗服务加入公共卫生议程，从而更加有利于促
进健康和预防疾病[1]。这并非"零和博弈"。国家过敏和传染病研究所
（National Institute of Allergy and Infectious Diseases）主任安东尼·福奇
（Anthony Fauci）及其同事认为，艾滋病在全球范围内得到的关注将会

---

[1] Jon Cohen，"Global Health: The New World of Global Health," *Science* 311，
no. 5758（January 13，2006）：162 - 167. 另请参阅第5章，详细讨论世界范围内对
艾滋病疫情的应对和基于全球卫生公平的愿景的发展。

重新激发对古老的致命疾病的战斗热情，如疟疾和结核病①。新的跨国融资机构已在全球范围内投入了数十亿美元以预防和治疗常见的传染性致死疾病，并在全球促进人类健康。这对健康的影响是巨大的：今天，全球有近 800 万艾滋病患者可以获得抗逆转录病毒治疗，这一成果在 2002 年曾被认为是不可能实现的②；在全球范围内，抗击疟疾和结核病的努力也取得明显成效，尽管也许不太均衡③；事实证明，以社区为基础的卫生服务能够提高贫困国家和富裕国家贫困地区的护理水平并加强医疗体系建设④。

---

① David M. Morens, Gregory K. Folkers, and Anthony S. Fauci, "The Challenge of Emerging and Re-Emerging Infectious Diseases," *Nature* 430, no. 6996 (July 8, 2004): 242 - 249.

② Elliot Marseille, Paul B. Hofmann, and James G. Kahn, "HIV Prevention before HAART in Sub-Saharan Africa," *Lancet* 359, no. 9320 (2002): 1851; Andrew Creese, Katherine Floyd, Anita Alban, and Lorna Guinness, "Cost-Effectiveness of HIV/AIDS Interventions in Africa: A Systematic Review of the Evidence," *Lancet* 359, no. 9318 (2002): 1635 - 1642.

③ World Health Organization, Global Tuberculosis Report 2012, http://apps. who. int/iris/bitstream/10665/75938/1/9789241564502 _ eng. pdf (accessed November 15, 2012); World Health Organization, World Malaria Report 2011, www. who. int/malaria/world _ malaria _ report _ 2011/9789241564403 _ eng. pdf (accessed November 15, 2012). 在全球范围内，1990 年至 2012 年间，结核病死亡率下降了 41%，正在走向实现到 2015 年减少 50% 的目标（WHO, *Global Tuberculosis Report* 2012，1）。2000 年至 2011 年期间，全球疟疾发病率估计下降 17%，疟疾死亡率下降 26%。拥有至少一个经杀虫剂处理的蚊帐的家庭百分比已从 2000 年的 3% 上升到 2011 年的 50%（WHO, World Malaria Report 2011, ix）。

④ Badara Samb, Tim Evans, Mark Dybul, Rifat Atun, Jean-Paul Moatti, Sania Nishtar, Anna Wright, Francesca Celletti, Justine Hsu, Jim Yong Kim, Ruairi Brugha, Asia Russell, and Carissa Etienne (World Health Organization Maximizing Positive Synergies Collaborative Group), "An Assessment of Interactions between Global Health Initiatives and Country Health Systems," *Lancet* 373, no. 9681 (2009): 2137 - 2169; Institute of Medicine, *The U. S. Commitment to Global Health: Recommendations for the Public and Private Sectors* (Washington, D. C.: National Academies Press, 2009), 512 - 513; Julio Frenk, "Bridging the Divide: Global Lessons from Evidence-Based Health Policy in Mexico," *Lancet* 368, no. 9539 (2006): 954 - 961; Paul E. Farmer, Fernet Léandre, Joia S. Mukherjee, Marie Sidonise Claude, Patrice Nevil, Mary C. Smith-Fawzi, Serena P. Koenig, Arachu Castro, Mercedes C. Becerra, Jeffrey Sachs, Amir Attaran, and Jim Yong （转下页）

然而历史的教训时刻警醒着我们在全球健康问题上自满的风险。1978 年《阿拉木图宣言》提出了"2000 年人人享有卫生保健"的宏伟愿景。1979 年成功根除天花之后，人们希望有效的健康服务能够在全球范围内推广，使得更多人从中受益。正如第 4 章所述，这样的野心在 1980 年代成为经济困境的牺牲品；在此后的几十年间，许多发展中国家制定的财政紧缩措施进一步使医疗保健体系的发展受阻。此外，今天仍然存在严重的不平等现象。世界三分之一以上的人口（约 25 亿人）每天仅靠不足 2 美元维持生存，估计每年有 1800 万人过早地死于与贫困有关的因素[1]。全球健康工作几乎没能解决发展中国家心血管疾病、癌症和精神疾病的沉重负担。疾病的分布追随着可利用的卫生资源的脚步：根据世界卫生组织资料显示，非洲负荷着全球 24% 的疾病负担，但在世界卫生人员数量和卫生资金来源（包括国外贷款和赠款）上仅分别占 3% 和 1%[2]。

本章概述了 21 世纪第二个十年一些重要的全球健康优先事项，介绍了一系列以宽广视角考察全球健康优先事项的持续进行中的讨论。第 7 章讨论的医疗服务供给模型和健康体系强化模型包括了这些优先事项，也涉及到其他事项。本章作者认为，扩大现有的努力成果并以平等的愿

（接上页）Kim，"Community-Based Approaches to HIV Treatment in Resource-Poor Settings," *Lancet* 358，no. 9279（2001）：404 – 409；David A. Walton，Paul E. Farmer，Wesler Lambert，Fernet Léandre，Serena P. Koenig，and Joia S. Mukherjee，"Integrated HIV Prevention and Care Strengthens Primary Health Care：Lessons from Rural Haiti," *Journal of Public Health Policy* 25，no. 2（2004）：137 – 158；Jaime Sepúlveda，Flavia Bustreo，Roberto Tapia，Juan Rivera，Rafael Lozano，Gustavo Oláiz，Virgilio Partida，Lourdes García-García，and José Luis Valdespino，"Improvement of Child Survival in Mexico：The Diagonal Approach," *Lancet* 368，no. 9551（2006）：2017 – 2027.

[1] Thomas Pogge，*World Poverty and Human Rights*，2nd ed.（Cambridge：Polity Press，2008），24. Pogge 还指出，在严重贫困中生活（或死亡）的 25 亿人的收入缺口估计为 3000 亿美元，即经合组织国家国民生产总值的 1%。

[2] World Health Organization，*World Health Report 2006：Working Together for Health*（Geneva：World Health Organization，2006）. Pooja Kumar，"Providing the Providers：Remedying Africa's Shortage of Health Care Workers," *New England Journal of Medicine* 356，no. 25（2007）：2564 – 2567.

景为基础，是全球健康最重要的优先事项。我们也认为，健康平等是当下时代最大的人权挑战之一。建立更好的健康体系为患者和医疗提供者以及健康活动家们提供了减轻疾病负担、解决健康的社会决定因素，从而获得能够应对任何挑战的长期护理服务能力的平台。短期、低成本的干预措施本身不太可能使我们更接近这些目标。推进全球健康平等需要具有变革性的社会变迁，这将是最后一章的主题。

第7章和第10章讨论了提高援助服务的有效性和质量的潜力。有鉴于此，21世纪初期全球健康中最为关键的优先事项是什么？这个问题的答案在不同地区有所不同，必须以地方疾病负担和弥补服务资源差距为基础。本章讨论的主题是为了阐明聚焦问题中的重点领域；它们并不代表详尽的清单，许多因素都将逐年改变。几乎不管在某一特定环境下最突出的健康问题是什么，"对角线方法"（以加强整体医疗保健体系的方式对死亡率和发病率的特定原因作出反馈）都为解决这些优先事项提供了最有吸引力的战略①。

在全球健康黄金时代的初期制定的千年发展目标对于开展全球健康优先事项讨论具有参考价值。2000年，有192个国家和23个国际组织承诺到2015年实现8个目标（见图11.1）。几乎所有的千年发展目标都与全球健康相关，其中，目标4（降低儿童死亡率）、目标5（改善产妇保健）和目标6（抗击艾滋病毒/艾滋病、疟疾和其他疾病）更是与健康直接相关。其他千年发展目标，如消除极端贫穷和饥饿（目标1）、促进两性平等（目标3）和确保环境可持续性（目标7）也是推动全球卫生公平的基础。

每个目标都有针对于此而确定的具体行动。例如，将5岁以下婴儿和儿童的死亡率降低三分之二，并实现艾滋病治疗的普及②。虽然千年

① Julio Frenk, José L. Bobadilla, Jaime Sepulveda, and Malaquais López Cervantes, "Health Transition in Middle-Income Countries: New Challenges for Health Care," *Health Policy and Planning* 4, no. 1 (1989): 29-39.

② United Nations, The Millennium Development Goals Report, 2012, http://mdgs.un.org/unsd/mdg/Resources/Static/Products/Progress2012/English 2012. pdf (accessed November 15, 2012).

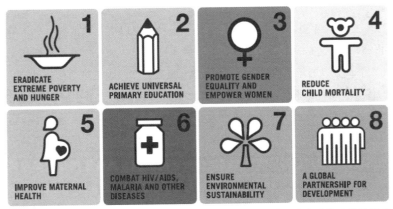

图 11. 1　8 项千年发展目标得到世界各国和发展机构的支持，为全球进步提供了蓝图。资料来源：Millennium Project，"About MDGs：What They Are，www. unmillenniumproject. org/goals/index. htm. Courtesy United Nations。

发展目标截至 2015 年还没能实现，但在许多国家中，在全球健康与发展方面更具雄心的议程获得了支持；这些国家当中有些是高收入国，也有一些饱受贫困与内乱之苦，这使得上述目标更显急迫。千年发展目标的目标和基准也促使不同的行动者协调其努力，就像在第 4 章深入讨论的 1980 年代由联合国儿童基金会领导的儿童生存运动期间所进行的 GOBI-FFF 干预措施。

接下来的两节将更详细地讨论目标 4 和 5（孕产妇和儿童健康）及目标 6（抗击艾滋病、结核病和疟疾）。

产妇与儿童健康

千年发展目标 4（降低儿童死亡率）和 5（改善产妇保健）通常在母婴健康的标题下成对出现，因为这两个问题之间存在许多协同作用。一些临床过程，如产前保健和安全分娩，可以改善母亲和孩子的健康。计划生育也是如此。每个医疗保健体系都需要大力推动母婴保健服务。

在 1990 年至 2008 年期间，发展中国家 5 岁以下儿童的死亡率下降了 28%①。这是一个重要成就，但进展速度低于达到千年发展目标所需 4.2 个百分点的年平均降幅②。大多数儿童死亡率归因于可治疗或可预防的传染病和营养不良：2011 年全球 5 岁以下儿童死亡人数中有 36% 为肺炎、腹泻和疟疾；所有儿童死亡人数中有超过三分之一是由营养不良造成的③。死于传染病的大多数儿童都有严重的营养不良，尽管他们的死亡并不总是被报告为因营养不良所致④。

随着儿童基金会的 GOBI-FFF 运动的开展，注射儿童疫苗、口服液疗法和促进母乳喂养等低成本干预措施迅速降低世界各地儿童的死亡率和发病率。在过去十几年中，全球疫苗和免疫联盟（The GAVI Alliance）及其许多合作伙伴在极大程度上扩大了儿童疫苗的使用范围⑤。根据世界卫生组织的数据，GAVI 在其 2000 年成立的十年后，共花了近 30 亿美元为 2.5 亿多儿童提供疫苗，并且使低收入国家的儿童免疫率提高到 79%，达到历史最高纪录。全球疫苗和免疫联盟估计，这些

① United Nations, "Millennium Development Goals: Goal 4 — Reduce Child Mortality," Fact Sheet, UN Department of Public Information, September 2010, www. un. org/millenniumgoals/pdf/MDG _ FS _ 4 _ EN. pdf (accessed November 15, 2012) .

② World Health Organization and World Bank, "High-Level Forum on the Health Millennium Development Goals," December 2003, www. who. int/hdp/en/IP1-overview. pdf (accessed November 15, 2012) .

③ World Health Organization, "Children: Reducing Mortality," Fact Sheet no. 178, September 2012, www. who. int/mediacentre/factsheets/fs178/en/ (accessed November 15, 2012) .

④ Amy L. Rice, Lisa Sacco, Adnan Hyder, and Robert E. Black, "Malnutrition as an Underlying Cause of Childhood Deaths Associated with Infectious Diseases in Developing Countries," *Bulletin of the World Health Organization* 78, no. 10 (2000): 1207 - 1221.

⑤ Richard Horton, "A New Global Commitment to Child Survival," *Lancet* 368, no. 9541 (2006): 1041 - 1042.

努力避免了约 500 万名儿童死亡[1]。该组织不仅高效，还具有创造性：其新颖的融资策略（包括将外国援助组织、私人捐助者和受援国联合资金汇聚在一起组成"配套基金"）帮助医疗免疫覆盖率低的国家建立可持续的免疫方案。

除了儿童免疫接种之外，许多研究发现，驱虫计划（deworming programs）为儿童健康提供了一系列益处，包括把体重增加值提高 10%，将学校旷课减少 25%。其他研究观察到，在认知考试中被驱虫的儿童得分较高，十年后他们成年之后的工资比同龄人高 21% 至 29%[2]。诸如全球卫生工作队（以前的儿童生存工作队）和世界驱虫组织之类的组织与许多发展中国家政府合作，在扩大驱虫计划方面取得了重大进展。例如，到 2010 年，肯尼亚的以学校为基础的全国性驱虫计划已经治疗 360 万名儿童，费用为每名儿童 0.36 美元[3]（其他推动驱虫项目的努力

---

[1] GAVI Alliance，"2000 - 2010：A Decade of Saving Lives，" December 8，2010，www. gavialliance. org/library/publications/gavi-fact-sheets/current/true/page/2/ (accessed February 6，2013).

[2] 有关体重增加的数据，请参见 Joseph Konde-Lule，Isaac Sebuliba，Donald Bundy，and Andrew Hall，"Effect on Weight Gain of Routinely Giving Albendazole to Preschool Children during Child Health Days in Uganda：Cluster Randomised Controlled Trial，" *British Medical Journal* 333，no. 7559（2006）：122。
关于减少学校旷课情况，请参见 Edward Miguel and Michael Kremer，"Worms：Identifying Impacts on Education and Health in the Presence of Treatment Externalities，" *Econometrica* 72，no. 1（2004）：159 - 217。
关于提高学习测验成绩情况，请参见 Catherine Nokes，Sally M. Grantham-McGregor，Anthony W. Sawyer，Edward S. Cooper，and Donald A. P. Bundy，"Parasitic Helminth Infection and Cognitive Function in School Children，" Proceedings：*Biological Sciences* 247，no. 1319（1992）：77 - 81。
关于成年时赚取更高工资情况，请参见 Sarah Baird，Joan Hamory Hicks，Edward Miguel，and Michael Kremer，*Worms at Work：Long-Run Impacts of Child Health Gains*，working paper，Abdul Latif Jameel Poverty Action Lab，October 2011，www. povertyactionlab. org/publication/worms-work-long-run-impacts-child-health-gains（accessed November 20，2012）。

[3] Michael Kremer，"School-Based Deworming：Big Impact for Small Change，" Harvard Kennedy School lecture，May 15，2010，www. hks. harvard. edu/var/ezp _ site/ storage/fckeditor/file/pdfs/degree-programs/mpaid/mpaid-10th-michael-kremer-slideshow. pdf（accessed November 15，2012）.

将在本章后面讨论被忽视的热带疾病的部分介绍）。

特别是在儿童中，营养不良和粮食不安全致使急性和慢性感染（从腹泻疾病到结核病）的风险很大。儿童营养不良的最佳治疗方法是"即食治疗食物（RUTFs）"——易于包装、运输和储存的富含卡路里的糊状强化食品①。例如，Médecins Sans Frontières 在尼日尔率先使用一种富含维生素的花生酱，对严重急性营养不良儿童的治愈率高达 90%，马拉维、印度、海地和许多其他国家正在进行类似的努力②。根据世界卫生组织资料显示，RUTFs 越来越多地用于治疗严重急性营养不良儿童，效果良好③。

---

① World Health Organization, "Community-Based Management of Severe Acute Malnutrition: A Joint Statement by the World Health Organization, the World Food Programme, the United Nations System Standing Committee on Nutrition, and the United Nations Children's Fund," May 2007, www. who. int/nutrition/topics/statement _ commbased _ malnutrition/en/index. html（accessed November 15, 2012）.

② Isabelle Defourny, Gwenola Seroux, Issaley Abdelkader, and Géza Harczi, "Management of Moderate Acute Malnutrition with RUTF in Niger," MSF Report, 2007, www. msf. org. au/uploads/media/mod _ acc _ mal _ Niger. pdf（accessed November 15, 2012）; Steve Collins and Kate Sadler, "Outpatient Care for Severely Malnourished Children in Emergency Relief Programmes: A Retrospective Cohort Study," *Lancet* 360, no. 9348（2002）: 1824 – 1830; Michael A. Ciliberto, Heidi Sandige, MacDonald J. Ndekha, Per Ashorn, André Briend, Heather M. Ciliberto, and Mark J. Manary, "Comparison of Home-Based Therapy with Ready-to-Use Therapeutic Food with Standard Therapy in the Treatment of Malnourished Malawian Children: A Controlled, Clinical Effectiveness Trial," *American Journal of Clinical Nutrition* 81, no. 4（2005）: 864 – 870.

③ Eleanor Oakley, Jason Reinking, Heidi Sandige, Indi Trehan, Gregg Kennedy, Kenneth Maleta, and Mark Manary, "A Ready-to-Use Therapeutic Food Containing 10% Milk Is Less Effective than One with 25% Milk in the Treatment of Severely Malnourished Children," *Journal of Nutrition* 140, no. 12（2010）: 2248 – 2252; Collins and Sadler, "Outpatient Care for Severely Malnourished Children in Emergency Relief Programmes"; El Hadji Issakha Diop, Nicole Idohou Dossou, Marie Madeleine Ndour, André Briend, and Salimata Wade, "Comparison of the Efficacy of a Solid Ready-to-Use Food and a Liquid, Milk-Based Diet for the Rehabilitation of Severely Malnourished Children: A Randomized Trial," *American Journal of Clinical Nutrition* 78, no. 2（2003）: 302 – 307.

全球疫苗和免疫联盟

　　尽管世界卫生组织的扩大免疫接种计划和儿童基金会的儿童生存运动在 1980 年代提高了全球儿童免疫率，但疫苗覆盖率在 1990 年代下降了[①]。到 2000 年，约 3000 万的发展中国家儿童仍然没有接受或没有完全接受 6 项基本的儿童期接种疫苗：结核病、白喉、破伤风、百日咳、麻疹和脊髓灰质炎[②]。全球疫苗和免疫联盟由联合国组织、政府、疫苗生产商、研究人员、非政府组织和慈善家组成，在 1999 年初步成形，由比尔和梅琳达·盖茨基金会提供 7.5 亿美元的捐款。该联盟于 2000 年在达沃斯世界经济论坛正式成立。

　　GAVI 有 4 个主要目标。首先，它试图在疫苗覆盖率低的贫穷国家提高疫苗接种率。本联盟起初主要关注针对黄热病、白喉、破伤风、百日咳、乙型肝炎和流感嗜血杆菌 B 型（Hib）的未被充分利用的疫苗，在第二个十年期将力图保持这一覆盖范围，同时也促进采用新的针对脑膜炎、肺炎球菌病和轮状病毒的疫苗。它通过向低收入和中等收入国家提供资金来鼓励免疫接种扩大规模，为国家免疫战略提供技术援助，并设立采购、监测和评估体系。在一些国家，全球疫苗和免疫联盟支持了扩大脊髓灰质炎疫苗覆盖面的方案。该联盟现在开始探索针对宫颈癌和风疹的疫苗，以此作为对妇女健康的更广泛关注的一部分内容[③]。

---

① Tore Godal, "Viewpoint: Immunization against Poverty," *Tropical Medicine and International Health* 5, no. 3 (2000): 160 – 165; World Health Organization, *The EPI Information System* (Geneva: World Health Organization, 1999).

② GAVI Alliance, "Origins of GAVI," www. gavialliance. org/about/mis sion/origins/ (accessed November 15, 2012).

③ GAVI Alliance, "GAVI Takes First Steps to Introduce Vaccines against Cervical Cancer and Rubella," press release, November17, 2011, www. gavialliance. org/library/news/press-releases/2011/gavi-takes-first-steps-to-introduce-vaccines-against-cervical-cancer-and-rubella/ (accessed November 17, 2012). Sue J. Goldie, Lynne Gaffikin, Jeremy D. Goldhaber-Fiebert, Amparo Gordillo-Tobar, Carol Levin, Cédric Mahé, and Thomas C. Wright, "Cost-Effectiveness of Cervical-Cancer Screening in Five Developing Countries," *New England Journal of Medicine* 353, no. 20 (2005): 2158 – 2168.

其次，GAVI 致力于通过为培训计划、宣传运动和"免疫服务援助"提供资金，加强贫困国家常规的免疫接种能力（实质上是向扩大 DTP3 疫苗覆盖范围的国家提供奖励，以预防白喉、破伤风和百日咳）。根据一项研究，后一种方案在初始覆盖率较低的国家大大增加了 DTP3 的使用率，每名儿童的平均成本为 14 美元至 20 美元。GAVI 估计，7650 万儿童获得了 DTP3 援助①。

第三，GAVI 致力于通过对来自私人和公共捐助者的资源进行调度和增加发展中国家的共同投资，来维持全球免疫的可持续多年的、可预见的融资。2011 年，GAVI 的补货周期筹集了 43 亿美元，将 GAVI 可在 2011 年—2015 年支配的总资金增加到 76 亿美元②。

最后，GAVI 使用先期市场承诺（确定采购协议，以激励疫苗的开发和制造③）刺激新疫苗的研发，同时降低未被充分利用的疫苗成本。致力于让制药公司参与进来，是 GAVI 对全球卫生的最具创新性的贡献。例如，GAVI 所具备的将需求组织起来的能力，为促成新的轮状病毒、肺炎球菌和脑膜炎疫苗的开发创建稳定的市场④

---

① Chunling Lu, Catherine M. Michaud, Emmanuela Gakidou, Kashif Khan, and Christopher J. L. Murray, "Effect of the Global Alliance for Vaccines and Immunisation on Diphtheria, Tetanus, and Pertussis Vaccine Coverage: An Independent Assessment," *Lancet* 368, no. 9541 (2006): 1088 – 1095; GAVI Alliance, "Immunisation Service Support," www. gavialliance. org/support/iss/ (accessed November 17, 2012).

② GAVI Alliance, "GAVI's Resource Mobilisation Process," www. gavialliance. org/funding/resource-mobilisation/process/ (accessed November 15, 2012).

③ GAVI Alliance and World Bank, "Creating Markets to Save Lives," *Advance Market Commitments for Vaccines Factsheet*, November 2012, www. gavialliance. org/library/gavi-documents/amc/ (accessed February 6, 2013). Tracy A. Lieu, Thomas G. McGuire, and Alan R. Hinman, "Overcoming Economic Barriers to the Optimal Use of Vaccines," *Health Affairs* 24, no. 3 (2005): 666 – 679.

④ 此外，先期市场承诺有助于降低五价疫苗的成本，该疫苗是一种可防止白喉、破伤风、百日咳、乙型肝炎和 Hib 的联合疫苗，从每剂 3.61 美元降至每剂 2.58 美元，价格减少 29%。类似的努力使单价乙肝疫苗的价格降低了 68%，肺炎球菌疫苗的价格降低了 90% 以上。UNICEF Supply Division communications with the GAVI Secretariat, as detailed in GAVI Alliance, "GAVI Impact on Vaccine Market behind Price Drop," www. gavialliance. org/library/news/roi/2010/gavi-impact-on-vaccine-market-behind-price-drop/ (accessed November 15, 2012); Grace Chee, Vivikka （转下页）

> GAVI 的模式是，在提供可用疫苗的同时也创造了开发新疫苗的激励机制。这种模式以一种较低的成本平衡了短期需求和长期需求。

　　有些人则表示担心，过度使用 RUTFs 可能会导致对进口食品的依赖并损害当地的农业生产。但也有相反证据[1]，比如在海地生产富含维生素的花生酱的新生计划效果良好。RUTFs 计划通过建设加工厂、向当地农民采购农产品（如花生）等形式创造就业机会，提高当地的生产能力，帮助确保这些食品的供应不依赖于捐助者的资金。这类项目可作为第 10 章所述的陪伴取向的示例。

　　发展中世界的产妇死亡率依然很高，而千年发展目标 5（普遍获得生殖保健）仍然远远没有实现。每年有超过 35 万名母亲死于分娩，而生殖保健服务（例如计划生育、产前护理以及专业的分娩辅助）的可及性均和全球购买力的断层相吻合[2]。极端的风险差异是司空见惯的。世卫组织估计，2008 年，全球产妇死亡数的 99％发生在发展中国家；其中65％都来自 11 个国家。同年，27 个中高收入国家的产妇死亡总人数为 5人以下[3]。在尼日尔的妇女中，分娩死亡占一生中死亡危险的七分之一；

（接上页）Molldrem, Natasha Hsi, and Slavea Chankova, *Evaluation of the GAVI Phase 1 Performance* (2000 - 2005)（Bethesda, Md.：Abt Associates, 2008）.

[1] Martin Enserink, "The Peanut Butter Debate," *Science* 322, no. 5898（October 2, 2008）：36 - 38；Paul Farmer, "Partners in Help：Assisting the Poor over the Long Term," *Foreign Affairs*, July 29, 2011, www. foreign affairs. com/articles/68002/paul-farmer/partners-in-help? page＝show（accessed November 19, 2012）；and Andrew Rice, "The Peanut Solution," *New York Times*, September 2, 2010, www. nytimes. com/2010/09/05/magazine/05 Plumpy-t. html（accessed November 15, 2012）.

[2] United Nations, "Millennium Development Goals — Goal 5：Improve Maternal Health," *Fact Sheet*, UN Department of Public Information, September 2010, www. un. org/millenniumgoals/pdf/MDG _ FS _ 5 _ EN _ new. pdf（accessed November 15, 2012）.

[3] 11 个国家是阿富汗，孟加拉国，刚果民主共和国，埃塞俄比亚，印度，印度尼西亚，肯尼亚，尼日利亚，巴基斯坦，苏丹和坦桑尼亚联合共和国。World Health Organization, United Nations Children's Fund, United Nations Population Fund, and the World Bank, *Trends in Maternal Mortality：1990 to 2008*（Geneva：World Health Organization, 2010）, 1, 17.

在中高收入国家，这一数字是七千三百分之一①。截至 2008 年，只有 19 个发展中国家正在按照千年发展目标达成目标②。

最近在一些国家的经验表明，可以通过改进卫生工作者培训、允许向更好机构转诊和定期产前保健来减少产妇死亡率。例如，在 1990 年代，洪都拉斯专注于为难度大的分娩开发一个强大的转诊体系，包括培训传统接生员，以确定什么时候母亲应该被转诊到能提供现代产科护理的保健机构。从 1990 年至 1997 年间，洪都拉斯的产妇死亡率从每 10 万活产儿中有 182 位产妇死亡下降到 108 位③。其他成本低的干预措施也显示出可以改善资源贫乏环境中的产妇保健：计划生育服务可减少意外怀孕并减少孕产妇死亡。

有针对性的干预措施是对全球母婴健康差距的短期解决办法。但是，改善全球妇女的健康意味着要解决影响她们获得保健服务的结构性力量，包括妇女承受的农场和家庭工作的负担、照顾责任以及社会地位较低等问题。性别不平等和贫穷具有有害的协同作用。粮食安全对于生活在贫困中的妇女来说是一个艰巨的挑战，特别是在怀孕期间，营养需求增加④。越来越多的文献表明，将母体健康干预措施纳入初级卫生保健服

① United Nations, "Millennium Development Goals — Goal 5: Improve Maternal Health."

② Institute for Health Metrics and Evaluation, "Building Momentum: Global Progress toward Reducing Maternal and Child Mortality" (report presented at the Women Deliver Conference, Washington, D. C., June 7, 2010), 7.

③ Isabella Danel and Ada Rivera, "Honduras, 1990 - 1997," in *Reducing Maternal Mortality: Learning from Bolivia, China, Egypt, Honduras, Indonesia, Jamaica, and Zimbabwe*, ed. Marjorie A. Koblinsky (Washington, D. C.: World Bank, 2003), 51 - 62.

④ Joia S. Mukherjee, Donna J. Barry, Hind Satti, Maxi Raymonville, Sarah Marsh, and Mary Kay Smith-Fawzi, "Structural Violence: A Barrier to Achieving the Millennium Development Goals for Women," *Journal of Women's Health* 20, no. 4 (2011): 593 - 597; Louise Ivers and Kimberly Cullen, "Food Insecurity: Special Considerations for Women," *American Journal of Clinical Nutrition* 94, no. 6 (2011): 1740S-1744S.

务可能会为改善母亲长期健康状况提供更好的方法①。在印度尼西亚，农村卫生室及其援助工作者长期提供一系列孕产妇和儿童保健服务，包括提供营养、计划生育、免疫接种和预防腹泻。这些基于社区的初级卫生保健举措被认为能够降低生育率和改善儿童生存②。在莱索托，一些农村卫生机构向诊所的每个妇女提供艾滋病毒检测和计划生育服务，避免了后续预约的需要，提高护理服务的整体效率③。

全面解决妇幼保健问题，需要培训更多的卫生工作者，加强社区、保健中心和医院之间的转诊网络，并确保在护理中心提供足够的用品，从而具备稳健的医疗保健体系的所有要素。事实上，只要还没能保证妇女能够获得全套现代产科的服务，包括手术、血库、抗出血药物和产后护理等，这一医疗保健体系就不能被认为是完整的。在许多产妇死亡率高的地区，将疟疾预防、艾滋病毒检测、母婴微量营养素补充、预防接种和健康教育纳入定期的产前和婴儿保健中心的访问，也可以实现母婴保健优先事项之间的协同增效作用，并有助于加强医疗保健体系。HPV疫苗和子宫颈癌的早期诊断和治疗对于妇女健康进程而言是既经济又直

① Kate Kerber, Joseph de Graft-Johnson, Zulfiqar Bhutta, Pius Okong, Ann Starrs, and Joy Lawn, "Continuum of Care for Maternal, Newborn, and Child Health: From Slogan to Service Delivery," *Lancet* 370, no. 9595 (2007): 1358 – 1369; and Allan Rosenfield, Caroline J. Min, and Lynn P. Freedman, "Making Motherhood Safe in Developing Countries," *New England Journal of Medicine* 356, no. 14 (2007): 1395 – 1397.

② Santoso S. Hamijoyo and Donald S. Chauls, "Community Participation in the Indonesian Family Planning Program: The Village Perspective and Management Strategies," Management Sciences for Health, 1992; Siswanto Agus Wilopo and W. Henry Mosley, "The Relationship of Child Survival Intervention Programs to the Practice of Contraception: A Case Study in Indonesia," Johns Hopkins Population Center, 1993; Tasnim Partapuri, Robert Steinglass, and Jenny Sequeira, "Integrated Delivery of Health Services during Outreach Visits: A Literature Review of Program Experience through a Routine Immunization Lens," *Journal of Infectious Diseases* 205, suppl. 1 (2012): S23.

③ Mukherjee, Barry, et al., "Structural Violence," 596.

接的干预措施①。

2005年，数百位致力于游说、资助和实施母婴健康的社会团体的领导人结成了"产妇、新生儿和儿童健康伙伴组织关系"（Partnership for Maternal, Newborn, and Child Health），以倍增实现千年发展目标4和5的全球范围内的努力。这一伙伴关系的主要目的是激起寻求提升孕产妇和儿童健康状况的全球战略雄心。它还有助于传播关于干预措施的成果，并支持持续的监测和评估工作。与以往一样，有必要将宣传和更大的雄心与建立强大的保健服务体系联系起来。未来十年的挑战将是全球卫生重点领域的挑战，将扩大有针对性的干预措施，使医疗保健体系能够为当前与未来的母亲、婴儿和儿童提供优质的服务。

"三大"疾病：艾滋病，结核病，疟疾

我们已在千年发展目标6（抗击艾滋病毒/艾滋病、疟疾和其他疾病）方面取得了进展——尽管我们还远远没有达到目标。预估的艾滋病毒新感染人数已从1996年的350万人次高峰降至2011年的250万人。有近800万艾滋病病人获得抗逆转录病毒治疗②（十年前，在受害最深的非洲大陆的穷人当中，这一数字接近零）。同样地，疟疾病例从2005年的2.44亿减少到2010年的2.16亿；疟疾死亡人数从2000年的98.5

---

① John Cleland, Stan Bernstein, Alex Ezeh, Anibal Faundes, Anna Glasier, and Jolene Innis, "Family Planning: The Unfinished Agenda," *Lancet* 368, no. 9549 (2006): 1810–1827; Sue J. Goldie, Lynne Gaffikin, Jeremy D. Goldhaber-Fiebert, Amparo Gordillo-Tobar, Carol Levin, Cédric Mahé, and Thomas C. Wright, "Cost-Effectiveness of Cervical-Cancer Screening in Five Developing Countries," *New England Journal of Medicine* 353, no. 20 (2005): 2158–2168; Sue J. Goldie, Meredith O'Shea, Nicole Gastineau Campos, Mireia Diaz, Steven Sweet, and Sun-Young Kim, "Health and Economic Outcomes of HPV 16, 18 Vaccination in 72 GAVI-Eligible Countries," *Vaccine* 26, no. 32 (2008): 4080–4093.

② UNAIDS, *World AIDS Day Report 2012: Results*, www. unaids. org/en/resources/ publications/2012/name, 76120, en. asp (accessed January 29, 2013).

万人下降到 2010 年的 65.5 万人[①]。尽管结核病仍然是主要的传染性致死疾病之一（排在艾滋病、腹泻病和其他呼吸道感染之后），但除了亚洲以外，所有地区的流行率都在下降[②]。

因为其他章节已经深入探讨了这些疾病的内容，所以我们的重点仅限于最近的发展和未来的需求。数个关于治疗和预防的计划正在形成：疟疾疫苗候选株和新的结核病联合疗法正在进行临床试验[③]。证据表明，通过抑制患者的病毒载量，抗逆转录病毒治疗也是预防的重要手段：感染艾滋病毒的人在接受抗逆转录病毒治疗后，将病毒传染给其伴侣的几率降低了 96%[④]。其他进展如男性包皮环切术，阴道杀菌剂凝胶和以抗逆转录病毒药物进行的暴露前预防已经扩大了防艾的可用工具库。虽然美国食品药物监督管理局尚未批准，但是几个艾滋病毒疫苗候选株为我们带来了一线希望，其中包括由雷根研究所（Ragon Institute）和国家过敏和传染病研究所开发的候选株[⑤]。即使没有疫苗，几十年的经验也证明，最好的、也许是唯一的控制瘟疫的办法，就是使用目前可用的所有方法进行全面整合的预防和治疗[⑥]。

① World Health Organization，*World Malaria Report 2011*，72 – 73.

② World Health Organization，"The Top 10 Causes of Death，" *Fact Sheet* no. 310，June 2011， www. who. int/mediacentre/factsheets/fs310/en/index. html （ accessed November 15，2012）；United Nations，"Millennium Development Goals — Goal 6：Combat HIV/AIDS，Malaria and Other Diseases，" *Fact Sheet*，UN Department of Public Information，September 2010，www. un. org/millennium goals/pdf/MDG _ FS _ 6 _ EN. pdf（accessed January 31，2013）.

③ The RTS，S Clinical Trials Partnership，"First Results of Phase 3 Trial of RTS，S/AS01 Malaria Vaccine in African Children，" *New England Journal of Medicine* 365，no. 20（2011）：1863 – 1875；Stu Hutson，"Half-Century-Old TB drugs Get a Facelift in New Cocktails，" *Nature Medicine* 16，no. 20（2010）：1346. PATH 疟疾疫苗计划和结核病联盟加速了这些发展。

④ Myron S. Cohen，Ying Q. Chen，et al.，"Prevention of HIV-1 Infection with Early Antiretroviral Therapy，" *New England Journal of Medicine* 365，no. 6（2011）：493 – 505.

⑤ 欲了解更多关于艾滋病疫苗进展的信息，请参阅 HIV Vaccine Trials Network，www. hvtn. org/（accessed January 31，2013）.

⑥ Anthony S. Fauci，"25 Years of HIV，" *Nature* 453，no. 7193（May 15，2008）：289 – 290.

比尔和梅琳达·盖茨基金会

没有一个组织比比尔和梅琳达·盖茨基金会（BMGF）更能兑现慈善在全球健康方面的承诺。自 1994 年以来，BMGF 已经投入超过 150 亿美元用于全球卫生研究和实施。2008 年的一份报告表明，BMGF 资助了近 18% 的被忽视疾病的研究，仅次于资助了42% 的研究的美国国立卫生研究院（NIH）[1]。在 2004 年美国国会将国家卫生研究院的预算削减后，BMGF 发挥了更大的作用。2006 年，投资者沃伦·巴菲特（Warren Buffet）为 BMGF 贡献了近 300 亿美元，几乎使其资金规模翻了一番。尽管在 2008 年的金融危机中捐赠额下降 20%，但 BMGF 每年都在继续增加支出。BMGF 的全球卫生计划概述了其使命如下：

"我们的全球卫生计划利用科技进步拯救贫穷国家人的生命，我们专注于对发展中国家产生严重影响但受到太少关注和资助的健康问题。在存在行之有效的方法的地方，我们将继续支持这些方法并改进其递送水平。如果没有，我们将投资研究并开发新的干预措施，如疫苗、药物和诊断。"[2]

BMGF 发起了新的合作伙伴关系，其中许多人从事制药行业，工作目标针对本章讨论的大部分全球卫生优先事项（其中包括艾滋病、肺结核、疟疾、被忽视的热带病以及母婴保健）。该基金会是全球抗艾滋病、肺结核和疟疾基金会的主要资助者，也是 GAVI 联盟、健康适用技术计划（PATH）的主要资助者。PATH 旨在发现和发展能够治愈贫困地区疾病的新技术。基金会的一些主要成就包括针对脊髓灰质炎和疟疾的根除行动，研发新的脑膜炎疫

---

[1] Mary Moran, Javier Guzman, Anne-Laure Ropars, Alina McDonald, Tanja Sturm, Nicole Jameson, Lindsey Wu, Sam Ryan, and Brenda Omune, *Neglected Disease Research and Development: How Much Are We Really Spending?* (Sydney: George Institute for International Health, 2008), 41, www. georgeinstitute. org. au/sites/default/files/pdfs/G-FINDER _ 2008 _ Report. pdf (accessed January 31, 2013).

[2] Bill and Melinda Gates Foundation, "Global Health Program: What We Do," www. gatesfoundation. org/global-health/Pages/overview. aspx (accessed November 15, 2012).

苗，以及普及儿童疫苗。BMGF 还支持开发"Shanchol"的国际疫苗倡议，这是一种新型口服霍乱疫苗，效果不亚于早期疫苗，但成本仅为原先疫苗的三分之一。①

　　一些评论家曾质疑 BMGF 作为全球健康最大的资助者之一，是否有根据自身机构喜好使研究议程偏斜之嫌。多伦多大学公共卫生教授安妮·艾曼纽尔·比恩（Anne-Emanuelle Birn）建议 BMGF 专注于开发新的技术，寻求抗艾滋病毒和疟疾的"魔法子弹"，而不必扩大对现有卫生体系的干预措施②。虽然技术开发是 BMGF 的重中之重，但它也为大量的生产工作提供了资金。它是"全球基金"（Global Fund）和"减少疟疾伙伴关系"（Roll Back Malaria Partnership）的坚定支持者，并于 2007 年在非洲发起了疟疾控制和评估伙伴关系③，这使赞比亚的疟疾发病率减半。此外，BMGF 是迄今为止最雄心勃勃的出资者，它在秘鲁和俄罗斯对数万名患者进行耐多药结核病治疗，从根本上降低了该病死亡率和传播率④。实际上，BMGF 近期的投资情况揭示了研发、发展和生产三者之间的平衡。

① Dipika Sur, Anna Lena Lopez, et al. , "Efficacy and Safety of a Modified Killed-Whole-Cell Oral Cholera Vaccine in India: An Interim Analysis of a Cluster-Randomised, Double-Blind, Placebo-Controlled Trial," *Lancet 374*, no. 9702（2009）: 1694 - 1702.

② Anne-Emanuelle Birn, "Gates's Grandest Challenge: Transcending Technology as Public Health Ideology," *Lancet 366*, no. 9484（2005）: 517. For a careful look at the challenges of polio eradication, see Svea Closser, *Chasing Polio in Pakistan: Why the World's Largest Public Health Initiative May Fail*（Nashville, Tenn. : Vanderbilt University Press, 2010）.

③ Program for Appropriate Technology in Health, "A Model for Malaria Control: MACEPA Aims to Wipe Out Disease Using Tools Available Now," www. path. org/ projects/malaria _ control _ partnership. php（accessed November 15, 2012）. MACEPA（非洲疟疾控制和评估伙伴关系）是一项旨在"完全消除非洲疟疾"的研究和控制举措。BMGF 希望其模型将在整个疟疾流行世界得到采用。

④ Carole Mitnick, Jaime Bayona, Eda Palacios, Sonya Shin, Jennifer Furin, Felix Alcántara, Epifanio Sánchez, Madeleny Sarria, Mercedes Becerra, Mary C. Smith Fawzi, Saidi Kapiga, Donna Neuberg, James H. Maguire, Jim Yong Kim, and Paul Farmer, "Community-Based Therapy for Multidrug Resistant Tuberculosis（转下页）

然而，重大挑战仍然存在。联合国艾滋病毒/艾滋病联合计划署估计，2011 年全世界有 3400 万人感染艾滋病毒，其中有 170 万人死于与艾滋病有关的疾病[①]。2010 年未实现的千年发展目标 6（即让患者普遍接受治疗）几乎可以避免所有这 170 万人的死亡。而在世界大部分地区，这一流行病仍在继续发展，目前的情况是，每有两人开始接受抗逆转录病毒治疗，都有五位新感染者[②]。从 2002 年到 2008 年，综合预防和治疗的国际援助大幅上升。但随着 2008—2009 年经济危机的开始，上行开始平缓。2010 年，全球艾滋病项目的财政支持自 2000 年以来首次出现下降；2011 年，由于第二轮捐助者捐款不足，全球抗击艾滋病、结核病和疟疾基金会（the Global Fund to Fight AIDS, Tuberculosis and Malaria）被迫取消其即将到来的资助周期[③]。面对这些令人生畏的趋势，联合国宣布到 2015 年实现治疗全球 1500 万患者的目标；奥巴马总统承诺，美

（接上页）in Lima, Peru," *New England Journal of Medicine* 348, no. 2 (2003): 119, 122; Paul E. Farmer, Jim Yong Kim, Carole D. Mitnick, and Ralph Timperi, "Responding to Outbreaks of Multidrug-Resistant Tuberculosis: Introducing DOTS-Plus," in *Tuberculosis: A Comprehensive International Approach*, ed. Lee B. Reichman and Earl S. Hershfield (New York: Decker, 2000), 447 – 469; Sonya S. Shin, Martin Yagui, Luis Ascencios, Gloria Yale, Carmen Suarez, Neyda Quispet, Cesar Bonilla, Joaquin Blaya, Allison Tayloe, Carmen Contreras, and Peter Cegielski, "Scale-Up of Multidrug-Resistant Tuberculosis Laboratory Services, Peru," *Emerging Infectious Diseases* 14, no. 5 (2008): 701 – 708.

① UNAIDS, *World AIDS Day Report* 2012: Results, 6.

② 同上，8，16。

③ Jennifer Kates, Adam Wexler, Eric Lief, Carlos Avila, and Benjamin Gobet, "Financing the Response to AIDS in Low-and Middle-Income Countries: International Assistance from Donor Governments in 2011," UNAIDS and Kaiser Family Foundation, July 2012, www. kff. org/hivaids/upload/7347 – 08. pdf (accessed November 25, 2012); Kaiser Family Foundation, *Kaiser Daily Global Health Policy Report*, "Global Fund Cancels Round 11 Grants, Approves New Strategy and Organization Plan," November 29, 2011, http: //globalhealth. kff. org/Daily-Reports/2011/November/29/GH-112911-Global-Fund-Round-11. aspx (accessed January 8, 2013).

国的全球艾滋病计划将在 2013 年底之前帮助 600 万人的治疗①。这些目标是有希望的，但资金支持却未必能兑现：虽然美国的财政支持自 2010年以来已经回升，但仍然停留在 2009 年的水平上，而国际援助总额只恢复到 2008 年的水平②。当我们应对不断加剧的流行病以及不断缩减的资金支持时，数以百万计的生命正受到威胁。

正如这本书所讨论的，针对艾滋病毒、结核病和疟疾的方案可以用来促进更广泛的医疗保健体系的长期发展。千年发展目标和其他联合国决议规定的目标提供了有用的指标来衡量全球卫生的优先事项和进展。但是，若要在未来十年实现这一目标，将需要我们为建立综合性和整合性的全球医疗保健体系作出重大和持续的贡献。

被忽视的热带疾病

全球范围内扩大艾滋病毒、结核病和疟疾控制需要不断努力吸纳资金涌入。然而还有很多被忽视的疾病并未得到足够的资金支持，尽管它们也造成严重的死亡率和发病率。然而，我们一定要明白，构建被忽视的热带病（NTD）与"三大"疾病或母子健康或任何其他重要的全球卫生优先事项之间的竞争关系是一种误导。这些领域大多是互补的；所有这些都是至关重要的。为穷人建立健全的健康体系将有助于解决这些祸患。

---

① United Nations General Assembly, "Political Declaration on HIV/AIDS: Intensifying Our Efforts to Eliminate HIV/AIDS," June 8, 2011, www. un. org/ga/search/view _ doc. asp? symbol = A/65/L. 77 (accessed November 25, 2012); Office of the White House Press Secretary, "The Obama Administration to Participate in the 19th International AIDS Conference," press release, July 16, 2012, www. whitehouse. gov/the-press-office/2012/07/16/obama-administration-participate-19th-interna-tional-aids-conference (accessed November 20, 2012).

② Kates, Wexler, et al., "Financing the Response to AIDS in low-and Middle-Income Countries."

药物研发过程

研发针对贫困国家"被忽视的"健康问题的新药和技术是全球卫生的重点。同时，针对许多疾病——艾滋病、结核病、疟疾和众多肠道病原体——的安全有效的干预措施已经存在，但对于生活贫困地区的人口而言，仍然没有有效治愈措施。因此，现有工具的有效递送也是首要任务。

从概念上说，药物开发过程有三个阶段。**发现**涉及基础科学研究，以确定分子标的（molecular targets）和药物或疫苗候选物。**转化（或开发）**通过测试来确定化合物是否有效、在人类细胞中是否稳定、在人类群体中是否安全以及是否可"递送"给医院、诊所或病人的家。**"递送"**是将疫苗和药物注射到需要的人体内的过程。

图 11.2 明确了三种可能会中断研发过程的"缺口"。第一种"缺口"是因为生物医学科学的基础研究强调了对发达国家患者的治愈及发达国家丰厚的利润市场。而普遍流行于发展中国家的疾病却难以吸引基础科学研究人员，这在很大程度上是因为对这项工作的支持较少。对于这些疾病，被识别的分子标的更少，可用于治疗或预防的候选物也较少，发表的论文更是少见。因此，在第二步转化阶段的潜在候选者的数量便少了很多。

当药物和疫苗候选者被认为不够安全、有效和稳定或者不太可能收回开发成本时，产生第二个"缺口"。虽然药物开发成本有争议①，但制药行业报告称，新药的平均研发费用从 8 亿美元到 10 亿美元不等②。在研发过程的初始阶段，基础科学发现研究由大学

---

① Marcia Angell, *The Truth about the Drug Companies: How They Deceive Us and What to Do about It* (New York: Random House, 2004), 41.《新英格兰医学杂志》的前主编 Angell 认为，制药公司的创新能力不如其声称和夸大研发成本的能力。例如，针对格列卫、齐多夫定和艾普根等药物，她指出，每种药的研发成本接近 1 亿美元，而制药业报告的每种药物的估计成本为 8 亿至 10 亿美元。

② Tufts Center for the Study of Drug Development, "Average Cost to Develop a New Biotechnology Product Is $1.2 Billion, According to the Tufts Center for the Study of Drug Development," *MarketWire*, November 9, 2006, www.marketwire.com/press-release/average-cost-develop-new-biotechnologyproduct-is-12-billion-according-tufts-center-711827.htm (accessed November 25, 2012).

和公共研究机构以及公司进行。但是后期的发展阶段（包括人体临床试验）主要由有利益导向的制药和生物技术公司运营，这些公司不太可能追求无法获得高额财务回报的技术（尽管它们带来了很高的回报，比如说，挽救了生命）。因此，许多用于治疗穷人的疾病的药物停滞在了第二阶段，因为它们不太可能在富裕国家的市场上成为畅销品①。

第三个"缺口"在于实施或递送的瓶颈。即使药物很容易获得，贫穷国家的大多数卫生系统基础设施发展不足，卫生工作者太少，供应链断裂。只要通过向所有需要的人提供现有的预防措施，每年可以防止超过 1000 万人死亡②。这是**递送失败造成的死亡率**。为确保全球新的干预措施和旧的干预措施能够最终应用于患者，综合的护理服务系统（见第 7 章）是很有必要的③。

药物开发渠道中的这些"缺口"有助于解释在高收入和低收入国家的许多资源贫乏环境中缺乏基本药物的状况。但是，只有在我们同时认真考量这三个缺口时，这幅导致 1000 万条生命逝去的图景才是完整的。全球健康面临的最大挑战之一是建立创新、转化和护理服务系统，从而将新的干预措施从研究者的"工作台"转移到最需要治疗的患者"床边"④。

---

① Patrice Trouiller, Piero Olliaro, Els Torreele, James Orbinski, Richard Laing, and Nathan Ford, "Drug Development for Neglected Diseases: A Deficient Market and a Public-Health Policy Failure," *Lancet* 359, no. 9324 (2002): 2188 – 2189.

② Robert E. Black, Saul S. Morris, and Jennifer Bryce, "Where and Why Are 10 Million Children Dying Each Year?" Lancet 361, no. 9376 (2003): 2226 – 2234. See also Jim Yong Kim, "Bridging the Delivery Gap in Global Health," *MIT lecture*, November 19, 2007, http://video.mit.edu/watch/bridging-the-delivery-gap-to-global-health-9317/ (accessed January 31, 2013).

③ 解决递送差距将意味着对创新的不同思考：以新颖的方式突破人员和信息技术相结合的护理系统，与生产新药和新设备的生物医学创新一样重要。

④ 在全球健康的黄金时代，新的公私合作伙伴关系已开始启动针对贫困疾病的产品开发和提供护理的创新。通过汇集制药和生物技术公司、公共研究机构、大学实验室、公共和私人医疗保健提供者以及政府和慈善捐助者，这些合作伙伴关系可以弥补管道中的空白，并产生新的技术开发和递送计划。例子包括被忽视疾病药物倡议、疟疾风险药物、疟疾疫苗倡议和全球结核病药物开发联盟。这些和其他伙伴关系已经开发出有前途的新型控制工具，用于防治疟疾、霍乱、轮状病毒、被忽视的热带病和其他疾病。近年来，针对艾滋病的治疗方法比大多数方案更好地跨越所有三个缺口。

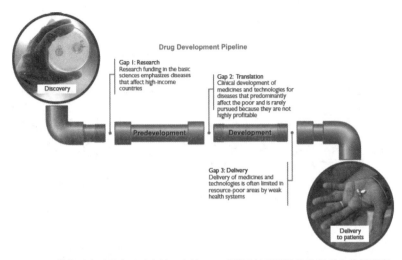

图 11.2 药物开发过程中显示出的三个缺口，减缓了新干预措施的发现和传播速度。资料来源：摘自 Bernard Pécoul，"New Drugs for Neglected Diseases：From Pipeline to Patients，*PLoS Medicine 1*，no. 1（2004）：e6。

近年来，世界卫生组织的"被忽视热带病防治司"提及 20 种这样的疾病：布鲁里溃疡、恰加斯病、囊虫病/绦虫病、登革热、麦地那龙线虫病（豚鼠病）、包虫病、食源性吸虫感染、非洲人类锥虫病（昏睡病）、利什曼病、麻风病、淋巴丝虫病、盘尾丝虫病（河盲症）、狂犬病、血吸虫病、土壤传播的蠕虫病（钩虫病）、沙眼、雅氏病、蛔虫病、蛇咬伤和结石病。估计有 10 亿人口（世界人口中的七分之一）正在遭受一个或多个 NTD，其中一些疾病是致命的，而几乎所有的疾病如果没能得到及时的治疗都会导致残疾或死亡①。每年，NTD 导致约 53.4 万人死亡，死者

---

① World Health Organization，*Global Plan to Combat Neglected Tropic Diseases*，2008 - 2015，March 2007，esp. 28 - 34，www. who. int/neglected ＿ diseases/NTD％ 20Global％20plan ＿ ％20January ％202007. pdf（accessed November 20，2012）．

中大部分人每天生活费不到 1 美元[1]。因为导致劳动力减少并降低工人的生产力，NTD 极有可能破坏经济发展[2]。

尽管 NTD 造成巨大的全球负担，但可用于相关研究或干预措施的资金却很少。世界卫生组织估计，因贫困所致的疾病占全球负担的 90%，但只吸引了全世界 10%的医疗健康相关研究，这种差距被称为"90-10 差距"。其中，被忽视的热带病以及疟疾、结核病和霍乱等疾病占这 90%的很大一部分。只考虑 NTD 时会发现情况更糟：一项研究发现，1975 年至 2004 年间，1556 种新药中只有 10 种是用来治疗新生儿发育不良的[3]。在目前的药物开发体系中，由于市场规模的推动，药物开发方面的私人投资大量转向像万艾可（Viagra）和落健（Rogaine）这样的利润丰厚的产品，而不是用来研发诊治那些每年夺取数百万人生命的疾病的新技术[4]。

为何那些在全球疾病负担中占很大份额的疾病所获得的研究或应对资金很少？这种忽视的根源是市场失灵：投资于新药来对抗穷人疾病的经济动力不足，因为穷人不具备购买力，难以使制药公司收回研发和生产的成本。因此，私营部门的研究和保健行业优先考虑高收入群体的健康需求。换句话说，药物开发是以"需要"（demand-based）为基础，而不是以"需求"（need-based）为基础。主要折磨穷人的疾病尽管在世界范围内损失的"伤残调整生命年"（DALY）中占据很大份额，但这些疾

① Peter J. Hotez, David H. Molyneux, Alan Fenwick, Jacob Kumaresan, Sonia Ehrlich Sachs, Jeffrey D. Sachs, and Lorenzo Savioli, "Control of Neglected Tropical Diseases," *New England Journal of Medicine* 357, no. 10 (2007): 1018.

② Hoyt Bleakley, "Disease and Development: Evidence from Hookworm Eradication in the American South," *Quarterly Journal of Economics* 122, no. 1 (2007): 73-117; Kapa D. Ramaiah, Pradeep K. Das, Edwin Michael, and Helen L. Guyatt, "The Economic Burden of Lymphatic Filariasis in India," *Parasitology Today* 16, no. 6 (2000): 251-253.

③ Pierre Chirac and Els Torreele, "Global Framework on Essential Health R&D," *Lancet* 367, no. 9522 (2006): 1560-1561.

④ Bernard Pécoul, "New Drugs for Neglected Diseases: From Pipelines to Patients," *PLoS Medicine* 1, no. 1 (2004): e6.

病并不会催生利润足以刺激私人投资的市场①。

没有新技术，那么控制 NTD 可用的手段就只有疗效一般并伴随着较大痛苦和风险的手段。例如，美拉胂醇（melarsoprol）是一种砷衍生物，有时候用于治疗非洲的锥体虫病（trypanosomiasis）和恰加斯病②。由于美拉胂醇具有许多严重的副作用，致死率高达 8%③。另有一种药物叫依洛尼（eflornithine），对非洲人类锥虫病具有更好的疗效，但在最需要它的贫穷国家，该药物昂贵且远远不能满足人们的需求。但它也具有毒性，有 8% 的几率会导致患者癫痫发作④。对于 NTD，我们迫切需要新的药物和预防措施。

---

① 这一机制在有关治疗耐多药结核病药物的条款中得到了明确的表述（见第 8 章）。Salmaan Keshavjee, Kwonjune Seung, et al., "Stemming the Tide of Multidrug-Resistant Tuberculosis: Major Barriers to Addressing the Growing Epidemic," in *Institute of Medicine, Addressing the Threat of Drug-Resistant Tuberculosis: A Realistic Assessment of the Challenge. Workshop Summary* (Washington, D. C.: National Academies Press, 2009), 67, www. iom. edu/~/media/Files/Activity% 20Files/Research/DrugForum/IOM _ MDRTB _ white paper _ 2009 _ 01 _ 14 _ FINAL _ Edited. pdf (accessed October 15, 2012), with data drawn from World Health Organization/International Union against Tuberculosis and Lung Disease, Global Project on Anti-Tuberculosis Drug Resistance Surveillance, *Anti-Tuberculosis Drug Resistance in the World: Report* no. 4 (Geneva: World Health Organization, 2008), www. who. int/tb/publications/2008/drs _ report4 _ 26feb08. pdf (accessed November 15, 2012); and Médecins Sans Frontières, DR-TB Drugs under the Microscope: The Sources and Prices of Medicines for Drug-Resistant Tuberculosis, 2011, www. doctors with outborders. org/publications/reports/2011/Report _ Summary _ DR-TB _ Drugs _ Under _ the _ Microscope. pdf (accessed November 15, 2012).

② Sylvie Bisser, François-Xavier N'Siesi, Veerle Lejon, Pierre-Marie Preux, Simon Van Nieuwenhove, Constantin Miaka Mia Bilenge, and Philippe Büscher, "Equivalence Trial of Melarsoprol and Nifurtimox Monotherapy and Combination Therapy for the Treatment of Second-Stage Trypanosoma brucei gambiense Sleeping Sickness," *Journal of Infectious Diseases* 195, no. 3 (2007): 322–329.

③ Manica Balasegaram, Steve Harris, Francesco Checchi, Sara Ghorashian, Catherine Hamel, and Unni Karunakara, "Melarsoprol versus Eflornithine for Treating Late-Stage Gambian Trypanosomiasis in the Republic of the Congo," *Bulletin of the World Health Organization* 84, no. 10 (2006): 783–789.

④ François Chappuis, Nitya Udayraj, Kai Stietenroth, Ann Meussen, and Patrick A. Bovier, "Eflornithine Is Safer than Melarsoprol for the Treatment of Second-Stage Trypanosoma brucei gambiense Human African Trypanosomiasis," *Clinical*
（转下页）

然而，其他一些 NTD 已经具备安全、有效、价格实惠的预防和治疗方式（见表 11.1）。基于大规模药物管理的控制措施，中国在 1950 年代开展的控制淋巴丝虫病和血吸虫病战略，已经在减少全球 NTD 方面取得了长足的进步[①]。盘尾丝虫病（onchocerciasis）的控制提供了一个很好的例子。针对盘尾丝虫病，可以通过喷洒杀虫剂来杀死它的传播媒介——蚋，从而减少该病传播。这一战略构成了 1974 年世界卫生组织发起的"盘尾丝虫病控制规划"的基础。针对盘尾丝虫病也可以用异凡曼霉素（Mectizan，由默克公司生产的抗生素药物）来治疗。从 1989 年开始，默克公司加入了盘尾丝虫病控制计划，迄今已贡献了超过 3 亿个疗程[②]。据世界卫生组织称，盘尾丝虫病控制方案防止了 60 万人失明，消除了西非 11 个目标国 1800 万儿童失明的风险[③]。尽管这是一个重要的成功案例，但全球盘尾丝虫病控制也揭示了以"需要"为基础的药物开发行业的不合理之处以及结构不平等。异凡曼霉素首先被研发用于治疗一系列犬寄生虫（canine parasites）[④]。为全球盘尾丝虫病控制捐赠大量异

　　（接上页）Infectious Diseases 41，no. 5（2005）：748－751；*Gerardo Priotto，Loretxu Pinoges，Isaac Badi Fursa，Barbara Burke，Nathalie Nicolay，Guillaume Grillet，Cathy Hewison，and Manica Balasegaram*，"*Safety and Effectiveness of First Line Eflornithine for Trypanosoma brucei gambiense Sleeping Sickness in Sudan：Cohort Study*," British Medical Journal 336，no. 7646（2008）：705－708；*Simon Van Nieuwenhove，Paul J. Schechter，Johan Declercq，George Boné，Joanne Burke，and Albert Sjoerdsma*，"*Treatment of Gambiense Sleeping Sickness in the Sudan with Oral DFMO（DL-αdifluoromethylornithine），an Inhibitor of Ornithine Decarboxylase；First Field Trial*," Transactions of the Royal Society of Tropical Medicine and Hygiene 79，no. 5（1985）：692－698.

① Jürg Utzinger，Xiao-Nong Zhou，Maurice G. Chen，and Robert Bergquist，"Conquering Schistosomiasis in China：The Long March," Acta Tropica 96（2005）：69－96.

② Boakye A. Boatin and Frank O. Richards Jr.，"Control of Onchocerciasis," *Advances in Parasitology* 61（2006）：349－394；Hotez，Molyneux，et al.，"Control of Neglected Tropical Diseases."

③ World Health Organization，"Onchocerciasis Control Programme in West Africa（OCP)," www. who. int/apoc/onchocerciasis/ocp/en/（accessed November 15，2012）.

④ Andy Crump and Satoshi Omura，"Ivermectin，'Wonder Drug' from Japan：The Human Use Perspective," Proceedings of the Japan Academy，Series B，*Physical and Biological Sciences* 87，no. 2（2011）：13－28.

凡曼霉素造成了默克公司资产负债表的亏损，但这部分损失由于这种药物在美国作为犬类药物的高额利润而被抵消①。因此，富人的宠物就成为了比面临着致残疾病风险的数百万穷人更强的药物研发驱动力。

表 11.1　广泛传播且被忽视的热带疾病的主要特征

疾病	全球疾病负担（DALYs，百万）	易感人群	主要干预措施	现有手段的缺陷
钩虫病	22.1	学龄儿童，育龄妇女	阿苯达唑或甲苯咪唑，单次给药（每年1—3次）	基本药物可及性有限，疗效不好（甲苯咪唑），再感染迅速发生，抗药性
蛔虫病	10.5	学龄儿童	阿苯达唑或甲苯咪唑，单次给药（每年1—3次）	基本药物可及性有限
线虫病	6.4	学龄儿童	阿苯达唑或甲苯咪唑，单次给药（每年1—3次）	基本药物可及性有限
淋巴丝虫病	5.8	青少年，成人	伊维菌素或乙胺嗪（并用阿苯达唑）	基本药物可及性有限
血吸虫病	4.5	学龄儿童，育龄妇女	吡喹酮，单次给药	基本药物可及性有限，潜在抗药性
沙眼	2.3	儿童，成人（尤其是妇女）	手术，阿奇霉素，洗脸，环境控制	基本药物与公共卫生干预措施可及性有限
盘尾丝虫病	0.5	成人	伊维菌素，单次给药	基本药物可及性有限，潜在抗药性
总计	52.1			

来源：改编自 Peter J. Hotez, David H. Molyneux, Alan Fenwick, Jacob Kumaresan, Sonia Ehrlich Sachs, Jeffrey D. Sachs, and Lorenzo Savioli, "Control of Neglected Tropical Diseases," *New England Journal of Medicine* 357, no. 10 (2007): 1019 - 1020。

尽管如此，彼得·霍特兹（Peter Hotez）等人强调了制药公司在联

---

① Jeremy A. Greene, "Making Medicines Essential: The Emergent Centrality of Pharmaceuticals in Global Health," *Biosocieties* 6, no. 1 (2011): 10 - 33.

合控制 NTDS 方面的关键作用[1]。例如，默克公司和葛兰素史克公司通过捐赠阿苯达唑和伊维菌素参与全球消除淋巴丝虫病阵营。这一举措几乎消除了埃及、桑给巴尔和萨摩亚的淋巴丝虫病[2]。另外，携带多种寄生虫感染源（如钩虫或蛔虫病）的非洲儿童可以通过阿苯达唑（通常由葛兰素史克公司捐赠）和吡喹酮（可用于仿制药配方）得到治疗[3]。在资源贫乏的环境中，驱虫行动很容易实施（很多与学校午餐计划相结合），成本相对较低，而且学生的入学率和绩效显著增加[4]。辉瑞公司（Pfizer）将阿奇霉素捐赠给国际沙眼行动（International Trachoma Initiative），这几乎消除了摩洛哥的致盲性沙眼[5]。控制血吸虫病的药物吡喹酮是由MedPharm 公司捐助，以减少布隆迪、布基纳法索、马里、尼日尔、卢旺达、坦桑尼亚、乌干达和赞比亚 8 个国家的儿童血吸虫病[6]。针对麦

---

[1] Hotez，Molyneux，et al.，"Control of Neglected Tropical Diseases." 但是为抗击被忽视的热带病和其他可治愈可预防的全球疾病进行药物捐赠的故事还是太少了。参见本章随后谈的"知识产权与全球健康平等"。

[2] David H. Molyneux，"Elimination of Transmission of Lymphatic Filariasis in Egypt," *Lancet* 367，no. 9515（2006）：966 – 968；Khalfan A. Mohammed，David H. Molyneux，Marco Albonico，and Francesco Rio，"Progress towards Eliminating Lymphatic Filariasis in Zanzibar：A Model Programme," *Trends in Parasitology* 22，no. 7（2006）：340 – 344.

[3] David H. Molyneux，Peter J. Hotez，and Alan Fenwick，"'Rapid-Impact Interventions'：How a Policy of Integrated Control for Africa's Neglected Tropical Diseases Could Benefit the Poor," *PLoS Medicine* 2，no. 11（2005）：e336.

[4] Jeffrey Bethony，Simon Brooker，Marco Albonico，Stefan M. Geiger，Alex Loukas，David Diemert，and Peter J. Hotez，"Soil-Transmitted Helminth Infections：Ascariasis，Trichuriasis，and Hookworm," *Lancet* 367，no. 9521（2006）：1521 – 1532；Miguel and Kremer，"Worms：Identifying Impacts on Education and Health."

[5] Ruth Levine and the What Works Working Group，"Case 9：Controlling Trachoma in Morocco," in *Millions Saved：Proven Successes in Global Health*，by Ruth Levine and the What Works Working Group（Washington，D. C.：Center for Global Development，2004），83 – 89.

[6] "Schistosomiasis Control Initiative," Imperial College London，School of Public Health，2012，www1. imperial. ac. uk/publichealth/departments/ide/research _ groups/thesci/（accessed November 15，2012）.

地那龙线虫病的根除工作已经取得了相当大的进展[1]。礼来制药公司（Eli Lilly's）参与多重耐药结核病控制，默克公司捐赠大量伊维菌素，在将研发与不断向穷人和其他弱势群体提供保健服务方面相连接做出了新的突破[2]。这为应对所有的 NTDs 提供了有效范例。

　　虽然一些国家在控制 NTD 方面取得了进展，但这些成功的例子与全球的需求规模相比相形见绌。由于在抗击多种 NTD 时的协同效应——这些疾病中的许多种会对同一种药品敏感——彼得·霍特兹和这一领域中的其他同仁呼吁对 NTD 进行综合预防性化疗[3]。特别是霍特兹及其合作者主张推广一种由阿苯达唑或甲苯达唑、吡喹酮、伊维菌素或二乙基氨基甲肼和阿奇霉素组成的"速效包"。所有这些药物都是不同品牌药厂或仿制药药厂大批量地捐献给 NTD 的治疗与预防事业的。据估计，速效包可由社区卫生工作人员便捷地提供，每年在撒哈拉以南非洲的人均费用为 0.40—0.79 美元，比现有计划节省近 50% 的成本[4]。固定剂量联合疗法（诸如用于疟疾治疗），也显示出很好的前景，可纳入这一战略[5]。一项五年期的控制与消灭 NTD 的计划将耗资 10 亿美元。此外，霍特兹及

---

[1] World Health Organization, "Dracunculiasis Eradication," *Weekly Epidemiological Record* 83, no. 18（2008）：159 - 167, www. who. int/wer/2008/wer8318. pdf（accessed November 26, 2012）.

[2] 1990 年代末，我们中的不少人都建议礼来公司制造二线结核病药物并将此技术转给中国公司，此建议被采纳了。参见 Jim Yong Kim, Joia S. Mukherjee, Michael L. Rich, Kedar Mate, Jaime Bayona, and Mercedes C. Becerra, "From Multidrug-Resistant Tuberculosis to DOTS Expansion and Beyond：Making the Most of a Paradigm Shift," *Tuberculosis* 83, nos. 1 - 3（2003）：59 - 65；and Rajesh Gupta, J. Peter Cegielski, Marcos A. Espinal, Myriam Henkens, Jim Y. Kim, Catherina S. B. Lambregts-van Weezenbeek, Jong-Wook Lee, Mario C. Raviglione, Pedro G. Suarez, and Francis Varaine, "Increasing Transparency in Partnerships for Health — Introducing the Green Light Committee," *Tropical Medicine and International Health* 7, no. 11（2002）：970 - 976。

[3] Hotez, Molyneux, et al. , "Control of Neglected Tropical Diseases. "

[4] 同上。

[5] François Nosten and Nicholas J. White, "Artemisinin-Based Combination Treatment of Falciparum Malaria," *American Journal of Tropical Medicine and Hygiene* 77, no. 6 suppl.（2007）：181 - 192.

合作者指出，这种速效的一揽子计划可以与艾滋病毒和疟疾控制或者加强整个医疗保健体系的努力整合起来，以获得进一步的协同效应。尽管比尔和梅琳达·盖茨基金会、美国国际开发署和其他机构已承诺为这类举措提供资源，但目前还不存在一项将 10 亿美元用于 NTD 控制的全球战略。

然而，也有一些类型的 NTD 的疾病负担并不会因为速效一揽子计划而减轻，包括病死率最高的三种：恰加斯病，非洲人类锥虫病（human African trypanosomiasis）以及内脏利什曼病（visceral Ieishmaniasis）。这些疾病尽管已有一些预防工具，包括病媒控制，但新的药物和技术也是迫切需要的。为产品开发而建立的新型公私伙伴关系已经开始为空荡荡的 NTD 药物制造流水线注入活力。例如"硝呋莫司-依氟鸟氨酸联合治疗"（nifurtimox-eflornithine combination therapy）在治疗非洲锥虫病方面表现出了让人鼓舞的效果[1]。其他一些 NTD 候选药已经确定，但是在开发成为安全有效的药物并交付给需要他们的人之前还有很长的路要走。关键是要将这些控制工具纳入正在进行的加强世界各地医疗保健体系的努力之中。

作为最后的评论，要指出"被忽视的热带病"这个名号本身作为一种殖民医学的遗产在某种意义上是具有误导性的[2]。正如这本书自始至终强调的，一个基本的事实是穷人的所有疾病都是被忽视的。许多这些病原体在富裕国家被控制，在贫穷国家被忽视。下一节谈的非传染性疾病提供了另一个这方面的例子。

---

[1] Gerardo Priotto, Serena Kasparian, et al. , "Nifurtimox-Eflornithine Combination Therapy for Second-Stage African Trypanosoma brucei gambiense Trypanosomiasis: A Multicentre, Randomised, Phase III, Non-Inferiority Trial," *Lancet* 374, no. 9683 (2009): 56 - 64.

[2] Paul Farmer and Louise C. Ivers, "Cholera in Haiti: The Equity Agenda and the Future of Tropical Medicine," *American Journal of Tropical Medicine and Hygiene* 86, no. 1 (2012): 7 - 8.

非传染性疾病

　　1970 年代流行的一种流行病学模型认为，低收入国家面临的主要健康威胁来自肺炎、疫苗可预防疾病和结核病等传染病，高收入国家面临的主要健康威胁是非传染性疾病，如心脏病、癌症、糖尿病和高血压。根据这一模型，当贫穷国家经济发展时，他们将经历以传染病减少和非传染性疾病增加为特征的"流行病学转型"。根本的逻辑是，在低收入国家发展的时候，低收入国家将建立医疗保健体系和公共卫生基础设施（如市政供水系统、现代卫生设施、足够的食品生产和护理机制），这是消除许多传染病的必备前提。美国的一些地区和其他一些发达国家在 19 世纪晚期就已开始这类建设。在这之前，在这些地区，穷人通常死于传染性疾病而非非传染性疾病[1]。

　　像大多数过去的流行病学转型模型一样，这一模型充满了问题。首先，许多非传染性疾病（比如宫颈癌、某些淋巴瘤、心脏瓣膜疾病）同样有传染性的病因；其次，最近的研究揭示了低收入和中等收入国家的双重疾病负担——传染性疾病与非传染性疾病同时存在——从而校正了上述模型[2]。事实上，非传染性疾病在全世界造成的死亡人数比传染病多：全球范围内非传染性疾病死亡率占 60%，其中 80% 发生在发展中国家[3]。导致最大死亡率和发病率的非传染性疾病包括心血管疾病（如中风和心脏病）、慢性呼吸道疾病、2 型糖尿病和某些癌症；心血管疾病是

① Abdel R. Omran, "The Epidemiological Transition: A Theory of the Epidemiology of Population Change," *Milbank Memorial Fund Quarterly* 49, no. 4 (1971): 509 - 538.

② Frenk, Bobadilla, et al., "Health Transition in Middle-Income Countries."

③ World Health Organization, *Preventing Chronic Diseases: A Vital Investment*, *2006*, www. who. int/chp/chronic _ disease _ report/en/ (accessed November 25, 2012).

发展中国家最主要的死因①。使用 DALY 作为发病率和死亡率的综合指标的研究估计，精神疾病占全球疾病负担的 14%，而全球精神疾病负担的四分之三是在低收入和中低收入国家②。非传染性疾病也有显著的经济成本：一种模型估计全球心血管疾病、慢性呼吸道疾病、癌症、糖尿病和心理健康的负担将在未来二十年内使全球产值减少 47 万亿美元——约占 2010 年全球 GDP 的 75%③。

底层的数亿人常得什么非传染性疾病？一些疾病（如缺血性心脏病、1 型糖尿病、精神疾病和宫颈癌）在贫穷和富裕的环境中都会发生④。在现代诊断、预防和治疗手段的帮助下，其他诸如心脏病和恶性高血压之类的病在高收入国家几乎已被消除⑤。尽管习惯和生活方式经常被认为是心脏病、肺病、癌症和 2 型糖尿病的罪魁祸首，但地方性的环境条件、

---

① Abdallah S. Daar, Peter A. Singer, et al., "Grand Challenges in Chronic Non-Communicable Diseases," *Nature* 450, no. 7169 (November 22, 2007): 494 – 496; Derek Yach, Corinna Hawkes, C. Linn Gould, and Karen J. Hofman, "The Global Burden of Chronic Diseases: Overcoming Impediments to Prevention and Control," *Journal of the American Medical Association* 291, no. 21 (2004): 2616 – 2622.

② World Health Organization Mental Health Gap Action Programme (mhGAP), *Scaling Up Care for Mental*, *Neurological*, *and Substance Use Disorders*, 2008, 4, www. who. int/mental _ health/mhgap _ final _ english. pdf (accessed November 26, 2012).

③ David E. Bloom, Elizabeth T. Cafiero, Eva Jané-Llopis, Shafika Abrahams-Gessel, Laksmi R. Bloom, Sana Fathima, Andrea B. Feigl, Tom Gaziano, Mona Mowafi, Ankur Pandya, Klaus Prettner, Larry Rosenberg, Benjamin Seligman, Adam Z. Stein, and Cara Weinstein, *The Global Economic Burden of Non-Communicable Diseases* (Geneva: World Economic Forum, 2011), www3. weforum. org/docs/WEF _ Harvard _ HE _ GlobalEconomicBurdenNon CommunicableDiseases _ 2011. pdf (accessed November 26, 2012).

④ 虽然宫颈癌是一种 99% 的病例由人类乳头状瘤病毒（HPV）引起的传染性疾病，但许多人认为它应该归为非传染性疾病，因为医疗干预的框架往往最关心其作为恶性肿瘤的地位。这种技术含糊不清是许多与疾病分类和确定优先事项相关的定义问题的一个例子。

⑤ Gene Bukhman and Alice Kidder, "Cardiovascular Disease and Global Health Equity: Lessons from Tuberculosis Control Then and Now," *American Journal of Public Health* 98, no. 1 (2008): 44 – 54.

营养不良和缺乏护理也会加重非传染性疾病的负担①。生活在贫困环境中的人们是承受这些结构性和环境风险因素冲击的人。例如，用生物质燃料如木炭、木材和动物粪便进行室内烹饪会增加慢性阻塞性肺病的风险。然而，全球超过 40％ 的家庭（尤其是在贫穷的农村地区）每天都使用固体燃料；在印度，大约 70％ 的人使用这种燃料；在卢旺达，几乎所有人都这样做②。此外，正如之前所指出的，一些非传染性疾病有传染性的起源。彼得·霍特兹及其合作者强调了被忽视的热带病和非传染性疾病之间的联系：恰加斯病可以引起心肌病，鞭虫病可以引发炎症性肠病，哮喘有时是由弓蛔虫病引起的③。传染病和非传染性疾病之间的界限往往不明确。

那些每天生活费不足 1 美元的非传染性疾病患者通常遵循特定的模式，构成全球健康平等中的"长尾效应"。个人性的非传染性疾病并不总是导致低收入国家发病率和死亡率上升的主要原因，但是它们加在一起就造成了严重的疾病负担。以 DALY 计算（见图 11.3）④，比如，在卢

① Gene Bukhman and Alice Kidder, eds., *The Partners In Health Guide to Chronic Care Integration for Endemic Non-Communicable Diseases*, *Rwanda Edition*: *Cardiac*, *Renal*, *Diabetes*, *Pulmonary*, *and Palliative Care* (Boston: Partners In Health, 2011), http: //act. pih. org/ncdguide (accessed November 15, 2012).

② Kirk R. Smith, Sumi Mehta, and Mirjam Maeusezahl-Feuz, "Indoor Air Pollution from Household Use of Solid Fuels," in *Comparative Quantification of Health Risks: Global and Regional Burden of Disease Attributable to Selected Major Risk Factors*, ed. Majid Ezzati, Alan D. Lopez, Anthony Rodgers, and Christopher J. L. Murray (Geneva: World Health Organization, 2004), 1: 1435 - 1493; Gwénaëlle Legros, Ines Havet, Nigel Bruce, and Sophie Bonjour, *The Energy Access Situation in Developing Countries: A Review Focusing on the Least Developed Countries and Sub-Saharan Africa* (New York: United National Development Programme/World Health Organization, 2009), http: //content. undp. org/go/cms-service/stream/ asset/? asset _ id＝2205620 (accessed November 25, 2012).

③ Peter J. Hotez and Abdallah S. Daar, "The CNCDs and the NTDs: Blurring the Lines Dividing Noncommunicable and Communicable Chronic Diseases," *PLoS Neglected Tropical Diseases* 2, no. 10 (2008): e312.

④ World Health Organization, *The Global Burden of Disease: 2004 Update* (Geneva: World Health Organization, 2008), www. who. int/health info/global _ burden _ disease/GBD _ report _ 2004update _ full. pdf (accessed November 26, 2012).

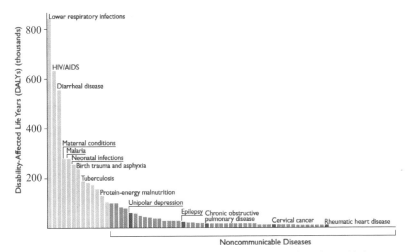

图 11.3　2004 年卢旺达常见非传染性疾病的长尾效应。资料来源：摘自 Gene Bukhman and Alice Kidder，eds. ，The Partners In Health Guide to Chronic Care Integration for Endemic Non-Communicable Diseases，Rwanda Edition（Boston：Partners In Health，2011），4，figure 1. 1，http：//act. pih. org/ncdguide；数据来自 World Health Organization，The Global Burden of Disease：2004 Update（Geneva：World Health Organization，2008）。

旺达，非传染性疾病占大约 17％的疾病负担。

虽然许多非传染性疾病可以通过现有的医疗和公共卫生工具得到有效的管理，但在全球健康黄金时期发起的大多数倡议并没有针对它们。不过，值得庆幸的是，在资源贫乏国家对非传染性疾病管理的手段越来越多。正如第 7 章所解释的，加强医疗保健体系——扩大初级卫生保健的渠道、培训保健专业人员以及加强供应链——可以为更有效地应对各种疾病（包括非传染性疾病）创造服务输送的平台。世卫组织目前认为关键的非传染性疾病干预措施是加强医疗保健体系的支柱①。

———————————

① Bukhman and Kidder，*The Partners In Health Guide to Chronic Care Integration for Endemic Non-Communicable Diseases*；World Health Organization，Package of Essential Noncommunicable (PEN) Disease Interventions for Primary Health Care in Low-Resource Settings，2010，http：//whqlib doc. who. int/publications/ （转下页）

一些低收入国家的政府采取了这种观点。除了实施一项卓有成效的艾滋病治疗计划之外，卢旺达还发起了一项雄心勃勃的计划，将慢性病护理与加强国家健康体系的努力结合起来[1]。具备手术能力、肿瘤科病房、放射学和其他医疗专科的转诊中心可以连接到不同的医院和医疗中心，提供综合慢性病治疗，同时照顾艾滋病、结核病和神经精神障碍患者。社区卫生工作者可以提供长期护理服务，如对胰岛素依赖型糖尿病患者、心力衰竭和恶性肿瘤的病人进行追访。到 2011 年，卢旺达卫生部在保健中心开办了三个地区一级的非传染性疾病诊所和四所综合慢性病诊所，随访了大约 2300 个慢性病患者[2]。在发展中国家其他地区推广卢旺达的综合长期护理模式，可以挽救数百万人的生命。

将一类疾病与另一类疾病相对抗的错误是资源匮乏共识的负面结果。但是，迈向一个全球健康优先事项的进展往往加强而不是削弱了实现其他优先事项的努力。非传染性疾病也是如此。特别是因为传染病和非传染性疾病可以在流行病学和病因学上联系起来，如果它们通过建立平台来实现慢性病和急性护理，那么降低死亡率和发病率的努力就会更加有

（接上页）2010/9789241598996 _ eng. pdf（accessed February 1，2013）；World Health Organization，"Prevention and Control of NCDs：Priorities for Investment"（discussion paper，First Global Ministerial Conference on Healthy Lifestyles and Noncommunicable Disease Control，Moscow，April 28 - 29，2011），www. who. int/nmh/publications/who _ bestbuys _ to _ prevent _ ncds. pdf（accessed November 26，2012）. For more on NCD care as a pillar of health system strengthening, see Rosalind L. Coleman，Geoffrey V. Gill，and David Wilkinson，"Noncommunicable Disease Management in ResourcePoor Settings：A Primary Care Model from Rural South Africa，" *Bulletin of the World Health Organization* 76，no. 6（1998）：633 - 640.

[1] Agnes Binagwaho，"Meeting the Challenge of NCD：We Cannot Wait，" *Global Heart* 7，no. 1（2012）：1 - 2；Bukhman and Kidder，*The Partners In Health Guide to Chronic Care Integration for Endemic Non-Communicable Diseases*. Aaron D. A. Shakow，Gene Bukhman，Olumuyiwa Adebona，Jeremy Greene，Jean de Dieu Ngirabega，and Agnes Binagwaho，"Transforming South-South Technical Support to Fight Noncommunicable Diseases，" *Global Heart* 7，no. 1（2012）：35 - 45.

[2] Bukhman and Kidder，*The Partners In Health Guide to Chronic Care Integration for Endemic Non-Communicable Diseases*，7.

效。胡里奥·弗伦克已经提出了与非传染性疾病（以及其他主要死因）作斗争的对角线方法[1]。当纳入初级卫生保健时，为高血压或心脏病等特定疾病提供高质量服务有助于加强整个医疗保健体系。

非传染性疾病正在引起全球决策者的关注。在 2011 年 9 月举行的联合国非传染性疾病高级别会议上，世界各地的代表们纷纷提出了防止和控制全球非传染性疾病的必要性[2]。虽然会议强调了协调行动的必要性，但将导致非传染性疾病的原因归咎于生活方式（烟草使用、不健康饮食、不健康饮酒、缺少运动）和四种疾病（心脏病、肺病、癌症和糖尿病），实际上是错误描述了处于全球底层的数亿非传染性疾病患者的属性。会议核准的许多"最佳商品"——例如多效药片（polypill），一种用于血管疾病的固定剂量合成药——都是针对中、高收入国家的慢性病[3]。值得注意的是，这里非传染性疾病的定义排除了精神障碍，而精神障碍占了全球疾病负担的很大一部分[4]。此外，会议明显缺乏可执行的财务承诺。尽管如此，这只是联合国有史以来第二次以疾病为中心的高级别会议；第一次是 2001 年召开的全球抗击艾滋病会议，为设立全球基金和总统防

---

① Julio Frenk, keynote address, "Framing the Diagonal Approach," conference on "The Long Tail of Global Health Equity: Tackling the Endemic Non-Communicable Diseases of the Bottom Billion," *Harvard Medical School*, March 2 - 3, 2011; Amy Roeder, "Conference Calls for Global Focus on the Burden of Non-Communicable Diseases of the World's Poorest Billion," *Harvard School of Public Health*, HSPH News, March 23, 2011, www. hsph. harvard. edu/news/features/long-tail-bottom-billion-conference/ (accessed February 20, 2013).

② Robert Beaglehole, Ruth Bonita, George Alleyne, Richard Horton, Liming Li, Paul Lincoln, Jean Claude Mbanya, Martin McKee, Rob Moodie, Sania Nishtar, Peter Piot, K. Srinath Reddy, and David Stuckler, for the Lancet NCD Action Group, "UN High-Level Meeting on Non-Communicable Diseases: Addressing Four Questions," *Lancet* 378, no. 9789 (2011): 449 - 455.

③ 关于底层 10 亿人抗击非传染性疾病的信息参见 the "Boston Statement on Non-Communicable Diseases of the Poorest Billion People," March 2 - 3, 2011, http: // parthealth. 3cdn. net/7612953957373a2e4b _ pqm6ivpfn. pdf (accessed March 26, 2012)。2012 年 3 月，Boston Statement 共得到全世界的 7200 份签名。

④ Christopher J. L. Murray and Alan D. Lopez, "Alternative Projections of Mortality and Disability by Cause, 1990 - 2020: Global Burden of Disease Study," *Lancet* 349, no. 9064 (1997): 1501 - 1502.

治艾滋病紧急救援计划造势。当前，我们需要采取类似的、协调的和综合的行动，以防止世界各地的非传染性疾病造成数百万人死亡和难以尽数的残疾。

癌症

有一种亟须仔细考量的疾病往往被认为是非传染性的，除非出现例外——那就是癌症。有些人认为癌症是发达国家独有的问题，但实际上癌症是中低收入国家的主要致死病因，这些国家承担着全球癌症负担的80％（根据 DALY 计算），但却只占有全球抗癌资源的 5％[1]。全世界 760 万例癌症死亡中，近三分之二发生在这种情况下[2]。此外，由于人口增长、老龄化以及与传染病有关的死亡率降低，全球癌症负担所占的比例正在增加：在 1970 年，新近报告的癌症病例的 15％在发展中国家，到了 2008 年这个数字是 56％，预计到 2030 年将达到 70％[3]。

尽管癌症的发病率和死亡率在美国和其他富裕国家下降——这要归功于警觉性与预防意识的提高、诊断的迅捷、治疗方法的更新——但在

---

[1] Nancy Beaulieu, David E. Bloom, Lakshmi Reddy Bloom, and Richard M. Stein, Breakaway: The Global Burden of Cancer — Challenges and Opportunities. A Report from the Economist Intelligence Unit, 2009, http: //live strong blog. org/ (accessed November 25, 2012); Can Treat International, "Scaling Up Cancer Diagnosis and Treatment in Developing Countries: What Can We Learn from the HIV/AIDS Epidemic?" *Annals of Oncology* 21, no. 4 (2010): 680 - 682; Twalib Ngoma, "World Health Organization Cancer Priorities in Developing Countries," *Annals of Oncology* 17, suppl. 8 (2006): viii9-viii14.

[2] Beaulieu, Bloom, et al. , Breakaway; Panos Kanavos, "The Rising Burden of Cancer in the Developing World," *Annals of Oncology* 17, suppl. 8 (2006): viii15-viii23.

[3] Peter Boyle and Bernard Levin, eds. , World Cancer Report 2008 (Lyon: International Agency for Research on Cancer, 2008); Jacques Ferlay, HaiRim Shin, Freddie Bray, David Forman, Colin Mathers, and Donald Maxwell Parkin, *GLOBOCAN 2008: Estimated Cancer Incidence, Mortality, Prevalence, and Disability-Adjusted Life Years (DALYs) Worldwide* (Lyon: International Agency for Research on Cancer, 2010), http: //globocan. iarc. fr (accessed November 25, 2012) .

贫穷国家癌症治疗和控制方面进展甚微。对于贫穷国家的癌症讨论，与人们最初听到的关于全球艾滋病政策的怀疑论调是一样的：对贫穷国家来说，治疗过于"复杂"和"昂贵"；"稀缺资源"最好花在更"划算"的干预措施上；最好的选择是不用麻醉剂、通过"舒适护理"来预防和缓解疾病，而不是采取像化疗或放疗那样"激烈的措施"。在1999年，美国国家癌症研究所的两名研究人员就这样说：发展中国家"目前缺乏足够的经济资源来支持高成本的癌症治疗……因此在这些国家，专注于预防癌症（这需要的资源更简单且成本低廉）的经济激励尤为引人注目"①。

类似的言论持续至今。2006年的一篇文章汇总了世界卫生组织"癌症控制综合方法"，并强调了缓解和预防而不是治疗的重要性："缓和护理……在每个国家都应给予高度重视。在贫穷国家尤其如此，在未来的几十年里这些国家的大多数癌症患者仍将无法治愈。"② 缓和护理可以显著提高患者的生活质量，是癌症护理的重要工具③。然而，把现有可用的治疗方法排除在外的做法没能充分利用癌症护理和控制领域新近取得的卓越成果。

在过去的十年里，越来越多的成果证实了资源贫乏的环境中治疗某些恶性肿瘤的疗效④。事实上，许多在发展中世界流行的癌症都可以通过专利已到期的化疗方案（其中一些是世界卫生组织的基本药物清单）接受治疗，这种疗法可由一般的制药公司以低成本生产。例如，在加纳、

---

① I. Magrath and J. Litvak, "Cancer in Developing Countries: Opportunity and Challenge," *Journal of the National Cancer Institute* 85, no. 11 (1993): 863.

② Ngoma, "World Health Organization Cancer Priorities in Developing Countries," viii11.

③ 有关低收入国家临终关怀和癌症护理方面的挑战参见 Julie Livingston, *Improvising Medicine: An African Oncology Ward in an Emerging Cancer Epidemic* (Durham, N.C.: Duke University Press, 2012)。

④ Joseph W. Carlson, Evan Lyon, David Walton, WaiChin Foo, Amy C. Sievers, Lawrence N. Shulman, Paul Farmer, Vania Nosé, and Danny A. Milner Jr., "Partners in Pathology: A Collaborative Model to Bring Pathology to Resource Poor Settings," *American Journal of Surgical Pathology* 34, no. 1 (2010): 118–123.

喀麦隆和马拉维，普通化疗药物对伯基特氏淋巴瘤治愈率为50%，每名患者只需花费少于50美元即可获得这种治疗[1]。低成本和有效的治疗方案也可用于子宫颈、乳房、睾丸的癌症以及儿童白血病[2]。尽管一些恶性肿瘤（包括某些胰腺癌和肺癌）仍然难以治愈，但仍然有很大的潜力遏制中低收入国家癌症死亡率和发病率，并且通常成本较低（见表11.2）。

即使在缺乏训练有素的肿瘤学家的情况下，贫穷国家的试点治疗项目也实现了良好的结果。由健康伙伴组织、达纳-法伯癌症研究所（Dana-Farber Cancer Institute）、哈佛医学院和布莱根女子医院建立的一个项目为在海地、卢旺达和马拉维的农村地区患有宫颈癌、乳腺癌、直肠癌和鳞状细胞癌的头颈部癌症、卡波西氏肉瘤和霍奇金淋巴瘤和非霍奇金淋巴瘤、霍奇金淋巴瘤等疾病的患者提供治疗[3]。治疗效果很好，几乎没有不良事件。这种努力在中等收入国家更为常见。在墨西哥，政

---

[1] Peter B. Hesseling, Elizabeth Molyneux, Francine Tchintseme, Jennifer Welbeck, Peter McCormick, Kathryn Pritchard-Jones, and Hans-Peter Wagner, "Treating Burkitt's Lymphoma in Malawi, Cameroon, and Ghana," *Lancet Oncology* 9, no. 6 (2008): 512 – 513.

[2] Lawrence N. Shulman, Walter Willett, Amy Sievers, and Felicia M. Knaul, "Breast Cancer in Developing Countries: Opportunities for Improved Survival," *Journal of Oncology* 2010 (2010): doi: 10.1155/2010/595167; Alex B. Haynes, Thomas G. Weiser, William R. Berry, Stuart R. Lipsitz, Abdel Hadi S. Breizat, E. Patchen Dellinger, Teodoro Herbosa, Sudhir Joseph, Pascience L. Kibatala, Marie Carmela M. Lapitan, Alan F. Merry, Krishna Moorthy, Richard K. Reznick, Bryce Taylor, and Atul A. Gawande, for the Safe Surgery Saves Lives Study Group, "A Surgical Safety Checklist to Reduce Morbidity and Mortality in a Global Population," *New England Journal of Medicine* 360, no. 5 (2009): 491 – 499; Paul Farmer, Julio Frenk, Felicia M. Knaul, Lawrence N. Shulman, George Alleyne, Lance Armstrong, Rifat Atun, Douglas Blayney, Lincoln Chen, Richard Feachem, Mary Gospodarowicz, Julie Gralow, Sanjay Gupta, Ana Langer, Julian Lob-Levyt, Claire Neal, Anthony Mbewu, Dina Mired, Peter Piot, K. Srinath Reddy, Jeffrey D. Sachs, Mahmoud Sarhan, and John R. Seffrin, "Expansion of Cancer Care and Control in Countries of Low and Middle Income: A Call to Action," *Lancet* 376, no. 9747 (2010): 1186 – 1193.

[3] Farmer, Frenk, et al., "Expansion of Cancer Care and Control."

表 11.2　在中低收入国家可预防、早期检测与治疗的癌症种类

不同的危险因素,与可预防的癌症:
- 烟草:肺癌、头颈部癌、膀胱癌
- 人乳头瘤病毒:宫颈癌,头颈部癌
- 肝炎感染:肝细胞性肝癌

经过早期检测与治疗(包括手术),可能治愈的癌症:
- 宫颈癌
- 乳腺癌
- 结直肠癌

经过系统治疗可能治愈,且早期检测并不必需的癌症:
- 伯基特氏淋巴瘤
- 大细胞淋巴瘤
- 霍奇金淋巴瘤
- 睾丸癌
- 急性淋巴细胞白血病
- 软组织肉瘤

经过系统治疗,通常能够在较大程度上缓解的癌症:
- 晚期乳腺癌
- 卵巢癌
- 慢性粒细胞白血病

资料来源:Paul Farmer, Julio Frenk, Felicia M. Knaul, Lawrence N. Shulman, George Alleyne, Lance Armstrong, Rifat Atun, Douglas Blayney, Lincoln Chen, Richard Feachem, Mary Gospodarowicz, Julie Gralow, Sanjay Gupta, Ana Langer, Julian Lob-Levyt, Claire Neal, Anthony Mbewu, Dina Mired, Peter Piot, K. Srinath Reddy, Jeffrey D. Sachs, Mahmoud Sarhan, and John R. Seffrin, "Expansion of Cancer Care and Control in Countries of Low and Middle Income: A Call to Action," *Lancet* 376, no. 9747 (2010): 1187。

府的大众健康保险涵盖了乳腺癌和宫颈癌的综合治疗,以及一些儿科恶性肿瘤[1]。自 1993 年以来,哥伦比亚普及的社会健康保险包括癌症治

---

[1] Felicia Marie Knaul, Gustavo Nigenda, Rafael Lozano, Hector Arreola-Ornelas, Ana Langer, and Julio Frenk, "Breast Cancer in Mexico: A Pressing Priority," *Reproductive Health Matters* 16, no. 32 (2008): 113 – 123; Julio Frenk, Octavio Gómez-Dantés, and Felicia Marie Knaul, "The Democratization of Health in Mexico: Financial Innovations for Universal Coverage," *Bulletin of the World Health Organization* 87, no. 7 (2009): 542 – 548; Eduardo González-Pier, Cristina Gutiérrez-Delgado, Gretchen Stevens, Mariana Barraza-Lloréns, Raúl Porras-Condey, Natalie Carvalho, Kristen Loncich, Rodrigo H. Dias, Sandeep Kulkarni, Anna Casey, Yuki Murakami, Majid Ezzati, and Joshua A. Salomon, "Priority Setting for Health Interventions in Mexico's System of Social Protection in Health," *Lancet* 368, no. 9547 (2006): 1608 – 1618.

疗①。约旦国王侯赛因癌症中心为许多不能支付服务费用的患者提供治疗，包括60％的新乳腺癌病例②。这几个例子表明，在低收入和中等收入国家，癌症治疗是可行的。然而每一个项目都与疾病的负担有关，扩大对癌症治疗的机会是21世纪的当务之急。

知识产权与全球健康公平

实现全球卫生公平的一个关键部分是在贫穷国家扩大获得现代药物和技术的机会。由于知识产权制度是获得药品的一项重要决定因素，我们退后一步审视专利的制度及其在市场中的作用。

在大多数国家，国家政府对新发现的技术（如药品）授予专利。专利制度保证了特定期限内开发该技术的个人或公司具有垄断权，旨在激励创新性和风险性的研究；它允许专利持有者有时间收回研究成本，而无需参与市场竞争。因此，专利的定义是对自由市场的侵犯。专利制度主要是由国家法律规范，但在一个日益全球化的时代，许多跨国公司和发达国家的政府推动知识产权国际治理的成功③。1994年，世界贸易组织（世贸组织）建立了与贸易有关的知识产权协定（TRIPS），为所有会员国制定最低的专利法标准。

该协定最具争议的方面之一是，它限制了穷国获得医疗技术的机会。申请全球专利标准的道德困难显而易见。抗逆转录病毒药物为国际知识产权条例对获得药品的影响提供了有益的案例研究。

---

① Ministerio de la Protección Social，República de Colombia，Plan obligatorio de salud，www. pos. gov. co/Paginas/InicioPOS. aspx（accessed November 26，2012）.

② Mahmoud M. Sarhan，"Cancer in Jordan：2020 and Beyond"（presented at the Third Regional Congress of Cancer and Blood Disorders of Childhood，Amman，Jordan，April 14 - 17，2010）；Salma Jaouni，"Tailoring Strategies to Available Resources. Jordan Breast Cancer Program：A BottomUp Model for Early Detection and Screening，" http：//isites. harvard. edu/fs/docs/icb. topic665673. files/Salma％20Jaouni. pdf（accessed January 31，2013）.

③ Amy Kapczynski，"The Access to Knowledge Mobilization and the New Politics of Intellectual Property，" *Yale Law Journal* 117（2008）：804 - 885.

由于艾滋病在富国和穷国都对患者产生影响，制药公司在富裕的市场有足够的动机开发对抗艾滋病病毒的新药。但大多数患者生活在低收入国家，无法支付与发达国家病人相同的价格，许多人根本无法支付任何费用。在1990年代，一些发展中国家开始生产或进口低成本的仿制抗逆转录病毒药物，以满足某些需求。第5章提到，制药公司提起诉讼来阻止仿制药，理由是他们的专利被侵犯了。

但事实上，只有少量的药品收入来自低收入国家①。因此，让这些国家承受专利要求的负担，只会限制获得基本药物的机会，同时只将少量收入返还给企业。这在公共卫生或经济方面毫无意义。此外，低收入国家的专利制度并没有成为创新和技术发展的动力：缺乏针对被忽视的热带病的药物研究，就凸显了这种观点的谬误。

随着压力加剧，2001年世贸组织会议通过了《多哈宣言》，其中承认，低收入国家的政府有自主权，可以确定何时更广泛生产诸如新药等技术的公共卫生利益超过了维持一项专利的重要性②（美国为自己保留并在许多场合行使过的权利）③。《多哈宣言》减轻了多个国家的药物进口负担。

然而，世贸组织不是唯一的监管国际贸易的机构。许多贸易发

---

① 例如，2004年，只有5%至7%的品牌药物收入来自低收入和中等收入国家。这一类别包括巴西、中国、印度和南非的巨大经济体。如果我们只关注低收入国家，这一比例将更小。Amy Kapczynski, Samantha Chaifetz, Zachary Katz, and Yochai Benkler, "Addressing Global Health Inequities: An Open Licensing Approach for University Innovations," *Berkeley Technology Law Journal* 20, no. 2 (2005): 1038 n. 33.

② World Trade Organization, "Declaration on the TRIPS Agreement and Public Health," article 4, adopted November 14, 2001, by the 4th World Trade Organization Ministerial Conference in Doha, Qatar, http: //docsonline. wto. org/ imrd/directdoc. asp? DDFDocuments/t/WT/Min01/DEC2. doc (accessed November 25, 2012).

③ CPTech, "Compulsory Licensing. Chapter II: Government Use under 28 USC 1498," www. cptech. org/ip/health/cl/us-1498. html (accessed January 7, 2013).

生在组织之外。此外，本地和跨国的生物社会学复杂性也会影响到低成本仿制药的获得。

尽管有《多哈宣言》，但双边和多边贸易协定继续限制许多国家的仿制药生产。欧盟和印度目前正在协商的一项协议可能会影响印度如何颁发专利，以及印度公司将负担得起的药品运送到其他发展中国家的能力①。美国在拟议的《跨太平洋伙伴关系协定》(trans-PacificPartnershiptradeagreement) 中提交了限制性的知识产权措辞，该协议最终将把许多环太平洋国家纳为签约国，有可能阻止其他国家发展专利制度和与印度同等的仿制药生产能力②。为艾滋病毒、癌症和其他疾病提供新一代药物的机会继续受到全球知识产权政策不公平和低效率的影响。

允许低收入国家生产仿制药或分层定价的许可战略已证明可以增加获得基本药品的机会，同时不影响高收入国家同样的专利药品的利润率（因此不损害制药公司创新和开发新产品的积极性）③。在过去的十年里，倡导这些政策的是一个广泛的联盟，包括基本药物大学联盟，这是一个很大程度上由学生管理的国际组织。如果由国际立法者、监管机构和制药公司采纳（其中一些公司已经找到了创新的方法，把关注药物获取渠道的取向纳入其盈利模式④），这些策略可能会消除将健康技术带给那些健康依赖于它们的病人的一个重要障碍。

改变与许多癌症相关的发病率和死亡率也取决于控制关键的风险因

① Rama Lakshmi, "India-E. U. Trade Pact Could Boost AIDS Treatment Costs, Health Workers Say," *Washington Post*, February 10, 2012.

② "AIDS Groups Criticise US/EU/Japan for Putting Profits of MNC Drug Makers before Patients," *Economic Times*, June 8, 2011.

③ Kapczynski, Chaifetz, et al., "Addressing Global Health Inequities," 1031, 1069-1072.

④ Padmashree Gehl Sampath, Economic Aspects of Access to Medicines after 2005: Product Patent Protection and Emerging Firm Strategies in the Indian Pharmaceutical Industry, United Nations University-INTECH, May 2005, www. who. int/intellectualproperty/studies/PadmashreeGehlSampathFinal. pdf (accessed November 25, 2012).

素。在发展中国家，吸烟正呈上升趋势①。对筛查和及时发现的重要性的认识仍然很低，而寻求护理的经济障碍和与疾病相关联的污名化仍然严重②。必须大幅度提高预防措施，包括乙肝疫苗和 HPV 疫苗接种以及反烟草运动，以减缓发展中国家癌症日益恶化的状况。卢旺达已经展开针对宫颈癌的一系列措施：除了大力筛查，政府已经开始为所有青少年女孩接种疫苗③。

2009 年，由达纳-法伯癌症研究所、哈佛全球公平倡议组织、哈佛医学院和哈佛公共卫生学院的全球卫生和癌症护理负责人组成了特别小组，称为"扩大发展中国家癌症护理和控制渠道的全球特别小组"。特别小组的目标是与发展中国家的伙伴一起发展、执行和评估战略，以增加对癌症治疗和控制的渠道④。该小组接受弗伦克提出的对角线方法，即，特定的癌症可以通过加强初级卫生保健、预防、缓解和其他卫生服务的方式得到有效治疗。各国政府、研究和服务实施的主要资助者、国际机构和非政府组织汇聚起来构成的新的全球应对力量，可以在世界各地资源贫乏地区迅速推广这一取向（并与本章列出的其他优先事项相结合）。

手术

外科手术是现代医学的一个重要工具，在许多资源受限的环境中仍

---

① Prabhat Jha，M. Kent Ranson，Son N. Nguyen，and Derek Yach，"Estimates of Global and Regional Smoking Prevalence in 1995，by Age and Sex，" *American Journal of Public Health* 92，no. 6（2002）：1002 - 1006. 有关全球烟草使用与肺癌从富国向穷国的转移参见 Allan M. Brandt，*The Cigarette Century：The Rise，Fall，and Deadly Persistence of the Product that Defined America*（New York：Basic Books，2007）。举一例：Brandt（同上，454）注意到中国中央政府有 12% 的预算来自国营烟草企业的销售收入。

② Farmer，Frenk，et al. "Expansion of Cancer Care and Control，" 1186.

③ Agnes Binagwaho，Claire M. Wagner，and Cameron T. Nutt，"HPV Vaccine in Rwanda：Different Disease, Same Double Standard," *Lancet* 378，no. 9807（2011）：1916；and David Holmes，"Rwanda：An Injection of Hope," *Lancet* 376，no. 9745（2010）：945 - 946.

④ Farmer，Frenk，et al. "Expansion of Cancer Care and Control，" 1186.

然稀缺。由外科手术治疗的疾病——包括一些感染、非传染性疾病、恶性肿瘤及困扰母亲和儿童的病症——在全球范围内造成重大的死亡率和发病率。据估计，每年有 35 万到 50 万的产妇死于分娩，其中大多数可以通过手术分娩和其他方法来解决产后出血[1]。世界贫困人群中因发生农业和机动车交通事故、腹膜炎、长骨骨折、脓肿和失明的人通常无人照料[2]。严重的心脏疾病在低收入地区几乎相当于死刑[3]。每年有数百万人死于心脏病发作（尤其是在印度、中国和其他城市中心），但很少有人能获得可能挽救生命的血管成形术或搭桥手术。总而言之，所谓的外科疾病（即一种与传染性和非传染性疾病重叠的类别）占全球 DALY 的约 11％[4]。

尽管全球的外科疾病造成了巨大的损失，但世界上大多数农村地区几乎没有手术机会。现有的外科手术服务费用昂贵且集中在城市[5]。为

---

① Blake C. Alkire, Jeffrey R. Vincent, Christy Turlington Burns, Ian S. Metzler, Paul E. Farmer, and John G. Meara, "Obstructed Labor and Caesarean Delivery: The Cost and Benefit of Surgical Intervention," PLoS One 7, no. 4 (2012): e34595; and World Health Organization, *World Health Report* 2005: *Making Every Mother and Child Count* (Geneva: World Health Organization, 2005), www. who. int/whr/2005/ whr2005 _ en. pdf (accessed November 25, 2012).

② Massey Beveridge and Andrew Howard, "The Burden of Orthopaedic Disease in Developing Countries," *Journal of Bone and Joint Surgery* (American vol.) 86-A, no. 8 (2004): 1819 - 1822; World Health Organization, *World Report on Road Traffic Injury Prevention* (Geneva: World Health Organization, 2004), www. who. int/violence _ injury _ prevention/publications/road _ traffic/world _ report/ summary _ en _ rev. pdf (accessed November 25, 2012); David Yorston, "High-Volume Surgery in Developing Countries," *Eye* 19, no. 10 (2005): 1083 - 1089.

③ James L. Cox, "Presidential Address: Changing Boundaries," *Journal of Thoracic and Cardiovascular Surgery* 122, no. 3 (2001): 413 - 418; Suresh G. Rao, "Pediatric Cardiac Surgery in Developing Countries," *Pediatric Cardiology* 28, no. 2 (2007): 144 - 148.

④ Haile T. Debas, Richard Gosselin, Colin McCord, and Amardeep Thind, "Surgery," in *Disease Control Priorities in Developing Countries*, 2nd ed. , ed. Dean T. Jamison, Joel G. Breman, Anthony R. Measham, George Alleyne, Mariam Claeson, David B. Evans, Prabhat Jha, Anne Mills, and Philip Musgrove (Washington, D. C. : World Bank, 2006), 1245 - 1259.

⑤ Farmer and Kim, "Surgery and Global Health. "

什么手术资源仍然稀缺？首先，对艾滋病、疟疾和天花等传染病较多的关注使得稀缺论者认为，仅这些病原体本身就足以让卫生从业者和薄弱的医疗服务平台焦头烂额。其次，在许多贫穷国家，城市中心外几乎没有外科医生。据估计，非洲的外科手术人员还不及美国的 1%[①]。第三，外科手术通常是一种复杂的技术，需要外科医生、手术室、麻醉、高压灭菌器、缝合线、洞巾和其他物资，加上血库容量和术后护理。一些诸如白内障摘除的手术是很简单的，但大多数都要求在基础设施、培训和供应方面投入大量资金。

考虑到这些障碍，高质量的外科护理能否在资源贫乏的环境中实现？许多例子表明，将手术服务整合到卫生设施中不仅是可能的，而且在避免发病率和挽救生命方面获得了很高的回报。一项针对健康伙伴组织和其姐妹组织（海地语称为 Zanmi Lasante）在海地的康热村提供手术服务的研究发现，服务效果良好，而且需求远远超过了供给能力。从 2002 年 1 月到 2005 年 9 月，它们在这个村的医院进行了 900 次手术，为那些无力支付的病人提供了这样的服务：大约一半是普通手术，三分之一是产科和妇科手术，其余的是泌尿系统、整形、神经、眼科和心胸外科手术。病人前往医院的距离是惊人的：一半的病人走了超过 50 公里；三分之一的患者来自首都太子港（距康热约 80 公里），那里是海地绝大多数手术室的所在地。因为首都的私人和公立医院通常收取手术费，海地最贫穷的人仍然无法获得手术[②]。

许多其他卫生保健提供者也成功地在贫困的环境中提供了外科治疗。大多数关注于特定的手术或紧急护理。例如，国际妇产科联合会支持在

---

① Ambrose E. Wasunna, "Surgical Manpower in Africa," *Bulletin of the American College of Surgeons* 72, no. 6 (1987): 18 - 19.

② Louise C. Ivers, Evan S. Garfein, Josué Augustin, Maxi Raymonville, Alice T. Yang, David S. Sugarbaker, and Paul E. Farmer, "Increasing Access to Surgical Services for the Poor in Rural Haiti: Surgery as a Public Good for Public Health," *World Journal of Surgery* 32, no. 4 (2008): 537 - 542.

乌干达、埃塞俄比亚和危地马拉提供基于地区的紧急产科服务项目①。国际救援组织，如无国界医生组织、红十字会和红新月会，擅长在自然灾害和暴力冲突后提供紧急手术治疗；他们还做剖腹产和其他产科护理、急诊腹部手术以及修复先天性畸形②。2010年的一项研究发现46个在发展中国家工作的国际组织每年执行近225000个手术③。2010年海地地震后，来自世界各地的救援队伍提供了紧急救护，包括数以千计的外科手术。健康伙伴组织基金会和ZL报告显示治疗大约3000名患者，并进行了513次紧急手术，包括伤口愈合、固定长骨骨折和截肢④。

尽管有这些和其他的例子，世界绝大多数人口，特别是最贫穷的人仍然无法接受手术，他们面临着最大的外科疾病负担。该做些什么呢？人们越来越一致地认为将外科护理纳入整个发展中世界的医疗保健体系势在必行⑤。

---

① André B. Lalonde, Pius Okong, Alex Mugasa, and Liette Perron, "The FIGO Save the Mothers Initiative: The Uganda-Canada Collaboration," *International Journal of Gynecology and Obstetrics* 80, no. 2 (2003): 204 – 212; L. B. Curet, A. Foster-Rosales, R. Hale, E. Kestler, C. Medina, L. Altamirano, C. Reyes, and D. Jarquin, "The FIGO Save the Mothers Initiative: The Central America and USA Collaboration," *International Journal of Gynecology and Obstetrics* 80, no. 2 (2003): 213 – 221; T. Mekbib, E. Kassaye, A. Getachew, T. Tadesse, and A. Debebe, "The FIGO Save the Mothers Initiative: The Ethiopia-Sweden Collaboration," *International Journal of Gynecology and Obstetrics 81*, no. 1 (2003): 93 – 102.

② International Committee of the Red Cross, Annual Report 2007, www. icrc. org/eng/ resources/documents/annual-report/icrc-annual-report-2007. htm (accessed November 26, 2012).

③ K. A. Kelly McQueen, Joseph A. Hyder, Breena R. Taira, Nadine Semer, Frederick M. Burkle Jr., and Kathleen M. Casey, "The Provision of Surgical Care by International Organizations in Developing Countries: A Preliminary Report," *World Journal of Surgery* 34, no. 3 (2010): 397 – 402.

④ Thomas McIntyre, Christopher D. Hughes, Thierry Pauyo, Stephen R. Sullivan, Selwyn O. Rogers Jr., Maxi Raymonville, and John G. Meara, "Emergency Surgical Care Delivery in Post-Earthquake Haiti: Partners In Health and Zanmi Lasante Experience," *World Journal of Surgery* 35, no. 4 (2011): 745 – 750.

⑤ K. A. Kelly McQueen, Doruk Ozgediz, Robert Riviello, Renee Y. Hsia, Sudha Jayaraman, Stephen R. Sullivan, and John G. Meara, "Essential Surgery: Integral to the Right to Health," *Health and Human Rights* 12, no. 1 (2010): 137 – 152; Farmer and Kim, "Surgery and Global Health."

Charles Mock 及其合作者提出了一种基于疾病负担、过程效力和成本效益的三层优先化策略[①]。第一优先的情况包括紧急情况和常见的有选择性治疗程序的外科疾病,如疝气修复、畸形足修复和男性包皮环切术。整形外科医生可以治疗许多这样的疾病,包括创伤、烧伤和先天性畸形,但这些专家在发展中国家的供应不足[②]。在资源匮乏地区针对非专业人士进行创伤反应培训也被证明是有价值的、低成本的[③]。一些研究人员建议,一些外科手术可以像其他公共卫生干预措施一样具有成本效益[④]。

---

① Charles Mock, Meena Cherian, Catherine Juillard, Peter Donkor, Stephen Bickler, Dean Jamison, and Kelly McQueen, "Developing Priorities for Addressing Surgical Conditions Globally: Furthering the Link between Surgery and Public Health Policy," *World Journal of Surgery* 34, no. 3 (2010): 381–385.

② Nadine B. Semer, Stephen R. Sullivan, and John G. Meara, "Plastic Surgery and Global Health: How Plastic Surgery Impacts the Global Burden of Surgical Disease," *Journal of Plastic, Reconstructive, and Aesthetic Surgery* 63, no. 8 (2010): 1244–1248.

③ Sudha Jayaraman, Jacqueline R. Mabweijano, Michael S. Lipnick, Nolan Caldwell, Justin Miyamoto, Robert Wangoda, Cephas Mijumbi, Renee Hsia, Rochelle Dicker, and Doruk Ozgediz, "First Things First: Effectiveness and Scalability of a Basic Prehospital Trauma Care Program for Lay First Responders in Kampala, Uganda," *PLoS One* 4, no. 9 (2009): e6955; Hans Husum, Mads Gilbert, Torben Wisborg, Yang Van Heng, and Mudhafar Murad, "Rural Prehospital Trauma Systems Improve Trauma Outcome in Low-Income Countries: A Prospective Study from North Iraq and Cambodia," *Journal of Trauma* 54, no. 6 (2003): 1188–1196.

④ Debas, Gosselin, et al., "Surgery"; Benjamin C. Warf, Blake C. Alkire, Salman Bhai, Christopher Hughes, Steven J. Schiff, Jeffrey R. Vincent, and John G. Meara, "Costs and Benefits of Neurosurgical Intervention for Infant Hydrocephalus in Sub-Saharan Africa," *Journal of Neurosurgery: Pediatrics* 8, no. 5 (2011): 509–521; Blake Alkire, Christopher D. Hughes, Katherine Nash, Jeffrey R. Vincent, and John G. Meara, "Potential Economic Benefit of Cleft Lip and Palate Repair in Sub-Saharan Africa," *World Journal of Surgery* 35, no. 6 (2011): 1194–1201; Colin McCord and Qumruzzaman Chowdhury, "A Cost Effective Small Hospital in Bangladesh: What It Can Mean for Emergency Obstetric Care," *International Journal of Gynecology and Obstetrics* 81, no. 1 (2003): 83–92; "Conference on Increasing Access to Surgical Services in Resource-Constrained Settings in Sub-Saharan Africa: Final Report," June 4–8, 2007, Bellagio, Italy, www.dcp2.org/file/137/Bellagio%20Report%20-%20Increasing%20Access%20to%20Surgical%20Services.pdf (accessed January 31, 2012).

除了自上而下的外科手术干预，"配对计划"将发达国家的许多医院与贫穷国家的医院联系在一起。但后者几乎总是收取费用，因此很少向最贫穷的人群提供手术服务。这些项目可以通过坚持让那些有需要但无法支付的人获得手术而得到改善。这一战略的一部分包括投资于新的外科基础设施和扩大低收入国家的培训计划。即使是地区医院也需要多个手术室（至少一个用于急诊——通常是产科——一个用于选择性治疗）、血库、麻醉设备（以及使用和修理的工作人员）、一个实验室和稳定的电流。在建立和重建外科基础设施及改进医疗保健体系的同时，也可以加快培训计划。

在资源受限的环境中扩大和改善外科手术能力，是与许多其他关键的全球卫生优先事项（如孕产妇健康、非传染性疾病和癌症）相互协同的。正如上文所指出的，外科手术是现代产科的支柱。在我们生活的世界，在某些地区执行了大量剖腹产手术，而在其他地区却根本没有。如果不大幅度扩大最贫穷者的外科服务，千年发展目标5"改善产妇保健"将难以实现。此外一些非传染性疾病（包括心脏病和某些恶性肿瘤）可通过手术治疗。这种协同作用加强了在贫穷国家采取对角线方法扩充外科治疗的必要性。将外科手术纳入医疗保健体系将为这些国家的医生、护士和其他卫生工作者提供一套关键的工具，以应对许多导致死亡和发病的主要病因。

美国的初级卫生保健改革

"全球健康"一词常被用来指发展中国家人口的健康状况。但美国也在全球范围内。在过去的几年里随着医疗成本的增加，激烈的医疗改革争论凸显了美国医疗保健体系面临的主要问题：数百万美国人没有保险，健康成效上的社会经济和地理差异鲜明，对医疗人员的激励措施促使不必要的治疗方法和程序过度使用，医疗场所的分散，本可避免的医疗失误高发，以及无法满足越来越多的患有多种慢性疾病的患者的复杂需求①。作为这些体系性问题的典型范例，美国在五十年前的婴儿死亡率排名世界第 12 位，2008 年的排名降至第 31 位②。然而医疗保健费用却在持续上升：目前美国每年每人在医疗保健方面的平均支出超过 8000 美元，远高于任何其他高收入国家，其中许多都有较高且在持续上涨的健康指数③。本文集中考虑的许多全球卫生挑战部分源自发展中国家的赤贫及其卫生保健服务的资金短缺，但美国医疗保健体系面临不同的问题。那么，该如何将这两者并行比较呢？

---

① 有关没保险的美国人参见 Catherine G. McLaughlin, ed., *Health Policy and the Uninsured* (Washington, D. C.: Urban Institute Press, 2004)。有关健康后果的不平等信息参见 Institute of Medicine, *Unequal Treatment: Confronting Racial and Ethnic Disparities in Health Care*, ed. Brian D. Smedley, Adrienne Y. Stith, and Alan R. Nelson (Washington, D. C.: National Academies Press, 2002); and Elizabeth A. McGlynn, Steven M. Asch, John Adams, Joan Keesey, Jennifer Hicks, Alison DeCristofaro, and Eve A. Kerr, "The Quality of Health Care Delivered to Adults in the United States," *New England Journal of Medicine* 348, no. 26 (2003): 2635 – 2645。有关供给者动力与不必要程序的问题参见 Institute of Medicine, *Rewarding Provider Performance: Aligning Incentives in Medicare* (Washington, D. C.: National Academies Press, 2007)。有关美国卫生服务碎片化的讨论参见 Thomas H. Lee and James J. Mongan, *Chaos and Organization in Health Care* (Cambridge, Mass.: MIT Press, 2009)。On preventable medical errors, see Institute of Medicine, *To Err Is Human: Building a Safer Health System*, ed. Linda T. Kohn, Janet M. Corrigan, and Molla S. Donaldson (Washington, D. C.: National Academies Press, 1999). 有关治疗患有多种慢性疾病的患者的挑战参见 Anand K. Parekh and Mary B. Barton, "The Challenge of Multiple Comorbidity for the U. S. Health Care System," *Journal of the American Medical Association* 303, no. 13 (2010): 1303 – 1304。

② Elayne J. Heisler, "The U. S. Infant Mortality Rate: International Comparisons, Underlying Factors, and Federal Programs," *Congressional Research Service*, April 4, 2012, www. fas. org/sgp/crs/misc/R41378. pdf (accessed February 20, 2013). 2012 年美国的婴幼儿死亡率约为 6.0，大致相当于一些东欧国家的水平，但滞后于许多西欧国家、加拿大、古巴。U. S. Central Intelligence Agency, "The World Factbook: Country Comparison: Infant Mortality Rate," 2012 estimates, https://www. cia. gov/library/publications/the-world-factbook/rankorder/2091rank. html (accessed November 25, 2012).

③ Meena Seshamani, "The Costs of Inaction: The Urgent Need for Health Reform," *Department of Health and Human Services*, March 2009, www. healthreform. gov/reports/inaction/inactionreportprintmarch2009. pdf (accessed November 25, 2012).

事实上，最近为改善美国医疗保健而作出的一些努力表明，我们可能正在见证高质量的医疗在富裕和贫穷国家共同出现。在美国，在医学科学飞速发展了一个世纪的背景下①，一项严峻的现实认识正在浮现：新的技术（新颖的药物、强大的成像设备、神奇的手术程序）无法解决国家的医疗保健危机。与在第 6 和第 7 章中所描述的倡议相类似，最有希望改善美国医疗保健的努力有几个共同的特点，其中大多数是与服务递送紧密联系在一起的。首先人们认识到，由于初级卫生保健的管辖范围广阔，它为改善整个医疗保健体系的可及性、质量和效率提供了坚实的基础②。第二，这些努力寻求重塑护理的重心，解决许多塑造了个人和人口的健康模式，并决定了许多干预措施结果的社会因素③。最后，他们承认，除了医生和其他专业卫生工作者之外，社区成员还可以为提供卫生保健和预防工作作出重大贡献。在美国，一些新型的医疗保健服务模式越来越像在海地和卢旺达这样的地方率先尝试的模式。尽管各地的流行病、政治和资金环境截然不同，但在追求全民享有高质量的可负担

---

① Paul Starr, *The Social Transformation of American Medicine: The Rise of a Sovereign Profession and the Making of a Vast Industry* (New York: Basic Books, 1982).

② Barbara Starfield, *Primary Care: Balancing Health Needs, Services, and Technology* (New York: Oxford University Press, 1998); Barbara Starfield, Leiyu Shi, and James Macinko, "Contribution of Primary Care to Health Systems and Health," *Milbank Quarterly* 83, no. 3 (2005): 457 – 502; Katherine Baicker and Amitabh Chandra, "Medicare Spending, the Physician Workforce, and Beneficiaries' Quality of Care," *Health Affairs* 23 (2004): w4 – 184-w4 – 197, http://content. healthaffairs. org/content/early/2004/04/07/hlthaff. w4. 184/suppl/DC1 (accessed November 25, 2012); Mark W. Friedberg, Peter S. Hussey, and Eric C. Schneider, "Primary Care: A Critical Review of the Evidence on Quality and Costs of Care," *Health Affairs* 29, no. 5 (2010): 766 – 772.

③ Andrew Ellner, Christine Pace, Scott Lee, Jonathan L. Weigel, and Paul Farmer, "Embracing Complexity: Towards Platforms for Integrated Health and Social Service Delivery," in *Structural Approaches in Public Health*, ed. Marni Sommer and Richard Parker (New York: Routledge, 2013).

得起的保健方面，走了类似的路径①。

在波士顿，预防和获取护理及治疗（PACT）项目使用了类似于海地和秘鲁的模式。它的主任海蒂·本赫弗兹（Heidi Behforouz）博士前往海地考察那里的陪伴模式，目的是将其应用于美国一座拥有许多医院但在以社区和家庭为基础进行慢性病护理方面很欠缺的城市。1997 年，PACT 采取陪伴取向，为波士顿一些最贫穷的人提供艾滋病和其他慢性病治疗。社区卫生工作人员接受培训并获薪资，去病人的家里提供可直接观察的治疗，以及提供健康教育、住房援助、食品支持和心理社会支持等服务②。与海地和秘鲁一样，PACT 实现了积极成果，其 70％的艾滋病患者已经显示出显著的临床改善，35％的人在医院住院时间缩短，费用相应降低。一项调查显示入选 PACT 计划的患者的医疗补助净储蓄值为 16％。PACT 模式现在正在迈阿密、纽约市和纳瓦霍族境内被仿效③。但

① Ellner，Pace，et al.，"Embracing Complexity"；Rebecca Onie，Paul Farmer，and Heidi Behforouz，"Realigning Health with Care," *Stanford Social Innovation Review* 10，no. 3（Summer 2012），www. ssireview. org/articles/entry/realigning _ health _ with _ care（accessed November 25，2012）；Diane R. Rittenhouse and Stephen M. Shortell，"The Patient-Centered Medical Home: Will It Stand the Test of Health Reform?" *Journal of the American Medical Association* 301，no. 19（2009）：2038 – 2040.

② Joia S. Mukherjee，Louise Ivers，Fernet Léandre，Paul Farmer，and Heidi Behforouz，"Antiretroviral Therapy in Resource-Poor Settings: Decreasing Barriers to Access and Promoting Adherence," *Journal of Acquired Immune Deficiency Syndromes* 43，suppl. 1（December 1，2006）：S123 – S126；Heidi L. Behforouz，Paul E. Farmer，and Joia S. Mukherjee， "From Directly Observed Therapy to Accompagnateurs: Enhancing AIDS Treatment Outcomes in Haiti and in Boston," *Clinical Infectious Diseases* 38，no. 5 suppl. （2004）：S429 – S436；Heidi L. Behforouz，Audrey Kalmus，China S. Scherz，Jeffrey S. Kahn，Mitul B. Kadakia，and Paul E. Farmer，"Directly Observed Therapy for HIV Antiretroviral Therapy in an Urban U. S. Setting," *Journal of Acquired Immune Deficiency Syndromes* 36，no. 1（2004）：642 – 645.

③ Onie，Farmer，and Behforouz，"Realigning Health with Care"；Tammy Yazzie，Alberta Long，Mae-Gilene Begay，Shirley Cisco，Hannah Sehn，Sonya Shin，and Catherine Harry，"Community Outreach and Patient Empowerment: Collaboration with Navajo Nation CHRs," *Journal of Ambulatory Care Management* 34，no. 3（2011）：288 – 289.

是，在美国的护理制度中重新调整激励措施是困难的，努力者们正在奋力争取为社区卫生工作者提供培训和补偿的资金。

这一努力之所以困难，并不是因为缺乏慢性病社区和家庭护理之有效性的证据，也不是因为试点工作的成本效益不够明显。另一个例子是由杰弗里·布伦纳（Jeffrey Brenner）博士于 2002 年建立的卡姆登医疗服务提供者联盟（Camden Coalition of Healthcare Providers）。为了在提供更好的医疗服务的同时降低成本，卡姆登联盟开始甄选那些导致医疗保健体系花费最高昂成本的病人。结果并不令人惊讶：患有多种慢性疾病的贫困患者所经历的治疗绝大部分是在急救室里进行的，这和医疗保健体系根本不协调，而且花费巨大。这些病人的平均医疗费用达到了惊人的每人每年 120 万美元。卡姆登联盟试图通过向一小群高成本患者提供家庭综合护理来改变现状，同时也注意到健康疾病的社会决定因素：缺乏健康食品和缺少锻炼、吸毒和酗酒、被霉菌污染的住房。结果是引人注目的：医院和急诊室的门诊量下降了 40%，而成本下降了 50% 以上[①]。卡姆登联盟的家庭护理模式改善了医疗保健的质量和公平性，同时降低了整体的医疗支出。

在波士顿的另一个组织健康领导者（Health Leads）开创了一种不同的方法来为美国几个城市的贫困患者提供服务。通过在医院候诊室设立志愿服务中心，该组织可以让医生和护士开出社会服务的"处方"，如食品支援、住房改善以及药物治疗。其中许多卫生志愿者是大学生，他们共同帮助病人享受到社会服务的成果。例如，哈莱姆医院中心（Harlem Hospital Center）针对所有体重指数偏高的病人，帮助他们获得健康食品、健身会员资格和其他减肥资源。这种方法把处理病人社会需求的负担从没有接受过相关培训的医护人员那里转移到了志愿者和社区人员这些更适合处理此类问题的人那里。一项研究发现，在合作诊所，健康领

---

① Jeffrey Brenner, "Building an Accountable Care Organization in Camden, N. J.," *Prescriptions for Excellence in Health Care Newsletter Supplement* 1, no. 9 (2010): 1 - 4.

导者使社会工作的需求增加了三倍以上，帮助了负荷过重的初级卫生保健医生消除了对他们的患者的健康不利的社会障碍①。

美国社区卫生保健服务的另一个例子是大西洋城的特别护理中心(Special Care Center)，自 2007 年以来由拉什卡·费南多普尔（Rushika Fernandopulle）博士负责。通过从病人社区招募"健康教练"，特别护理中心为贫困患者提供家庭护理服务，患者中许多人患有慢性病。一年后，一份评估报告显示了令人印象深刻的结果：有 63% 得了肺病的吸烟者戒烟；高血压患者的数量在很大程度上得到控制；许多患者的胆固醇水平降低了。此外，住院和急诊室就诊次数下降了 40%，外科手术减少了 25%，费用仅增加了 4%（相比之下，前一年增加了 25%）②。随着这一模式的推广，随后几年未公布的数据显示了进一步的资金节约③。

这些和其他的例子（所有这些都试图培育"以病人为中心的医疗之家"）为美国指明了前进的道路④。为最边缘化的（通常是病情最严重的）人提供家庭护理（包括心理社会和综合服务）的社区项目增加了护理的可及性，提高护理质量，同时削减合计成本。当我们说"家庭护理"时，我们需要解释这一点，因为许多这些医疗之家并不是家庭，尽管家是给予最多关爱的地方。换句话说，采取与在海地、卢旺达和其他发展中国家率先使

----

① Onie，Farmer，and Behforouz，"Realigning Health with Care."

② Lisel Blash，Susan Chapman，and Catherine Dower，"The Special Care Center — A Joint Venture to Address Chronic Disease," Center for the Health Professions, University of California at San Francisco, November 2011, www.future health. ucsf. edu/Content/29/2010 - 11 _ The _ Special _ Care _ Center _ A _ Joint _ Venture _ to _ Address _ Chronic _ Disease. pdf (accessed November 25, 2012).

③ Atul Gawande, "The Hot Spotters: Can We Lower Medical Costs by Giving the Neediest Patients Better Care?" *New Yorker*, January 24, 2011, www. newyorker. com/reporting/2011/01/24/110124fa _ fact _ ga wande ♯ ixzz1Uk UOcFbK (accessed November 25, 2012).

④ Rittenhouse and Shortell, "The Patient-Centered Medical Home." Andrew Ellner, Amanda Hoey, and Lawrence E. Frisch, "Speak Up! Can Patients Get Better at Working with Their Doctors?" *British Medical Journal* 327, no. 7410 (2003): 303 - 304.

用的医疗递送策略相似的策略，可能会提供一种缓解美国医疗危机的方法①。

政策制定者已经开始沿着这些方向进行改革。2010 年《平价医疗法案》（*Affordable Care Act*）创建了医疗补助和医疗保健创新中心，该中心有 10 亿美元用于投资能够提高护理质量的新举措，同时降低成本，可以支持、扩大和加强以此处提供的各种示例为模型的计划。在这里，该法案还为初级卫生保健提供者提供了新的激励措施，这有助于重新平衡医疗保健体系，使其偏离特殊护理，从而挽救数以千计的生命并节约数百万美元。但是，需要进一步的政策变革来扩大有效和负担得起的保健服务模式，从而改善美国的初级卫生健康体系。

要确保全球健康的领域包含了美国以及其他中高收入国家所面临的健康挑战（另一方面，也确保在这些较富裕的环境中进行的有关医疗改革的讨论吸取了从全球健康中获得的教训），这对于促进世界各地的公平是至关重要的。健康不平等是一个到处都有的问题，不仅仅限于发展中国家。此外，如果把全球健康认为是与己不相关的"他者"问题，只有少数人感到有动力去帮助贫穷国家，那么就不太可能赢得人们深入广泛的参与，来解决我们所面临的许多问题。

将全球健康完融入医疗研究、服务和培训之间的反馈回路，将会促进美国的初级卫生保健改革。日渐明晰的是，健康的社会决定因素对世界各地社区所经历的疾病的具体负担有决定性影响②。然而，世界上绝大多数医学生和从业人员都没有受过这方面培训，无法考虑在个体患

---

① Neal Emery, "Rwanda's Historic Health Recovery: What the U. S. Might Learn," *Atlantic*, February 2013, http://www.theatlantic.com/health/archive/2013/02/rwandas-historic-health-recovery-what-the-us-mightlearn/273226/ (accessed May 19, 2013).

② Michael Marmot, "Health in an Unequal World," *Lancet* 368, no. 9552 (2006): 2081 – 2094; René Dubos, "Environment and Disease," in *Mirage of Health: Utopias, Progress, and Biological Change*, (New Brunswick, N. J.: Rutgers University Press, 1987; originally published 1959), 95 – 128; Bruce G. Link and Jo Phelan, "Social Conditions as Fundamental Causes of Disease," *Journal of Health and Social Behavior* 35, special issue (1995): 80 – 94.

者"社会历史"的表面之下发挥着有力作用的社会进程。医学教育重新社会化是 21 世纪初期现代医学最重要的优先事项之一，全球卫生在这方面发挥了关键作用。来自世界各地资源贫乏地区的案例研究经常提供最显著的范例，说明社会力量如何被身体化为不利的健康结果。学生和医生无论身在何处，都可以将有关健康的社会决定因素的病理生理学知识应用到他们的实践中。此外，将全球健康视为"他者之事"会导致丧失反向创新的机会，即用为发展中国家设计的工具来解决富裕地方面临的问题。无论在何处提升健康，都要挖掘在所有地区开发出的最佳操作方法并结合当地实际情况加以运用。全球健康研究与实践可以无穷无尽地增进疾病和治疗知识，应将其全面融入到世界各地卫生保健提供者的培训之中。

超越部落主义，做大馅饼

如果说之前关于当今全球健康主要挑战的讨论有一个主题，那就是宣称任何一种疾病或健康优先事项"被忽视"都是具有误导性的。事实上，这种忽视是所有不能均衡公平分配商品和服务的制度的主要病理。当全球健康被理解为零和游戏，当从业者和政策制定者都受到稀缺论教育时，各个优先事项之间就是此消彼长的关系。记者劳里·加勒特（Laurie Garrett）指出，西方捐助者往往倾向于关注"暂时处于闪光灯下的疾病和健康状况"，促进单一疾病项目，而公共卫生措施几乎没有受到重视。她举了一个例子：感染艾滋病毒的孕妇们被供以抗逆转录病毒药物齐多夫定（zidovudine），以防止艾滋病毒被传播给她们的婴儿，但她们无法获得大多数现代产科服务，如基础手术、血库和抗出血药物[①]。

但是，简单地把关注点从全球卫生的一个优先事项转到另一个上（比如从艾滋病转到孕产妇和儿童健康）没有抓住问题的要害。艾滋病、

---

① Laurie Garrett, "The Challenge of Global Health," *Foreign Affairs* 86, no. 1 (February 2007): 14 - 38, www.foreignaffairs.com/articles/62268/laurie-garrett/the-challenge-of-global-health (accessed November 25, 2012).

结核病、疟疾、孕产妇健康、儿童腹泻和肺部疾病、被忽视的热带病、非传染性疾病、精神健康、癌症、外科疾病，以及更基本的清洁水、营养不良和许多其他公共卫生的优先事项——所有这些领域都需要增加资金和更实质性的参与。最好的方法是以加强医疗保健体系的方式对突出的死亡和发病原因作出应对。

如果说全球健康的黄金时代教会了我们什么，那就是我们必须避免表述模糊的、益处有限的理论[①]。这个理论的前提是假设资源稀缺——在 20 世纪，这种病理学导致人们在应对全球范围内艾滋病流行病以及其他许多疾病元凶时在想象力上持续的匮乏。但是资源的大饼并不是固定不变的。也并没有任何证据可以令人信服地举证我们主张的方法太过昂贵或超出我们的支付能力。1998 年，大多数西方领导人和舆论界认为，在发展中国家治疗艾滋病既困难又昂贵。正如第 5 章所述，卫生从业人员、宣传团体和政策制定者联盟重新设想了针对全球艾滋病的方案。2000 年，美国总统比尔·克林顿发布了第 13144 号行政命令，允许在南非等地强制性使用生产抗逆转录病毒药物。全球基金和总统防治艾滋病紧急救援计划在接下来的三年启动。此后，卫生发展援助大幅增加，从 1990 年的 55.9 亿美元增加到 2007 年的 217.9 亿美元[②]。

与其争夺单薄的"资源馅饼"，不如把精力花在扩大馅饼上，获取健康和发展举措的协同效应和外溢效果，并加强医疗保健体系，使其能够提供高质量的护理。资源可能是有限的，但是尽管现在全球经济衰退，资源的限制比以往任何时候都更少。事实上，在危机时刻可以通过暴露穷人的脆弱性来激发更大的公平性。美国政府在大萧条时期通过了社会

---

① Jim Yong Kim, Aaron Shakow, Kedar Mate, Chris Vanderwarker, Rajesh Gupta, and Paul Farmer, "Limited Good and Limited Vision: Multidrug Resistance Tuberculosis and Global Health Policy," *Social Science and Medicine 61*, no. 4 (2005): 847-59.

② Nirmala Ravishankar, Paul Gubbins, Rebecca J. Cooley, Katherine Leach-Kemon, Catherine M. Michaud, Dean T. Jamison, and Christopher J. L. Murray, "Financing of Global Health: Tracking Development Assistance for Health from 1990 to 2007," *Lancet 373*, no. 9681 (2009): 2113-2124.

保障；英国在第二次世界大战之后建立了国家卫生服务；在 1995 年金融危机之后，墨西哥推出了其具有里程碑意义的全民健康保险计划。"历史告诉我们，许多最开明的社会保护措施都是在经济或政治危机的时候进行的。"胡里奥·弗伦克说道①。21 世纪的第二个十年可能是全球健康黄金时代的黄昏，或者它可以超越今天从业者的想象，继续维持甚至加速过去十年的进步。在一定程度上，这将取决于能否维持全球健康公平运动的成果，这也是本书最后一章的主题。

推荐阅读

Bukhman, Gene, and Alice Kidder, eds. *The Partners In Health Guide to Chronic Care Integration for Endemic Non-Communicable Diseases, Rwanda Edition: Cardiac, Renal, Diabetes, Pulmonary, and Palliative Care.* Boston: Partners In Health, 2011.

Abdallah S. Daar, Peter A. Singer, Deepa Leah Persad, Stig K. Pramming, David R. Matthews, Robert Beaglehole, Alan Bernstein, Leszek K. Borysiewicz, Stephen Colagiuri, Nirmal Ganguly, Roger I. Glass, Diane T. Finegood, Jeffrey Koplan, Elizabeth G. Nabel, George Sarna, Nizal Sarrafzadegan, Richard Smith, Derek Yach, and John Bell. "Grand Challenges in Chronic Non-Communicable Diseases." *Nature* 450, no. 7169 (November 22, 2007): 494–496.

Farmer, Paul, Julio Frenk, Felicia M. Knaul, Lawrence N. Shulman, George Alleyne, Lance Armstrong, Rifat Atun, Douglas Blayney, Lincoln Chen, Richard Feachem, Mary Gospodarowicz, Julie Gralow, Sanjay Gupta, Ana Langer, Julian Lob-Levyt, Claire Neal, Anthony Mbewu, Dina Mired, Peter Piot, K. Srinath Reddy, Jeffrey D. Sachs, Mahmoud Sarhan, and John R. Seffrin. "Expansion of Cancer Care and Control in Countries of Low and Middle Income: A Call to Action," *Lancet* 376, no. 9747 (2010): 1186–1193.

Frenk, Julio. "Bridging the Divide: Global Lessons from Evidence-Based Health Policy in Mexico." *Lancet* 368, no. 9539 (2006): 954–961.

Hotez, Peter J. *Forgotten People, Forgotten Diseases: The Neglected Tropical Diseases and Their Impact on Global Health and Development.* Washington, D. C.: ASM Press, 2008.

---

① Julio Freak, "Health Reform in an Age of Pandemics," lecture, Commonwealth Club San Francisco, September 30, 2009.

Institute of Medicine. *Unequal Treatment: Confronting Racial and Ethnic Disparities in Health Care*. Edited by Brian D. Smedley, Adrienne Y. Stith, and Alan R. Nelson. Washington, D. C. : National Academies Press, 2002.

Jamison, Dean T. , Joel G. Breman, Anthony R. Measham, George Alleyne, Mariam Claeson, David B. Evans, Prabhat Jha, Anne Mills, and Philip Musgrove, eds. *Disease Control Priorities in Developing Countries*. 2nd ed. Washington, D. C. : World Bank, 2006.

Kapczynski, Amy, Samantha Chaifetz, Zachary Katz, and Yochai Benkler. "Addressing Global Health Inequities: An Open Licensing Approach for University Innovations. " *Berkeley Technology Law Journal* 20, no. 2 (2005): 1031 – 1114.

Kremer, Michael, and Rachel Glennerster. *Strong Medicine: Creating Incentives for Pharmaceutical Research on Neglected Diseases*. Princeton, N. J. : Princeton University Press, 2004.

Mock, Charles, Meena Cherian, Catherine Juillard, Peter Donkor, Stephen Bickler, Dean Jamison, and Kelly McQueen. "Developing Priorities for Addressing Surgical Conditions Globally: Furthering the Link between Surgery and Public Health Policy. " *World Journal of Surgery* 34, no. 3 (2010): 381 – 385.

Mukherjee, Joia S. , Donna J. Barry, Hind Satti, Maxi Raymonville, Sarah Marsh, and Mary Kay Smith-Fawzi. "Structural Violence: A Barrier to Achieving the Millennium Development Goals for Women. " *Journal of Women's Health* 20, no. 4 (2011): 593 – 597.

Ozgediz, Doruk, Peter Dunbar, Charles Mock, Meena Cherion, Selwyn O. Rogers Jr. , Robert Riviello, John G. Meara, Dean Jamison, Sarah B. Macfarlane, Frederick Burkle Jr. , and Kelly McQueen. "Bridging the Gap between Public Health and Surgery: Access to Surgical Care in Low-and Middle-income Countries. " *Bulletin o f the American College o f Surgeons*, 94, no. 5 (2009): 14 – 20.

Samb, Badara, Tim Evans, Mark Dybul, Rifat Atun, Jean-Paul Moatti, Sania Nishtar, Anna Wright, Francesca Celletti, Justine Hsu, Jim Yong Kim, Ruairi Brugha, Asia Russell, and Carissa Etienne (World Health Organization Maximizing Positive Synergies Collaborative Group) . "An Assessment of Interactions between Global Health Initiatives and Country Health Systems. " *Lancet* 373, no. 9681 (2009): 2137 – 2169.

World Health Organization Mental Health Gap Action Programme (mhGAP). *Scaling Up Care for Mental, Neurological, and Substance Use Disorders*. 2008. www. who. int/mental _ health/mhgap _ final _ english. pdf.

第12章　全球健康平等运动？结语与反思

马修·巴西利科，凡妮莎·克里，卢克·梅塞克，阿俊·苏里，乔纳森·威格尔，
玛格丽特·索普·巴西利科，乔亚·穆克吉，保罗·法默

　　本书通篇强调了一个理念：无论身处权力的殿堂还是个人主义的浪潮
之中，我们当前关于何为可能的有限观念未必不可改变，这就像资源未必
永远稀缺、技术未必永远静止一样。有关可能性的通行观念可能会因新的
经验、有力的合作、策略得当的倡导而得以拓展。我们之前已讲述了一些
重新想象全球健康可能性的努力，本章将再讲一些事例。这其中既有颇富
远见的决策者，也有艾滋病患者及其援助者（包括学生），还有更广阔领
域的许多个体与组织。他们在看似不可逾越的挑战面前表现出了巨大的勇
气。虽然将抱负化为行动会面临充满了未预料结局的风险，但行动者可
以通过长期陪伴行动的目标受益人并培养批判性自我反省的习惯来落实
这些行动。第5章曾谈到一种强有力的参与全球健康工作的方式，这里
我们将把其中的宣传倡导与行动主义作为例证，进一步展开讨论①。

宣传倡导与行动主义：草根努力

　　增进全球健康平等需要有具有广泛基础的跨国运动。持续性的宣传

---

① 有关对另一种形式的行动主义（联邦政府的行动主义角色和作为"行动主义国家"
的美国）的洞察和分析，参见 Paul Pierson and Theda Skocpol, eds., *The Transformation of American Politics*: *Activist Government and the Rise of Conservatism* (Princeton, N. J.: Princeton University Press, 2007)。

倡导通常是促发富有深远意义的内政外交政策变革的必有环节。大英帝国在 1807 年废除奴隶贸易，其源头可追溯至一小群贵格会教友和一位年轻的浸礼会牧师引发的长达数十年的草根运动①。1980 年代与 1990 年代早期，针对南非政府的反种族隔离运动动员了大量关切这一问题的个人和群体，其动员面从约翰内斯堡的贫民窟拓展到美国大学校园。这类运动都展示了包括学生在内的、知晓情况并全心投入的倡议者们是如何让历史通向正义的步伐略有加快。

过往数十年中，也有很多有效的全球健康行动主义的事例，其聚焦于扩大现代医药的获取渠道、推动更广范围的争取社会经济权利的运动。除了卫生工作者、研究者、决策者，这些活动家也是构筑重新想象全球艾滋病应对方式的同盟中重要的组成部分，且为世界其他地域做出了表率。本章简要回顾近期全球健康领域中三个引人注目的倡导运动。

艾滋病解放权利联盟

美国食品药品监督管理局在 1987 年 3 月给最早的艾滋病药物授以联邦政府的批准。很快，宝罗威康（Burroughs Wellcome）制药公司以每年每个病人需花费 8000 美元的价格出售被期待已久的叠氮胸苷（商标名为 Retrovir）。许多需要治疗的美国人，特别是穷弱之人，根本用不起这个史上最贵的药物，其他国家的人也无力购买。威康公司以高额的研发成本与后续研究计划为理由来为高药价正名。那一年，美国有 3.3 万名新增艾滋病例，预估到 1991 年增加 25 万病例。很多人呼吁应降低药物价格，使其惠及大众②。

1987 年初，许多艾滋病人及其亲友、护工、援助者相聚在纽约，组

---

① Adam Hochschild，*Bury the Chains: Prophets and Rebels in the Fight to Free an Empire's Slaves*（New York: Houghton Mifflin，2005）.

② Irvin Molotsky，"U. S. Approves Drug to Prolong Lives of AIDS Patients," *New York Times*，March 21，1987，www.nytimes.com/1987/03/21/us/us-approves-drug-to-prolong-lives-of-aids-patients.html（accessed November 25，2012）.

成了艾滋病解放权利联盟，组织目标是反对"政府对艾滋病危机的管理不善"①。成立后不到几周的时间，活动家们于 1987 年 3 月 24 日发起了第一次游行，抗议威康公司的利润模型和食品药品监督管理局的药物批准政策，他们认为二者造成了 Retrovir 药物的有限供给与高价。

在抗议前一天的《纽约时报》，拉里·克莱默（Larry Kramer）作为男同性恋健康危机组织与艾滋病解放权利联盟的筹建人之一，写了一篇署名评论：

> 毫无疑问，所有与艾滋病作战的人都会同意，食品药品监督管理局是美国官僚制历史上最大的瓶颈，这个组织其实拉长了死者名单。……艾滋病人已然没有什么可以失去的，心甘情愿地愿做实验对象。……我们实在难以理解，我们中的许多人急切地想抓住生命，也很愿意参与试验，却为何要受到食品药品监督管理局的阻止。②

当时预估三分之二的艾滋病人会在五年内去世③，因此对于他们来说，在食品药品监督管理局完成批准程序之前就获得新药是生死攸关之事。必须承认，许多药物试验对象有了中毒反应，长期以来西药也曾有过疗效不佳和不安全的情况，食品药品监督管理局的谨慎政策事出有因④。但正如克莱默所说，有一些切实可行的救命药物亟待获得批准。这次游行结束后不久，食品药品监督管理局宣布将把艾滋病药物（后来也包括其他药物）的审批周期缩短两年⑤。在后来不断受到多次公开抗

---

① ACT UP New York，"Fight Back，Fight AIDS：15 Years of ACT UP，" www. actupny. org/divatv/synopsis75. html (accessed November 25，2012）.

② Larry Kramer，"The FDA's Callous Response to AIDS," *New York Times*，March 23，1987，A19.

③ 同上。

④ Walter Sneader，*Drug Discovery：A History*（Hoboken，N. J.：Wiley，2005）. Jeremy A. Greene，*Prescribing by Numbers：Drugs and the Definition of Disease* (Baltimore：Johns Hopkins University Press，2007）.

⑤ ACT UP New York，"Fight Back，Fight AIDS."

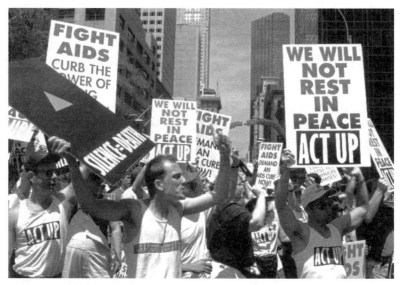

图 12. 1 艾滋病解放权利联盟在纽约市举行的抗议活动，1993。感谢 Andrew Holbrooke/Corbis 提供。

议（如图 12. 1）的压力之后，食品药品监督管理局最终允许艾滋病人参与临床试验[1]。

威康公司是艾滋病解放权利联盟的另一反对目标。1989 年，在艾滋病流行病发生的两年之后，叠氮胸苷仍然要价为一年 8000 美元，是史上最贵药物。活动家们继续施压。1989 年 9 月 14 日，联盟成员在华尔街上抗议这个高价药，他们在纽约证券交易所前手持标语并高呼"威康卖药！"。数日内，该公司把叠氮胸苷价格减少了 20%，从 8000 美元调到 6400 美元[2]。

---

[1] Kaiser Family Foundation，"The AIDS Epidemic at 20 Years：Selected Milestones，" June 2001，www. pbs. org/newshour/health/aids20 _ timeline. pdf （accessed November 25，2012）. PBS，Frontline documentary series *The Age of AIDS*，directed by William Cran and Greg Barker，2006，www. pbs. org/wgbh/pages/frontline/aids/ （accessed November 25，2012）.

[2] PBS，Frontline：*The Age of AIDS*；Stephen J. Ceccoli，*Pill Politics：Drugs and the FDA* （Boulder, Colo. ：Lynne Rienner, 2003），107 - 108.

这些努力的影响力超出了政策改变。基于避孕方法在艾滋病预防方面的作用①，艾滋病治疗的草根运动扩展了计划生育的渠道，增进了公众对消费者健康政策的参与。艾滋病运动激发公民参与制药公司及食品药品监督管理局的工作，促进治疗选择的开发和批准。政治学家帕特里夏·西普隆（Patricia Siplon）写道："艾滋病行动主义改变了行动主义本身，这部分源于艾滋病流行病的特殊情况。……这一成功为其他基于健康需求的以及健康领域之外的活动家群体提供了直接行动、自我赋权、自我教育的新模型"②。

艾滋病解放权利联盟是第一个"将各个领域的人团结在一个有凝聚力的组织中"的艾滋病活动家群体。它促成了非暴力、无党派的政策倡导的新兴，这由不同性别、年龄、性向、教育和社会经济背景的人所组成的多元化的活动家群体来推动。这场运动运用不合作主义策略赢取关注。受过教育的年轻活动家们学习了艾滋病的科学知识，以求更好地掌握新药物与治疗项目的研发，他们也对运动的成功贡献良多③。

治疗行动运动

1998 年 12 月，南非的一小群政治活动家发起了治疗行动运动。扎基·艾奇麦特和马克·海伍德是运动的两位发起者，他们是反种族隔离运动中的元老级人物以及非洲国民大会的成员。治疗行动运动的简章如此描述群体目标："通过诉讼、游说、倡议和所有形式的合法动员，来挑战一切限制人们通过私营或公共部门获得艾滋病治疗的障碍（包括不公

---

① 参见对这些草根运动的讨论：Ellen Chesler, *Woman of Valor：Margaret Sanger and the Birth Control Movement in America*（New York：Simon and Schuster，1992）。

② Patricia D. Siplon, *AIDS and the Policy Struggle in the United States*（Washington，D. C.：Georgetown University Press，2002），5 - 6.

③ Thomas Morgan，"Mainstream Strategy for AIDS Group," *New York Times*，July 22，1998，B1，B4，www.nytimes.com/1988/07/22/nyregion/mainstream-strategy-for-aids-group.html（accessed November 25，2012）.

平的歧视)。"① (第9章描写了该运动如何在为艾滋病人争取治疗的斗争中使用法律行动主义。)

治疗行动运动发起时,南非的艾滋病流行率接近25%,估计每天有600个南非人死于艾滋病。只有富人可得到抗逆转录病毒治疗,艾滋病在国家的政治辩论中很少受到关注。当时形成了有关艾滋病流行病的谴责与反谴责的复杂的循环圈,其中的议题包括共谋论、对经济损失的担忧、黑人而非白人的大量死亡、控诉该病毒流行是黑人性淫荡的证明。国家的许多黑人领导人不愿意公开谈论此病②。

在深受艾滋病困扰的穷困社区里,治疗行动运动的成员们向艾滋病感染者和受到影响的人们教授了艾滋病的科学知识。他们也讨论社会经济权利,以及国家实现这些权利的责任。在1980年代和1990年代初,南非有关艾滋病的社会活动主要由一小群白人为主的人士领导,而治疗行动运动寻求建立一个有更广泛的公众基础的、整合了不同种族的组织。成员包括年轻人、信仰组织、卫生服务专业人士、工会。2005年,艾奇麦特描述了组织的成员构成,80%的人没有工作,70%为女性,70%为14岁—24岁的青年,90%为非洲人③。该组织也与高收入国家的艾滋病积极人士,特别是美国艾滋病解放权利联盟的分会建立了联系,来为患者设置教材,提升"治疗知识水平"。

治疗行动运动在组织草根社区的同时,也参与了大规模的政治倡议。其采取不合作主义、上街游行、在立宪法院打官司、发放含有数据的手册、为成员提供有限的抗逆转录病毒治疗等方法,增进成员的健康与健

---

① Mark Heywood, "South Africa's Treatment Action Campaign: Combining Law and Social Mobilization to Realize the Right to Health," *Journal of Human Rights Practice* 1, no. 1 (2009): 15.

② Steven Friedman and Shauna Mottiar, "A Rewarding Engagement? The Treatment Action Campaign and the Politics of HIV/AIDS," *Politics and Society* 33, no. 4 (2005): 533.

③ 同上,516,524。

康知识水平，敦促公共部门认可其有权利拥有优质保健护理①。2000 年，药品制造商协会提起想推翻南非医疗法案的诉讼，治疗行动运动组织提交了法官顾问意见陈述，并在法庭论辩的第一天召集了游行，5000 人聚集于南非首都比勒陀利亚高级法院的门前进行声援。三年后，当发现总统塔博·姆贝基似乎无意于把艾滋病治疗当作国家优先事务，该组织召集 2 万人到国会进行抗议，要求实施全国治疗项目。这些游行突出体现了知识产权限制与政府不作为如何限制了必需药物的获得机会，这引起了国际媒体的广泛关注。

　　该组织是在发展中国家的艾滋病人中召集活动家成员人数最多的组织。它领导的抗议和诉讼促成了药物降价，以及公共部门开始为南非众多艾滋病人提供抗逆转录病毒治疗②。除了扩展治疗渠道，它也力图重新想象在南非得了艾滋病意味着什么。1998 年，一个名叫 Gugu Dlamini 的艾滋病积极人士在南非的夸祖鲁-纳塔尔省被其邻居乱石砸死。而在不到两年后，数千名南非人穿着治疗行动运动的统一 T 恤上街游行，T 恤上写"艾滋病阳性反应"③。

2004 年与 2008 年的终止艾滋病运动

　　在 2004 年、2008 年的总统选举运动中，学生对于政策倡议发挥了非常重要的作用。2004 年，由一些艾滋病活动群体组成的联盟——其中包括全球健康行动计划、全球艾滋病联盟、全球学生艾滋病运动（感谢其提供了图 12.2 的游行照片）——联合起来试图使每位主要总统候选人承诺将把布什政府的抗击贫穷国家艾滋病的五年计划中的 150 亿美元翻一

---

① Steven Friedman and Shauna Mottiar, "A Rewarding Engagement? The Treatment Action Campaign and the Politics of HIV/AIDS," *Politics and Society* 33, no. 4 (2005): 515.

② Heywood, "South Africa's Treatment Action Campaign," 14.

③ 关于这场事件的讨论参见 Didier Fassin, *When Bodies Remember: Experiences and Politics of AIDS in Post-Apartheid South Africa* (Berkeley: University of California Press, 2007)。

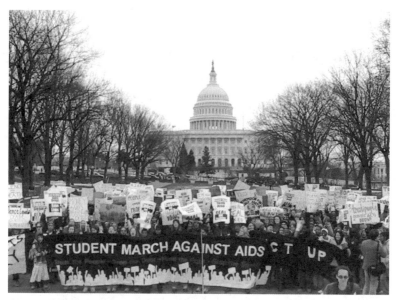

图 12.2 全球学生艾滋病运动 2005 年在华盛顿特区组织了游行，吸引了来自一百多所学院和大学的学生，要求为全球卫生项目提供更多的支持。感谢 Andrew Kohan 提供。

倍执行。他们采取了"四处奔走"策略：派人到艾奥瓦州、新罕布什尔州等举办候选人初选会的各州的数百个市政厅里参加活动，反复请求候选人承诺将把艾滋病拨款增加到五年内 300 亿美元。学生、教会群体、艾滋病人协作提问，确保在尽可能多的活动中发出声音。候选人们一开始通常并不在意。但在初选季的初期，7 位民主党候选人都签署了承诺若获选将把资金翻倍的保证书。于 2003 年宣布了总统防治艾滋病紧急救援计划的布什总统未作此表态。这部分是因为他在竞选连任时较少出现在小规模的问答活动中，是活动家们难以去说服的目标。

四年后，在 2008 年，活动群体再次发起终止艾滋病运动，要求将资金增加到五年内 500 亿美元。其要求总统候选人还同时要保证：在贫穷国家新培训和保留 14 万卫生护理人员，废除禁止将联邦资金用于针头交换项目的禁令，扩充艾滋病人的医保范围，支持利于获取仿制药（满足艾滋病之外的重大健康需求）的贸易政策。候选人在早餐和烧烤活动、酒店大堂、冰激淋商店、教堂等多种场合都对选民们做出了回应。民主党的每位候选人再次向活动人士的请求做了承诺。当时的参议员奥巴马在很多公共活动与竞选网站上都重申了这项承诺。许多共和党候选人也公布了全球健康与对外援助的政治纲领，但未作此承诺。

所有这些运动都要求为能够重新构筑可能性而争取资金。2008年夏，美国国会考虑对总统防治艾滋病紧急救援计划重新授权。3位签署了上述承诺书的候选人（奥巴马、希拉里、约瑟夫·拜登）都是参议院成员，拜登是外交委员会主席，该委员会负责通过参议院来推动再授权法案。基于3位民主党领导人都同意承诺，由民主党控制的众议院和参议院通过了这项法案，将在五年内拨款48亿美元，用以抗击艾滋病、肺结核、疟疾，开发杀菌剂，并加强资源匮乏地区的卫生体系建设。活动家们纲领中的其他部分（包括废除禁止将联邦资金用于针头交换项目的禁令），也在奥巴马就职总统之后的几个月内被立法。（但后来以共和党为主导的众议院恢复了这项禁令，并将之写入年度联邦预算。）

当然也有很多其他因素导致了总统防治艾滋病紧急救援计划的拓展，包括：越来越多的证据表明抗逆转录病毒疗法不仅可以在资源匮乏地区有效实施，而且也促成了更广泛的预防与基础卫生服务和健康系统的发展；人们也更加认可健康与经济发展之间的关系；流行病对脆弱国家的影响以及对美国国家安全造成的后果受到关注。活动家们无疑在其中扮演了重要角色，他们也将在全球健康平等的运动中继续发挥重要作用。

倡议者的工具箱：推动全球健康平等的活动策略

本章指出，全球健康平等的支持者们未必需要拥有官方职位的权力，方可发挥如此大的作用。学生、卫生工作者、律师、艾滋病人、其他的草根活动家们通过有效的倡议改变了全球健康政策。其策略对于所有热衷于推动平等的人同样适用。此处介绍了几项全球健康活动家们最有用、易用的工具。

进行批判性自我反思

要想发出有效倡议，第一步是要仔细考虑自己在全球健康平等运动中的位置、灵感来源、潜在角色。各个领域的人都能找到有意义的角色，而挑战在于需要仔细鉴别你所属的地方道德世界在更大的运动背景中的影响面，尽可能地准备好应对有目标的社会行动会引发的未预料结局。

找好同伴

许多群体联手推动全球健康平等运动，上文中也举了一些例子，比如全球健康行动计划、全球学生艾滋病运动、RESULTS、艾滋病解放权利同盟、ONE 运动、美国乐施会、治疗行动运动、健康伙伴组织。这些群体理解政策改变的基本机制。它们在美国和全世界广设分会，促进一些关键问题的可视化，寻求政治推动力来解决问题。找到你感兴趣的组织或进行自建，并了解权力存在于同盟之中。盟友中要包括最受那些问题困扰的人们。

了解情况

充分了解关键的全球健康议题与地方政治氛围。确定哪些政治领导人可以通过国会委员会工作或支持特定的立法等方式，对这些议题发挥影响力。持续的积极活动一定要建立在认真且精确地分析何为复杂的生物社会问题的基础之上，这种理解是推进健康平等的关键工具。这些问题都是人为问题，并不是非得有受过高等培训的资格证才有能力解决它们。

开启与决策者的对话

接触地方与国家政府的代表。了解其立场，查明其持反对态度的原因。向其学习了解有关议题以及政策变迁机制的情况。找到将其利益与全球健康平等运动相统合的方式。如其愿意合作，请其支持一些努力或引入立法。第5章谈过的总统防治艾滋病紧急救援计划显示出这些议题可以对政治纷争中的各党派都有普遍吸引力。

强调重点事项

如遇反对，或无法与官员会谈，找些新方法来展示提升全球健康议题能见度的重要性。以下的策略已被实践证明可以有效地在国会成员、州议员、地方政客之间建立合作：通过大量的电话和信件来吸引官员对问题的关注；四处奔走法可引起政治领导人的公开讨论与承诺；写作、散发、提交请愿书可展示所获支持的广度，并认识新盟友；与被选出的政府代表会谈，建设性地讨论谋求变化的潜力和可能的障碍；在传统或社交媒体上发表评论，建立公共意识。发表署名评论，给编辑写信，发微博，在 Facebook、Twitter 上发帖都可以谋求广泛关注。把已发表的作品纸质版带到活动现场，显示对问题的参与，寻求更多人的加入。

组织公共游行

公共展示——包括抗议、罢工、静坐、节食、行为艺术等——是最能有效提升关键问题能见度的方法之一。这类行动有时在政治活动中收效最佳，因为官员有责任表达态度。新闻报道和社交媒体也可放大这类活动的影响，因此事先要与当地媒体联系。

建立联盟

在有思想和愿投入的个体之间广泛地促成合作是发起全球健康平等运动的首要环节。联系当地各组织——包括宗教、社区、服务、政治、文化等类别的组织——以及学生、同辈人和其他的非正式网络，建立支持者同盟。

做出改变

保持谦卑，先听后说。仔细倾听其他人特别是反对者的意见。为了提升行动纲领与策略，每个人都能提供有价值的视角，值得认真考虑。不要低估与同伴的个别谈话。真诚合作，团结一心地为事业奋斗，是最有力量的。

推动全球健康平等

> 每场暴风雨都始自一颗雨滴。有意义的运动也是如此。……它始自一个太简单、可能会被忽略的观念……而后才有了行动的暴风雨。
>
> ——马尔科·卡塞雷斯（Marco Caceres）

美国前卫生部部长朱利斯·里士满曾给过我们很多教益，其描述了政策变迁的三大要素：知识基础、政治意愿、社会策略[①]。该模型也同样适用于全球健康平等运动。首先，本书已强调过，政策必须基于实据，相关从业人员和研究者要不断建设好有关如何能在富裕或贫穷的环境中通过可持续的卫生系统来有效平等地提供服务的知识基础。大学与附属医院的学生、老师、职工要在力求缩短知识与实践的差距的前提下更好地促进知识生产。第二，我们一旦知道什么行得通，就要制订平等计划。将实践考证过的卫生护理递送策略推广到更大范围，通常需要基础

---

① Julius B. Richmond and Milton Kotelchuck, "Political Influences: Rethinking National Health Policy," in *Handbook of Health Professions Education*, ed. Christine H. McGuire et al. (San Francisco: Jossey-Bass, 1983), 386 – 404.

深厚的政治意愿带来的高层政策变迁。里士满博士所说的社会策略就是构筑政治意愿的方法。草根群体展示出对某个议题的广泛支持，即会有力推动政治家与其他决策者实施大规模的政策改变。

社会策略对于最富雄心的运动来说是最困难的。我们回到第 2 章讨论过的彼得·伯格和托马斯·卢克曼的学说。不公正的常规化与制度化体现了维持主导型政治经济体系现状的结构力量，比如跨国人口贩卖的经济体系或种族主义政治安排。因此方有结构性暴力。要想挣脱这些结构，必须仰赖于真诚、持久、坚韧的大规模社会运动。印度在 1940 年代的独立之争，美国在 1960 年代的民权运动，1990 年代的反种族隔离，所有这些 20 世纪具有里程碑意义的事件都仰赖于强有力的社会动员。

全球艾滋病运动是里士满所说模式的一个例子。当抗逆转录病毒治疗在资源匮乏地区可被有效供给一经明确，当这个知识基础一旦建立，总统防治艾滋病紧急救援计划和全球基金便对公共或私营部门进行投资，增加全球的抗逆转录病毒治疗渠道。数百万人的生命得以拯救，他们也推动了平等健康计划资金的募集。构筑政治意愿是发起这些富有雄心的项目（史上最有抱负的全球健康主张）必不可少的条件，构筑这意愿需要采取社会策略，将艾滋病活动人士、自由派和保守派的美国政客、顶尖科学家、健康工作者、国际政策决策者、明星、意见领袖等人召集到一起进行通力合作。全球健康历史也充满了许多其他的例子。类似于 Grameen Bank、BRAC、Village Health Works（村庄健康工作）、ZL 等组织之所以推广被实践考证过的模型，是因为它们回应和放大了来自底层 10 亿民众的声音，并建立与政府官员、国际决策者、病人与其家人、学生、捐助者之间的联盟。联盟释放强大的权力。

本文集聚焦于全球健康作为一个学术领域的重要性，这个领域可借助来自一些关键学科和方法论的知识。我们希望读者能理解在过去数个世纪里曾有很多想改善穷人健康状况的善意努力。其中许多产生了未预料结局，一些努力还强化了不能与平等、权利导向的全球健康关怀相匹配的权力结构与野心。我们的学术取向可以和处理政策及其实施问题相配合。推动全球健康的倡导议程包括：增加援助并提升其效度，加强卫生体系，开发和递送新卫生科技，等等。主流的国际组织（世卫组织、世界银行、联合国儿童基金会）目前都在考虑如何应对这些挑战。

除了双边或多边的学术与发展机构，投入全球健康平等事业的途径还有很多。目前还很缺少愿意与穷人及为其寻求医疗服务的人相伴、解决穷困的病理学的卫生从业者。我们也需要有技能丰富的老师来培训下一代的全球健康从业者。也需要研究者运用分子基因学、药物动力学、流行病学、计量经济学、民族志、历史学等学科的方法论，建立批判性的反馈回路，持续提升可用工具与技术的质量、全球健康递送的效力与公平。我们可以一身兼为从业者、培训者、研究者，也可以让不同的人紧密合作，将研究、培训、服务整合起来是我们目前知道的能让全球健康不只是一堆问题的集合的最佳战略。技术丰富的决策者和通晓情况的倡议者在目前比较紧缺。活动家组织将在发达和发展中国家继续发挥关键作用。

本书没有详细谈论的其他领域的人也是必需的资源。工程师们（例如价格为 25 美元的新生儿保温箱的发明者）可以找到在边远地区实施定点医疗诊断、防护、治疗的方法①。企业家们——类似于在印度南部 Aravind 眼科医院（低成本的三级医院）的创建者——可以提升在资源匮乏地区提供医疗服务的效力、规模、责任感。太阳能板、风力涡轮机、其他清洁能源的研发者可以为阳光和风力充足但用不起其他资源的贫困地区提供医院设施。尼古拉斯·克里斯托夫（Nicholas Kristof）那样的作家生动描绘了全球的性别不平等与卫生领域的挑战，能够引发公众关

---

① George Kembel，"＄25 Incubator Shows Good Design Can Save Lives Affordably，" Exponential Times，lecture，2009，www. exponentialtimes. net/videos/25-incubator-shows-good-design-can-save-lives-affordably（accessed November 25，2012）.

注，提升全球健康平等运动的等级①。

建筑师和建造者们可以建立医院和诊所，不仅促进感染病控制，而且通过良好设计给予病人尊严②。画家、雕塑家、艺术家可以让这些场所呈现丰富多彩的面貌，不仅提供治疗，也是富有美感与色彩感的地方。类似于 Bono 和 Arcade Fire 成员的音乐家们可以争取粉丝们的支持，成为该领域的意见领袖。计算机科学家可以开发有效的电子医疗记录系统，并帮助低收入地区使用。学者们可以用不同的训练积累来思考和解决自远古时代就困扰人类的疾病问题。还有很多其他人可以加入其中，每项技能或职业都能为全球健康运动做出贡献。

我们希望年轻人以及更有经验的从业者在读过此书之后，能够找到投身于这场运动的方式，不论您的训练和经验程度如何。学生站在一个了解全球健康不平等并投身其中的有利位置上，你们不太受对于维持现状有既得利益的机构的干扰，可以形成批判性自我反省的习惯，而这对于灵活有效地推动全球健康工作无疑是很有必要的。这种结合将力量无穷。

全球健康不平等的程度受到大规模社会力量的塑造，这些力量使得贫困、不平等、食品与水安全、教育缺失、不安全住宅、高失业率等问题难以解决。GDP 增长的经济发展可以让人们摆脱贫困与脆弱，在很多地方，增加家庭收入与获得更好的营养、教育、医疗护理是相并进的。但我们也知道，经济增长并非万能药。有很多的高收入国家都没能对所有公民，特别是贫民，提供基本的保护。

了解哪些不平等因素致使数十亿人无法过上完全健康的美好生活，是投入全球健康运动的第一步。这个追求要付出毕生的努力，我们希望本书让读者们愿意投身其中。加入其中意味着你要运用自己的技能和兴

---

① Nicholas D. Kristof and Sheryl WuDunn, *Half the Sky: Turning Oppression into Opportunity for Women Worldwide* (New York: Random House, 2009).

② 例如请见卢旺达和海地的 MASS Design Group 设计的医院，www. massdesigngroup. org/our-work/project-index. html (accessed November 25, 2012).

趣点来与别人合作，促进社会经济权利的保障。对很多人来说，加入其中也意味着你要陪伴穷苦之人，直到按照他们而非你的要求完成了这项任务。全球健康平等是一项高贵的事业，但这也仅仅是我们追求一个更加公平公正的社会的开端，以求让我们的子孙后代，无论其出生何处，都能获得好好生活的机会。

附录 《阿拉木图宣言》

国际初级卫生保健大会（苏联阿拉木图，1978年9月6日—12日）

于 1978 年 9 月 12 日在阿拉木图召开的国际初级卫生保健大会表述了所有政府、所有卫生及发展工作者及世界大家庭为保障并增进世界所有人民的健康而立即行动的必要性，兹特作宣言如下：

一

大会兹坚定重申健康不仅是疾病与体虚的匿迹，而且是身心健康社会幸福的总体状态，是基本人权。达到尽可能高的健康水平是世界范围的一项最重要的社会性目标，而其实现，则要求卫生部门及其他多种社会及经济部门的行动。

二

人民健康状态，特别是发达国家与发展中国家之间以及国家内部现存的严重不平等，在政治上、社会上及经济上是不能接受的，从而是所有国家关心所在。

三

以国际新经济秩序为基础的经济及社会发展对充分实现人人享有保

健并缩短发展中及发达国家之间卫生状态的差距是首要的。增进并保障人民健康对持续的经济社会发展是首要的并有助于更为美好的生活质量及世界和平。

四

人民有个别和集体地参与他们的卫生保健的权利与义务。

五

政府为其人民的健康负有责任，而这只能备有充分的卫生及社会性措施方能实现。在 2000 年时使所有人民享有能使他们过着社会及经济富裕生活的健康水平应是今后数十年内各国政府、国际组织及整个国际大家庭的一项主要的社会性目标。初级卫生保健是在社会公正精神下实现作为发展的一个部分的目标的主要渠道。

六

初级卫生保健是基于切实可行、学术上可靠而又为社会所接受的方式与技术之上的主要的卫生保健，通过群众中个人及家庭的参与，并在本着自力更生及自决精神而发展的各个阶段上群众及国家能以维持的费用而使之遍及所有人等。它既是国家卫生体制的一个组成部分、一个功能的中心和活动的焦点，也是群众社会及经济总体发展的一个组成部分。它是个人、家庭、群众与国家保健系统接触的第一环，能使卫生保健尽可能接近于人民居住及工作场所；它还是卫生保健持续进程的起始一级。

七

初级卫生保健：

1. 反映着并产生于国家及其群众的经济条件及社会经济和政治特点，并建基于社会、生物医学及卫生服务研究有关结果的实施及公共卫生经验之上。

2. 提出群众中的主要卫生问题，并相应地提供促进、预防、治疗及康复服务。

3. 至少包括：对当前流行的卫生问题以及预防及控制方法宣传教育，改善食品供应及适当的营养；安全饮用水的适量供应及基本环境卫生；妇幼卫生保健，包括家庭计划；主要传染病的免疫接种；当地地方病的预防及控制；常见病伤的妥善处理，以及基本药物的提供。

4. 除卫生部门外，还涉及到国家及群众发展各有关部门及有关方面，特别是农业、畜牧、食品、工业、教育、住房、群众工作、交通及其他部门，并要求所有部门的协作。

5. 要求并最大限度地推动个人自力更生并参与初级卫生保健的规划、组织、工作及管理，充分利用当地、本国及其他现有资源；为此目的而通过适宜的宣传教育以提高群众能力以便参与。

6. 应有连贯的、相互结合、相互支持而有效的转诊制度，从而导致循序渐进地为所有人等改善全面的卫生保健，而重点则是对之最感需要的人们。

7. 在当地的及转诊的体制中依靠包括医师、护士、助产士、助理人员，还包括在切实可行的情况下，群众卫生人员以及必要时的传统医，经适当的社会及业务培训后的医疗队的形式开展工作以满足群众中反映出来的卫生需求。

八

所有政府应拟订出国家的政策、战略及行动计划。在其他部门的协作下发起并持续开展作为国家全面卫生制度组成部分之一的初级卫生保健。为此目的，便需发挥政治意志，合理调动国家资源并使用外来资源。

九

由于任何一个国家实现全民健康都将直接作用于并有助于其他国家，因而，所有国家都应本着协同共事精神进行合作。在这方面，世界卫生组织、联合国儿童基金会就初级卫生保健的联合报告是世界范围内进一步发展及实施初级卫生保健的坚实基础。

十

2000年时使所有人民的健康达到令人满意的水平，将能通过更充分、更完善地使用世界资源予以实现，而现时资源中为数可观的一部分耗费在军备及军事冲突上，一项真正的独立、和平、缓和及裁军政策将能并也应能挪出额外的资源真正用于和平的目的，特别是用作加速社会及经济发展进程，而作为其主要部分的初级卫生保健应拨付给相应的份额。

国际初级卫生保健大会号召国家及国际间迅速而有效的行动，以便在世界范围内特别是发展中国家中按国际新经济秩序并本着加深合作精神控制并贯彻执行初级卫生保健。它敦请各政府，世界卫生组织和联合国儿童基金会，其他国际组织以及多边的和双边的机构，非政府性组织，资助机构，所有卫生工作者及整个世界大家庭支持各国及国际间对初级卫生保健所承担的义务，并沟通对之特别是对发展中国家提供更多的技术与财务支持的渠道。大会吁请上述人等本着宣言精神及内容协力推广、发展并坚持初级卫生保健。

作者简介

玛德琳·巴拉德（MADELEINE BALLARD）是利比里亚 Konobo 的 Tiyatien Health 项目经理。她是罗德学者和哈佛大学妇女领袖奖得主，以优异成绩从哈佛大学毕业，并在社会研究专业获得文学学士学位。她一直参与多项全球健康项目，如同侪健康交流、SPINALpedia、哈佛全球健康与艾滋病联盟。

玛格丽特·索普·巴西利科（MARGUERITE THORP BASILICO）是哈佛医学院的一名学生，也是哈佛全球健康与艾滋病联盟的一名成员。在哈佛大学获得社会研究的文学学士学位后，她担任了全国全球学生艾滋病运动的美国组织者。她曾在马拉维的健康伙伴组织工作，也是科罗拉多州 2010 年杜鲁门学者这一殊荣的获得者。

马修·巴西利科（MATTHEW BASILICO）是哈佛大学经济学系硕博联合培养的医学研究生。他曾在健康伙伴组织、克林顿健康倡议组织和马拉维的扶贫创新行动组织工作，也是一名富布赖特学者。他是哈佛大学社会研究项目的毕业生，一直积极参与全球健康公平的政治宣传。

安妮·贝克尔（ANNE BECKER）是全球健康和社会医学系莫德和莉莲普莱斯利教授、全球健康与社会医学部副主席，以及哈佛医学院的社会科学硕博项目的主任。她是马萨诸塞州总医院精神病学系的饮食失调临床与研究项目主任。她毕业于哈佛大学文理学院、哈佛医学院和哈佛公共卫生学院。

雅各·波尔（JACOB BOR）在哈佛大学公共卫生学院学习健康经济学，是全球健康与人口学系的博士候选人。他是哈佛大学人口与发展研究中心和哈佛全球健康研究所的研究生学者。他毕业于哈佛大学，并获得了社会研究的文学学士学位。

基恩·伯克汉姆（GENE BUKHMAN）是一位心脏病专家和医学人类学家。他是哈佛医学院全球非传染性疾病和社会变革项目的主任。他是医学助理教授，同时也是全球健康与社会医学的助理教授。他还是健康伙伴组织的心脏科主任。他的工作聚焦于贫困人口的非传染性疾病政策、规划和服务提供。

奥菲利亚·达尔（OPHELIA DAHL）与保罗·法默、金墉、Todd McCormack 和 Tom White 在 1987 年共同创办了健康伙伴组织。自 2001 年以来，她担任该组织的执行主任，并从 2000 年起出任理事会主席。她是韦尔斯利学院的毕业生，也是联合神学院的联合奖章获得者。

彼得·罗巴克（PETER DROBAC）是卢旺达健康伙伴组织的主任，他与卢旺达政府密切合作，在三个农村地区提供高质量的医疗保健和社会服务。他是布莱根女子医院全球健康公平部的副主治医师、哈佛医学院的医学讲师，也是内科、儿科和传染病的专家。罗巴克博士被任命为卢旺达生物医学中心董事会主席。

安迪·埃尔纳（ANDY ELLNER）是哈佛医学院初级护理中心的联席主任，全球初级卫生保健和社会变革项目的负责人。他是布莱根女子医院全球健康公平部的副主治医师，并在菲利斯·珍初级护理中心从事初级护理治疗。他毕业于哈佛医学院、伦敦卫生与热带医学学院和伦敦政治经济学院。

保罗·法默（PAUL FARMER）哈佛大学的科洛科特罗尼斯讲座教授，是健康伙伴组织创始人和哈佛大学全球健康与社会医学系主任。他最近的著作是《重建世界和震后的海地》，其他著作包括《权力的病理学：健康、人权和对穷人的新战争》《感染与不平等：现代瘟疫》《艾滋病和控诉：海地和谴责的地理学》。特雷西·基德尔的《纽约时报》畅销书《越过一山，又是一山》记载了法默博士在海地和其他地区的工作历程。他是布莱根女子医院全球健康公平部的主任。

杰里米·格林（JEREMY GREENE）是约翰·霍普金斯大学医学院医学史部的 Elizabeth Treide and A. McGehee Harvey 荣誉主任。他于 2005 年在哈佛大学获得了医学博士和科学史博士的双学位，并于 2008 年完成了他在布莱根女子医院的内科驻留医生工作。

布里奇特·汉娜（BRIDGET HANNA）是哈佛大学社会人类学博士候选人，同时也是《博帕尔的读者：记住全球最严重工业灾难的二十年》的合作作者。

卡西娅·范德霍夫·霍尔斯坦（CASSIA VAN DER HOOF HOLSTEIN）是保罗·法默博士的主要助手，健康伙伴组织全球健康递送伙伴关系综合事务处总干事，哈佛医学院全球健康和社会医学部全球健康递送伙伴关系事务处副主任。她在哈佛大学学习文学，并在已故参议员肯尼迪的扶贫问题办公室开始了她致力全球健康的事业。

路易丝·C. 埃弗斯（LOUISE C. IVERS）是哈佛医学院的副教授，在布莱根女子医院担任全球健康公平司的副主治医生，并在海地健康伙伴组织担任公共卫生政策高级顾问，她过去十年都在那里工作。她毕业于伦敦卫生与热带医学学院和哈佛大学公共卫生学院。她同时完成了在马萨诸塞州综合医院的内科驻留工作，以及在马萨诸塞州综合医院和布莱根女子医院的传染病研究工作。

戴维·琼斯（DAVID JONES）是哈佛医学院医学文化系的 A. 伯纳德·阿克曼教授。在 2001 年，他获得哈佛医学院医学博士和科学史博士学位。他曾在儿童医院和波士顿医疗中心担任儿科实习医生，并在马萨诸塞州综合医院和麦克莱恩医院接受了精神病医生的培训。他目前的研究重点在心脏疗法的决策史。

凡妮莎·克里（VANESSA KERRY）是哈佛医学院全球健康与社会医学系的讲师，马萨诸塞州综合医院的医学讲师。她是全球健康和社会医学部下全球公共政策和社会变革项目的主任，也是马萨诸塞州综合医院全球健康中心伙伴关系和全球倡议部的副主任。她创办并经营种子全球健康（以前是全球健康递送团），一个致力于通过教学和教育来加强卫生系统的非营利组织。

萨尔曼·凯沙维（SALMAAN KESHAVJEE）是哈佛医学院全球健康和社会医学系传染病和社会改革项目主任，也是健康伙伴组织的结核病高级专家。作为一名内科医生和社会人类学家，他是哈佛医学院和布莱根女子医院全球健康公平部的副教授。他曾担任世界卫生组织绿灯委员会主席，负责耐药性结核病。

金海蒂（HEIDI KIM）是哈佛商学院的学生，也是哈佛全球健康与艾滋病联盟的前成员。获得社会研究文学学士学位从哈佛大学毕业后，她担任了健康伙伴组织发展助理和奥维咨询顾问。最近，她在基瓦小额贷款组织（Kiva.org）的 Kiva Zip 启动团队工作，这是一个创新的互联网金融点对点借贷平台。

金墉（JIM YONG KIM）是健康伙伴组织联合创始人和世界银行集团的现任总裁。他曾于 2009 年至 2012 年担任达特茅斯学院院长，曾任世界卫生组织艾滋病毒/艾滋病部主任。

凯博文（ARTHUR KLEINMAN）是哈佛大学人类学系教授，也是哈佛医学院的社会医学系教授。他是医学人类学的先驱人物，是许多极具影响力的著作的作者，包括《疾痛的故事》《文化语境中的患病者和愈疗者》《道德的重量：在无常和危机前》。

约翰·米拉（JOHN G. MEARA），医学博士、牙医学博士、工商管理硕士，是哈佛医学院全球健康和社会医学系全球外科和社会变革项目主任，也是哈佛整形外科培训项目执行委员会主席。他在波士顿儿童医院担任整形和口腔外科部主任，并与健康伙伴组织合作，担任保罗·法默全球外科共同体项目的负责人。

卢克·梅塞克（LUKE MESSAC）是宾夕法尼亚大学科学史与社会学系的医学博士研究生。他曾在卢旺达健康伙伴组织和克林顿健康倡议组织工作。他一直是致力于全球健康公平的政治倡导组织的成员，包括哈佛全球健康与艾滋病联盟，费城行动（ACT UP Philadelphia）和美国医学学生协会（American Medical Student Association）。他是来自纽约的 2007 年杜鲁门学者和哈佛大学的毕业生。

安贾利·莫特吉（ANJALI MOTGI）以优异成绩从哈佛大学毕业，获得社会研究的文学学士学位。她曾在纽约市的全球健康战略有限公司工作。她目前是耶鲁大学法学院的法学博士研究生，耶鲁法律杂志和耶鲁大学卫生政策、法律和道德杂志的编辑，最高法院讲习所的成员和美国宪法学会的学术主席。

乔亚·穆克吉（JOIA MUKHERJEE）是在布莱根女子医院全球健康公平部、哈佛医学院全球健康和社会医学系的副教授，健康伙伴组织首席医务官，担任世界卫生组织关于加强卫生系统以及在发展中国家治疗艾滋病和多重抗药性结核病的顾问。她是明尼苏达大学明尼阿波利斯分校和哈佛公共卫生学院的毕业生。

迈克尔·波特（MICHAEL E. PORTER）是哈佛商学院的威廉·劳伦斯主教讲座教授。他是国家和地区战略、竞争领域的重要学术权威，其著作获得了世界各国政府、企业、非营利组织和学术界的广泛认可。他的作品也对经济衰退的城市社区、环境政策和企业在社会中的作用进行了重新定义的思考。他是十九本书籍和众多文章的作者，同时也和金墉，保罗·法默一起在哈佛大学创办了全球健康伙伴组织。

克里希纳·普拉布（KRISHNA PRABHU）是哈佛医学院的一名学生，也是哈佛全球健康与艾滋病联盟的一名成员。他获得了哈佛大学的社会研究文学学士学位。作为全球学生艾滋病运动和波士顿行动（ACT UP Boston）的成员，他领导了许多全球健康社会运动。

朱塞佩·拉维奥拉（GIUSEPPE RAVIOLA）是哈佛医学院全球健康与社会医学部的精神病学助理教授，波士顿儿童医院精神病学系精神病学质量保证项目主任，哈佛医学院全球健康和社会医学系全球心理健康和社会改革项目主任和健康伙伴组织精神健康部主任。他毕业于哈佛医学院和哈佛大学公共卫生学院。

约瑟夫·拉蒂甘（JOSEPH RHATIGAN），医学博士，是布莱根女子医院全球健康公平部的助理主任和希亚特全球健康公平居住计划的主任，也是哈佛医学院和哈佛公共卫生学院的助理教授。

艾米·西弗斯（AMY SIEVERS）是一名有专业医师资格的内科医生和血液学家、肿瘤学家。她于2004年从西北大学毕业，获得了医学博士和公共卫生硕士学位，完成了她在布莱根女子医院内科和全球健康公平部的住院医师实习，同时完成了她在传染病和血液学、内科肿瘤学的研究培训。她与卢旺达卫生部合作，施行宫颈癌和乳腺癌的筛查和护理，并利用有限的资源设计了癌症护理和化疗实施方案。

阿俊·苏里（ARJUN SURI）是哈佛医学院的一名学生，也是哈佛全球健康与艾滋病联盟的一名成员。作为一个社会研究专业的哈佛大学毕业生，他是一名在课程第一次迭代中获奖的教学研究员，本书正是基于这门课程的内容。他是秘鲁的2009年富布赖特学者，他在秘鲁研究了影响公共卫生系统质量改善的障碍。

戴维·沃尔顿（DAVID WALTON）担任健康伙伴组织卫生和医疗基础设施部高级顾问，同时也是海地米埃巴雷医科大学的首席运营官。他还是布莱根女子医院的助理医生和哈佛医学院的医学指导员。他于2003年从哈佛医学院毕业获得医学博士学位，并于2007年从哈佛大学公共卫生学院获得公共卫生硕士学位。

乔纳森·威格尔（JONATHAN WEIGEL）是哈佛大学政治经济学和政府管理学博士生，也是哈佛全球健康与艾滋病联盟的成员。从哈佛大学毕业并获得社会研究的文学学士学位后，他获得哈佛剑桥奖学金，并在剑桥大学学习政治理论，之后担任保罗·法默教授的研究助理。

丽贝卡·温特劳布（REBECCA WEINTRAUB）是布莱根女子医院的助理医生，哈佛医学院的医学讲师，哈佛大学全球健康递送项目的院系主任。她毕业于耶鲁大学和斯坦福医学院，并在布莱根女子医院完成了她的住院医师实习。她创办了"启动"（Jumpstart），这是全美最大规模的志愿服务队项目。她目前还担任一些非政府组织的顾问和社会企业家基金会阿育王组织（Ashoka）的技术顾问。

山本艾丽莎（ALYSSA YAMAMOTO）在健康伙伴组织下的一个合作伙伴项目"农村卫生工作计划"（Village Health Works）工作。2012年从哈佛大学毕业，并获得宗教比较研究的文学学士学位后，她担任保罗·法默教授的研究助理。在加入健康伙伴组织之前，她曾担任哈佛全球健康研究所和哈佛公共卫生学院 Suerie Moon 教授的研究助理。

致　谢

我们教的本科生课程上的学生与助教为本书注入了巨大的能量和启发。特别是 Marty Alexander、Shom Dasgupta、Bridget Hanna、Emily Harrison、Evan Lyon、April Opoliner、Jessica Perkins、Amy Saltzman、Maria Stalford、Arjun Suri、Sae Takada 在历年来为这门课程提供了很有价值的引导。Nancy Dorsinville 是该课程师生的弥足珍贵的导师。"世界社会 25"这门课程吸收了历史学、社会理论、人类学、生命科学等多门学科知识，有着激情澎湃且无惧无畏的一支教学队伍。历年来，我们的助教、客座讲师以及其他支持者们对这门课的成功贡献良多。我们非常感激大家的洞见和指引。

Mary Renaud 和 Jan Reiss 以其精湛的技巧修改了本书的文字，极大地提升了它的品质与可读性。Jennifer Puccetti 的坚定支持和引导使得这项工作跨越了很多障碍（包括海地地震）。我们对 Zoe Agoos 和 Emily Bahnsen 也深表谢意，无论是为本课程最初的授课进行筹备，还是在全球健康与社会医学系创建出一个可使这项工作得以完成的空间，他们都贡献良多。Madeleine Ballard、Marguerite Thorp Basilico、Luke Messac、Jonathan Weigel、Alyssa Yamamoto 投入了几个月的时间与诸多不眠之夜来加入这项努力，对本书的完成起到了关键性的作用。同样，Vera Belitsky、Jennie Block、Caitlin Buysse、Nadza Durakovic、Marilyn Goodrich、Mackenzie Hild、Cassia van der Hoof Holstein、Steve Kadish、Victoria Koski-Karell、Sarah Melpignano、Jon Niconchuk、Haun Saussy、Gretchen Williams、Gina Zanolli 在本项目的五年期间提供了重要的、创

造性的以及管理方面的支持和帮助。Keith Joseph、Jenna LeMieux、Jonas Rigodon、Jessica Goldberg、Niall Keleher、Dean Yang 为本工作提供了空间和指引，其帮助远至马拉维的中部地区。哈佛医学院的 White Heat 奖学金则为波士顿（和墨西哥）的工作提供慷慨资助。Sean 与 Judy Palfrey 博士以及助教、学生、Adams House 的餐厅工作人员为本书最终完稿提供了一个场所。Maxwell Dworkin 大楼的工作人员也提供了关键的支持，最大化地节约了我们的成本。我们也一如既往地对 Didi Bertrand Farmer、Jehane Sedky、Abbey Gardner 深表感激。

我们感谢本课程的许多导师和客座讲师提供的智识指引。其中特别要指出的是几位做出了持久贡献的人士：Arachu Castro、Peter Drobac、Julio Frenk、Jeremy Greene、David Jones、Keith Joseph、Felicia Knaul、Ira Magaziner、Joia Mukherjee、Michael Porter、Joseph Rhatigan、James Robinson、Anne Becker（在循环授课时更新改进了授课）。但本书内容（包括失误瑕疵）的文责将由我们（本书作者与编著者）自负。

本书植根于我们作为从业医生的经历，我们感激能有幸与许多机构和人士合作。健康伙伴组织以及它所在的社区以难以用语言道尽的方式影响了我们的取向，也塑造了我们的生活。我们只能对机构的所有员工，特别是执行主任 Ophelia Dahl 说声"谢谢"，是你们的努力激励我们每日奋进。同样，哈佛医学院全球健康与社会医学系、布莱根女子医院、全球健康平等部、达特茅斯学院校长办公室、哈佛全球健康与艾滋病联盟都以不同方式为本项目提供了工作基地。

哈佛大学与哈佛医学院在多年来都为我们置身于迎接全球健康平等的挑战——无论在鲁文卡瓦维的诊所还是剑桥市的教室之内——提供了支持、指引、激励。本书前言曾说全球健康实践不能仅限于研究教学。正如教学医院自创办以来的经验所示，大学的这类使命同样有赖于要提供最高质量的服务。我们很感谢 Drew Gilpin Faust 校长和 Jeffrey Flier 院长的领导，他们长久以来一直与我们共享全球健康平等的视野，并推

动了本书所描写的服务项目的落实。最后，我们把此书献给我们真正的
英雄和老师。他们尽管语言、民族、性别不同，但都处于社会身份阶梯
的低端。我们希望本书有朝一日能对他们争取健康平等的努力有所
贡献。

REIMAGINING GLOBAL HEALTH：An Introduction
© 2013 The Regents of the University of California
Published by arrangement with University of California Press

图字：09－2018－897 号

图书在版编目(CIP)数据

重新想象全球健康/(美)保罗·法默等编著；常
姝译.—上海：上海译文出版社,2020.7
(复旦—哈佛当代人类学丛书)
书名原文：REIMAGINING GLOBAL HEALTH：An
Introduction
ISBN 978－7－5327－8247－5

Ⅰ.①重… Ⅱ.①保…②常… Ⅲ.①健康—卫生管
理—研究—世界 Ⅳ.①R19

中国版本图书馆 CIP 数据核字(2020)第 075575 号

重新想象全球健康：导论

[美]保罗·法默 金墉 凯博文 马修·巴西利科 编著 常姝 译
责任编辑/张吉人 装帧设计/张志全工作室

上海译文出版社有限公司出版、发行
网址：www.yiwen.com.cn
200001 上海福建中路 193 号
卓致(上海)文化发展有限公司印刷

开本 890×1240 1/32 印张 15.5 插页 2 字数 475,000
2020 年 6 月第 1 版 2020 年 6 月第 1 次印刷
印数：0,001—4,000 册

ISBN 978－7－5327－8247－5/C·093
定价：88.00 元